四川疫区林业血防的理论与实践

蒋俊明　费世民　何亚平　著

中国林业出版社

图书在版编目(CIP)数据

四川疫区林业血防的理论与实践 / 蒋俊明，费世民，何亚平著. - 北京：中国林业出版社，2012.12

ISBN 978-7-5038-6912-9

Ⅰ. ①四… Ⅱ. ①蒋…②费…③何… Ⅲ. ①血吸虫病 - 防治 - 研究 - 四川省 Ⅳ. ①R532.21

中国版本图书馆 CIP 数据核字(2013)第 003829 号

出版 中国林业出版社(100009 北京西城区刘海胡同 7 号)

E-mail forestbook@163.com 电话 010 - 83222880

网址 lycb.forestry.gov.cn

发行 中国林业出版社

印刷 北京北林印刷厂

版次 2012 年 12 月第 1 版

印次 2012 年 12 月第 1 次

开本 787mm × 1092mm 1/16

印张 21

字数 538 千字

印数 1 ~ 1000 册

定价 68.00 元

本书受国家“十一五”科研基础平台“长江上游山丘抑螺防病试验示范林建设项目”林计批字[2007]（526）；川林计[2007]152号；“十二五”国家攻关“高原山地林业血防生态安全体系构建技术研究与示范”项目（2011BAD38B07-01）；国家自然基金“滩地林业血防生态工程抑螺防病机理研究”项目（41071334）支助。

内容简介

以林业工程作为消灭血吸虫病的一项重要手段是世界血防史上的一个转折点。20 世纪 80 年代，彭镇华教授在中国的安徽省的长江滩地拉开了林业血防工程序幕，经过 30 年的不断深化研究与实践，于 2006 年作为一项林业重大生态工程在中国实施。但已有的林业血防相关的理论与技术实用于我国水网和湖沼两类疫区，而对于山丘型疫区缺乏针对性。鉴于此，本书作者以 2007 年的“长江上游抑螺防病林试验示范区建设”项目实践为依据，从生态学角度，系统介绍了我国林业血防工程的发展历程、所取得的成就及技术特点；提炼出山丘区林业血防所依据的主要理论；对山丘型疫区的地形、地貌、土地利用现状、钉螺分布、钉螺生态位特性等方面进行了分析研究，首次总结出山丘型疫区植被的七种功能；筛选出多种抑螺植物；划分抑螺防病林类型，提供 9 种山丘型林业血防的产业结合模式，科学地提出了山丘型林业血防建设的思路、方法、原则及技术要求。该书理论与实际结合紧密，既具代表性，也具操作性，填补了山丘型疫区林业血防工程技术的空白，对于深入研究与指导生产实践均具积极意义。该书写作层次分明，文字简洁，通俗易通，为山丘型林业血防的第一本参考书。

Content introduction

The important means of destroy schistosomiasis by forest engineering is was a turning point in the history of the world. In 80 ages last century, professor Peng Zhenhua draw the prolusion of the forestry engineer for Schistosoma prevention in beach lands of the lower Yangtz river in Anhui Province of China. In 2006, the forestry engineer for Schistosoma prevention as a key forestry engineer of ecology construction conducted in the whole fatigue region of China by the lasting study and deep practice for 30 years. The current theory and technique study of forestry engineer for Schistosoma prevention focused on the two types of region for water net and limnology area in the downriver of yangtz, which had common guideline significance and less pertinent practice to fatigue area of hilly and mountainous area. In view of this, the authors systematically introduced the developing history, the gained achievement and the characteristic of constructing technique from the view of ecology, which accorded as the projection for experimental and pilot area construction of forestry for snail control and Schistosoma prevention in upriver of Yangtz. This book searched and analyzed the datum of landforms, physiognomy, land use status quo, characteristic of snail distribution and niche etc. At first time, the book proposed seven function of vegetation, selected many kinds of plant species, classified the types of forestry, conclude nine kinds of industry patterns of forestry, formed the idea, method, principle and technique requirement of forestry for snail control and Schistosoma prevention in Sichuan fatigue area of hill and mountain. This book tightly combined theory with practice, as had presentation and operational, and filled up with the gap of engineer technique of forestry Schistosoma prevention, which had positive significance for deep study and guiding production in fatigue area of hill and mountain. The write of his book had feature of clear arrangement and was popular easy to understand, with a compact letter, which provided the reference book for study of forestry Schistosoma prevention and production construction.

序

20 世纪 80 年代，我们在安徽的长江滩地开始了兴林抑螺探索，经过 20 多年方方面面的不懈努力，林业血防工作不断发展，今天已在我国血吸虫病流行区 7 省全面实施，成效喜人，为保护疫区人民的身体健康和促进疫区社会经济可持续发展发挥了积极作用。

山丘区是我国血吸虫病三类典型的流行区之一，该类型区的林业血防工作起步较晚。多年来，开展山丘区林业血防研究、解决山丘区群众所遭受的疾苦，是我的一心愿。新世纪之初，这一心愿化为了行动。我们的同志到四川仁寿开展了山丘区血吸虫病疫情的流行规律调查，并在林业血防技术方面逐步进行了研究。随后，2007 年国家正式立项“长江上游山丘抑螺防病林试验示范区建设”项目，2010 年国家“十二五”科技支撑“高原山地林业血防生态安全体系构建技术研究与示范”立项实施。这些项目工作的开展，在山丘区林业血防的理论与技术研究方面得以不断加强，不断深入。

今年 3 月，我到四川调研林业血防工作。四川省林业厅和四川省林科院同志的陪同下，到流行区眉山参观了万亩花椒经济林模式、竹渔结合模式、长江上游抑螺防病林试验综合示范区等血防林基地，听取了当地政府关于林业血防实施的情况汇报。这次调研，感触良多。

山丘区林业血防工作虽然开展时间较短，但很有特色，很有成效。四川的工作能够紧密结合当地特点，将林业血防与地方产业发展、与新农村建设有机结合，创造了很多高效模式，切切实实做到了福泽百姓、利泽当地。四川山丘区林业血防工作所取得的成绩，令我倍感欣慰。

当然，让我感到十分惊喜的，还有眼前即将出版的这本著作。本书作者在参阅前期林业血防及相关文献的基础上，结合自身大量的研究实践，在疫区景观及分类、抑螺防病林构建技术、抑螺防病林培育技术、四川省林业血防效果等十三个方面进行论述，内容较为系统丰富。其中，针对山丘区疫情特点，提出了以流域为单元的系统治理，总结划分了抑螺防病林对钉螺的不同作用方式，构建了竹林血防林等多种技术模式等，这些工作和想法都有一定的创意。可能由于时间等原因，书中有些内容为初步结果，在以后的工作中望进一步深入完善。

作为山丘区林业血防方面少有的著作，本书对于我们了解和认识山丘区林业血防特点、开展山丘区林业血防工作，应该说具有良好的参考和借鉴作用，在此，本人乐意向广大读者推荐。

最后，衷心希望作者再接再厉，在四川林业血防研究与实践方面取得更大成绩，为我国林业血防工程建设作出更多的贡献。

2011 年 11 月 12 日

前　言

血吸虫对年轻人而言，大多很陌生，其认识多停留在毛泽东主席的送瘟神一诗："华佗无奈小虫何"。过去，我和多数人一样对血吸虫病知之甚少。

2006 年 3 月，以中国林业科学研究院彭镇华教授带领的林业血防科研团队，在四川省的仁寿县开展山丘区钉螺分布特征的研究，我有幸参加其野外调查。这是我第一次接触林业血防工作，并对林业血防研究有了新鲜感，产生进一步研究的兴趣。2007 年，国家发改委下达了"长江上游山丘抑螺防病林试验示范区建设"项目，并由我负责该项目的实施。

在该项目实施过程中，我深感这门学问涉及专业太多，涉及太多的问题需要研究，由于对问题认识肤浅，如同牛啃南瓜无从下口，只能围着圈转，找不准突破口。

林业血防的理论和模式，在长江中下游的江滩和湖沼区已经过近 30 年的实践，并获得了巨大成功，形成一套较完善的技术体系。对于立地环境更复杂的山丘区，如何将该理论和方法运用于工程建设之中，给我提出了新的挑战。

植被、钉螺、血吸虫与生境各要素的关系，和传统的林业相比，这增加的第三者、第四者将这种关系变得更复杂。因此，林业血防与生态学、植物学、土壤学、动物学、水利学、植物生理学、景观生态学、森林培育等多个学科交叉。水利、农业、林业、畜牧、卫生等多个部门均有相应的血防工程，一方面体现国家对血吸虫工作的重视，同时也反映了这门学科的复杂程度，所以林业血防研究是系统工程。

有两件事，使我下定决心，一定要搞好林业血防工作。第一件事，调查中目睹了一个小女孩感染血吸虫病惨状，使我感到该项工程的重要意义和作为科技工作者的责任。并最终确定了将该女孩所在村作该项目的中心试验示范区；第二件事，2007 年春季，我经历了泥敷灭螺全过程，感到灭螺代价太大。

我往往将传统的灭螺方法比作西医，久治伤身；将林业血防比作中医，标本兼治；前者是见螺灭螺，后者，视环境而营造无螺环境。因此，我认为，疫区生态环境的综合治理是消灭血吸虫病的根本方法。

"长江上游山丘抑螺防病林试验示范区建设"项目从 2008 年开始实施至 2010 年结束，这么短的时间很难对山丘型林业血防理论和模式有更深的理解和认识：其一，从事这项工程时间太短，认识不够；其二，该项工程是一个基础平台项目，没有专项研究，对其复杂的机理没作深入研究探讨；其三，这门学科涉及系统工程的复杂性。因此，这本书所涉及内容只能是抛砖引玉。回想这三年来作为一个林业工作者从事这项工作的艰辛历程，也感到有责任和义务将其认识和成果总结出来，一方面可使刚接触这门学科的专业人士少走弯路，另一方面，为山丘区林业工程建设提供技术参考，使疫区尽快摆脱血吸虫病对人们生命财产安全的威胁。同时，山丘疫区人民在血防生态安全构建中也寻找到林业工程自身的经济价值与社会价值，也是林业生态工程走进千家万户的必然，也是城乡一体化生态家园建设与维护的基本要求。

这本书是关于林业血防理论和模式的总结，是关于血吸虫病基础知识的介绍，是项目组三年工作情况的归纳和总结。

该书的第一章和第二章，主要介绍了血吸虫病、钉螺、植被之间的相互关系，以及传统的预防措施；第三章，讲述了林业血防发展的历史进程，取得的主要成果和模式，分析了林业血防与生态防控的关系及所依据的一些理论基础；第四章重点对山丘区地形、地貌及土地利用特点，特别分析山丘区田埂地坎利用对血吸虫病防治及疫区经济发展的重要性；第五章，对山丘区林业血防建设原则、目标、方法及技术要点作了规定，明确了抑螺防病林功能，并进行了分类，对其配置结构作了说明；第六章，主要从群落设计入手，分析抑螺防病林设计的一般原理和要求；第七章，论述了抑螺防病林作为一种新林种培育技术特点；第八章，总结了四川省自 2006 年林业血防工程启动以来，各地较典型的林业血防治理模式，特别是林业血防工程与产业发展相结合成功经验；第九章，以“长江上游山丘抑螺防病林试验示范区”建设内容为主线，介绍了山丘区林业血防特点、强调了山丘区血防工程坚持以流域综合治理为主的重要性，并分析林业工程作为疫区环境建设有效措施的必要性；第十章，介绍了林业血防的抑螺机理和效果；第十一章，阐述林木对抑螺生境（光、温、水、汽）的塑造过程；十二章分析了林地枯落物积累对钉螺种群生长、繁殖的影响，指出地表枯落物层对钉螺适生草本层替代是山丘区林业血防功能发挥最直观的指标；第十三章，论述了山丘区抑螺防病林生态管理的一般策略，强调了参与式血防林建设在维持抑螺防病林结构和功能中的重要性。

本书总体上是基于一种掌握生态灾害发生的度，进而依照这种流行孽生度与林业生态安全屏障或工程体系完善度之间的适度依存的矛盾，来通过掌握这种度而适度生态系统管理。实质上，这种矛盾是生态发展与山丘疫区经济社会发展之间的矛盾，也是人民安居乐业的生存发展需求与自然生态灾害之间的矛盾。在整个山丘疫区层面上，需要掌握一些生产与生活方式优化方面的技术，使得山丘疫区的人民生活与工农业生产安全和谐，同时通过自身的血防安全带给本区，乃至长江下游，甚至是世界血防疫区带来一丝平安，为世界血防尽一点微薄之力。

本书的形成过程得到了很多领导、专家、老师和同行的帮助。我的导师彭镇华教授作为林业血防工程开拓者，对该试验示范区给与太多的关注，并多次到实地指导。并在本书成稿付梓之际，为本书作序，在此深表感谢。项目建设过程中张旭东研究员、黄玲玲博士作了大量野外工作；仁寿县林业局和仁寿县疾控中心在人力和物力方面给与大量的支持和帮助，保证了该项目的顺利实施，特别是仁寿县前任林业局长任国太同志，中国林科院孙启祥、刘国华、周金星、漆良华、杨永峰、张倩、王昭艳、魏远博士在项目建设思路、模式方面提出很多建设性意见，扩大了建设成效。四川省林业厅郭亨孝副厅长、骆建国总工、四川省林科院龙汉利院长、慕长龙副院长对该项目建设进行指导，使项目成果更具实用性；项目建设过程中，侯广维、杜英勇、王勇、陈宗迁、方泽红、杨朝俊、刘兴良、蔡小虎、吴宗兴、杨志刚、何飞、黄明忠、曹文忠、夏勇运、辜建军、高贵东、宋小军、赖国文、白平、王乐辉、陈秀明、干少雄、谢大军、杨春耕、杨林、孟长来、李婕等同志作了大量工作，在此表示衷心的感谢！书上引证了大量已公开的研究成果，对这些资料作者表示衷心的感谢！

本书的出版得益于中国林业出版社的大力支持和帮助，使之顺利出版发行，在此深表谢意！

林业血防是一项全新工作，涉及学科众多，知识面广、综合性强。受时间、条件、水平局限，书中仍有不足之处，敬请读者批评指正！

蒋俊明
2011年9月1日

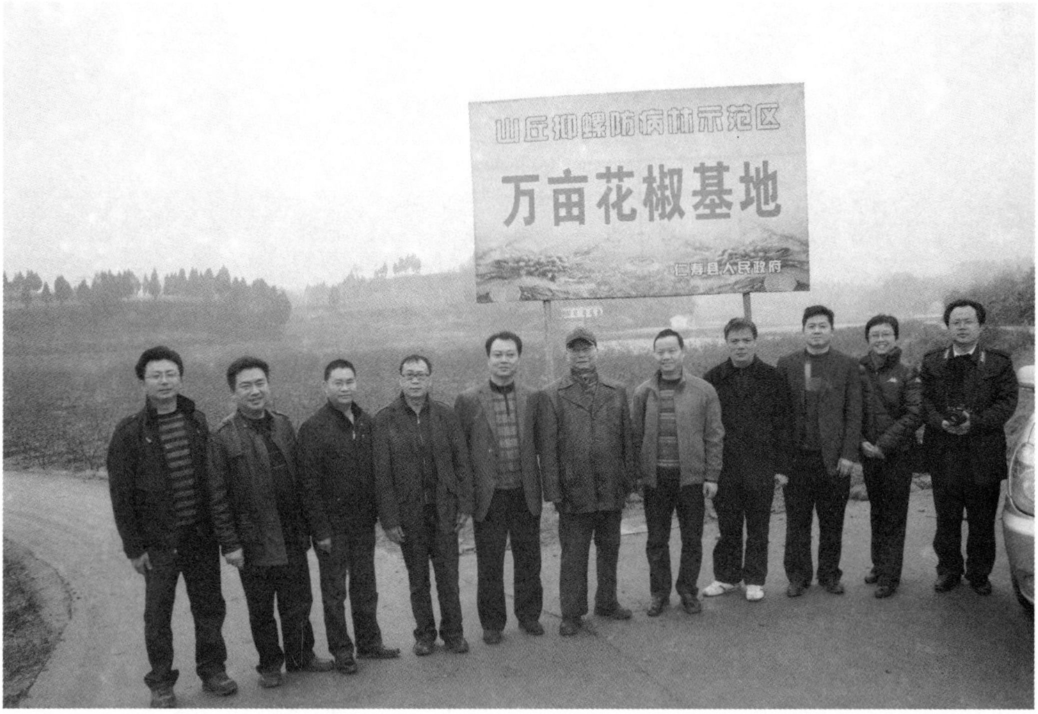

目　　录

第一章 血吸虫病流行与危害

动员一切力量彻底消灭包括血吸虫在内的人畜共患病是疫区新农村建设的核心任务。基于血吸虫病危害的严重性，1956 年，党中央发出一定要消灭血吸虫病的号召，最大限度地确保人民的生命财产安全。1989 年在遭受历史罕见的长江特大洪水之后，江泽民主席指示湖区五省："全心全意为人民服务，是共产党唯一的宗旨，和人民群众一起共同努力消灭血吸虫病，是党和政府义不容辞的责任。"再次掀起了全国人民送瘟神的热潮。2004 年召开了全国血防工作会议，胡锦涛总书记指示："做好血防工作关系到人民的身体健康和生命安全，关系到经济社会发展和社会稳定。"

第一节 人畜共患寄生虫病概况

血吸虫病属于一种人畜共患的寄生虫病。我国致病寄生虫种类繁多(毛守白，1990)，危害严重，流行广泛，历史悠久(Ruffer，1910)，其感染力在水传播疾病(water-borne diseases)中居首位(WHO，1998)。据统计，影响人体健康的畜禽传染病和寄生虫病有 200 多种，其中有 30 多种是人畜共患的。此类疾病的致病虫有着相似的生活习性、传播途径和防治策略，需要从总体上进行整体预防和控制，治标且治本，确保人民生命财产安全，推进人与自然和谐的新农村建设。

一、生态系统的疫源地特性

寄生是一种生态系统内部物种之间的栖息关系。从营养关系上看，捕食与寄生关系类似，寄生一般是小型生物寄生在大型生物身上，并且保证了一定程度上的无害性与种群过度爆发后的有害性，也是一种营养关系。

(一)自然疫源地特性

在大自然中，尤其是人迹罕至之所，存在着一种特殊的生态系统，称之为自然疫源地，也就是某种疾病在自然界中特定环境内隐藏着，这些致病生物(病毒、立克次体或细菌、寄生虫等)，有它所适应的传播媒介和易感的宿主动物，当然，人看不见这些致病生物，但传播媒介(吸血的昆虫或蜱螨)最容易感受到它们的存在。易感宿主主要指大型动物如鹿、豹，或小型的鼠和飞禽等。在原始环境中，病原生物就在这些互相适应的鸟、兽和虫间循环往复，成为原始生态的部分，一旦人们进入，就可能在自然疫源地感染上某种疾病。

(二)经济疫源地

土地的开发利用，破坏了生态系统的原生性，自然生态系统的疫源地特性会演变为经济疫源地，即人为活动的经济－社会－生态的复合系统，疫源特性生物能在该系统中完成生活史。血吸虫病的原始疫源地是由水沼地带的钉螺和野生哺乳类猴、鼠类等构成。今天的湖沼、水网和山丘地带的血吸虫疫区，均已成为经济疫源地。由此可见，原本是在特定的生态系统中所形成的自然疫源地，因人类的无序活动，或破坏，或扩散，或因动物和媒介的外迁及家畜的加入，而形成经济疫源地，感染人群成为病虫完成生活史的寄主。

（三）寄生现象

多样化的生物种间关系，总体上表现为资源利用关系，并呈现互补循环的特征，从而呈现多样化资源利用方式的生物种类。寄生虫进入宿主，对宿主产生不同的损害；宿主产生免疫力设法清除其危害，两者间斗争，失去平衡时，宿主可能出现病变，经过长期演化的过程，寄生虫与宿主之间的相互作用的某些特性被保存下来，并反映在双方种群的遗传物质上。

从自然生活演化为寄生生活，寄生虫长期适应于寄生环境，在不同程度上丧失了独立生活的能力，对于营养和空间依赖性越大的寄生虫，其自身生活的能力就越弱；寄生生活的历史愈长，适应能力愈强，依赖性愈大。寄生虫只能选择性地寄生于某种或某类宿主。寄生虫对宿主的这种选择性称为宿主特异性(host specificity)，实际是反映寄生虫对所寄生的内环境适应力增强的表现。寄生虫特征为：在宿主或寄主(host)体内或附着于体外以获取维持其生存、发育或者繁殖所需的营养或者庇护生境。许多小动物以寄生的方式生存，依附在比它们更大的动物身上；广义上来说，细菌和病毒也是寄生虫。

（四）寄生虫对宿主危害机理

寄生虫在宿主的细胞、组织或腔道内寄生，引起一系列的损伤，这不仅见于原虫、蠕虫的成虫，而且也见于移行中的幼虫，它们对宿主的作用是多方面的，从而引起了寄主不同程度的病变。

(1)夺取营养：寄生虫在宿主体内生长、发育和繁殖所需的物质主要来源于宿主，寄生的数量愈多，被夺取的营养也就愈多。如蛔虫和绦虫在肠道内寄生，夺取大量的养料，并影响肠道吸收功能，引起宿主营养不良；又如钩虫附于肠壁上吸取大量血液，可引起宿主贫血。

(2)机械性损伤：寄生虫对所寄生的部位及其附近组织和器官可产生损害或压迫作用。有些寄生虫尤其个体较大，数量较多时，这种危害是相当严重的。例如蛔虫多时可扭曲成团引起肠梗阻。棘球蚴寄生在肝内，起初没有明显症状，以后逐渐长大压迫肝组织及腹腔内其他器官，发生明显的压迫症状。另外，幼虫在宿主体内移行可造成严重的损害，如蛔虫幼虫在肺内移行时穿破肺泡壁毛细血管，可引起出血。

(3)毒性和抗原物质的作用：寄生虫的分泌物、排泄物和死亡虫体的分解物对宿主均有毒性，这是寄生虫危害宿主方式中最重要的一个类型。例如溶组织内阿米巴侵入肠黏膜和肝时，分泌溶组织酶，溶解组织、细胞，引起宿主肠壁溃疡和肝脓肿；阔节裂头绦虫的分泌排泄物可能影响宿主的造血功能而引起贫血；另外，寄生虫的代谢产物和死亡虫体的分解物又都具有抗原性，可使宿主过敏，引起局部或全身变态反应；如血吸虫卵内毛蚴分泌物引起周围组织发生免疫病理变化－虫卵肉芽肿，这是血吸虫病最基本的病变，也是主要致病因素；又如疟原虫的抗原物质与相应抗体形成免疫复合物，沉积于肾小球毛细血管基底膜，在补体的参与下，引起肾小球肾炎．以及刺球蚴囊壁破裂，囊液进入腹腔，可以引起宿主发生过敏性休克，甚至死亡。

(4)超敏反应：寄生虫在宿主体内往往会诱导宿主产生超敏反应，造成组织的损伤，这是寄生虫致病作用之一。超敏反应一般分为四型，即Ⅰ、Ⅱ、Ⅲ、Ⅳ型，为抗体介导的超敏反应，Ⅳ型主要是T细胞和巨噬细胞所介导的超敏反应，这四种超敏反应又分别称为速发型超敏反应、细胞毒性超敏反应、免疫复合物性超敏反应和迟发型超敏反应。

二、寄生虫病分类

寄生虫病是一些寄生虫寄生在人和动物的身体里所引起的疾病。寄生虫病是世界上分布广、种类多、危害严重的一类疾病。寄生虫病有蛔虫病、蛲虫病等种类。发病主要取决于侵入体内的寄生虫数量和毒力以及寄主的免疫力。侵入的虫体数量愈多、毒力愈强，发病的机会就愈多，病情也较重。寄主的抵抗力愈强，感染后发病的机会就愈小，即使发病，病情也较轻；寄生虫病发病的过程是寄主与虫体相互斗争的结果。

(一)依照传播分类

许多寄生虫病属于动物源性疾病(人畜共患病)，即人类和脊椎动物间自然传播的疾病，由共同的病原体引起，根据传播对象可分为三类：①以人类间互相传播为主，也可传给其他动物，称为人源性人畜共患病；②以动物中互相传播为主，但可经常传染给人的称为兽源性人畜共患病；③以在野生动物中传播为主，偶可传染给人的称为野生动物源(或森林源)性人畜共患病，如罗得西亚等。

(二)依照寄生部位分类

根据在寄主体内的不同，可分为：①腔道寄生虫病，如阴道滴虫病；②组织内寄生虫病，如旋毛虫病等；③血液及淋巴系统内寄生虫病，如血吸虫病等；④皮肤寄生虫病，如螨虫等。

(三)人畜共患寄生虫病的种类

1. 原虫类(病)

(1)黑热病：本病由本上氏利什曼原虫寄生于人和动物所致。

(2)弓形虫病：本病由刚地弓形虫寄生人和动物所致，在人畜和野生动物之间广泛传播，给人、畜健康和畜牧业带来严重危害，猫、人、猪及其他动物为中间宿主。

(3)肉孢子虫病：本病由多种肉抱子虫寄生于人和家畜所致，其中以人为终宿的主要有两种：即牛肉孢子虫和猪肉孢子虫。

(4)隐孢球虫病：本病由多种隐抱球虫寄生人和动物所致，本病与人体艾滋病和免疫缺陷有密切联系，是人体艾滋病常见的重要并发症。

2. 吸虫病(血吸虫)

(1)血吸虫病：本病由日本血吸虫寄生于人和动物所致，在我国流行广、危害大，除寄生人外，还寄宿马、牛、猪、羊等在内的29种哺乳动物，但此虫在我国一度得到控制，但在1998年洪灾后再次爆发。

(2)尾蝴性皮炎：本病又称稻田皮炎、鸭类疯、游泳痒，由多种血吸虫的尾蝴侵入人体皮肤所致的过敏性皮炎，人主要是接触了血吸虫尾蝴的水，尾蝴钻入人的皮肤所致。

(3)姜片吸虫：本病由布氏姜片吸虫寄生于人、猪小肠所致，分布广，对人、猪危害大，猪主要食水生饲料易感染(水花生、水浮莲等)，此外饮生水也叫感染。

(4)华枝墨吸虫病(华肝蛭)：本病由华枝墨吸虫寄生于人和动物所致，成虫主要寄生在人、猪、猫胆道和胆囊内。

3. 绦虫类

(1)猪带绦虫和囊尾蝴虫病：猪带绦虫是由猪带绦虫寄生于人的小肠所致，猪囊尾蝴病则由猪带绦虫幼虫寄生于人和动物的肌肉所致。

(2)牛带绦虫和囊尾蝴虫病：牛带绦虫寄生于人的小肠所致，牛囊尾蝴病由牛带绦虫的幼虫，寄生于牛的肌肉所致。

(3)包虫病(棘球蚴虫病)：由细粒棘球绦虫和多房棘球绦虫的幼虫寄生于人畜所致，对人畜危险大，此虫主要寄生人的肝和肺。

4. 线虫病

(1)旋毛虫病：由旋毛虫寄生于人和动物所致，成虫寄生于宿主的小肠，幼虫寄生于同宿主的横纹肌肉内，此虫幼虫在人体内能存活30多年，在猪体内能存活10多年，寄生宿主除人外，还有犬、猪、鼠等50多种动物。人主要吃生或半生小熟的肉类而感染，猪主要食死鼠肉、洗肉泔水等获得感染。

(2)钩虫病：由多种钩虫寄生于人和动物的小肠所致，寄生于人的钩虫主要为十二指肠钩虫和美洲板日钩虫，如犬、猫寄生于动物的钩虫多为锡兰钩虫和犬钩、猴等多种动物。

(3)吸吮线虫病(眼虫病)：本病由结膜吸吮线虫寄生于人、犬、猫眼内所致，本虫又称为东方眼虫，主要经蝇传染。

(4)简线虫病：由美丽简线虫寄生于人、畜的食道黏膜所致，食粪虫、蟑螂、天牛等甲虫为其中间宿主，并在其体内发育成幼虫，人主要吃下中间宿主而感染，常寄生于人的舌下、上唇、下唇和食道黏膜，轻的局部有痒感，重者舌活动不灵。

三、寄生虫病传播途径

根据寄生虫进入宿主的部位和方式，其传播原主要途径为：

(1)腔传染：如食入被感染性蛔虫卵或阿米巴包囊污染的水或食物后，可感染蛔虫病或阿米巴病。

(2)通过吸血的媒介昆虫传播：如被感染疟原虫的按蚊叮咬后可患疟疾。

(3)经皮肤感染：如血吸虫和钩虫的丝状蚴可直接钻入寄主皮肤而使之感染。

(4)经胎盘感染：如先天性疟疾、先天性弓形虫病等。

(5)经呼吸道感染：如原发性阿米巴脑膜脑炎系经鼻腔黏膜感染的。

(6)血液感染：如输血可感染疟原虫等。

四、寄生虫病传播条件

寄生虫病的传播需要具备一定的条件，才能发生流行。

(1)媒介昆虫或中间寄主的存在。如血吸虫、疟原虫、丝虫等需要在特定的昆虫(按蚊、库蚊)体内发育繁殖后才能传播。有的寄生虫需在2个或2个以上中间寄主体内发体内发育后才能感染人，如中华分支睾吸虫需在淡水螺体内发育成尾蚴后才能感染某些淡水鱼，在鱼体内发育为囊蚴才能感染人；因此这些寄生虫病的流行区受媒介昆虫及中间寄主分布范围的影响。

(2)适宜的发育环境。如蛔虫卵需在土壤中，经适宜的温度、湿度和有氧条件下发育成感染性虫卵。

第二节 日本血吸虫与血吸虫病

血吸虫病是指血吸虫进入人畜体内导致其寄主发生病变的统称。它是发展中国家的主要寄生虫病之一，历史久远，传播广泛，危害严重。

一、血吸虫的科属特征

人体血吸虫主要有 6 种：

埃及血吸虫[*S. haematobium* (Bilharz, 1852)]，流行于非洲北部；

曼氏血吸虫(*S. mansoni* Sambon, 1907)，流行于拉丁美洲及非洲中部；

间插血吸虫(*S. intercalatum* Fisher, 1934)；

日本血吸虫(*Schistosoma japonicum* Kastsurada, 1904)，即血吸虫，国内分布于南方各省区，国外分布在日本；

马来血吸虫(*Schistosoma malayensis*, 1988)；

以及湄公血吸虫(*S. mekongi* Voge et al, 1978)；

但日本血吸虫、曼氏血吸虫、埃及血吸虫三种为人体常见的血吸虫，但又由若干地域品系组成复合体。人体血吸虫在动物界的位置隶属于扁形动物门(Plyhum Platyhelminthes)，吸虫纲(Class Trematoda)，复殖亚纲(Subclass Digenea)，号鸟形目(Order Strigeatoida)，裂体科(Family Schistosomatidae)，裂体亚科(Subfamily Schistosomatinae)，裂体属(Genus Schistosoma)。日本血吸虫分布于西太平洋地区的日本、中国、菲律宾和印度尼西亚，系由螺科中水陆两栖习性的钉螺(*Oncomelania*)，我国只有日本血吸虫病流行。

二、日本血吸虫特征

(一)成　虫

日本血吸虫为雌雄异体，在自然状态雌雄虫为合抱体，外观为圆筒状。

雄虫：乳白色，背腹扁平，体前端有口吸盘和腹吸盘。在腹吸盘后的虫体，其两侧向腹面卷曲，形成抱雌沟，让雌虫居于其中。雄虫大小平均 10 ~ 18mm × 0.44 ~ 0.51mm。睾丸 7 个，排为一行，内结构包括肌肉、消化、生殖、排泄 - 渗压调节及神经 5 个系统，这些器官埋存网状实质组织中。生殖系统由睾丸、输出管、输精管、储精囊、生殖孔等构成。

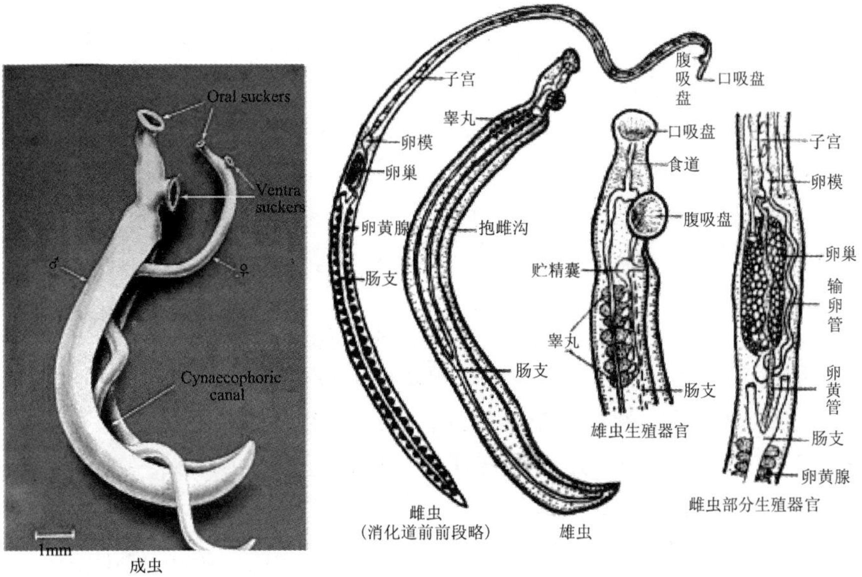

图 1-1　血吸虫体构成

雌虫：有卵巢一个，长圆形，宫颈长，其中含有50个以上的虫卵，体呈紫色。体型前细后粗，虫体前半为乳白色，后半由于肠管充满着消化和半消化宿主的血液，呈黑褐色。虫体平均大小为10～18mm×0.24～0.30mm。生殖系统包括卵巢，输卵管、卵黄腺、卵膜、梅式腺、子宫及生殖孔。雌虫的消化系统与排泄－渗压调节系统与雄虫相似。

成虫寄生于人或其他哺乳动物的肠系膜静脉中，雌雄虫经常抱在一起，虫产卵于肠壁，随粪便排出体外。

（二）虫　卵

合抱的雌雄虫交配产卵于小静脉的小分枝，每虫每天可产卵2000～3000个。卵呈椭圆形，70～100μm×50～60μm，壳薄无盖，色淡黄，侧方有一小刺。虫卵在血管内成熟，内含毛蚴，毛蚴分泌溶细胞物质，透过卵壳入肠黏膜，破坏血管壁并使周围肠黏膜组织破溃与坏死。虫卵去向：60%沉积在结肠壁；23%汇流到肝脏；16%被排入到肠腔；1%到其他组织。卵随粪便排出，进入环境，水温适宜时发育为毛蚴。

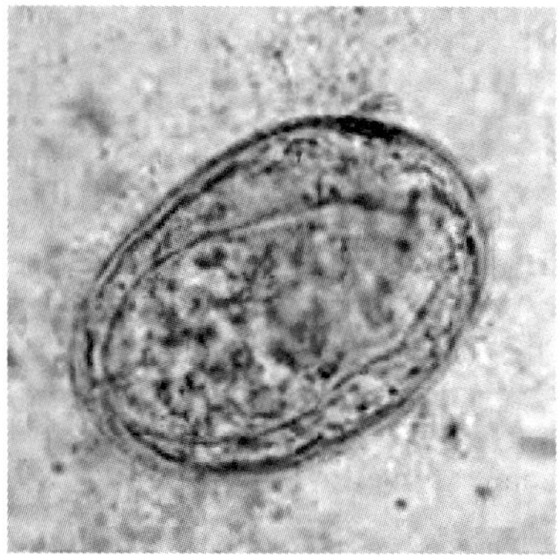

图1-2　血吸虫虫卵形态

（三）毛　蚴

虫卵经由粪便排出体外后，进入水中或雨季来临时卵发育启动。虫卵入水后在20～30℃经12～24h即孵化出毛蚴。

从血吸虫卵孵化而成的毛蚴体表有21或22个扁平的纤毛上皮细胞，每个纤毛上皮细胞生长有无数纤毛。它们的煽动能使毛蚴在水中很快地移动并旋转前进。毛蚴体内还有发达的中枢神经团、神经干和外围感受器。当毛蚴在水中游动时，水流促使前端含纤毛感受器与侧小突间发生连续性的相互感应，因而它们能不断地向体部中枢神经提供方向及重力平衡等信息，以协调毛蚴的移动。血吸虫毛蚴对其周围的物理因素往往能产生应答性反应，一般说来，毛蚴的趋性（taxis）可表现为趋光性、趋温性、趋地性和趋触性等，并能感应二氧化碳分压、氧分压和pH值的变化。除此以外，贝类宿主对血吸虫毛蚴有引诱作用。

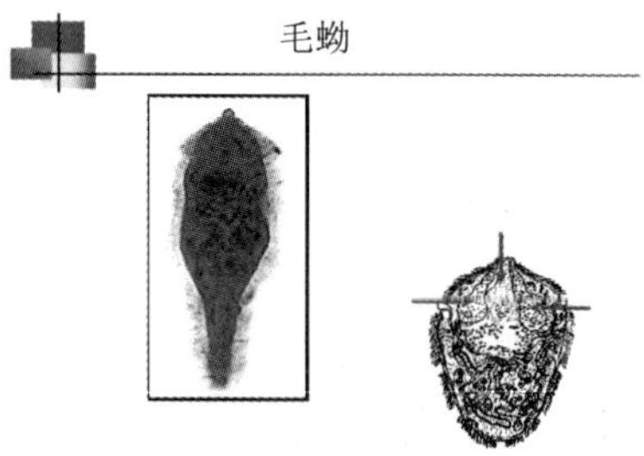

图1-3　血吸虫毛蚴形态

（四）尾　蚴

毛蚴侵入宿主钉螺后，经过两代胞蚴的无性繁殖形成尾蚴。

在水中游动的毛蚴1～2天内，遇到钉螺（中间宿主）即主动侵入，在螺体肝、淋巴腔内、发育为母胞蚴、子胞蚴，再经5～7周形成大量尾蚴，逐渐逸出螺体外，尾蚴入水或逸出于河边或岸上青草露水中，尾蚴从螺体逸出的全过程可在数分钟内完，螺体逸出是主动逸出，而且只有当螺蛳与水接触或进入水中后，尾蚴才能逸出。

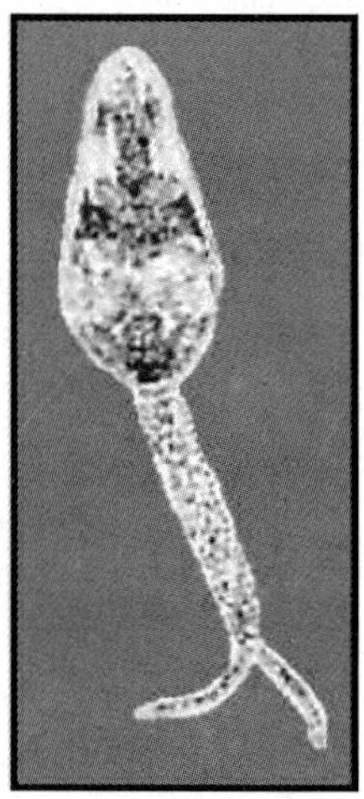

尾蚴 (cercaria)

卡红染色
(cermine stain)

尾蚴分体部和尾部，尾部分叉。

图1-4　血吸虫尾蚴形态

终宿主接触水中尾蚴时，尾蚴吸附于宿主的皮肤，利用分泌的溶蛋白酶溶解皮肤组织，脱去尾部进入表皮变为童虫。从尾蚴经皮肤感染至交配产卵最短需 23 ~ 35 天，一般为 30 天左右。尾蚴从钉螺体内逸出后其中上升并静止地浮在水面的占尾蚴总数的 98.2%，在水体中央游动的占 0.4%，而沉在水底的占 1.4%。

(五)童 虫

日本血吸虫尾蚴从钉螺体内逸出后向上游动而集中于水面，并以其腹吸盘附着于水体的界面，一旦人或哺乳动物与水接触时，静止于与水面的尾蚴即黏附于其皮肤表面，在水分未干或将干之际便主动侵入皮肤，且侵入速度极快。血吸虫尾蚴侵入宿主皮肤后，尾部立即脱落并转变为虫体(童虫)，童虫进入血管或淋巴管后，随血流经右心到肺，穿越了肺部的毛细血管经肺静脉、左心、主动脉弓、背大动脉到腹腔动脉及前、后肠系膜动脉，经毛细血管床，分别从胃静脉、肠系膜汇集到肝门静脉，在肝内生长发育，然后再从肝内的门静脉分支逆行至肠系膜静脉而寄居，并发育成熟，并雌雄合抱后产卵。

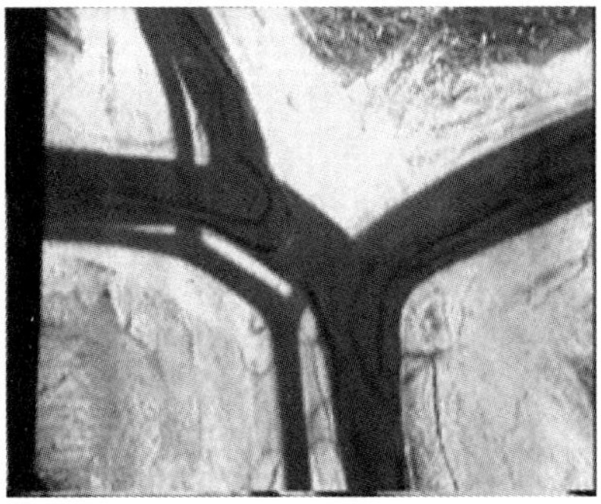

图 1-5 日本血吸虫成虫在血管内内分布

一条尾蚴进入人体最长需 10s 时间，沾有一点疫水迅速擦干，就可避免感染的危险。一个尾蚴进入人体长成成虫需 45 天。日本血吸虫病易感染季节为 4 ~ 10 月，尾蚴感染的最适温度为 20 ~ 25℃。一条尾蚴夏季存活 3 天，冬季可存活 1 周。

三、血吸虫的生活史及其影响因素

血吸虫完成生活史，需要经由两个中间宿主，一个是人、家畜或哺乳类动物；另一个是钉螺。

(一)中间宿主

日本血吸虫的动物宿主最为广泛，除人外，许多哺乳动物几乎都可被日本血吸虫所感染而充当宿主。在我国血吸虫病流行区，通过调查发现所有家畜和家养动物，如黄牛、水牛、奶牛、驴、骡马、山羊、绵羊、猪、狗、猫、家兔均可自然感染。除此之外，全国已发现自然感染日本血吸虫的野生动物计 30 余种，隶属于 6 目 14 科 24 属。由于日本血吸虫的终末宿主种类多样，故仅从控制人群的血吸虫病感染来控制血吸虫病的流行是非常困难的。因此，通过改变环境来控制血吸虫病的唯一中间宿主—钉螺，切断血吸虫的生活史的一环，能够完全阻断血吸虫病的传播。

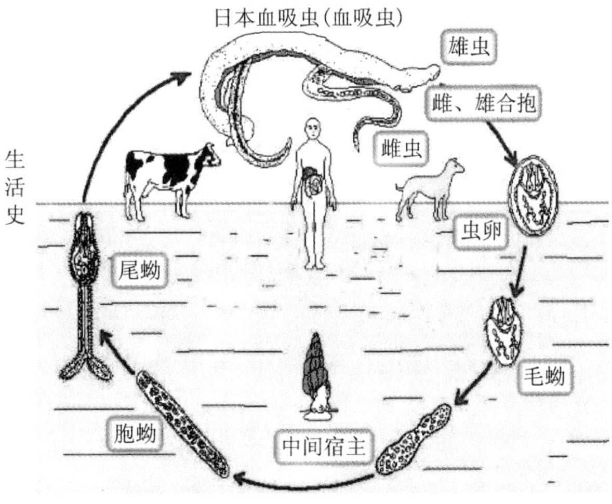

图 1-6 日本血吸虫生活史

(二)生活史过程

日本血吸虫成虫寄生于人体的肠系膜静脉血管中，雌、雄虫交配产卵，卵随血流沉积于肝脏、肠壁血管内和周围组织。分布于肠壁组织的虫卵部分破溃进入肠腔，随粪便排出体外。

这时卵内已发育有毛蚴，毛蚴在水中孵化出并游动，遇到中间宿主钉螺能主动侵入，继续生长发育，经两代胞蚴的无性生殖，形成大量的尾蚴。尾蚴为感染终宿主的阶段。尾蚴自螺体逸出，进入水中，当人、畜生产或生活接触疫水，尾蚴可主动侵入皮肤成为童虫。童虫随血液循环到肝和肠系膜静脉而定居并发育为成虫。雌、雄虫交配产卵进行又一代的有性生殖。

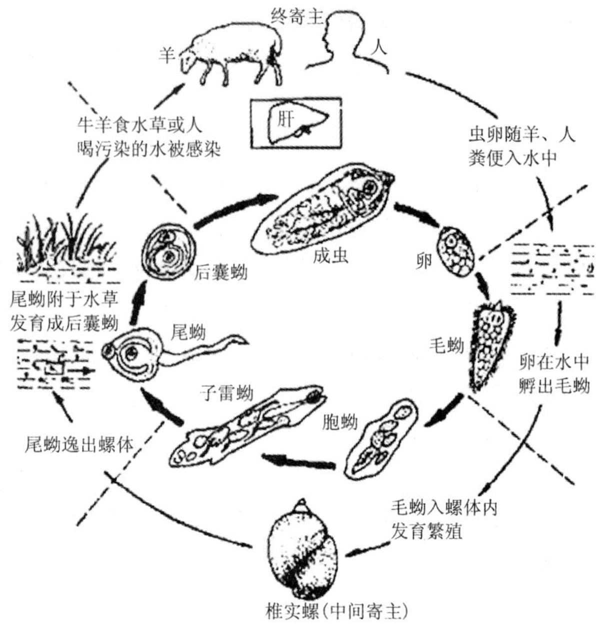

图 1-7 肝片吸虫的生活史(自刘陵云)

血吸虫生活史存在两个过程：

(1)体外：虫卵入水，发育为毛蚴，进入钉螺体内，发育，经无性繁殖，经胞蚴发育为尾蚴，并主动释放进入水中。

(2)体内：尾蚴经皮肤进入哺乳类动物或终末宿主，经血循环至门静脉，发育为童虫，至肠系膜下 V 直肠上 V 发育为成虫，雌雄合抱后产生虫卵，沉积在肠壁血管和肝脏。

四、血吸虫病感染条件

血吸虫感染人体需具备三个条件，即传染源、传播途径和易感人群。

(一)传染源

血吸虫是人畜互通寄生虫。其储存宿主种类较多。病人及患病耕牛为主要传染源，其次，为受感染的羊、猪、犬、马、鼠类等。在一些长时间无人畜活动的地区，血吸虫在野生动物之间通过钉螺传播，形成原发性疫源地；而在人畜活动的居民点或生产地区，由钉螺传播所构成的疫源地属次发性疫源地。

(二)传播途径

传染源的粪便进入有钉螺存在的疫水，宿主因接触疫水而传播。

粪便入水：粪便污染水源的方式视各地居民的生产方式、生活习惯和家畜管理饲养方法不同而异。河边洗刷马桶、随地大便、施用新鲜粪便及耕牛放牧等尤易污染水源。

有钉螺的地区，才有可能有血吸虫流行，钉螺的感染率与水源污染程度密切相关，采用哨兵螺方法可测定水源污染情况。分布于中国的钉螺称湖北钉螺，有七个亚种。钉螺属软体动物，水陆两栖，多孳生于水分充足、有机物丰富、杂草丛生、潮湿阴庇的灌溉沟或河边浅滩；通常生活在水线上下，冬季随气温下降深入地面下数厘米蛰伏越冬。钉螺可在地面，但活动范围有限，速度缓慢。然而，钉螺可附着于水面各种漂浮物体上，如湖草、芦苇、船只等扩散到远处，使原有孳生范围扩大或形成新的孳生地。

接触疫水：在流行区，居民因各种生活和生产活动接触疫水而感染，如常因捕鱼、打草积肥、游泳、洗物、洗脚等接触疫水，也可因赤足在含尾蚴的地面上行走，尾蚴从皮肤侵入。尾蚴侵入数量与水源污染程度、皮肤暴露面积、接触疫水时间和次数成正比。除皮肤外，尾蚴也可在饮用生水时从口腔黏膜侵入体内。

(三) 易感人群

普遍易感，居民的感染率与当地钉螺受染率成正比。患者以渔民、农民为多，尤以15~30岁的青壮年因反复接触疫水而感染率较高。男多于女，夏秋季感染者最为多见。儿童与非流行区人群一旦遭受大量感染可产生一定的抵抗力，对再感染的耐受力并不完全，因而重复感染经常发生。

五、血吸虫病变症状

血吸虫生活史中四个发育阶段均可造成人体损害，但前三者所造成的病变，或为一次性，或较轻微，均不足以对人体造成显著损害，唯虫卵沉积于组织内所诱发的虫卵肉芽肿危害最严重。

(一) 尾蚴性皮炎

一般发生于感染后6~8h，长者2~3天。尾蚴钻入皮肤后，其头腺所分泌的溶组织酶及其本身死亡后的崩解产物，可引起局部皮肤毛细血管扩张、充血、出血及水肿，伴中性及嗜酸性粒细胞和组织细胞浸润，皮肤出现红色丘疹，成为“尾蚴性皮炎”。系由速发型和迟发型变态反应所致。持续1~2天后，丘疹自行消退。

(二) 童虫移行所致病变

童虫随血流移行时，可引起经过处的脏器病变，以肺部病变较为明显，局部可见点状出血及白细胞浸润，严重感染者可发生出血性肺炎，出现咳嗽、发热、荨麻疹及血中嗜酸性粒细胞增多等表现，这与虫体代谢产物或崩解物引起的变态反应有关。

(三) 成虫寄生引起的病变

成虫及其代谢产物仅产生局部轻微的静脉内膜炎、轻度贫血与嗜酸性粒细胞增多。虫体死亡后，虽可引起血管壁坏死和肝内门静脉分支栓塞性脉管炎，但较轻微，不致造成严重损害。成熟的雌虫产卵后，某些初次重度感染者可出现重度发热、全身不适、荨麻疹、腹痛、腹泻、肝脾肿大、嗜酸性粒细胞增多等急性血吸虫病表现，它可能属于免疫复合物型。

(四) 虫卵肉芽肿

虫卵除可沉积于直肠、乙状结肠、升结肠、阑尾、回肠末端及肝脏外，尚可见于肠系膜及腹膜后淋巴结、肺脏及脑等器官内。沉积于各处的虫卵所引起的病理变化基本相似，后者有急性和慢性之分。

血吸虫病引起的肠道病变一般都在肠系膜下静脉分布的范围内，以结肠，尤以直肠、降结肠及乙状结肠为显著，小肠病变极少，仅见于严重患者。

六、血吸虫病类型

血吸虫病临床表现复杂多样轻重不一。由于感染的程度、时间、部位和病程的不同，临床表现各异。我国现将血吸虫病分以下四型：

(一) 急性血吸虫病

发生于夏秋季，以7~9月为常见。男性青壮年与儿童居多。患者常有明显疫水接触史，如捕鱼、摸蟹、游泳等。常为初次重度感染。约半数患者在尾蚴侵入部位出现蚤咬样红色皮损，2~3天内自行消退。从未有侵入至出现临床症状的潜伏期长短不一，80%患者为30~60天，平均40天。感染重则潜伏期短，感染轻则潜伏期长。

主要临床表现：

发热：患者均有发热。轻症发热数天，一般 2 ~ 3 周，重症可前沿数月。热型以间歇型、弛张型为多见，早晚波动很大，温差可相差 5 度左右。一般发热前少有寒战。高热时偶有烦躁不安等中毒症状，热退后感觉良好。重症可有缓脉，出现消瘦，贫血，营养不良和恶病质，甚至死亡。

过敏反应：除皮炎外还可出现荨麻疹，血管神经性水肿，淋巴结肿大，出血性紫癜，支气管哮喘等均可能发生。血中嗜酸性粒细胞显著增多，具有重要诊断价值。

消化系统症状：发热期间，多伴有食欲减退，腹部不适，轻微腹痛，腹泻、呕吐等。腹泻一般每日 3 ~5 次，个别可达 10 余次，初为稀水便，继则出现脓血、黏液，粪检易找到虫卵，孵化阳性率高。热退后腹泻次数减少。危重患者可出现高度腹胀、腹水、腹膜刺激。经治疗退热后 6 ~8 周，上述症状可显著改善或消失。

肝脾肿大：90% 以上患者肝大伴压痛，左叶肝大较显著。半数病人轻度脾大。

其他：半数以上病人有咳嗽、气喘、胸痛。危重病人咳嗽较重、咳血痰，并有胸闷、气促等。呼吸系统在感染后两周内出现。重症病人可出现神志淡漠、心肌受损、重度贫血、消瘦及恶病质等严重毒血症表现。亦可迅速发展为肝硬化。

（二）慢性血吸虫病

在流行区占绝大多数。在急性症状消退而未经治疗或疫区反复轻度感染而获得部分免疫力者，病程经过半年以上，称慢性血吸虫病。临床必须无隐匿型间质性肝炎或慢性血吸虫性结肠炎为主，主要临床症状：

无症状型：轻型感染者大多无症状，仅粪便检查中发现虫卵，或体检时发现肝大，B 超检查可呈网络样改变。

有症状型：主要表现为血吸虫性肉芽肿肝病和结肠炎。两者可同时出现在一患者身上，亦可仅以一种表现为主。最常见症状为慢性腹泻，脓血黏液便，这些症状时轻时重，时发时愈，病程长者可出现肠梗阻，贫血、消瘦体力下降等。重者可有内分泌紊乱，性欲减退，女性有月经紊乱，不孕等。随病程延长进入肝硬化阶段表现为肝大，质硬，表面不平，有结节。脾脏逐渐增大，超过肝脏。下腹部可触及大小不等的痞快，系增后的结肠系膜，大网膜和肿大的淋巴结，因虫卵沉积引起的纤维化，粘连缚结所致。

（三）晚期血吸虫病

反复或大量感染血吸虫尾蚴后，未经抗病原治疗，虫卵损害肝较重，发展成肝硬化，有门静脉高压，脾显著肿大和临床并发症。病程多在 5 ~ 15 年以上。儿童常有生长发育障碍。根据患者受累脏器病变程度的不同，又可分为以下 4 型。统一病人可具有二三个型的主要表现。

临床症状：

巨脾型：是晚期血吸虫病肝硬化门脉高压的主要表现，约 70% 。脾进行性肿大，下缘可达盆腔，表面光滑，质坚硬，可有压痛，经常伴有脾功能亢进。肝因硬化逐渐缩小，有时尚可触及。因门脉高压，可发生上消化道出血，易诱发腹水。

腹水型：是严重肝硬化的重要标志，约占 25% 。腹水可长期停留在中等量以下，但不都进行性加剧，以致腹部极度膨隆，下肢高度水肿、呼吸困难，难以进食，复辟静脉怒张，脐疝和巨脾。每因上消化大出血，促使肝衰竭，肝昏迷或败血症死亡。

结肠肉芽肿型：以结肠病变为突出表现。病程 3 ~6 年以上，亦有 10 年者。患者经常腹痛、腹泻、便秘或二者交替出现，有时水样便、血便，黏液脓血便，有时出新腹胀、肠梗阻。左下腹可触及肿快，有压痛、纤维结肠镜下可见黏膜苍白增后，充血水肿，溃疡或息肉，肠狭窄，易癌变。

侏儒型： 极少见。为幼年慢性反复感染引起体内各内分泌腺出现不同程度的萎缩，功能减退，以垂体前叶和性腺功能不全最常见。患者可有慢性或晚期血吸虫病的其他表现外，身材矮小，面容苍老，生长发育低于同龄人，无第二性征，但智力正确，骨骼生长成熟迟缓等为其主要特征。

(四)异位血吸虫病

肺型血吸虫病：多见于急性血吸虫病患者，为虫卵沉积引起的肺间质性病变。呼吸道症状大多轻微，且常被全身症状所遮盖，表现为轻度咳嗽与胸部隐痛、痰少、咯血罕见。肺部体征也不明显有时可闻干、湿罗音，但重型患者肺部有病变时，胸部X线检查可见肺部有弥漫云雾状、点片状、粟粒样浸润阴影，边缘模糊，以位于中下肺野为多，肺部病变经病原学治疗后3~6个月内逐渐消失。

脑型血吸虫病：临床上可分为急性与慢性两型，均以青壮年患者多见，发病率约1.7%~4.3%。临床表现酷似脑膜脑炎，常与肺部病变同时出现，症状为：意识障碍，刺激征、瘫痪、抽搐，腱反射亢进，锥体束征。脑脊液嗜酸性粒细胞可增高或有蛋白质与白细胞轻度增多。慢性型的主要症状为癫痫发作，尤以局限性奠边为多见。颅脑CT扫描现实病变常位于顶叶。亦可见于枕叶。为单位侧多发性高密度结节阴影。

其他：机体其他部位也可发生血吸虫病，以肾、睾丸、卵巢、子宫、心包、腮腺、皮肤为多见，临床上出现相应症状。

七、病理生理

致病生理过程分为三个阶段：

第一阶段，尾蚴钻入皮肤部位，其头腺分泌的溶组织酶和其死亡后的崩解产物可引起组织局部周围水肿，毛细血管扩张、充血、白细胞、嗜酸性粒细胞浸润、局部发生红色丘疹、称“尾蚴性皮炎”，持续1~3天消退。

第二阶段，幼虫随血流入右心而达肺，部分经肺毛细血管可穿破血管引起组织点状初学记白细胞浸润，严重时可发生“出血性肺炎”。

第三阶段，成虫及其代谢产物仅产生局部轻微内膜炎，轻度贫血，嗜酸性粒细胞增多。虫体死亡后可引起血管壁坏死和肝内门静脉分支栓塞性脉管炎，较轻微，不造成严重泵力论述。而虫卵引起本病主要病理损害，形成典型的虫卵肉芽肿。

人体从接触疫水到血吸虫病发病出现临床症状一般为40天左右时间，潜伏期最短14天，最长为84天。

血吸虫病临床表现分为3种：急性、慢性和晚期。

急性血吸虫病简称“急感”，以6~10月为发病高峰。发热是其主要临床症状，体温相差可高达4℃；腹泻较为常见，每日为3~5次，严重者可达20~30次。在吡喹酮应用以前，病死率2.2%~20.7%，如吡喹酮临床及时应用，病死率可降为零。

晚期血吸虫病简称“晚血”，分为4型：巨脾型、腹水型、结肠增殖型和侏儒型。上消化道出血是晚血最常见和最严重的并发症，50%以上的患者因此死亡；肝昏迷也是晚血的一种严重并发症，占1.6%~5.4%，死亡率70%左右。

八、检 查

血吸虫病查病方法有3类：病原学诊断、血清免疫学诊断和询问病史、体检。

（一）病原诊断

从粪便内检查虫卵或孵化毛蚴以及直肠黏膜活体组织检查虫卵，有：

直接涂片法：重感染地区病人粪便或急性血吸虫病人的黏液血便中常可检查到血吸虫虫卵，方法简便，但虫卵检出率低。

蚴孵化法：可以提高阳性检出率。

量透明法：用作血吸虫虫卵计数。

直肠黏膜活体组织检查：慢性及晚期血吸虫病人肠壁组织增厚，虫卵排出受阻，故粪便中不易查获虫卵，可应用直肠镜检查。

（二）免疫诊断

皮内试验（IDT）：一般皮内试验与粪检虫卵阳性的符合率为90%左右，但可出现假阳性或假阴性反应，与其他吸虫病可产生较高的交叉反应；并且病人治愈后多年仍可为阳性反应。此法简便、快速、通常用于现场筛选可疑病例。

检测抗体：血吸病人血清中存在特异性抗体，包括IgM、IgG、IgE等，如受检者未经病原治疗，而特异性抗体呈阳性反应，对于确定诊断意义较大；如已经病原治疗，特异性抗体阳性，并不能确定受检者体内仍有成虫寄生，因治愈后，特异性抗体在体内仍可维持较长时间。目前检测抗体的血吸虫病血清学诊断方法很多，常用的有以下几种：

环卵沉淀试验（COPT）：通常检查100个虫卵，阳性反应虫卵数（环沉率）等于或大于5%时，即为阳性。粪检血吸虫卵阳性者，COPT阳性率平均为97.3%（94.1%～100%）。

间接红细胞凝集试验（IHA）：粪检血吸虫虫卵阳性者与IHA阳性符合率为92.3%～100%，正常人假阳性率在2%左右，与肺吸虫、华支睾吸虫、旋毛虫感染者可出现假阳性反应。IHA操作简便，用血量少，判读结果快，目前国内已广泛应用。

酶联免疫吸附试验（ELISA）：此试验具有较高的敏感性和特异性，并且可反应抗体水平，阳性检出率在95%～100%，假阳性率为2.6%，病人在吡喹酮治疗后6～12个月有50%～70%转为阴性。

（三）免疫酶染色试验（IEST）

免疫印渍技术（immunoblotting），是在蛋白质凝胶电泳和固相免疫测定的基础上建立的一种具有分子水平的免疫学新技术，它不但能对血吸虫抗原的限定组分蛋白进行分析和鉴定，而且能用以诊断病人和区分血吸虫病不同病期的新型血清学诊断方法。又如杂交瘤技术制备单克隆抗体（McAb）的应用。采用特异的McAb纯化血吸虫抗原，用于血吸虫病血清学诊断；也可应用McAb检测循环抗原，为血吸虫病诊断提供新的途径。

检测循环抗原：由于治疗后抗体在宿主体内存留较长时间，其阳性结果往往不能区分现症感染和既往感染，也不易于评价疗效。循环抗原是生活虫体排放至宿体内的大分子微粒，主要是虫体排泄、分泌或表皮脱落物中具有抗原特性，又可为血清免疫学试验所检出。从理论上讲，CAg的检测有其自身的优越性，它不仅能反映活动性感染，而且可以评价疗效和估计虫种。

九、治　　疗

（一）杀虫治疗

以吡喹酮为首选药物。吡喹酮为一广谱抗蠕虫药，治疗血吸虫病疗效卓著。急性血吸虫病患者，吡喹酮治疗后，6～12个月粪便检查阴转率为90%左右，慢性与晚期患者为91%～100%，具体用药方法如下：

急性血吸虫病：总剂量按120mg/kg计算，分12次、4天服完，体重超过60kg者，仍按60kg计算，应以住院治疗为宜。

慢性血吸虫病：一般可采用总剂量60mg/kg，分6次、2天服完，或40mg/kg顿服。个别年老体弱者，总剂量可减至35～40mg/kg，两次分服。

慢性血吸虫病：晚期患者多数患夹杂症，药代动力学研究表明慢性与晚期患者服用吡喹酮后，药物吸收慢、排泄差，血药浓度明显增高，并维持较长时间，晚期患者血液浓度更高。因此，药物剂量应适当减少和个体化。一般可按总剂量40mg/kg计，一次服完，或分两次1天服完。服药期间应加强观察，服药前后应暂时停用利尿剂。

（二）对症治疗

急性期如有发热，应卧床休息或住院治疗，并补充营养和支持治疗。病情严重者可用肾上腺皮质激素治疗。慢性期以病原治疗为主，有贫血及营养不良者，予以支持治疗。晚期患者应适当休息，给予低盐、高蛋白饮食，增加营养，改善全身状况。对血浆蛋白明显减低伴高度腹水者，可输血浆或人血白蛋白，并适当利尿。巨脾型采用脾切除加大网膜腹膜后固定术。异位性损害如脑血吸虫病有癫痫症状者，给苯巴比妥、安定、苯妥英钠等控制发作。

（三）复　诊

经彻底治疗后，2～3个月内不发生临床症状或体征，以及粪便检查无虫卵即为治愈。

第三节　血吸虫病预防方法

一、切断传播途径

灭螺是预防本病的关键。应摸清螺情，因地制宜，采用物理灭螺或药物灭螺法，坚持反复进行。可结合兴修水利和改造钉螺孳生环境，因地制宜，选择造林、垦种、养殖、水淹、土埋及火烧等办法。常用的灭螺药物有五氯酚钠和氯硝柳胺。五氯酚钠对成螺、幼螺、螺卵均具有较好杀灭作用，但对农作物、鱼类和人也有一定毒性；氯硝柳胺仅对鱼有毒性，其杀螺效率高，持效长，作用缓慢，与氯硝柳胺合用可提高药效。

二、科学防护

在血吸虫病流行区，由于生产或生活需要，人们不可避免地要到有钉螺的地方去从事生产劳动。在此情况下，为了减少感染或不感染血吸虫，在接触疫水前有必要做好防护。下面介绍几种常用的防护方法。

穿戴防护器具。在栽插、割草和放牧时，要穿高筒胶鞋或防护服，戴手套；下水捕鱼时，可穿上连鞋的橡胶防护衣裤。

涂擦防护药品也可预防血吸虫感染。在一些短期下水的生产活动中，可涂搽二丁酯油膏，凡有可能接触疫水的皮肤都要涂遍，不能漏涂。

服预防药物。口服青蒿琥酯或蒿甲醚可杀死进入体内的血吸虫童虫，预防效果很好。为了提醒当地、尤其是外来人群不要接触疫水，当地血防部门应在有螺地带设立警示牌，告诫人们不要接触疫水，必须接触疫水时要做好防护。

三、安全用水

感染性钉螺分布是不均匀的，即使在同一条河，同一条沟，同一块草滩也是不一致的。因为各处水体被宿主粪便污染的机会和程度是不同的。村庄里及附近钉螺感染率常常较远离村庄处为高。湖滨船只停泊的地方，以及人畜常到的地方，钉螺感染率也是比较高的。一般认为感染性钉螺密度超过 0.005 只/0.11m^2(每亩滩地有 30 只以上的感染性钉螺)的地方属于高危易感地带。其面积约占江湖洲滩总有螺面积的 25%。

接触含有血吸虫尾蚴的疫水是血吸虫病传染的必要环节。随着自然地理、社会经济、强化 文化及生活习惯的不同，接触疫水的方法与频率有很大差异。洲岛型疫区居民接触水频率[次/(天·人)]超过江滩居民的 10 倍以上，而江滩型和洲垸型居民接触疫水有明显的季节性变化，一般以 4、5 月份和 10、11 月份为高，因此血吸虫病的感染率也有明显差异。

为了保证血吸虫病流行区居民的饮用水安全，防止血吸虫感染，在人口密集的村庄，应该创造条件，有计划地逐步兴建自来水，这是保证饮用水安全的最好办法。对于无法使用井水和自来水的地方，应该采取措施排除或杀灭水中的尾蚴。这些措施称之为安全用水。安全用水是预防血吸虫感染的一项重要措施。

尽量避免接触疫水，尤其应严禁儿童在疫水中游泳、洗澡、嬉水、捕捉鱼虾等。因工作需要必须与疫水接触时，应加强个人防护，如用 1% 氯硝柳胺碱性溶液浸渍衣裤，对尾蚴的侵入有预防作用。以脂肪酸为基质，加碱皂化后，掺入 2% 氯硝柳胺和松节油制成防护剂，有杀死尾蚴作用。血吸虫疫苗已在家畜中使用，近年来开展的血吸虫疫苗研制工作有可能制备出适合于人类的有效疫苗。

第四节　血吸虫病的分布与类型区划分

一、血吸虫分布及状况

血吸虫分布于亚洲、非洲及拉丁美洲的 76 个国家和地区，估计有 5 亿～6 亿人口受威胁，患病人数达 2 亿(1990)。从湖北江陵西汉古尸体内检获的血吸虫卵事实表明血吸虫病在我国的存在至少已有 2100 多年的历史，流行非洲的埃及血吸虫病也有数千年的历史。

全球 76 个国家和地区有血吸虫病流行。其中，日本血吸虫分布在亚洲的中国、日本、菲律宾和印度尼西亚，这种血吸虫是日本人在日本首先发现的，故定名为日本血吸虫，埃及血吸虫分布在非洲及西亚地区，曼氏血吸虫分布在中南美洲中东和非洲。中国只流行日本血吸虫病，简称血吸虫病。全世界有 74 个国家和地区流行血吸虫病，流行区人口达 6 亿，有 2 亿人受感染，每年死于本病者达百万之多。

76 个流行的国家或地区中，仅有曼氏血吸虫病的 13 个，仅有埃及血吸虫病的 14 个，仅有日本血吸虫病的 6 个，仅有湄公血吸虫病的 2 个，兼有曼氏血吸虫病与埃及血吸虫病的 34 个，同时有曼氏血吸虫病、埃及血吸虫病与间插血吸虫病的 6 个，只有一个国家有间插血吸虫病流行(毛守白，1990)。按国际地理区域划分，血吸虫病流行于非洲 47 个国家，拉丁美洲 10 个国家，亚洲 19 个国家。

流行于亚洲的有日本血吸虫病、湄公血吸虫病、曼氏血吸虫病和埃及血吸虫病。在东南亚以日本血吸虫病为主，湄公血吸虫病次之；在中东地区以日本血吸虫病为主，曼氏血吸虫病次之，且两个地区在地理上是隔绝明显的。日本血吸虫病主要分布在中国、日本、菲律宾、印度尼西亚及泰国等国。钉螺并不是在分布区的范围内普遍存在，在我国流行血吸虫病的各省、自治区、直辖市中，血吸虫的分布仅在部分的县市有钉螺分布，一个县市中只有几个乡镇，甚至一个乡镇中可能只有几个村有钉螺分布。在个别地区中，钉螺孳生地虽然连成一片，但在这样大片孳生地中，也存在着无螺的“孤岛”。

在中国大陆，血吸虫病曾严重流行于我国南方的江苏、浙江、江西、安徽、福建、上海、广东、广西、湖南、湖北、云南、四川 12 个省(自治区、直辖市)，呈片状或点状分布。

二、中国大陆血吸虫流行的历史变迁

(一)新中国成立前血吸虫病流行情况

我国流行的只是日本血吸虫(简称血吸虫病)。血吸虫病是危害人民身体健康最重要的寄生虫病。新中国成立初期统计，全国约 1000 万余患者，1 亿人口受到感染威胁，有螺面积近 128 亿 m^2。严重流行区，患病者相继死亡，人烟稀少，十室九空，田园荒芜，造成了“千村霹雳人遗矢，万户萧疏鬼唱歌”的悲惨景象。血吸虫病的流行使许多疫区田地荒芜、村毁人亡，疫区世代流传着“头大肩膀拢，肚子像水桶，骨瘦如柴棍，命短早进坟”的民谣。1956 年，党中央发出一定要消灭血吸虫病的号召，全党重视，全民动员，轰轰烈烈地开展了大规模的群众性血防运动。新中国成立初期 12 个省、自治区、直辖市血吸虫病人和钉螺面积分布情况见表 1-1，表明在中国大陆，血吸虫病曾严重流行于我国南方各省份。

表 1-1　新中国成立初期 12 个省、自治区、直辖市血吸虫病人和钉螺面积分布情况

省　份	病人数(万人)	占全国病人总数(%)	钉螺面积(亿 m^3)	占全国钉螺面积(%)
上　海	75.9	6.54	1.66	1.16
江　苏	247.7	21.33	14.00	9.78
浙　江	203.7	17.54	6.43	4.49
安　徽	88.1	7.59	12.62	8.81
福　建	6.8	0.59	0.27	0.19
江　西	54.8	4.72	23.95	16.72
湖　北	227.5	19.59	43.00	30.03
湖　南	94.7	8.16	35.38	24.70
广　东	7.8	0.67	0.97	0.68
广　西	7.7	0.66	0.24	0.17
四　川	117.3	10.10	2.54	1.77
云　南	29.2	2.51	2.15	1.50
合　计	1161.2	100.0	143.21	100.00

(二)21世纪初血吸虫病流行情况

40多年来，党和政府非常关心疫区人民的身体健康，组织大规模的防治和研究工作，取得举世瞩目的成就。1958年江西省余江县率先在全国实现消灭血吸虫病，为此伟大领袖毛泽东同志欣然命笔写下光耀千古的不朽诗篇《送瘟神二首》。截至1991年年末，有上海、广东、福建、广西4省、自治区、直辖市达到消灭血吸虫病标准。在381个流行县、市中已有166个达到消灭血吸虫病标准，93个达到基本消灭标准。

据2003年底统计，我国共查出钉螺面积378 683.11万 m^2，较新中国成立初期减少了73.56%。其中湖沼地区有螺面积361 513.82万 m^2，占全国总有螺面积的95.47%；水网地区有螺面积431.19万 m^2，占0.11%；山丘地区为16 738.10万 m^2，占4.42%。截至2003年年底，全国12个血吸虫病流行省份中已有广东、上海、福建、广西和浙江5个省份宣布消灭了血吸虫病；433个流行县(市、区)中，已有260个达到了血吸虫病传播阻断的标准，63个达到了血吸虫病传播控制标准。全国血吸虫病患病人数也由防治初期的1160万人减少至84.3万人，下降了93%；钉螺面积由143.21亿 m^2 减缩至37.86亿 m^2(表1-2)，下降了73.5%。

表1-2 7个省钉螺面积统计表(2003年)

省份	流行村数(个)	查出钉螺村数(个)	实有钉螺面积(万 m^2)				
			总面积	湖沼地区		水网型	山丘型
				垸内	垸外		
江苏	5478	420	7562.74	0	7062.53	419.22	80.99
安徽	3333	899	28621.75	0	26166.7	0	2455.05
江西	2318	405	77534.15	675.90	75769.86	0	1088.39
湖北	5652	2614	80591.64	23171.73	55451.61	0	1968.3
湖南	3987	725	175252.39	2378.26	170837.23	0	2036.9
四川	6222	2915	7018.62	0	0	0	7018.62
云南	462	202	2015.54	0	0	0	2015.54
总计	27452	8180	378596.83	26225.89	335287.93	419.22	16663.79

近年来，由于生物、自然和社会经济等因素变化较大，尤其是1998年长江流域特大洪水后，我国血吸虫病的疫情有明显回升，表现为血吸虫病人数增多，急性感染患者数量呈上升趋势，局部地区的钉螺扩散明显，感染性钉螺分布范围逐渐扩大，部分已经达到血吸虫病传播控制和传播阻断的地区疫情严重回升，血吸虫病出现向城市蔓延的趋势。根据初步统计，2003年全国7省疫区都有回升，传播阻断县回升11.33%，传播控制县回升33.33%；湖南、湖北、云南传播阻断县回升30%以上，四川、安徽、云南传播控制县回升40%~100%；对人民健康、经济发展和社会进步构成威胁，血吸虫病防治工作形势十分严峻。因此，控制钉螺仍是我国血吸虫病防治工作中一项长期而艰巨的任务。

第五节 血吸虫病防控的基本策略

包括血吸虫病在内的人畜共患寄生虫病都是基于共同的生活史和传染途径，共同在人畜或螺体内寄生。讲究卫生，不饮用生水、食用生肉，保持家畜饲养饲料、环境清洁，使用卫生厕所等是降低寄生虫病发生的基本方式。这一改善依赖于生活和生产水平的提高，即确保人在饲养和饮食中的卫生安全，通过讲究饮食卫生和环境卫生来降低寄生虫病发生的概率，用科学发展观低碳减量循环的模式来指导农村生产与生活方式改善，建设清洁舒适安全高效的新农村，用宏观的生态安全和微观的生物安全预防机制构建彻底消灭包括血吸虫病在内的人畜共患寄生虫病。《血吸虫病防治条例》中明确规定了血防工作的基本原则和要求，为血吸虫病的综合防治奠定了指导思想。

一、坚持以卫生为主、综合防治的策略

血吸虫病流行涉及卫生、水利、林业、农业、水利、建设、国土资源、环境保护等部门，需要采取综合措施来综合治理，形成多环节、多途径、多措施严防死守、群策群力的综合防治局面。卫生部门从疾病感染现状入手，领导整个血防事业的深入持续开展，并即使播报疫情，便于其他部门技术人员及时采取措施，配合血防工程的持续开展。

国务院卫生主管部门会同有关部门制定全国血吸虫病防治规划并组织实施卫生、农业、水利、林业主管部门依照本条例规定的职责和全国血吸虫病防治规划，制定血吸虫病防治专项工作计划并组织实施；有血吸虫病防治任务的地区(以下称血吸虫病防治地区)县级以上地方人民政府以及卫生、农业或者兽医、水利、林业主管部门依照本条例规定的职责，负责本行政区域内的血吸虫病防治及其监督管理工作。

血吸虫病防治地区县级以上地方人民政府统一领导本行政区域内的血吸虫病防治工作；根据全国血吸虫病防治规划，制定本行政区域的血吸虫病防治计划并组织实施；建立健全血吸虫病防治工作协调机制和工作责任制，对有关部门承担的血吸虫病防治工作进行综合协调和考核、监督；血吸虫病防治地区根据血吸虫病预防控制标准，划分为重点防治地区和一般防治地区。

二、坚持流域作为科学治理单位的原则

生态学基本规律能在流域尺度上得到最为充分的“表演”，包括小流域在内的流域是综合治理的科学单位。水系上下和内外形成了血吸虫种群爆发的宏观生态屏障和源汇效应，充分通过在流域尺度上构建抑螺防病林体系，环环相扣、层层阻隔，最终促成血吸虫难以扎根，与钉螺难以谋面，与水系严加隔离，杜绝血吸虫完成生活史的所有条件，灭杀血吸虫从而达到控制血吸虫病流行的目的。在坡度大而水土流失明显的利于上缘地带构建水源涵养林来降低地表水的总量；在流域下端人口密集地带构建水土保持林，严防水土流失，降低滩地滨河湿地总量，控制血吸虫完成生活史赖以实现的中间宿主钉螺的繁生。在人为活动的路旁、人居、水旁、田边都构建以环境改造、经济产业与村庄绿化为主题的防护林带，路路相通、路尽林终、雨停路干；进行土地整理，低产田改造，提高土地质量和种植强度，通过垦覆灭螺，阻断血吸虫传播途径。在人居中，使用清洁卫生的厕所养畜－沤粪一体化设施，彻底杜绝病原传播的可能；日常生活和生产用水实现清洁化，不使用自然河流、沟系、湖泊和池塘中的水源，如若必须使用需经过检查指示指标合格后才能使用。

处于同一水系或者同一相对独立地理环境的血吸虫病防治地区，各地政府应当开展血吸虫病联防联控，组织有关部门和机构同步实施下列防治措施：①在农业、兽医、水利、林业等工程项目中采取与血吸虫病防治有关的工程措施；②进行人和家畜的血吸虫病筛查、治疗和管理；③开展流行病学调查和疫情监测；④调查钉螺分布，实施药物杀灭钉螺；⑤防止未

经无害化处理的粪便直接进入水体。

在血吸虫病防治地区实施农业、兽医、水利、林业等工程项目以及开展人、家畜血吸虫病防治工作，应当符合相关血吸虫病防治技术规范的要求；血吸虫病重点防治地区县级以上地方人民政府应当在渔船集中停靠地设点发放抗血吸虫基本预防药物；按照无害化要求和血吸虫病防治技术规范修建公共厕所；推行在渔船和水上运输工具上安装和使用粪便收集容器，并采取措施，对所收集的粪便进行集中无害化处理；县级以上地方人民政府及其有关部门在血吸虫病重点防治地区，应当安排并组织实施农业机械化推广、农村改厕、沼气池建设以及人、家畜饮用水设施建设等项目。

三、坚持着眼整体，局部入手的原则

从流域或区域生态系统管理角度来整体构思血防的总体思路和具体措施，从具体技术和实践措施上入手建设血防预防屏障。从流域或整体上综合构思，提高整体生态屏障质量和规模，增进生态平衡和生态安全维持能力；对具体地块、人居环境和环节上采用林业、水利、农业与卫生部门等的血防技术，标本兼治而又突出预防为先，扎实搞好疫区的血防的基础设施和生态环境建设，确保建设落到实效。除了整体上追求生态屏障和生态平衡的大幅度恢复外，疫区为鱼米之乡，是我国农林牧副渔生产的心脏，需要在具体技术上落实源头治理，坚决改建厕所、洗澡、养畜、沤粪一体化的新型人居环境改造，建设新型生态节能环保防病的新人居。这方面在新农村建设中已经有了具体的经验。

各有关主管部门安排农业机械化推广、农村改厕、沼气池建设以及人、家畜饮用水设施建设等项目，应当优先安排血吸虫病重点防治地区；血吸虫病防治地区县级以上地方人民政府卫生、农业主管部门组织实施农村改厕、沼气池建设项目，应当按照无害化要求和血吸虫病防治技术规范，保证厕所和沼气池具备杀灭粪便中血吸虫卵的功能；血吸虫病防治地区的公共厕所应当具备杀灭粪便中血吸虫卵的功能。

县级以上人民政府水利主管部门在血吸虫病防治地区进行水利建设项目，应当同步建设血吸虫病防治设施；结合血吸虫病防治地区的江河、湖泊治理工程和人畜饮水、灌区改造等水利工程项目，改善水环境，防止钉螺孳生。

四、坚持系统整合、提质增效的预防策略

自然疫源地本身存在疫源性因素，从而蕴藏着导致人畜致病的因子。当陆地生态系统这种自然特性或生态平衡被打破时，陆地生态系统水分平衡将向地表倾斜，地表水增量，增加了钉螺和血吸虫繁生的概率，加大了血吸虫病流行的潜能。此时，因为经济开发自然生态而导致自然原地特性发生偏移，形成了经济疫源地，其疫源性也发生了变化，可能演变为水生或水传播的疫源性。彭镇华先生也明确指出，血吸虫病流行的根源在于生态失衡，土地利用强度过大，导致森林总量偏少，从而水生生物开始越过水陆交错带，向山地高原等陆生生境蔓延。人口主要集中在陆地，增加了接触传染源的机会，从而导致了血吸虫病的流行。需要在预防中坚持系统整合，整体上增加生态屏障功能的生态系统恢复为主体，建设大规模生物多样性自然保护区、生态功能保护区，提高封禁和无人区的比例，提高森林覆盖率，整体提质增效，提高预防和阻隔血吸虫繁生的可能，宏观上确保人群感染血吸虫病的机会，最大限度确保生命财产安全。

五、坚持生态建设产业化、产业替代推进血吸虫病防治的策略

疫区人民需要生活，必然离不开生产活动，即使存在生态补偿，必要的生产活动也利于自身的生活质量提高和安居乐业。而没有生产的疫区建设技术是很难落实的，并且不符合科学发展观以人为本这一核心。疫区血吸虫防治也离不开人赖以生存的基本生产活动的保障。血吸虫病预防体系建设需要坚持生态建设产业化、产业替代推进的基本策略，通过发达的科学而合理的农林牧业产业体系来提高生产效率，进而推进预防体系建设。例如在河边滩地可以通过建立农林复合系统(林带或片林)来构建水陆交错带的生境屏障，杜绝血吸虫上岸和钉螺下水(钉螺不能完全栖息在水中，血吸虫也终生离不开水)；在人居发展庭院林业，提高人居地表水改造功能，并厕所养畜－沤粪一体化，促进了农林牧副渔循环经济模式的构建，提高物质和能源的利用效率，利于区域低碳减量循环模式的构建；通过水利设施中养殖鸭子、鸡，池塘养鱼，建立林禽、林鱼模式，直接增加天敌数量；通过人工促进生态平衡来生态抑螺灭螺，进而遏制血吸虫病流行。试验和推行先进的耕作制度和技术，如免耕免抚技术(覆草)，来提高土壤有机质含量，进而通过降低地表温度，增加地下水位来抑制血吸虫和钉螺繁生。通过发展科学而合理的产业体系来促进血吸虫病预防，实现原地低成本血防。

县级以上人民政府农业主管部门在血吸虫病重点防治地区应当适应血吸虫病防治工作的需要，引导和扶持农业种植结构的调整，推行以机械化耕作代替牲畜耕作的措施；县级以上人民政府农业或者兽医主管部门在血吸虫病重点防治地区应当引导和扶持养殖结构的调整，推行对牛、羊、猪等家畜的舍饲圈养，加强对圈养家畜粪便的无害化处理，开展对家畜的血吸虫病检查和对感染血吸虫的家畜的治疗、处理；禁止在血吸虫病防治地区施用未经无害化处理的粪便。

六、坚持突出防控优先，药物治疗为辅助手段的血防策略

血吸虫病治疗有特效药，但血吸虫感染后那种后果和照片反映了病人的痛苦，即使治疗也存在持续发育为晚期病人的概率。必须坚持防控优先，而药物治疗为辅助手段的策略，重视血吸虫病的预防体系建设。而预防体系中卫生部门负责感染播报和及时治疗，为治标；而林业部门则会同农业部门进行人居改造和生态环境建设，来从整体着眼、局部入手来提高血吸虫自然发生的概率，尽可能减少传染源。国家颁布了血防条例，也颁布了林业血防规划，从2006～2015年完成对长江7省区疫区进行生态治理，建设层层阻隔、环环抑制的林业血防生态安全体系。

七、突出主体功能区划、适度限制土地开发的策略

人为开发土地活动强度过大而范围太宽，进而生产方式粗放，生产率低下是导致血吸虫病流行而生态破坏的原因。需要突出主体功能区划，即使县域尺度上也是如此，在城乡一体化城市森林建设中，在农林复合系统区域(把城市视为庭院林业部分)构建优化开发和重点开发区，而在两大功能保护区中构建限制开发和禁止开发区，而人口集中分布的优化开发区和重点开发区内建设完善和发达的抑螺防病林体系，确保人居的生态安全。而加强生态防护区、两大功能保护区的封禁力度，彻底禁止人为活动，则促成限制和禁止开发区经济疫源地特性向自然疫源地偏移，最终丧失了血吸虫传播和发生的条件，而导致灭绝。在重点开发区和优化开发区内，集中建设抑螺防病林体系，通过适度的农林复合系统和农林产业结构调整在整

体生态平衡恢复条件下使得地表水集中在鱼塘、库塘、水利、河流、湖泊中，而陆地完全成为不适宜钉螺和血吸虫种群爆发和生活史完成的地带，从而最大限度抑制血吸虫病流行。水域集中地带，构建完善的食物链系统，通过天敌增补和自然天敌依赖来促成钉螺种群的绝对控制，进而抑制血吸虫病的流行。

八、突出资源利用定向培育，有序利用野生资源

人从事与水有关的生产时，一方面破坏了野生资源的生态平衡，另一方面就是感染血吸虫或其他寄生虫病，都不利于生态环境建设和保护，得不偿失。并且自然生态环境质量难以预测和控制，随机获取的野生资源质量稳定性难以预测和保证，不利于农林牧副渔生产绿色环保无公害的基本要求。疫区需要突出资源利用的定向培育，利用资源时完全绝对依赖于人工培育，确保生态环保无公害。完全依靠无生物安全危害的良种，无血吸虫隐患的设施和技术，采用生态绿色的饲料，采用生态管理，来从产业链各环节入手，来杜绝血吸虫爆发和传播的隐患，彻底改善疫区农林牧副渔产业条件和思路，提质增效，用低碳减量循环的模式来指导疫区生态产业建设，彻底走出资源掠夺性感染血吸虫的路径，确保疫区安全生产、愉快生产与和谐生产。

第二章　钉螺的生物生态学特性及分布

尽管血吸虫病危害严重、且危害历史悠久，但血吸虫病的传播和预防一直困惑着人们。直到20世纪初，人们才掌握了血吸虫生活史，发现了钉螺(*Oncomelania snail*)这一日本血吸虫的唯一中间宿主，并且发现血吸虫病的流行与钉螺的生态特点有着密不可分的关系。血吸虫病的生活史离不开钉螺，钉螺是血吸虫的唯一中间宿主，而人蓄等哺乳动物作为终宿主，两者缺一不可。因此消灭钉螺，就切断血吸虫的生活史，就能消灭血吸虫。

第一节　钉螺常识

一、湖北钉螺的发现

钉螺最早由德籍神父P. Fuchs在中国湖北汉口地区采集到的，为肋壳钉螺；1914年，日本人桂田、宫入庆之助等发现了钉螺是血吸虫的中间宿主；1915～1949年，我国李赋京、陈方之等陆续在苏州、嘉兴、台湾、浦口、岳阳、汉口、安庆、佛山、福清、杭州、青浦、松江、大理、凤仪、大邑、双流、无锡等地查到了钉螺，并在一些地方发现了感染性钉螺。

二、钉螺形态学特征

人类自身认识矛盾的过程则体现了改造客观世界的水平，需要努力认识血吸虫唯一中间寄主钉螺的生物生态学特性，并寻找控制种群数量增加的突破口，进而探索低碳减量循环且科学合理的抑螺防病策略和途径。

(一)钉螺的分类学描述

钉螺(*Oncomelania hupensis* Gredler，1881)隶属于腹足纲、盖螺科、钉螺属，它是日本血吸虫唯一的中间宿主；栖息于淡水水域，属水陆两栖动物。个体小、壳高约10mm、宽3～4mm，外形成尖圆锥形；壳面光滑或有粗、细纵肋。壳口呈卵圆形，外唇背侧有隆起唇嵴或无，肉可食。钉螺分布亚洲东部和东南亚，我国内地仅有湖北钉螺一种，有5个亚种。湖北钉螺指名亚种广泛分布于长江中下游流域及广东、浙江两省；多栖息于地势低洼、平原地区。

钉螺是一种贝类，它跟田螺、蜗牛一样，也是有一个右旋贝壳的腹足类。因为它很小，很像小螺丝钉，简称钉螺。钉螺的贝壳随着种类和地区的不同有很大的变化，有的壳面有纵的肋纹，有的壳面光滑。钉螺的头部很发达，两个触角细长，在触角的基部外侧长着眼睛。它的吻和田螺的吻很相像，吻的前端有口，口里面也有齿舌。

(二)解剖学特征

钉螺由螺壳、螺厣及软体3部分组成。螺壳为长圆锥形，长度不超过10mm，宽度5mm。螺壳表面有纵肋的称肋壳钉螺(如图2-1左)，生存在湖沼或水网地区，多呈黄褐色；螺壳表面光滑无肋的称光壳钉螺(如图2-1右)，在山丘地区多见，比肋壳钉螺稍小，大多呈棕褐色。

钉螺属右旋螺类，螺旋数 5 ~ 10 个；在口缘外唇的背面肋壳，钉螺有唇脊，这是钉螺与其他螺类鉴别的特点之一；螺厣系封闭壳口的小盖，为卵圆形，附于螺足后面；软体部分的前部为头、颈、足和外套膜，后部是内脏，包括感觉器官、神经、呼吸、循环、排泄、消化及生殖系统。

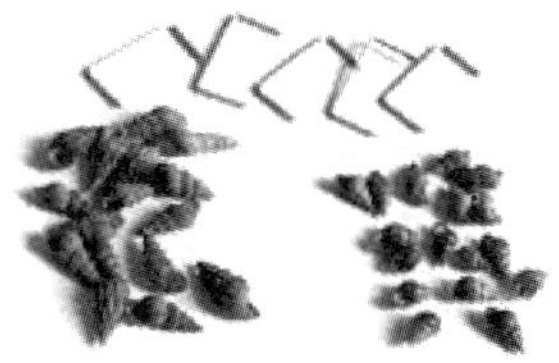

图 2-1　肋壳和光壳钉螺形态比较

(三)钉螺和其他相似螺类的鉴别

在自然环境中孳生的某些种类螺蛳，其外形同钉螺较相似，易与钉螺混淆。在血吸虫病防治工作中，常需将钉螺与其他相似螺加以鉴别(表 2-1)。常见的易与钉螺混淆的相似螺类主要有细钻螺(俗称菜螺)、真管螺(又称烟管螺)、方格短沟螺(又称海蛳)等。

表 2-1　钉螺与其他螺类的区别

名称	钉螺	细钻螺(俗称菜螺)	真管螺	方格短沟螺
长度(mm)	6 ~ 10	12 左右	18 左右	15 ~ 28
右旋	右旋	右旋	左旋	右旋
壳色	暗褐色或黄褐色	灰白色或乳白色	黄褐色	黄褐色
壳口	卵圆形	椭圆形	近似三角形	半卵圆形
厣	有	无	无	有
唇脊	有	无	无	无

三、钉螺性状及生活史

(一)钉螺性状

钉螺寿命大多在一年，实验室观察可存活 2 ~ 3 年，感染性钉螺寿命短，实验资料最长可活到 32 个月；钉螺性腺在酷暑和严寒季节萎缩，其余月份均活动正常，其中 4 ~ 5 月份含卵最多；交配最盛时期为 4 ~ 5 月，9 ~ 11 月份次之，严寒、酷暑最少，甚至停止，绝大多数钉螺在近水的潮湿泥土表层及草根附近交配，很少在水中交配，适宜温度 25℃左右，过多或过低均不适宜，高度感染日本血吸虫的钉螺交配率显著下降；雌螺产卵时挖一小坑，产卵后用泥将卵覆盖，雌螺产卵季节可产 9 ~ 258 个，平均 135. 8 ± 49. 7 个，1 个月后，孵化成幼螺，孵化与光照、温度、湿度有关。

(二)生活史

钉螺栖息于淡水水域，但水陆两栖，雌雄异体，卵生。钉螺的寿命一般为 1 年，有的钉螺可存活 2 ~ 3 年，甚至超过 5 年。感染了血吸虫毛蚴的钉螺叫感染螺，感染螺的寿命一般不到 1 年，最长也可存活 2 年以上。钉螺整年都可进行交配，以春季交配者最多，秋季次之，夏、冬季最少，甚至停止。从 11 月到翌年 7 月都可产卵，但以 3 ~ 5 月产卵最多。卵产于潮湿的泥土中，在适宜的温度下(20℃左右)不到 1 个月幼螺即可孵出。孵出的幼螺在食物丰富，气温适宜的情况下，2 个月即发育成熟。

钉螺喜好生活于气候温润潮湿的环境中，常在气温 15 ~ 20℃ 时活动，阴雨天钉螺活动频繁，干旱时则潜伏在松土、裂缝内或草根下。主要活动于土表和 5cm 以上的浅土层内，虽然其本身的活动范围并不大，但可随水流漂到很远的地方，也可附着在杂草或其他漂浮物上而扩散到远处。人们穿的草鞋、牛蹄间隙、打水草或移种水生植物(如芦苇、茭白等)、运送鱼苗等也能使钉螺扩散。钉螺扩散后，遇到适宜的环境便“安家落户”、孳生繁殖，形成新的钉螺孳生地。在自然界，钉螺主要摄食腐败的植物，也摄食原生动物、藻类、苔藓和草本种子植物等。

从野外采回的钉螺在室内各实验温度条件下均能正常产卵，其产卵量的高低与室温无关；在 15 ~ 30℃的温度范围内，随着温度的升高钉螺的孵化期逐渐缩短；利用有效积温公式得知钉螺卵孵化的有效积温为 193.55 日度，发育起点温度为 10.86℃；在各温度下初孵幼螺随着生长发育，螺壳的长宽比也随之加大(张垒等，2008)。

四、钉螺的种类与分布

(一)钉螺的种类

钉螺分布与日本血吸虫病人的区域分布基本一致。凡是日本血吸虫病流行地区，都有钉螺分布。世界上钉螺分布区主要在亚洲东南部的中国、日本、菲律宾和印度尼西亚等地。

目前，对钉螺在动物分类学上的阶元等级结构较为一致的意见是：

软体动物门(Phylum Mollusca)
　腹足纲(Class Gastropoda)
　　前鳃亚纲(Subclass Prosobranchia)
　　　或扭神经亚纲(Subclass Streptoneura)
　　　　中腹足目(Order Mesogastropoda)
　　　　　圆口螺科(Fanmily Pomatiopsidae)
　　　　　　圆口螺亚科(Subfamily Pomatiopsinae)
　　　　　　　圆口螺族(Tribe Pomatiosini)
　　　　　　　　钉螺属(*Genus oncomelania*)

钉螺各亚种的分布如下：

指名亚种(*O. h. hupensis*)：在中国各螺区均有分布。钉螺螺壳表面有纵肋的为肋壳钉螺株，无纵肋的为光壳钉螺株。肋壳钉螺株孳生在地势低洼的平原地区、湖泊沿岸带、湖汊、湖滩、水流缓慢的小河岸边、灌溉沟渠、稻田等处。光壳钉螺株主要孳生在丘陵地带流速缓慢的小溪和杂草丛生的灌溉沟渠环境，稻田和山坡草地上也有分布。

福建亚种(*O. h. tangi*)：主要分布于中国东部地区的福建、江苏苏北沿海地区及广西。其中，福建钉螺株分布于我国福建省东南沿海的某些地区，孳生在低山旁的荒草滩、山溪坡地、灌溉沟渠及烂泥田中。苏北钉螺株分布于江苏东台、大丰地区，孳生在沿海盐碱地的沟渠及草滩上。广西钉螺株主要生活在广西保水性较差的薄砂土及山沟乱石中，海拔约 200 ~ 400m 的地区。

滇川亚种(*O. h. robertsoni*)：仅分布于中国的四川及云南省境内，海拔高度一般在 400 ~ 1000m，最高点可达 2400m。主要孳生在灌溉沟渠、山坡草地和稻田内。

台湾亚种(*O. h. formosana*)：仅分布于中国台湾省南部(彰化、宜兰、高雄)，20 世纪 70 年代末新发现 4 个县(南投、嘉义、花莲和台东)也有钉螺分布。主要孳生在溪流、沟渠、运河及稻田内，以及这些水域沿岸的潮湿环境中。

邱氏亚种(*O. h. chiui*)：又称海滨亚种，仅分布于中国台湾省北部的台北市。主要栖息在陡峭山坡的沟渠内或沿水岸一带，沟渠水浅，内有石块、树叶及枯树枝等，螺附着在石块或树叶、树枝的下面，或匍匐在水底泥土上。

片山亚种(*O. h. nosophora*)：又称带病钉螺。主要分布于日本的9县1都。按地形分有5个分布区，即甲府盆地(山梨县)、利根川流域(千叶县、茨城县、琦玉县及东京都附近)、沼津地区(静冈县)、片山地区(广岛县、冈山县)、筑后川流域(佐贺县、福冈县)。随着日本全国防治规划的实施，目前仅在甲府盆地还有少量的钉螺分布，但已无新病人。

夸氏亚种(*O. h. quadrasi*)：又称四方钉螺。分布于菲律宾13个岛屿中的6个岛屿，在北纬6°~16°之间的10个省50个市的范围内，分布区以水稻田及周围沟渠为主。

林杜亚种(*O. h. lindoensis*)：分布于印度尼西亚的苏拉威西岛中部、Takolekadju山脉的林杜(Lindu)及纳普(Napu)两个孤立的盆地。两地相隔50km，林杜钉螺主要栖息于海拔高度为950~1200m的平坝和林杜湖周围的森林及荒地。

湖北钉螺遗传多样性及分类在形态学、染色体、同工酶和mtDNA水平上的研究开展较为深入，普遍认为，中国大陆不同地域的湖北钉螺存在不同程度的遗传变异，并存在不同的亚种，但目前划分仍有争议(周艺彪等，2005)，钉螺亚种分类问题还需要深入系统研究。

(二)钉螺的地理分布

钉螺分布于亚洲的东部和东南部，涉及国家主要有中国，其次为日本、菲律宾和印度尼西亚。北起北纬36°(日本利根川)，南达南纬3°(印度尼西亚苏拉威西)，西至东经99°(中国云龙县)，东抵东经140°(日本利根川)。中国台湾岛虽无病人，但为自然疫源地，有钉螺分布。除沿长江中下游地区呈一片相连的分布区外，一般多处于分散孤立、局部分布状态，或以大海为界，或被高山所阻，限制了钉螺向周围延伸及扩散。

世界各国分布区域：钉螺主要分布于日本的9个县1个都，按地形可分为5个地区，即甲府盆地(山梨县)、利根川流域(千叶县、茨城县、琦玉县及东京都附近)、沼津地区(静冈县)、片山地区(广岛县、冈山县)、筑后川流域(佐贺县、福冈县)；印度尼西亚主要分布于苏拉威西岛、林杜湖和纳普流域；菲律宾主要分布于吕宋、民都洛、萨马(Samar)、莱特、棉兰老、保和6个岛的22个省129个镇。

中国在1985年已查明我国大陆373个县有钉螺分布，面积1421281万m^2，分布范围南起22°25′N(广西玉林)、北抵33°15′N(江苏宝应)、东至121°53′E(上海南汇)、西达99°05′E(云南云龙)。

湖南省：主要分布于洞庭湖及周围山区34个县，而西南、东南山区无钉螺分布。

湖北省：主要分布于江汉平原、自宜都以下的长江干流和汉水下游周围58个县(市、区)，而长江三峡地区及大部分山区无钉螺分布。

安徽省：主要分布于长江两岸、皖南丘陵山区及高邮湖畔41个县(市、区)，而大别山和巢湖以北的皖北平原(除天长县部分地区)无钉螺分布。

江西省：主要分布于鄱阳湖周围及其部分河流(赣江、信江等)以及部分山区水库区域共计39个县(市、区)。赣南大部分山区无钉螺分布。

江苏省：主要分布于北纬33°15′以南、长江南北的71个县(市、区)范围内，境内仅张家港和启东两县(市)无钉螺分布。

四川省：主要分布于四川盆地的西北西南部丘区及成都平原周围11个市(州)的62个县(市、区)，隶属岷江、沱江、涪江和安宁河等流域。

云南省：主要分布于洱海周围18个县(市、区)。按地理位置可分为3片：西片位于大理白族自治州和丽江市，中片位于楚雄彝族自治州，南片位于个旧市。

浙江省：主要分布于浙西、浙北地区的54个县(市、区)内，而浙东和浙南无钉螺分布。

上海市：主要分布于 9 个区，仅崇明县无钉螺分布。

福建省：主要分布于从福州至厦门之间沿海一带地区 16 个县(市)，而内陆地区无钉螺分布。

广东省：主要分布于珠江下游三水四会交界处的六泊草塘及北江流域部分地区共 12 个县(市)和 3 个农场范围内。广东省东部、西部(包括雷州半岛)均无钉螺分布。

广西壮族自治区：主要分布于中部偏西的右江、红水河和柳江支流区域 19 个县(市)，大部分为岩溶(喀斯特)地区。桂林、桂东及桂东南地区无钉螺分布。

重庆市：尚无钉螺分布，但三峡库区山地丘陵已为重点监测区，以防钉螺的迁入。

台湾省：主要分布于台湾西部沿海一带地貌区，台湾东部山区无钉螺分布。

钉螺并不是在分布区的范围内普遍存在，在我国流行血吸虫病的各省、自治区、直辖市中，只有部分的县市有钉螺分布，一个县市中只有几个乡镇，甚至一个乡镇中可能只有几个村有钉螺分布。在个别地区中，钉螺孳生地虽然连成一片，但在这样大片孳生地中，也存在着无螺的“孤岛”。按地理区域可分五大片区：

长江中下游片：自宜昌以下至长江口的长江中下游平原，钉螺广布于沿江两岸及洞庭、都阳、太湖等大小湖泊的江湖洲滩、长江三角洲水网地带和江汉、赣抚等大小平原及其边缘低山丘凌盆谷，包括湖北、湖南、江西、安徽、江苏、浙江、上海 7 省份的全部螺(指钉螺，下同)区，钉螺分布面积占全国钉螺分布面积的 95.68%。

川滇片：四川盆地及其川西南山地并延伸至云南大理周围 17 个县市，钉螺分布于成都平原、安宁河中部山谷盆地和滇西北中高山河谷平坝及山坡梯田洼地，有螺面积占全国 3.27%。

广东片：螺区分布于北江水系丘陵盆地和珠江三角洲北部平原的沼泽洼地，占全国分布面积 0.68%。

福建片：钉螺分布于东南沿海 14 个县的山丘盆谷，占 0.19%。

广西片：散在分布于龙江、红水河和右江水系 19 个县的溶蚀平原、峰丛洼地、峰林谷地等岩溶地貌，分布面积占全国的 0.18%。

(三)钉螺分布类型区

钉螺系生态幅狭窄的窄温、窄湿、窄光、窄食、窄盐分的两栖淡水贝类。这样的生态习性，只有在 33°N 以南亚热带、湿润气候区范围内、第四纪沉积物最为适应生存。按钉螺分布地形状况，分三大类型：

水网型：主要分布于长江三角洲地带。水系由河道及灌溉沟组成，纵横交错，密如蛛网。在水网地区，钉螺主要沿河道和灌溉系统呈线状分布，由于河道的纵横交错，使这一地区的钉螺分布在宏观上呈网状分布，或相互蔓延；在地势较平坦的斜坡、水流缓慢的河道、沟渠及浅滩、稻田进出口、涵洞、节制闸、低洼和未垦殖的荒地等处钉螺密度较高。钉螺有沿水线上下移动的趋势，水位上涨，钉螺被淹没，水位下降，钉螺暴露在岸上；较大的河道或水流较急的沟渠，不利于钉螺孳生；日潮差大于 1m 以上或波浪经常冲刷处以及与河、沟不通的死水塘没有钉螺孳生。

湖沼型：主要分布于湖北、湖南、安徽、江西、江苏等省的长江沿岸和湖泊周围，存在着大片冬陆夏水的洲滩，以及珠江下游小片地区。在湖沼地区，钉螺呈面状分布，且范围较大，在滩地高程较高的湖南和湖北，有些湖滩钉螺分布呈现“两线三带”的状态。“两线”指最低有螺线与最高有螺线，“三带”为上稀螺带、密螺带及下稀螺带，江西鄱阳湖区河边滩地地势稍高，一年中水淹次数较多但时间不长，则钉螺较多，活螺密度也高；河湖间滩地地势高度次于河边滩地，则钉螺较少，活螺密度较低；湖中滩地地势较低，则钉螺很少，活螺密度也低。根据 1992 年安徽东至县七里湖江外滩的调查，滩地植被不同钉螺分布也不同，表现为芦滩的钉螺数最多，活螺密度最高，其次为草滩和柳林滩，再次为水杉、意大利白杨滩，油菜套种地的钉螺数和活螺密度极低，在已开垦的滩地，钉螺主要分布在沟渠中。堤脚河套及滩地坑洼因积水时间长，常无钉螺孳生。

山丘型：主要分布于我国四川、云南、广西、福建、台湾以及长江中下游地区的山区。山丘地区地形较水网与湖沼地区复杂，钉螺的孳生环境类型也较多。钉螺分布的一般规律是随着水系自上而下地分布在各个不同地形的孳生环境中，根据地貌可分为高原峡谷、高原平坝和丘陵 3 种类型。高原峡谷钉螺 90% 以上分布在梯田(主要在田后埂)，其次是菜园沟和水塘；高原平坝地区钉螺 80% 以上分布在灌溉渠中，稻田分布不占重要地位，由于受水系和自然因素的影响，大山区钉螺分布比较稳定，有时经过多年，孳生地范围无明显变化，但种群数可成倍增加；大山区季节分明，干、湿季钉螺密度相差很大，如四川西昌雨季的钉螺密度为干旱时的 39 倍。丘陵地区钉螺呈现点状、块状分布于一些水系和沟渠、田塘，个别地方钉螺只存在于山顶、山腰等常年保持湿润的局部地区，若水流和水位变化不大，这类地区钉螺分布比较稳定，有的地区山前有螺，山后无螺；有的在同一水系，一些支流有螺，另一些支流无螺，但遇到大的洪水，钉螺往往沿水系和沟渠扩散。

(四)钉螺的生物学特性

1 钉螺的生理生化

呼吸：消耗氧气是钉螺的一个重要生理功能。钉螺耗氧量与钉螺大小、活动情况、昼夜以及当时的气温等有关。王根法等(1989)报道，实验水温 25℃时测得各地钉螺耗氧量结果是：云南 > 四川 > 安徽。雌雄钉螺的耗氧量和螺重相比较，雄螺耗氧量大而重量轻，一些杀螺剂对螺耗氧有抑制作用。

生殖力：钉螺的繁殖数量与其生殖力成正比。因条件不同和个体差异悬殊，钉螺增殖率高低不一。假设一只受精的雌螺仅生殖一次，用以下公式可预测：

n 年后的钉螺数 $= r^n \cdot (1-p)^{n-1}$，其中 r 为增值倍数，p 为生殖年度前的钉螺死亡率。无锡地区钉螺的自然增殖倍数为 11.61。现场低密度控制实验发现，1、5 和 10 对钉螺生存 3 年后，螺口数分别增长 354、135 和 75 倍。

有机组分：对钉螺的基础组分及代谢途径的了解，有助于阐明灭螺药物的作用机制或血吸虫 - 螺宿主的关系。

(1)糖原：实验测得钉螺软体内每螺平均糖原量为 23.46 ±6.73μg/mg 湿重，头足部、肝脏和其他内脏分别为 24.95 ±3.38 和 21.37 ±3.41 和 30.15 ±4.55μg/mg 湿重。

(2)脂：软体平均脂类含量为 32.4 ±7.10μg/mg 湿重。

(3)蛋白质：蛋白质是钉螺的主要生化组分。软体组织每螺蛋白质平均含量为 139.6 ±11.9μg/mg 湿重，为其他主要组分的 2 倍多。蛋白质占钉螺湿重 13% 左右。核酸含量分析，每螺 DNA 及 RNA 的含量分别为 2.67 ±0.77 及 5.47 ±1.58 ± g/mg 湿重。进一步测得钉螺肝脏有 18 种氨基酸，其中以天门冬氨酸、甘氨酸、谷氨酸和丙氨酸的含量较高。

(4)转氨酶系：钉螺体内蛋白质约占螺体有机物的 60%，转氨酶是蛋白质代谢的重要酶，同时与氨基酸、脂类及碳水化合物代谢相关联。

(5)三核酸循环酶系：钉螺线粒体超微结构证实钉螺存在有氧代谢过程，并存在三核酸循环。三核酸循环酶系有柠檬酸缩合酶、顺乌头酸酶、异柠檬脱氢酶、唬拍酸脱氢酶、苹果酸脱氢酶等酶，它们活力分别为：1.60 ±0.17，0.26 ±0.02，0.12 ±0.02，1.07 ±0.06（反应10min 时），0.13 ±0.04（以丙酮酸表示）拼 mol/h/mg 蛋白，另层析谱发现存在延胡索酶。

组织化学和酶组织化学：糖原在钉螺肾囊、鳃管、胃壁、副腺上段、卵巢及输精管等组织细胞处储聚丰富，肝腺管、头足部、皋丸和阴茎实质处较少。同时证实乳酸脱氢酶、琥珀酸脱氢酶在各系统分布广泛，活性较高。葡萄糖-6-磷酸酶仅在卵巢部活性较高；三磷酸腺昔酶存在于肝、胃、生殖腺等器官，碱性磷酸酶以消化系统活性较高，酸性磷酸酶在螺体内活性较低，胆碱酯酶主要在中枢神经节与神经干、肝、鳃及头足部软体上皮层处活性高。

2. 钉螺的无机特性

体温：钉螺体温的变化情况大体上存在两个高峰区：一个以 4 月为中心，另一个则在9 ~ 11 月内。不同季节资源环境的改变都可能综合反映到新陈代谢上，继而通过体温与稳定环境的温差反映出来。外力对钉螺软体作用可以导致升温，从 0.44℃ 升高至 1.00℃。这可认为是：①外力刺激引起机体发生迅速的生化反应而释放出热量；②外力做的机械功中有小部分直接转化为热；在弱光光照下钉螺有趋光反应；潮湿对钉螺生活的影响极大，通常地面上的钉螺在泥土含水量仅百分之十几时即开始活动。

晶柱：软体动物的瓣鳃纲，以及腹足纲中某些种类，在其胃内具一晶柱，藏于晶柱囊中，长约 1mm，具有分明的同心层次。钉螺在食物不足时，其晶柱渐小，但其长度无甚变化，只横径减小。干燥状态的河螺历时两月，其晶柱囊内仍有部分晶柱，已不呈柱形，其他部分约 1/2 存于胃内，含水量都大为降低，呈块状。

无机性质：表 2-2 显示了钉螺各器官无机元素，在研究过程可以此为参考。

表 2-2　钉螺不同部分的无机元素含量

类别	壳（%）	厣（%）	肉（%）
Sr	0.01 ~ 0.1	0.01	~ 0.1
K	<1	<1	<1
Na	0.1 ~ 1	0.2	0.2
Cu	<0.001		0.04
Ag	–	≤0.001	0.0005
Fe	0.1	0.0003	~ 1
Al	0.001	1 ~ 10	1 ~ 10
Ca	>10	>10	≥10
Mg	0.01	1 ~ 5	1 ~ 10
Mn	0.001 ~ 0.01	~ 0.01	0.2
Si	0.01	1 ~ 10	1 ~ 10
Ti	–	0.002	0.007
Co	–	–	0.001
Ni	–	≤0.001	≤0.001
Cr	–	≤0.001	0.002
Ba	~ 0.1	0.01	0.1
P	<0.3	0.5 ~ 1	0.5 ~ 1

螺壳主要成分为难溶于水的碳酸盐，从测定的 CaO 及 CO_2 含量分别为 42.25%，32.32%，说明绝大部分都以碳酸钙的形式存在。

性别测定：

鉴别钉螺雌雄最常用的方法，是当钉螺交配时，人工将它拉开，观察其中具有阴茎的是雄螺，其他是雌螺，这种方法虽然原始，但很准确，不过受季节和时间限制，在钉螺不交配时，无法区别；透视方法，只能应用于少数壳质比较透明的钉螺，且多不准确，对于壳质较厚而不透明的钉螺，不能应用；丁若望和龙强魂提出湿润左侧突出法测定：系将钉螺先浸入水中，湿润片刻，然后取出放入玻璃培养皿中，使壳口向上，壳位略向右偏，在灯光下用扩大镜观察，约数分钟后，螺体慢慢伸出，越伸越长，候其向右偏时，应趁此时机，观察壳口深处，如发现在螺颈左侧的空间小，并有一淡征色肉突伸出，这便是阴茎头，这个钉螺就是雄螺，若颈部左侧的空间大，无阴茎头伸出，这便是雌螺。

（五）血吸虫感染对螺宿主的影响

感染螺的高死亡率是因尾蚴迁移的机械性损害，结缔组织增生导致正常组织功能丧失，退化尾蚴的栓塞使血流紊乱以及消化腺功能丧失。

代谢和生理变化：代谢的总指标是耗氧量，通常是感染螺的耗氧量增加，运动、心跳频率和摄食量增加，糖原含量和血淋巴葡糖水平、血淋巴氨基酸和蛋白水平降低，同时影响钙代谢，通常感染螺的壳层变薄。

对繁殖影响：对幼虫来说，螺宿主的繁殖将转移幼虫发育所需的能量，从而限制了幼虫生境的稳定和大小，在这种情况下，当螺宿主感染后 4 ~6 周时，血吸虫部分或全部地抑制了螺宿主产量。感染螺的精卵巢通常并不直接被血吸虫胞坳直接占据，然而显著地阻抑了螺的生长，及雌雄螺的性器官。实验发现，生殖力降低的时间与子胞坳到达消化腺的时间密切相关，以及因虫子引起的营养衰竭直接影响了产卵量。

对生长的影响：很多实验发现，感染螺与对照螺的生长发育速率一致，但在后阶段出现一个平台期。一种较易接受的解释是，幼虫初期抑制了螺宿主的繁殖，而这些剩余的能量提供给螺生长，当增殖、生长的胞蚴生物量增加，大量的能量转给了虫子，而螺宿主的生长率就下降。

对寿命影响：感染螺寿命缩短，血吸虫感染导致钉螺死亡率增加具有流行病学意义。在感染潜伏期死亡率上升不明显，常要在感染后 5 ~6 周后才明显表现出来，这与感染的成熟和尾蚴释放有关。

（六）钉螺的生态适应性

钉螺分布取决于自然因素，以我国大陆为例，钉螺分布地区的 1 月份平均气温都在 0℃以上，年均雨量均在 750mm 以上；此外，与土壤、水分和植被等也有一定的关系（周晓农，2005）。

水分：水是钉螺生长、繁殖的必要条件之一，也是促使其活动的重要条件之一。尤其是幼螺必须生活在水中，离水后很快死亡。钉螺必须生活在水中或比较湿润的地方，而在干燥的环境中难以生存。不论是在水网地区、湖沼地区，还是山丘地区，钉螺总是沿水系分布，即使在同一片河岸或滩地的环境中，钉螺的分布也不均匀，而在其诸多的影响因素中，微环境里的水分是一个重要因素。山丘地区，海拔高度并不是钉螺分布的决定因素；水质与钉螺的分布也有一定的关系，有钉螺孳生的地方，其水的 pH 值多半为中性或弱碱、弱酸性；但有地方钉螺在 pH 值 8.0 左右的水中也可生活，在 pH 值 9.75 ~9.80 的水中尚有部分钉螺爬行，在 pH 值 9.80 以上的水中，即闭厣不动。在苏北沿海地区，钉螺还能适应和生存于含有 0.26% 可溶性盐的水中；钉螺在水中的寿命与水的温度、深度及流动性有关，冬季钉螺在水中能维持3个多月之久而甚少死亡，夏季水中钉螺一般寿命都较短；冬季，在不同深度的水中钉螺死亡率相差不大，在夏季越是水深的地方钉螺死得越快；在相同深度的水中，塘水中的钉螺比河水中的钉螺死亡率高。

环境温度：环境温度是钉螺重要的生态因子，在钉螺的生活中起着重要的作用。它直接或间接地影响着钉螺的生长、繁殖、生存、分布等。我国有螺地区年均气温均在14℃以上，1月份平均气温在0℃以上，其孳生地的最北界在江苏省宝应县(N33°15′)。周晓农等(2002，2003)认为随着全球气温变暖，钉螺北移的潜在可能性在增加。温度能严重影响钉螺的生活与活动，适宜钉螺生活的温度是20～25℃，过冷或过热均不利于钉螺的活动，据苏德隆(1957)实验观察，钉螺在2～4℃低温下仍能爬行，随着温度的升高，钉螺的爬行速度也随之增加，以28～30℃时爬行速度最快，30～35℃时，开始爬行很快，不久便呈衰竭状态。认为钉螺最喜欢选择的温度在13℃左右。

植被：植被是钉螺生存的重要条件。植被能提供钉螺适宜的温度、湿度和食物等条件，而且在夏季可避免阳光直射，在冬季可避严寒。因此，在自然界钉螺的分布与植被的分布有密切关系，植被的有无、多少及种类是决定钉螺分布不均匀的重要因素之一，在水网地区的河岸，钉螺分布的地点和密度与草量有显著关系，草多的地块，有螺块数比例高，钉螺数量和密度也高，反之则低，无草地块无钉螺。

群落类型或指示植物对钉螺孳生存在明显的指示作用，往往钉螺孳生起到抑制或促进作用的草本植物或群落类型都是成块分布的，可用群落类型或群丛来描述，对武汉部分河漫滩钉螺孳生地植物群丛的调查发现，该地区植物群落属中国南方亚热带－热带沼泽植被型，苔草群系(Form. Carexspp.)和芦苇群系(Form. Phragmitescommuis)；在该二群系中，结合实地调查结果，可分为：

红穗苔草＋刚毛荸荠群丛(Ass. Beckmanniasyzigachne－Carexargyi＋Eleocharisvalleculosa)；

红三叶－单性苔草群丛(Ass. Trifoliumpratense－C. unisexualis)；

蚕烛草－红穗苔草群丛(Ass. Polygonumjaponicum－C. argyi)；

刚毛荸荠－拂子茅群丛(Ass. CalamagrostisepigeiosEleocharisvalleculosa)；

小苜蓿－狗牙根群丛(Ass. Medicagominima－Cynodondactylon)；

狗牙根－空心莲子草群丛(Ass. Cynodondactylon－Alternantheraphiloxeroides)；

牛鞭草－双穗雀稗群丛(Ass. Hemarthriaaltissima－Paxpalumdistichum)；

水烛－芦苇群丛(Ass. Typhaangustifolia－Phragmitescommuis)。

土壤：土壤是自然界钉螺孳生繁殖不可缺少的条件之一。钉螺喜在富含有机质、含氮、磷、钙的肥沃土壤环境中生活，在这种土壤上其分布密度有增大的趋势，在湖沼地区含有丰富的腐烂或半腐烂有机物的土壤上，钉螺长得较大，壳表的纵肋粗而高；而在土壤贫瘠地区，钉螺则较小，纵肋较细或不明显；pH值6.8～7.5的微酸性、微碱性和中性的土壤都适宜钉螺生存，在含沙量为87.8%、pH值在8.0以上、可溶性盐为0.26%的泥土上钉螺也能生活；土壤物理性质方面，板结的土壤，钉螺不易打洞，完全干燥的土壤钉螺不能在其上爬行，不长杂草的土壤缺乏抵御烈日和寒流的条件，也不适宜钉螺生存；鄱阳湖洲滩钉螺分布与土壤的比重、容重呈直线负相关，土壤比重和容重大的土壤钉螺分布少；钉螺密度与土壤总孔隙度呈直线正相关，蓬松的土壤更适宜钉螺孳生。菲律宾Bohol岛日本血吸虫中间宿主夸氏钉螺生存的土壤环境，pH值为5.2～6.5，每100g土壤标本的P_2O_5含量<5mg/L，K_2O含量为1～150mg/L，NH_4NO_3含量<1mg/L，CaO含量>200mg，腐殖质含量为2%～3%。仁寿县鄊江河流域土壤环境因子对钉螺分布影响的灰色关联分析表明：0.02～0.002mm 的土壤颗粒、土壤全 P 含量和土壤水分含量是影响钉螺分布的最重要的 3 个因子。

有螺环境土壤中的可溶性盐、亚硝酸盐氮、硫和水体中的磷含量明显高于无螺环境。各种因素综合作用分析结果显示，有无钉螺孳生(定性判别分析)取决于水体的温度、pH 值、磷，土壤中可溶性盐、硝酸盐氮、氨态氮、钙、镁、锰以及有无荒坡和是否种植蔬菜旱地作物等 11 项因素。而钉螺孳生密度(定量分析)则与海拔、土壤中可溶性盐、硝酸盐氮、镁、硫等 5 种因素有关(钱晓红等，2000)。

食物：钉螺的食物种类较多，可摄食原生动物和植物，但以植物性食物为主。解剖钉螺时，可见其胃、肠中不仅含有很复杂的藻类，而且含有高等植物的细胞及微小动物。在钉螺的胃中发现的藻类共 11 种，包括无隔藻属、水绵属、转板藻属等。实验证明钉螺可摄食的植物种类很广泛，其中高等植物涉及菊科、茜草科、唇形科、千屈菜科、大戟科、豆科、蔷薇科、十字花科、毛茛科、石竹科、莎草科、禾本科和香蒲科 13 个科。苔藓植物包括小羽藓、真藓、湿地藓、浮藓和角藓等，水生植物涉及水鳖科、眼子菜科、蓼科、浮萍科和菱科等。

光线：钉螺对光的反应较为敏感，光影响了钉螺的活动。钉螺喜爱的照度为 3600～3800lx，高于此照度钉螺表现出背光性，低于此照度钉螺表现出趋光性，即使照度低至 0.1lx，也能强烈地吸引钉螺，只要是晴朗的白天，地面所受的照度恒定在 4000lx 以上，钉螺在这样的照度下常表现为畏缩，背光而行，或潜伏在隐蔽物下，直至光照度降低，钉螺才开始活动；钉螺喜爱的照度大约相当于破晓时或黄昏时的天然光，或是乌云蔽日时的地面照度。现场观察发现，在 4、6、9 月份，钉螺的活动以下午 6 时至次日早晨 6 时为最活跃，白昼活动较少；钉螺在一天中以早晨 6 时为最多，下午 6 时次之，中午 12 时活动最少，夜晚 12 时的活动与早晨 6 时无大差别。

现场观察发现，在 6～8 月份，气温 25～34℃时，钉螺在无草的干泥面上，经阳光照射 8～10h 后，其死亡率达 98.3%～99.6%；在湿泥面上，无草者钉螺死亡率高于有草者；在春、秋季进行药物灭螺时，如果先割草再灭螺，可以充分发挥药物的灭螺作用，同时光照对药物灭螺也能起到很好的协同作用，从而进一步提高灭螺效果；另外，针对一些灌溉沟渠如果能把明沟改成阴沟，也将不利于钉螺生存，达到控制钉螺的目的。

氧气：钉螺依靠鳃及外套腔与水接触，进行气体交换而获得氧气。钉螺在活动时的耗氧量高于静息状态；在水中的耗氧量较恒定，远高于离水后的耗氧量；较小的钉螺耗氧量高于较大的钉螺，钉螺的耗氧量随温度的增高而增高，在密闭的水中，24h 后成螺的死亡率为 13.6%，而幼螺为 86.9%。

第二节 查螺方法

调查钉螺有多种方法，按钉螺的分布，有土表、土层、水上及水下钉螺的调查方法；按钉螺的繁殖发育，有螺卵、幼螺和成螺的调查方法；若要判断有无血吸虫感染，则采用感染性钉螺的调查方法。本节着重介绍陆上土表成螺及感染性钉螺的调查方法。

一、查螺方法

国内调查陆上土表成螺的方法仅系统抽样调查方法、系统抽样结合环境抽查法及全面细查法 3 种，主要按钉螺的密度和分布状况而选取。

(1)系统抽样调查法：又称机械抽样调查法、等距离设框调查法。沟渠壁、田壁、塘(库)壁等线状环境，每隔一定距离设调查点；洲滩、田地、山坡等面状环境，可采用纵横系统抽样调查法(棋盘式抽样调查法)，点距视环境的长短和面积的大小而定，每一条块的检查点数一般不少于50～100。本法适合于初查或虽经灭螺而钉螺仍然较多，分布散，呈线性分布的环境，该方法优点是不同地段都有同等机会查到，可避免查螺者主观因素而长期被漏查。

(2)系统抽样结合环境抽查法：又称分段(分块)调查法，也称双重查螺法。其方法是在系统抽样调查的基础上，在两点之间再抽查钉螺容易孳生的环境，面状环境，在棋盘式抽样的同时，在相邻4个查螺点之间的面上再抽查钉螺容易孳生的环境，本法适合于钉螺密度下降时的查螺，其优点是在不同地段有同等机会被查到，避免漏查，同时检查了钉螺容易孳生的环境，发现钉螺的机会较多。表2-3表明，采用5m系统抽样结合环境抽查2框的方法查螺，有螺段检出率约85%，花工也不大。

(3)全面细查法：查环境的全部面积方法称为全面细查法。本法适合于钉螺已经消灭的地区，或鉴定一地区是否达到无螺。其优点是可避免主观的环境抽查，检查的范围更为全面，查出钉螺的机会最多，但这种查螺方法花工费时，而在小段、小片复杂环境查螺可采用。

表2-3　查螺方法与效果比较

查　螺　方　法	有螺段检出率（%）	钉螺检出率(%)	有螺框数
挨　　框	100.0(16)	100.0	306
5m系统抽样	50.0(8)	11.4	24
2m系统抽样	62.5(10)	21.7	46
5m内环查2框	75.0(12)	18.8	50
5m系统抽样+2框	87.5(14)	30.2	74

注：有螺段总数16段。

二、样地设置

样框的大小：1个查螺点调查1框，其长、宽各0.33m，面积为0.1m^2。用铁丝做成查螺框，若一时没有铁丝框，亦可用查螺棒代替，将查螺棒做成33cm长，在查螺点地面划一个面积为0.1m^{2}的框。

框的设置：水线上或地面上33cm宽的范围钉螺密度最高，查螺框应设置在近水线上或地面上，钉螺的检出率就高。

框的调查：查螺时，先将眼睛的视力调整到看见地面小沙子，然后用查螺棒依次翻动杂草，用眼睛查看地面、草根等有无钉螺。1框查螺时间2～3min，1天现场实际查螺5h，每人每天查螺100～150框。

三、查螺资料的现场记录与整理

(一)现场查螺记录

查螺资料应包括：查螺乡、村名，查螺日期，查螺条块的编号、图号、小地名、环境类别、宽度、查螺及有螺框记录等，环境类别以代号表示。

查螺时，在表2-4的“查螺及有螺框记录”一栏中，用划“正”字方法记录无螺机械框数，机械框查1框划1划，查到钉螺时则写机械框的框号。

无螺环境框不要作记录，如查到钉螺则在环境框一览中记录机械框的框号，仅提供统计有螺面积和感染性钉螺面积依据。如本条块的 8、10、12、14 及 16 机械框号的环境框中查到钉螺，则在环境框一览中记录这 5 个机械框号。

表 2-4 县 乡 村现场查螺记录表 日期： 年 月 日

编号	图号	小地名	环境类别	宽度	机环框	查螺及有螺框记录
—	—	—	—	1.5	机 环 机 环	正、丅、8、9、10、11、丅、14、15、16 8 10 12 14 16

环境代号：沟渠 -1、稻田 -2、山（地）-3、塘（水库）-4、溪（河）-5、其他 -6

（二）查螺资料整理

如果该条块宽度为 1.5m，根据上述记录可统计出下列数据：

查螺框数： 机械框 =7 +4 +2 +3 =16

查螺面积： 查螺面积（m^2）= 查螺条块的长 × 宽

（1）长度：长度 =（机械框数 -1）×5

（2）宽度：①查螺条块的宽度以实际高度的平均值确定，以 1.5m 为限；②田壁的宽度 = 田壁的高度 +1；③沟渠的宽度 = 左壁高 + 右壁高 + 底宽。

螺点及有螺面积的计算方法： 当前钉螺分布多呈残存状态，除少数外呈点状分布，有螺面积的计算，实际上是螺点面积的计算，各螺点面积之和就是村、乡、县的有螺面积。

螺点计算方法： 螺点系指分散、孤立、面积小的残存钉螺孳生地。

（1）按环境计算：局部地区的沟、塘、田、地均查到钉螺，则每种环境统计为 1 个螺点；

（2）按条块统计：局部地区有多个相同环境查到钉螺，则每个环境统计为 1 个螺点。

有螺面积计算： 与查螺面积的计算相似，以螺点的长度 × 宽度。有螺面积以平方米（m^2）为单位，尾数为“0”，不足 10m^2的四舍五入。

（1）山坡、荒滩等面状环境，以螺区边缘向四周各延伸 5m 为长宽：有螺面积 = 长 × 宽

（2）河岸、沟渠壁、塘壁、水库壁等线状环境，以有螺段向两端各延伸 20m 为长度，长度以环境的长度为限（下同）。宽度为环境的高度，高度以 1.5m 为限。如 1.5m 以上仍有钉螺，以实际钉螺分布高度为宽度（下同）。

有螺面积 = 长 × 宽，沟渠应同时计算两壁和底部面积：有螺面积 = 长 ×（左壁高 + 右壁高 + 底宽）

（3）稻田：仅在田壁或进出水口查到钉螺，只计算田壁并向田中间延伸 1m 为有螺面积：

有螺面积 = 田壁长 ×（田壁高 +1）

要以丘为单位，统计有螺田亩数，以便与历史有螺面积相比较。为什么宽度要加 1？因为当田壁有螺时，靠近田壁 1m 范围的田内亦可能有螺。如田中间也查到钉螺，按每亩 666m^2 计算有螺面积，再加上田壁的面积。

（4）长度不到 40m 的沟渠，面积不到 100m^2的草地、宅基、天井、水井、水碓基、坟墩等环境，即使只查到 1 只钉螺，应全部计算为有螺面积。

（5）沟渠等环境，如多处连续有螺，其间距虽大于 40m，应作连续有螺，有螺段两端各延伸 20m 为长度：有螺面积 = 长 × 宽

有螺框出现率： 该指标以系统抽样调查结果统计。本例机械框 16，查到钉螺的有 7 框。

有螺框出现率(%)=(有螺框数÷调查框数)×100=(7÷16)×100%=43.7%

活螺密度：该指标亦是以系统抽样调查结果统计。如本例7个机械框查到的钉螺经解剖活螺数分别为：(6+3+4+1)+(5+7+3)=14+15=29只。

活螺密度(只/框)=查到活螺数÷调查框数=29÷16=1.8只/框

机械框和环境框所查到的钉螺经检查没有查到感染性钉螺。将统计结果登记在表2-5。

表2-5　县　乡　村　年查螺资料统计表　　面积单位：m^2

编号	图号	环境类别	查螺		有螺		解剖螺数	阳性螺数	查螺日期
			框数	面积	框数	面积			
—	—	—	16	110	7	110	29	0	—

沟渠的宽度(两壁高+底)大于1m时，应两壁同时设框查螺，查螺框数只记录沟一边的机械框，以便于计算沟的长度。机械框数=沟一边的机械框数×2；沟的长度=(沟一边的机械框数-1)×5。如沟渠对应的2个机械框都查到钉螺，则有螺机械框号重写1个，在统计有螺框出现率时，查螺框数要加上重写号码的机械框数。

查到的钉螺要按框包装，记录机械框号或环境框号，最后将1个螺点的所有钉螺包装在钉螺袋，在袋上记录乡村名、编号、环境类别、查螺日期、查螺者。查到的螺点要建立螺点卡，螺点卡要预先印制。螺点卡正面及反面见表2-6及表2-7。

表2-6　螺点卡正面

县(市、区)　乡(镇)　村	螺点简图
查螺日期：　　年　　月　　日 环境面积(m^2)： 有螺面积(m^2)： 有螺框数： 查到钉螺数：　　其中阳性螺数： 查螺者： 首次灭螺日期：　年　月　日 首次灭螺方法： 首次灭螺面积(m^2)：	N ↑

表2-7　螺点卡反面

复查记录			灭螺记录		
查螺日期	查螺面积	有螺面积	灭螺日期	灭螺方法	灭螺面积

查螺季节：春、秋两季是最好的查螺季节，尤以3月为好。

春季：钉螺选择的温度为13℃左右，3月气候适宜钉螺活动，是一年中土表钉螺密度最高的月份，沟、田尚未灌水，可查面积比例较高，草少容易发现钉螺，工效又高，查出的钉螺可当季消灭，避免钉螺扩散。因此，3 月上旬可开始查螺，不要迟于 3 月中旬，在 4 月上中旬结束。在这段时间里，要抓住季节，集中力量，查全、查细。

秋季：秋季草多，为查螺带来困难。但秋季气候适宜钉螺活动，经春季繁殖钉螺数量有所增加，土表钉螺亦多，有利于检出钉螺。一些环境水位降低，渠道因停止灌溉而断流，扩大了能查环境和面积，为秋季查螺提供了条件。秋季查螺以 9 月下旬至 10 月上中旬为宜。查螺重点为春季漏查及查螺不全的环境，村庄周围等复杂环境，当年灭螺和巩固性灭螺环境。

（三）感染性钉螺的调查方法

现场查到的钉螺应存放在干燥的草纸上，切勿放在有水的瓶子里，否则钉螺很快就死亡。即使把钉螺放在干燥的草纸上，在温度较高时，钉螺也很快就死亡，故最好在 3 天内检查完毕，并要有专业人员检查，以保证检查结果的正确性。如查到感染性钉螺，要及时报告省寄生所，并保留标本以便复查确定。

标本保留方法：培养皿底部加湿草纸 3 层，将含有尾蚴的压碎钉螺玻片加水数滴并放入培养皿中，上盖平皿盖。

1 感染性钉螺的检测方法

检查感染性钉螺的方法有压碎法和逸蚴法两种。逸蚴法能获得自然感染的阳性钉螺，但血吸虫幼虫尚未发育成尾蚴时，会出现假阴性，而且操作较繁；压碎法能克服这些缺点，但不能得到自然感染的阳性钉螺，在防治工作中多用压碎法。

压碎法：取大小为 6cm×6cm 的厚玻片，其上放 4 堆钉螺，每堆 5 只，共 20 只，另取相同的厚玻片覆于有钉螺的玻片上，用力将钉螺壳压碎，移去上面玻片，在钉螺堆上各加 3～4 滴水，用解剖针将钉螺壳与软体分离，撕碎软体的肝脏，在解剖镜或显微镜下观察有否血吸虫子胞蚴、尾蚴。压碎检查时如螺壳内无软体或软体已腐烂，则判为死螺。

逸蚴法：可分为一步逸蚴法和二步逸蚴法。一步法是将玻璃试管用橡皮筋或胶布捆成试管扎，每一试管内放 1 只钉螺，灌入脱氯自来水，盖上铁沙盖，放在 25～28℃室温下 4h，在日光灯上用放大镜观察试管水面有否尾蚴。二步法是在每一试管内放 10 只钉螺，如试管水面有尾蚴，就将该试管内的钉螺取出，用常规方法饲养 10 天，再按一步法逸蚴。

2. 血吸虫幼虫形态识别

钉螺体内的血吸虫幼虫有母胞蚴、子胞蚴、尾蚴 3 期。母胞蚴在钉螺体内生存时间短，在现场查到的钉螺中很少被发现，较多见的是子胞蚴和尾蚴。

母胞蚴：毛蚴侵入螺体后数小时脱去其纤毛上皮细胞，并转变为母胞蚴。早期母胞蚴主要寄生于钉螺的头足部和鳃，体小，呈袋状，两端钝圆，大小为 61.4μm×38.4μm，体内含有许多生发细胞，经分裂并发育成不同大小的细胞团块。晚期母胞蚴大小可达 806.4μm×207.3μm，经 1～2 个月发育，体内的细胞团块长成子胞蚴。成熟的子胞蚴活动力增加，从母胞蚴体内逸出。母胞蚴在子胞蚴排空后即萎缩。

子胞蚴：早期子胞蚴亦为袋状，但较狭长，有前后端的区别，能向钉螺的消化腺及生殖腺移动。进入消化腺后，长度很快增加，而宽度增大不平衡，故呈节段状。成熟的子胞蚴体长 3000μm 以上。子胞蚴体内具有生发细胞和尾蚴的幼胚。尾蚴的发育是不同步的。成熟的尾蚴自子胞蚴逸出后，子胞蚴自身不萎缩，其体内生发细胞能不断形成幼胚，幼胚又继续发育，故能不断产生出新的尾蚴。

尾蚴：尾蚴分体部及尾部，尾部由尾干和尾叉组成。体部大小为 100～150μm×40～

66μm，尾干长为 140 ~ 160μm × 20 ~ 30μm，尾叉伸长时可达 50 ~ 70μm。体前端为头器，其中有一头腺。口孔开口于头器腹面的亚顶端，食管细长，肠支短小。腹吸盘位于体后半部，其下方有一团生殖细胞。体的中后部有 5 对单细胞钻腺，呈左右对称排列，每一钻腺细胞由 1 条细长的导管伸入头器。尾蚴具有对称排列的焰细胞 4 对，体部 3 对，尾干基部 1 对。尾部具有肌细胞。

第三节　灭螺方法

目前防治血吸虫病主要有两种途径：其一是以疾病控制为主，通过药物治疗，治病救人；其二则是控制钉螺的传播以控制血吸虫病的流行与蔓延。而灭螺方法又可分为三大类：一是药物灭螺；二是物理灭螺；三是环境灭螺。

一、防治钉螺的原则

消灭钉螺是控制血吸虫病传播的一项重要措施。消灭钉螺要全面规划，因时因地制宜。要根据当地钉螺的分布及感染程度，坚持按水系分片块，先上游，后下游，由近及远，先易后难的原则，做到灭一块，清一块，巩固一块。消灭钉螺要结合生产和农田、水利、水产、芦苇场等基本建设，以改变环境为主，辅以药物杀灭。灭螺过程中，要严格掌握技术规格，注意质量；灭螺后，进行效果考核。一般通过几次大规模的灭螺后，钉螺面积会大幅度压缩，密度显著下降。为了不使钉螺回升，必须克服麻痹思想，继续组织力量，进行深入细致的复查工作，才能巩固灭螺成果。当钉螺消灭之后，仍应组织力量定期查螺，做好监测工作，如有钉螺扩散，要采取断然措施，及时消灭。

二、药物灭螺

采取的化学药物灭螺的方法，杀灭钉螺和感染性钉螺、降低钉螺密度，达到压缩疫区范围和减少危害的目的。药物灭螺特点：①见效快；②可反复使用；③药物灭螺，是当前我国钉螺控制的主要措施。

(一) 药物灭螺的基本程序

灭螺前：要做好调查研究，掌握当地的钉螺分布和感染情况，因地制宜，全面规划，选择好灭螺方法。

灭螺时：要严格遵循灭螺程序，严格按照技术操作规范进行，严把灭螺质量，才能提高灭螺效果。

灭螺后：要定期进行灭螺效果考核。一方面，掌握灭螺效果，及时总结灭螺工作经验和发现存在的问题。另一方面，定期进行螺情监测也是及时发现残存钉螺和外来钉螺扩散的有效措施。

(二) 灭螺范围和频次

灭螺范围：①全环境灭螺——查螺靠人的眼睛，密度在 0.7 只/0.1m^2：易查漏，易扩散；②全单元灭螺——查出多个条块有钉螺；③巩固性灭螺——灭螺后可能遗漏残存钉螺，钉螺密度低时又不易查出，钉螺再现的年数以 3 年为多。

灭螺次数：①湖沼地区的易感环境，每年灭螺 1 ~ 2 次。②山丘地区和水网地区的各类有螺环境，每年灭螺 2 ~ 3 次。③计划环境改造的有螺环境，在工程实施前，进行药物灭螺 1 ~

2次。④土埋灭螺：当年螺点2次，巩固性环境秋冬季1次。⑤药物灭螺：春秋季各3次；喷药次数，1个季度3次；2次喷药间隔7～14天。

（三）灭螺药物

灭螺药物主要有：五氯酚钠、石灰氮（氰氨化钙）、氯乙酰胺、氯硝柳胺、烟酰硫胺（灭螺鱼安）以及尿素、茶子饼等。前使用50%的氯硝柳胺乙醇胺盐可湿性粉剂较普遍：优点：杀螺作用强，对成螺、幼螺、螺卵和尾蚴均有杀灭作用，实验证明氯硝柳胺杀螺效果高于五氯酚钠8～10倍。该药对哺乳动物和植物毒性低。缺点：对水生动物毒性较大，价格较昂贵。浸杀灭螺时钉螺易爬动，逃逸药物的作用。

（四）药物灭螺方法

（1）喷洒法：此方法应用较普遍。但因喷洒地面可能有草、土、瓦砾等遮蔽钉螺，以致喷不到药的地方达不到灭螺的目的，因此应多次反复使用，方可提高钉螺死亡率喷洒药物要细致，要按顺序进行，速度快慢要一致，草多草长的地方事先还要割草。

（2）浸杀法：适用于有少量积水或水位能控制的沟渠塘田等。药浸时，要先筑坝堵住水流，短期内不使流通，根据药物的有效浓度和水量的多少，计算灭螺所需药量。施药时，先将药物加入少量水中充分拌匀，分散地泼入需灭螺地区的水中，并将四周露出水面的有螺草土铲入水中浸泡。铲草皮后要用扫帚清扫1次。

（3）泥敷法：用锄将田埂或沟坡杂草除尽，然后将与泥混合成科尔沁稀泥，在已除杂草的田埂和沟旁敷一层药泥，适合用于山丘地区有螺田埂、沟渠等环境；

（4）喷（撒）药粉：此方法应用较普遍。但因喷洒地面可能有草、土、瓦砾等遮蔽钉螺，以致喷不到药的地方达不到灭螺的目的，因此应多次反复使用，方可提高钉螺死亡率。喷洒用的水量，一般为$1kg/m^2$。喷洒药物要细致，要按顺序进行，速度快慢要一致，草多草长的地方事先还要割草。

（5）铲草皮沿边药浸法：适用于积水多的河、沟、塘等，需要堵截流水，不强调保持水位。将一定量药物沿水线上30～70cm撒布于河岸，再将河岸孳生钉螺的草皮与药物一起铲入河边水中，不使露出水面以免钉螺上爬。铲草皮时应先铲近水线30cm，再铲水线上较高处，铲的厚度一般在60cm左右。

（6）缓释剂灭螺法：此法适宜大面积水网、河滩。其方法是在$1000m^2$，有螺面积上挖穴250个，穴深3～5cm，棋盘式布点，点距纵横均为2m，氯硝柳胺用药量$4g/m^2$，即每穴16g，施药后即用土覆盖。如遇雨天或汛期，药缓慢释放即达到灭螺效果。

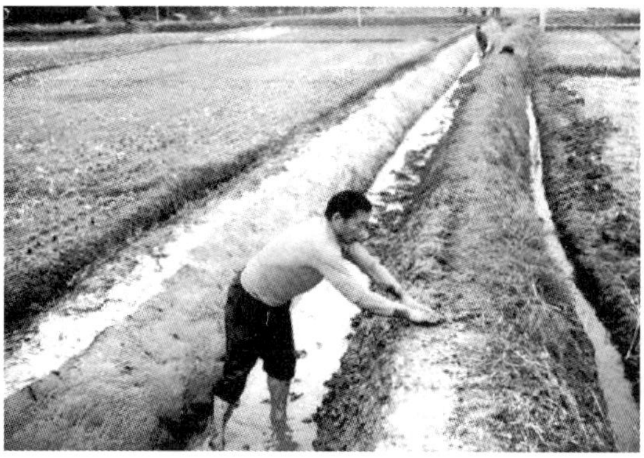

图2-2 泥敷灭螺法

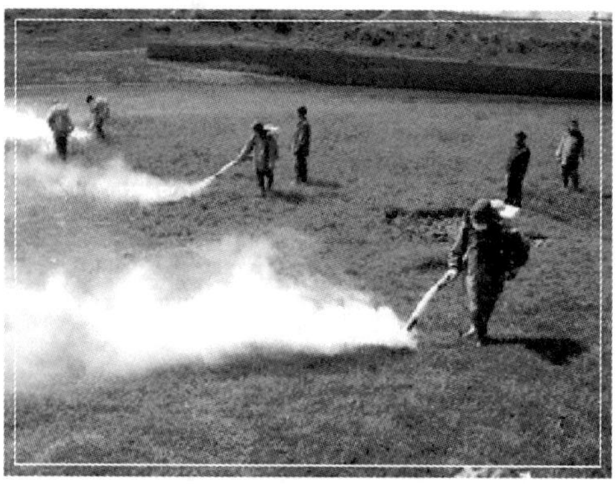

图2-3 喷（撒）药粉灭螺法

（五）各种药物灭螺纹方法的适应范围及优缺点

（1）喷洒法：用喷雾方式进行灭螺，优点：速度快，灭螺范围宽；缺点：若地表有杂草或枯落物，对分布于土表或浅土层或水里钉螺起作用，效果低于浸杀。用药量 $2g/m^2$；用水量 $1000ml/m^2$；适宜范围：广，不宜进行浸杀的地区。

（2）浸杀法：适用于有少量积水或水位能控制的沟、渠、塘、田等环境；将药物放于水里，对分布于水边和水里钉螺有很好作用，缺点：范围较窄，用药量较多，对水体有一上定污染。用药浓度 $2g/m^3$；需稳定水位 3 天以上。

（3）泥敷法：用锄将田埂或沟坡杂草除尽，然后将与泥混合成科尔沁稀泥，在已除杂草的田埂和沟旁敷一层药泥，适合用于山丘地区有螺田埂、沟渠等环境。

（4）喷（撒）药粉：适用于缺乏水源的环境。

（5）土埋缓释灭螺法和铲草皮沿边药浸法：水流难以控制地区灭螺、灭蚴。

（六）药物灭螺的要求和注意事项

（1）做好年度灭螺计划，层层落实灭螺任务。按照血吸虫病防治项目年度防治任务的要求，事先做好年度灭螺计划，落实灭螺任务，将灭螺任务层层进行分解，具体落实到每个环境。根据技术方案，明确当年各地灭螺的范围、方法、时间、地点、人员和资金安排等。灭螺前，应根据当地钉螺分布和感染情况，选择钉螺密度高，感染重，对人畜危害大的地段，坚持按水系分片分块，先上游，后下游，由近及远，先易后难的原则，确定灭螺地点。

（2）培训灭螺人员，建立稳定灭螺队伍。灭螺是一项技术性工作，也是一项群众性工作。各地灭螺工作一定要在血防专业技术人员指导下进行，参与灭螺人员应选择年轻力壮的当地医务卫生人员、农村医生和有文化有觉悟有灭螺经验的群众。灭螺工作前对他们应进行钉螺分布特点、药物特性、灭螺方法、操作要点、灭螺质量要求等方面的培训。同时应尽量保持灭螺人员的稳定性，建立相对稳定的灭螺队伍。

（3）注意选择正确的药物灭螺方法。喷洒法适合江洲湖滩滩地和没有积水的沟渠塘田的埂边等有螺环境；浸杀法适宜于有少量积水且水位能控制的沟渠塘田等环境；山丘地区可采用药物泥敷有螺田埂、沟渠的方法；在缺乏水源的环境采用机械喷粉或人工撒粉或拌沙撒粉的灭螺方法；积水较多，难以堵截流水和保持水位的沟、渠、河等地区，采用土埋缓释灭螺法和铲草皮沿边药浸法灭螺。灭螺方法选择不当，对灭螺质量有很大的影响。

（4）严格灭螺操作规范，加强技术指导。喷洒灭螺喷药一定要均匀，杂草长而且密或灌木丛生的环境先砍除清理杂草、灌木，再施药，使药物直接与螺体接触。对流水的沟渠，机喷药液压力过大，往往将岸壁钉螺冲入水中，造成钉螺的扩散；药液经过流水的不断稀释后，药效消失，钉螺不易死亡。

浸杀法和铲草皮沿边药浸，往往由于铲下的草皮厚度不够（不到 6cm），甚至有些地方采用浸杀灭螺时不铲草皮，影响灭螺效果。

（5）准确掌握灭螺药物剂量或浓度。喷洒灭螺时，用药的随意性很大。有的不是按照有螺面积，计算用药量和用水量。不用量器称量药品，而用铁锹加药，用药量大大高于灭螺剂量。有的灭螺员认为，用药量愈多，效果愈好，因而大量浪费药物。

浸杀时不认真测量水面积和水深，随便估计水量。计算药量也不认真，致使实际用药量高于计划用药量好几倍。

（6）重视灭螺时天气和气温。灭螺前应了解当地天气预报，如灭螺后有大雨或连续下雨的天气，则不适合进行药物灭螺。如对干燥环境灭螺后遇到适量小雨，会提高灭螺效果。化学药物杀螺效果一般都同气温有密切关系，气温升高则灭螺效果好。20℃以下，则灭螺效果明显下降。故药物灭螺宜20℃以上气温的季节进行。

(7)做好灭螺安全防范。目前使用的灭螺药具有一定的毒性，尤其是对水生动物具有较强的毒性。因此，做好灭螺时的安全防范工作十分必要。灭螺前应事先通知灭螺地点所属的乡村行政领导和村民，以免人畜误入灭螺地点作业和寻食；采取必要的防护措施，防止药液随雨水流入河道和鱼塘；做好现场保护，防止浸杀沟渠被人为破堤放水；加强对施药人员的防护，施药时应戴口罩、戴手套、穿防护衣，灭螺后应及时进行清洗。由于灭螺安全防范意识不强，常引起人畜中毒、鱼类大量死亡的例子屡见不鲜，甚至引起法律纠纷。

(8) 灭螺后的效果考核。药物灭螺后选择适当的时间和适宜的方法进行效果考核，不仅是考核灭螺效果的有效手段，也是掌握疫情变化的有效途径。

(七)常用的杀螺药物

1. 氯硝柳胺(Niclosamide，5,2′-二氯-4-硝基水杨酰苯胺)

近年常用的是50%氯硝柳胺乙醇胺盐可湿粉剂，溶解性较好。该药无特殊气味，对皮肤无刺激，对人、畜毒性低，不损害农作物，可直接加水稀释应用。此药杀螺效果好，持效长。对螺卵、尾蚴也有杀死作用。氯硝柳胺主要影响钉螺的能量代谢而导致钉螺死亡，也可引起螺的腺体和消化腺上皮组织损伤，但该药对鱼及水生物毒性大，低剂量时，对钉螺有激动作用而致钉螺逃逸出水体，且逃逸出水体的钉螺皆可存活。为了防止钉螺上爬，提高药效，可合并使用其他杀螺药。

【用药量】浸杀法：药量为2g/m^{3}水，3天后钉螺死亡率可达98%～100%；河岸沿边浸杀灭螺：每米岸长用药2g，沿水线上撒药，然后铲下岸边有螺草土，堆积岸边水下，7天后钉螺密度下降率为80%以上；喷洒法：每平方米用药2g，7天后，钉螺死亡率在86%以上。

2. 溴乙酰胺(Bromoacetamide)

呈白色粉末状。溴乙酰胺的合成是以溴乙酸乙酯和25%工业氨水在低温下作用而得。它具有杀螺作用强，易溶于水，使用方便等特点。对鱼类低毒，适用于养鱼水域及湖沼地区灭螺。但可引起皮炎，使用时注意劳动保护等问题。

【用药量】浸杀法：药量为1mg/L水；喷洒法：药量为1g/m^{2}水；河岸沿边浸杀灭螺：每米岸长用药1g。

3. 烟酰苯胺(Nicotinariline)

烟酰本胺是以烟酸和苯胺为主要原料合成的一种白色或灰白色粉末杀螺药，杀螺效果好，对鱼类、植物低毒，用药量少，使用方便，对人畜无害。用药量在超过灭螺深度5000倍的情况下，无明显致畸胎和致突变作用。对皮肤有强烈刺激性。使用时要避免药物与裸露皮肤接触，注意做好防护。

【用药量】浸杀法：用药量为0.4mg/L水，如保持3天可取得较好的灭螺效果；喷洒法：有药量为1g/m^2，保持7天有较好灭螺效果。

4. 植物提取物

许多有毒植物，如闹羊花(又称黄杜鹃、黄踯躅等)、茶子饼、苦葛、苦楝子、鱼藤、皂角、山红木叶、巴豆、密蒙花、龙舌兰、豚草、桉树叶、无花果叶和麻疯树籽等的浸出液都有一定的杀螺作用。但用量较大，植物来源有限，只能因地制宜，就地取材，有条件的地方可在坑埋或堆埋有螺草土时加入以上植物，以加速钉螺死亡。如麻疯树素灭螺：现场喷洒3g/m^{2}灭后5天钉螺死亡率可达87.3%，喷洒6g/m^2，3天后钉螺校正死亡率达99.3%。麻疯素对淡水鱼低毒，对皮肤无刺激性，是一种高效低毒的杀螺剂。

三、物理灭螺法

土埋灭螺法优点：改变钉螺孳生环境，灭螺效果好；能与农田水利建设结合：可扩大耕地面积；技术简单：发动群众；不受季节限制：利于安排劳力；

基本方法：覆土法；—封土法(封嵌法)；—铲土法；—全移沟法(开新填旧法)；—半移沟法；—开沟沥水覆土土埋法。

基本要求

(1)铲净：不留死角，并扩大范围铲；—分层铲：先下后上，先表后深；—铲深：水网地区 10～15cm，山丘地区 7～10cm；

(2)埋深压紧：钉螺不易爬出；—钉螺死亡快。

四、结合生产的灭螺方法 = 环境灭螺法

垦种灭螺：①矮围垦种；②不围垦种；③堵湖汊垦种；④高围垦种。

结合水产养殖：①堵湖蓄水养殖；②开挖鱼池；③养鸭子。

结合农田建设：①开新填旧；②移沟土埋；③挑土填埋；④开沟平整；⑤抽槽土埋；⑥卷滩土埋；⑦沙埋；⑧吸淤填埋；⑨开沟引洪导淤填埋；⑩培田埂。

农业灭螺工程：①水改旱；②圈养；③生态厕所；④林牧林禽水土保持。

水利项目：①人居蓄水池；②安全饮水井；③修建山塘、水库；④水渠封闭 。

五、灭螺工作程序

制定灭螺计划：①灭螺目的明确；②地点具体；③方法确定；④时间合理；⑤人员专业；⑥资料齐全。

灭螺前期准备：物资准备，包括：药品、机械、运输工具、地图、表格、记录笔、手套、口罩、胶鞋、草帽、防护衣等；技术准备，包括灭螺面积与药品计算、配药、喷药技术。

施药前公告：采取适当的形式公告施药的时间、地点、药品种类、影响范围和注意事项。

合理安排工作量：一般山区或水网地区，每台灭螺机(6 人)每天灭螺约 2500～3500m^2。湖沼地区 15000～20000m^2。

做好现场记录：用药量、灭螺面积、时间、地点、参与人员等。

资料整理归档：①保留各项原始资料——地图、表格、文字记录等；②认真审查核对，及时修正补齐；③及时统计，资料归档。

血吸虫病的药物治疗措施分全民化疗、目标人群化疗以及选择性化疗 3 种，但不论采用何种方法，都不可能一次性解决问题，单一的化疗措施，只能将病情压缩到一定水平。药物治疗由于再感染的存在，新感染的不断出现，效果难以维持，如江西省南矶山居民血吸虫再感染率达 22.6% 和 47.8% 。

与药物治疗相比较，通过灭螺能有效阻断血吸虫病的传播，如在日本以及我国已达到血吸虫病消灭标准的地区，均是通过消灭血吸虫病中间宿主——钉螺而实现的。消灭或控制钉螺的方法有化学灭螺、物理灭螺、生物灭螺和改善生态环境灭螺。化学灭螺成本较高，效果难以持久，且易造成环境污染。物理灭螺因费时费力，能量消耗较大，目前也很少应用。国外已有利用竞争性螺类进行生物灭螺，但该法主要见于水生螺之间，尚未见到有关和日本血

吸虫中间宿主—钉螺竞争的螺类报道，微生物灭螺虽有研究，但迄今为止尚未找到一种较理想并能推广应用的有效菌株。环境改造灭螺主要是通过改变钉螺的孳生环境，从而达到永久性控制和消灭钉螺的目的，早在 20 世纪 30 年代，Archibald 和 Wagner 在苏丹和其南非水道播种棕榈树，发现其果实掉入水中可减少螺口密度，并在 Puerto Rico 地区，将其种植在光滑双脐螺生长的水池周围后，取得了明显的效果，这是最早期提倡的自然环境控制钉螺的方法；到 20 世纪 60 年代中期，P. H. Goll 等报告在埃塞俄比亚流行区用植物(*Phytolacca dodecandra*)可控制血吸虫病流行，但这些灭螺植物主要用于杀灭分布在欧洲、非洲及美洲地区的几种水栖型螺类，我国常采用的土埋、开新填旧、沟渠硬化等环境改造灭螺方法曾取得显著成效。

总之，在全球血吸虫病防治发展的历史进程中，采用高效抗血吸虫病药物对患者进行治疗以及使用化学药剂杀灭血吸虫中间宿主——钉螺等措施，在血吸虫病防治的各个阶段均发挥着重要作用，而以控制钉螺的传播阻断始终是血吸虫病防治的主要途径。纵观世界范围内众多血吸虫病防治的方法、途径、效果及可持续性可知，环境改造灭螺是实现血吸虫病根本性防治的行之有效的方法和措施。生态学研究的成果为灭螺新方法的探求开辟了广阔的前景，其中，改变钉螺孳生环境，探索人为控制钉螺种群密度的途径，成为国内外灭螺研究新的生长点。近年来，随着生态系统控制有害生物理论的发展，生态血防已成为血吸虫病防治工作的一种趋势。在这方面的研究上，我国始终处于世界研究的前沿，对改变湖沼地区生态环境、控制钉螺及预防血吸虫病进行了大量的理论与实践探索，对血吸虫病的防治研究具有重要意义。

第四节　山丘区钉螺生境特点及运行规律

在一些河流平坦的滩地与相连接的沟系延伸地带，以及田地区系延伸地带都是钉螺孳生的生境。在云南高原山地地带，钉螺居群分布海拔延伸到 2000m 以上，伴随着人流向高海拔扩散。山丘型钉螺分布的土地利用类型和长江中下游湖沼型与水网型类似，都存在江河湖海、沟渠、沟系、库塘、洼地、田边等环境类型，但山丘型流行区钉螺分布在总体地形地貌存在差异，这种差异与山丘地区自然环境特点与区域社会经济情况紧密相连。

一、山丘型钉螺分布的特殊性

按海拔和山体相对高差，山丘区包括山区、丘陵、高原三个类型区，其中山区可分为高山、中山、低山；而丘陵又分为深丘、中丘和浅丘区。山丘区山体林立，由大小不同的流域镶嵌而成。因此，山丘型具有地形起伏大、地貌组合类型多，微气候差异显著等特征。钉螺一般规律是随着水系自上而下地分布在山边、山脚、大小溪流、沟渠、山间盆地及起伏的丘陵等环境中，山丘区钉螺数量分布最多的地段同时也是人畜活动频繁的区域。山丘型与其他两个类型区有着明显差异，地形地貌独特性直接决定了分布环境独特性(蒋俊明，2009)。

(一)山丘区小流域特征性更明显

江滩型和水网型钉螺分布的面积广、范围大，又是一个开放性流域，而山丘型是由山脊分水线构成的集水区，流域面积可大可小，由小流域集合成更大流域，流域内水分来源于天然降水，而流域间的水分交换主要由过境河流实现，但因种植需要，灌溉渠成为流域水分交换和钉螺扩散的主要路径。山丘区又是相对封闭的系统，这种流域特征的差异决定钉螺防治技术和治理成效的稳定性。开放性流域因治理范围大，局部的治理成效在来年的洪水淹没而毁于一旦，钉螺再次扩散；相反，山丘区因地形高差较大，河流比降大，带螺的过镜流水很快随洪水下泄，部分钉螺仅能沿河边和河滩分布，很难进入流域内部，因此只要沿河构建抑螺和阻螺带，可有效防止钉螺的输入。总之，山丘区若以流域为单元逐一治理，理论上可有效压缩钉螺面积，力度加大，可在流域范围内彻底消灭钉螺，其治理的成效相对持久和稳定。

（二）山丘区空间异质性更大

江滩型和水网型地势相对平坦，相对高差较小，地上植被群落相对单一，田地面积大，钉螺多呈片状分布；相反，山丘型高差大，地形破碎、土地零乱，田土面积较小，地理单元多（山、卯、梁、、坡、坎、田、埂、路、塘、库、塘、河、沟、渠，住宅等），钉螺多孳生于荫湿环境，多呈点状、线状在流域的各个区域分布，并随水的流动扩散，因此山丘区钉螺分布的环境类型更多，更复杂。即使是同一环境类型与植被类型，或土地利用类型，也因为分布不同而呈现出异质性。

（三）山丘型钉螺分布区土地使用权分散

湖滩和水网区，钉螺孳生区域土地经营权多为国有，或集体，且多为荒地，成片面积较大，利于规模经营和治理，相反，山丘区土地经营权属分散，地块面积小，山丘区人多耕地少的矛盾极为突出，成片和集中治理和规模化经营难度极大，特别面对千家万户，这增加工作难度。

（四）山丘区钉螺分布区人畜感染几率更大

山丘地区多为人口密集区，农业产值在该区域比重大，加之因实现机械化难度大，人畜传播和感染的几率较其他两类型区域更高，进而增加了抑螺植物结构优化与空间配置技术的难度。山丘地区人往往依水而居，洪水、泥石流等造成钉螺分布环境形成与扩散加剧，并且年复一年的雨季洪水，都造成人力无法阻止的钉螺扩散。集中的人口位于水系集中的山间河岸、坝地，又是钉螺孳生密集之地，还是人为活动频繁之地，感染概率增加。人畜感染机会增加，血吸虫病完全控制难度很大，并且确保长期不反弹，更难。

（五）山丘区抑螺植物资源极为丰富

水网和江滩地区钉螺集中分布区，季节性淹水的不利条件决定了栽植区域的林木必须较强耐水淹能力，这限制了适生抑螺的种类，目前仅限于为杨树、柳树和枫杨等少数品种。相反，在丘区，因淹水时间较短，即使在河滩，一次性淹水的时间很少超过 24h，山丘区钉螺分布范围几乎覆盖区域内所有立地类型。从目前对抑螺防病林的认定看，适合于该气候区的所有林木均可认定为抑螺植物，面对如此多的抑螺材料，山丘区抑螺植物认定应有一定规范或限制。

二、山丘区钉螺空间迁移特点

由于山丘区自然环境因素复杂，血吸虫病传播环节多，单一的预防控制措施很难奏效，部分地区防治工作力度有所削弱，经费投入不足，专业防治机构和队伍难以适应新形势下防治工作的需要。近年来，山丘区钉螺扩散明显，感染性钉螺分布范围有所扩大；血吸虫病病人数居高不下，急性感染病人数呈上升趋势；部分已达到传播控制标准或传播阻断标准的地区疫情回升，新的疫区不断增加，并向人口密集的城市蔓延，血防工作形势十分严峻。

钉螺是血吸虫的唯一中间宿主。在我国大陆地区传播血吸虫病的钉螺属水陆两栖淡水螺。钉螺自身爬行能力很有限，实际观察发现，一只健壮的成年钉螺，在温暖、潮湿、阳光不易直射的泥地上，每昼夜只能爬 8m 远，其爬行范围很有限。因此，钉螺的远距离迁移主要是借助水流完成的。实验观测表明，钉螺可在静水或流速不超过0.11m/s的水面悬浮或缓慢悬移(多为幼螺)。钉螺的迁移主要有3种途径：①以推移质沿边滩浅水域缓慢迁移形式，这是钉螺随河流沿岸水位涨落迁移的主要方式；②以悬移质的形式随水流迁移，这是钉螺，特别是幼螺和螺卵通过引水、分洪、灌溉等水工建筑物迁移的主要方式；③随漂浮物迁移，尤其是被漂浮物挟带迁移，是钉螺远距离迁移的主要方式。

不同类型的疫区其易感地带的地形、地貌也不相同，在山丘区，由于河流、溪流、沟渠众多，钉螺易随水流迁移，具有迁移繁殖快、分布广的特点，山丘区的易感地带常主要为生产生活常去的溪流、梯田，在山间平坝区居民点附近的池塘、沟渠和小溪等。在山丘区，钉螺适生环境多样，而且其生命力强，繁殖快，导致血吸虫传播容易。

根据钉螺的迁移规律和分布特点，在山丘区，控制钉螺随水流迁移，必须开展流域整体治理，结合退耕还林等林业生态工程、中小河流综合治理、微型水利和节水灌溉工程以及农村种植业、养殖业结构调整，重点实施兴林抑螺工程。同时，水利血防灭螺工程和湿地保护等工程配套实施，改变钉螺孳生环境，降低钉螺密度，切断人畜接触疫水途径，实行兴林、抑螺、防病综合治理。因此，为了山丘区血防工作和确保工程建设成效，进行流域整体治理是控制山丘区血吸虫病蔓延最重要也是最有效的途径。

三、山丘型自然环境钉螺孳生的适宜性

钉螺是一种水陆两栖淡水螺，具有“冬陆夏水”习性，并且对光照、温度、水分具有一定的要求，生存环境类型能保障其新陈代谢与生活史发育的物质与能量条件。与其他生物一样，钉螺分布环境类型具有钉螺孳生的适应性条件组合，即总体上需要满足完成生活史发育的积温、食物、水分、光照、土壤等条件。

(一)山丘地区属积温适宜而水系发达的暖谷地区

长江中下游地区，包括湖北、湖南、江西、安徽、江苏5省。介于北纬28°~34°，东经110°~123°，跨中、北亚热带季风湿润气候带。水热资源丰富，年均气温16.5~18.5℃，并且极端最低气温为-15℃，降水量在1350~1750mm。

长江上游山丘疫区主要位于云南、四川，位于低山丘陵向山地高原过渡地带，积温与长江下游地区6省相似，在北纬32°以南，经度101°~105°之间，纬度相似，经度明显偏西，受东南季风和西南季风的影响。由于山系阻隔，导致降水量增加，光照时数明显很低，但川西南台地，由于干湿季分明，降雨偏少，干燥度增加。

从西南地区大地形上看，山丘型流行区位于高原山地向南俯冲的地带，积温适宜而水系发达的暖谷地区。

(二)第四纪黄壤和泥质紫色土壤是钉螺发育的温床

南方很多地区积温都很充足，水分也很好，钉螺都没有发育，如海南岛，土壤因素至关重要。降水良好需要持水能力强的土壤来确保钉螺发育的水分保蓄。有些土壤，是漏水的，下渗明显，湿润容易，干燥也容易，不保水保墒，不适于钉螺发育，且泥质粗糙，不适宜钉螺穴居和躲避干燥；因此黏性较强的土壤因其渗透性差，为钉螺提供了多湿的水环境，因此分布于山丘区的第四纪黄壤和泥质土是钉螺较理想的土壤类型。

(三)从更大的尺度来看，明显的冬季积温限制钉螺分布

高降水量、黄土层在南方和北方都普遍存在，而钉螺分布始终局限于北纬34°以南地区，包括日本、马来西亚等岛国，表明钉螺适生性积温是决定分布南北界限的硬指标。尤其是冬

季极端最低温，是限制钉螺能否安全越冬的基本指标。南方5省极端最低气温是－5℃，钉螺能完成生活史，而在北方陕西、河南、山东却没有钉螺发育，就是受到冬季极端最低气温的限制。

(四)钉螺分布的降水限制不甚明显

从东到西，从南到北，降水量都会逐渐减少，钉螺分布受降水限制较弱，其本身是湿地生物，只受到河流、水系、沟渠分布的影响。四川盆地降水量在1000mm左右，南方5省降水量在1350～1750mm，凉山彝族自治州降水量在750mm左右，但都存在钉螺分布。钉螺孳生受到地下水的影响，水湿环境是通过河流、沟渠、沟系等人工或天然水源来保障的，并不是单纯的夏季降水充沛所致。四川凉山彝族自治州5个县分布区，冬季降水极少，全年降水量集中在6个月中，其余6个月为干季降水量仅在10%以下。

(五)山丘型钉螺分布受到水系指引，向高海拔延伸

云南低山丘陵区钉螺可分布到海拔2000～3000m，但都有水系依赖性。四川山丘地区，海拔在500m左右，凉山彝族自治州川南台地海拔1200m左右，长江下游地区海拔在30m左右，其分布海拔高程明显在水系作用下向高海拔延伸。在小流域尺度上，人为土地垦殖直接偏离了河流分布，人工沟渠、泉水(沟系)成为钉螺分布的孳生地。

(六)山丘型地区钉螺耐旱性增强

长江上游地区钉螺个体小，环境干燥度增加，钉螺耐旱性增强。个体变小往往与耐旱性增强有关，在水分逐渐减少的环境梯度上，个体逐渐减小。钉螺三个分布区类型中，湖沼型最大，水网型中等大小，山丘型钉螺最小，表明在水分供应上，存在梯度差异，直接作用于钉螺大小特征。

(七)人工引水是钉螺向内陆分布的根源之一

钉螺自然分布局限于河岸，并且存在频繁的水文干扰，使得乔木植被不能发育，才能确保河岸有充足的积温利于钉螺发育。但在人为垦殖土地时，人工水渠引水栽植水稻，并且在春季普遍降水还未出现时，就开始种植了，此时期水分补给能加速钉螺的发育。水稻田在干暖河谷凉山彝族自治州的分布是钉螺在如此干旱的生境中也能孳生的根源，并且凉山彝族自治州“冬暖春旱”现象更为明显，水稻种植的积温来临较早，人工灌水保证了钉螺充分发育与生活史提早完成，疫区大量的水稻田保持了环境的湿地特性，是钉螺孳生的基础条件。

(八)山丘区钉螺扩散容易

每年随着夏季充足的降水，造成泥石流、滑坡、水土流失与山洪暴发是肯定的。此时，无论钉螺分布在哪里，都会随着径流和水流向各处扩散。鱼塘、水稻田钉螺也会随着溢水扩散，并逐渐汇集到江河，乃至长江干流及下游地区。

(九)山丘型地区人为原因导致钉螺更易扩散

山丘型地区在天然植被状态下，一则洪水少，植被破坏少，钉螺生存的草丛很难形成，另一方面，峡谷明显，河流狭窄，很容易为河流森林廊道所郁闭，且降水截留能力强，钉螺内生密度和范围仅仅局限于大河河岸处，存在植被破坏的地带。现有钉螺广泛分布与高密度、高危害完全是人为破坏天然植被的结果。山丘型地区钉螺广泛分布是人工水渠、水稻田、河滩土地垦殖等人为干扰的结果，低山丘陵地区，植被毁坏严重，景观格局破碎、紊乱，是钉螺孳生猖狂的温床。

(十)水土流失与钉螺孳生范围扩展有着直接的关联

山丘型地区钉螺孳生的河滩是水土流失的产物，是丘面在人为垦殖下，发生水土流失而汇集在河滩上所致，水蚀作用下的成滩作用是促成钉螺孳生生境扩大的前提。自从人为活动加剧，低山丘陵地区人口密集时开始，低山丘陵就在人为干扰作用下发生地形地貌夷平作用，这种人为活动造成的地貌塑造作用比自然条件下的地貌塑造要快得多。

四、山丘型钉螺生境的形成

（一）宏观区域尺度上钉螺发育生境的形成

从自然地形上考虑，石质坡面很难形成钉螺孳生生境，地表和地下径流存在很大的潜在性，表现在两个方面：一个是地表森林或灌木草本覆盖，枯落物厚，径流清洁而小股溪流，地表径流不明显，也没有造成巨大的泥沙沉积或汇集；另一方面是地下径流也较为均匀，并且速度慢而发达，在岩石出口处形成泉水，并且低温而清澈，有机物少。这两种条件下钉螺生境都不容易形成，发达的植被截留的降水汇集为地下水而地表水减少，且泥沙少汇集滩地少，山体陡峭而尖端，峡谷明显，低温而地下水丰富。丘陵地区红色岩石在水土流失后，容易遭受雨水与酸性物质溶蚀，而转变为泥沙而发生流失。自然无人为干扰条件下，水土流失很轻微，地貌形成完全依靠自然灾害，如地震、水灾、泥石流等，速度很慢。而人为活动加剧后，人为活动成为塑造山丘地区地貌的外营力。在地貌形成上看，钉螺发生与低山丘陵地区植被破坏过度而人口垦殖密度过大有关，造成低山溶蚀而低洼地带堆积，形成浅丘、平原而蓄水，减弱地下水而增加了地表水，适宜钉螺孳生。

钉螺生境特性表明，地带性植被并不容易形成钉螺，森林及灌木林都是钉螺无法孳生地带，而地带性顶级群落盖度 80% ~100% 时很难存活钉螺，总之钉螺孳生是生态失衡，捕食食物链缩短、生物与非生物不平衡等人类干扰的产物。实际上，在抑螺防病林提出时，人为活动改造环境是抑螺防病的主要手段，如土壤干扰，实际上造林是长期性的环境改造活动，即人工促进生态恢复而恢复了生态平衡，进而也抑制钉螺孳生。

（二）钉螺微观栖息生境的形成

从微观上看，钉螺栖息生境在地貌特征与微地形上都存在干扰的问题，即对地貌干扰、微地形干扰。一般而言，自然生境群落，尤其是植物群落对非生物生境存在极为明显的平衡性，长期稳定适应的群落生态位更为简单而严密，生境资源利用极为充足，稳定性强而不容易受到外来物种入侵的影响。一般山丘地区草本群落是地带性草本群落，或者森林灌丛破坏后形成的过渡性群落，这种过渡性群落在生物量或碳储量上能平衡非生物生境，但在密闭性或低熵减量上却需要经历逐渐弥合与修复，再占据，再填充这样一个适应过程。即自然地带性顶级群落破坏后形成的暂时性先锋群落是一个高熵适应体，杂乱且仅仅是生长平衡而无结构平衡，本身生境处于初期发育阶段，还未到与生境连为一体的稳定平衡阶段。据分析，钉螺孳生生境都是在这一杂乱而非顶级稳定的群落演替发育阶段，而不是严格的结构平衡性低熵湿地群落。

钉螺孳生生境温度高，水分高，利于水陆两栖特性的钉螺发育；而本身需要在破坏生境中打破原有顶级群落的稳定性与低墒性，促成钉螺孳生高熵生境的形成。山丘地区自然演替顶级群落都是低熵减量循环群落，本身与非生物生境形成严格的结构与功能适应性，并不具备钉螺发育的适宜温度与水分。而平衡在遭受干扰打破后，恢复到裸地初期演替阶段，先期定居物种都是繁殖体传播上有优势的物种种群，其对生境的平衡是临时性的，并在发育中逐渐调整，而逐渐建立稳定的严密的适应性强的平衡。这种从先锋群落发育开始的演替也是钉螺孳生生境逐渐消失的过程，这种植被的演替进程，却被人为活动而中断，显然，自然无干扰的生态系统不利于钉螺孳生，人为干扰造成了微观地带性植被的破坏，形成了高熵斑块或空隙，使得钉螺孳生生境形成。

微观钉螺孳生生物与非生物环境分析表明，钉螺孳生湿地特性是必要条件，而平衡湿地非生物环境的植物群体本身存在严格的选择性与高度的适应性，才使得钉螺孳生生境存在指示植物。通过这些指示植物能直观上看出钉螺孳生的生境状况，进而进行有效防治。钉螺生境指示植物研究是生态学综合研究的结果，并且是动植物界面生态学研究的基本点，也是生态学研究的热点。在现有资料分析基础上认为，指示植物研究还需要结合山丘区钉螺孳生群落演替与微观小气候研究、系统生物量与碳研究才能解释清楚。显然，这一重大问题的研究必然能推动抑螺防病与血防事业的持续深入发展，也促进了生产带动的生态学研究的持续与深入开展。

与指示植物相反，就是不利于孳生的植物群体是否意味着这些植物具有抑螺特性？这一问题也是群落生态种间关系关注的焦点，钉螺与一些植物关联性强，而与另一些植物关联性差，关联性差本身是生境选择，还是食物选择？即钉螺生境选择是水湿特性，还是食物或水湿特性营造反映的植物化学特性，这一点是钉螺赖以生存微生境种间关系分析的焦点问题，也是未来研究的重点。我们认为，钉螺孳生更多是高温水湿的生境选择，而食物选择可能是辅助作用，其本身生物生态学特性决定了生境必然是湿地环境，而湿地环境中食物化学营养特性则是辅助选择压力。

（三）中观地貌尺度上钉螺发育生境的形成

从地貌上看，钉螺孳生生境形成存在两类相互联系的干扰：一类是人为干扰，另一类是自然干扰，假定自然地貌是相对不变的。

物质重力与水力迁移转运特性使得泥沙与养分向低洼山谷集中，形成冲积滩地或平坝，并发挥生物地球化学循环的功能。滩地堆积是山体或丘体水土流失的结果，一方面是自然流失，一方面是人为干扰促成流失，后者效果超过前者数倍。在峡谷型河岸带，河岸为裸岩，无滩地积累冲积土壤的发育，而湿地无法形成，钉螺无法孳生；在平坝型山丘河岸类型，则利于河岸湿地发育，而钉螺孳生明显；在峡谷与平坝结合型河岸发育中，一侧显然是物质强势流失而山体裸露，另一侧长期堆积而久成河漫滩，则钉螺在平坝一侧湿地或水陆交错带孳生。在人为开垦耕地并进行工农业生产时，必然产生了大量的泥沙和养分流失，造成了山体退化而促成了钉螺生境的大量发育，并且在现有生产力水平下还无法避免，或者短期内无法避免。

一类人为干扰并不表现为河岸形成与平坝河岸的大量增加，更为主要的是农林牧副渔生产时增加了水陆交错带或湿地的形成，更增加了钉螺孳生与血吸虫传播的潜在危险。农林牧副渔生产用地本身都是自然平衡生态系统开发而成，并对水文规律形成明显的调整，促成发达地表水的形成，即丧失了地带性森林生态系统强大的降水蓄积和截留功能，并在农林牧副渔交错人居交错带形成了钉螺适宜的积温与水分条件。生产基地往往干扰强度很大，且不能长期积水，而自然森林生态系统低温水分少，二者都不利于钉螺孳生。在交错带则沟系、林缘洼地、水渠、排水疏水沟等地带都形成了钉螺孳生的积温与水分条件，积温高源自于缺乏森林低熵体平衡强光的高热性，而水分则是缺乏森林截留与消耗任期进入地表堆积，形成了季节性临时地表水，符合钉螺水陆两栖、冬陆夏水的生物生态学特性要求。在林缘，往往形成高熵生境，而水草丰茂，临时性平衡植被发育明显，是钉螺孳生的场所。

从中观尺度看也表明钉螺孳生纯粹是人为活动的产物，使得自然生态系统中水陆交错带适度干扰条件下才能繁生的钉螺而发生了栖息地大规模扩张。这里需要阐明，河岸带自身相对稳定的水陆交错带钉螺生境也是人为与自然干扰综合作用的产物，而人为活动发挥了巨大的作用，增加了干扰强度。自然河岸本身植被是地带性的，自然与人为活动破坏了生境的自然性，形成了临时性平衡性的高熵植被，利于钉螺孳生。自然对河岸植被干扰源自于冲刷造成的垮塌与天然植被的破坏，而人为则是垦殖过度与砍伐、踩踏造成的自然植被破坏与表土裸露，从而建立了适宜钉螺孳生的临时性平衡群落。在人为修复河岸植被时则能构建不利于钉螺孳生的生态系统，使得水陆交错带变为高水湿而低积温的低碳低熵循环系统，即"林水相依"，在农林牧副渔交错带积温充足、地表水充足时，农业生产积温要求高而只能通过水分控制，即发展农林复合与庭院林业来增强水分消耗，调整产业结构，来消除钉螺孳生生境。并通过强度干扰来破坏生活史发育过程，多环节阻断钉螺发育与血吸虫对钉螺的寄生，达到无螺或有螺无病的生态防控目标。

第三章　林业血防的理论与实践进展

中国地域辽阔，地形、地貌类型多样，具有优越的自然资源，特别是在亚热带地区，雨量充沛、水源充足，河网水系纵横交错、湖泊星罗棋布，成为独具特色的湿润区，是我国重要的农业生产基地，但优厚的水热资源，也为钉螺的生长、繁育及血吸虫病的流行与传播提供了条件。以往血吸虫病的防治与林业行业无关，从20世纪80年代伊始，林业血防从初期局部试点、示范走向全国，并成为血防的主力军，这个过程是漫长而艰辛的，凝聚了许许多多林业工作者的血与汗。

第一节　林业血防的理论与实践进展

林业血防实质上就是血吸虫病和钉螺的生态防控的具体应用。该项技术在中国林科院首席科学家彭镇华教授所在团队的长期不懈努力下，在滩地经过多年的不断试验、示范，在思路、技术与机理上获得了实质性的进步，并在生产中建立了林业血防与血吸虫病生态防控的技术体系，其成果获得了党和国家领导人的多次关注和有关部门的大力支持。

一、林业血防的发展历程

(一)理论提出——艰苦的研究与丰硕的成果

20世纪70年代，在长江流域滩地引进欧美杂交杨造林，发现造林区钉螺密度和人群血吸虫病感染率均有一定程度的下降，这一现象引起了卫生部门和有关专家的关注。

20世纪80年代，时任安徽省人大副主任的魏新一同志找到彭镇华教授，反映了安徽安庆市新洲杨树可以灭螺的情况，在卫生部和林业部的大力支持下，经过细致的调查研究发现，并非是杨树本身能杀灭钉螺，而是杨树的种植，改变了适宜钉螺生存繁殖的环境，从而起到防治钉螺的作用。种杨树不仅能杀灭钉螺，而且还能产生较好的经济效益，这使得原本跟血吸虫病防治工作无关的林业变成血吸虫病防治的先锋。

1985年，彭镇华教授对此进行了全面考察，从造林地的确定、树种的选择、林农复合经营模式的配置与钉螺的生存繁殖、血吸虫病的感染率之间的关系等方面论证了“以林代芦、灭螺防病、综合治理与开发三滩”的可行性，同年在安徽省安庆市血吸虫病流行的新洲乡滩地进行人工造林，改变钉螺生存繁殖环境，隔断人畜与疫水的接触，这项“兴林灭螺”的生态工程综合防治试验取得了显著的生态、经济和社会效益。

20世纪80年代中后期，彭镇华教授提出了“兴林灭螺”的概念，即选用对钉螺有他感作用的湿生植物材料造林，使其作用缓释长效，在长江外滩营建了一个钉螺无法生存的生境，达到一劳永逸的灭杀钉螺目的，从而正式开始了“以林为主，灭螺防病，综合治理和开发滩地”的林业血防生态工程。1990年，卫生部和林业部正式启动该项目，在湖区五省建立试验区 30 个，星星之火，从安徽燎原。

20 世纪 90 年代中期，彭镇华、江泽慧教授对“兴林灭螺”的内涵进行了修正，认识到钉螺作为一个生物种群要消灭它是不可能的，只能将其数量控制在一定范围内即可，为此又重新定义了“中国新林种——抑螺防病林”的新概念，并在多个地区建立了抑螺、防病试验示范林，组织科研人员，系统和深入地开展了“抑螺防病”机理、措施、效果评价等多方面的研究。在湖沼和江滩型流行区，通过适生树种的选择与种植，结合翻耕套种农作物，建立林农复合生态系统，达到改变滩地生态环境，减少或抑制钉螺孳生，减少人畜粪便对江滩、湖滩的污染，降低阳性钉螺密度和感染几率、有效地控制血吸虫病的流行与传播。

项目组在林业血防研究中，坚持将综合治理与综合开发相结合；经济、生态与社会效益相结合；长期效益与短期效益相结合；科研与生产相结合；多部门与多学科相结合的原则。林业血防始终把产、学、研一体化作为先进生产力的旗帜和方向，贴近生产、注重实践，充分考虑社会经济情况，通过生产优化与生态发展来妥善处理人与环境间的矛盾。彭镇华、江泽慧专著《中国新林种——抑螺防病林研究》、《长江中下游低丘滩地综合治理开发研究》系统总结了滩地多年的研究成果、技术要点和治理模式，为林业血防纵深发展奠定了坚实的基础。

在 1992 年北京国际血防研讨会上，世界卫生组织专家称赞，兴林抑螺研究成果指明了世界血吸虫病综合防治的方向，已经制定的兴林抑螺工程建设的技术规程，作为我国自主研发的且具有世界领先水平的重大科技成果，将在血吸虫病的防治过程中发挥更大的作用。

(二)实践推广——林业血防理念推进生态发展

血吸虫流行与钉螺泛滥，是土地利用过度和生态失衡的结果(彭镇华，2006)。充分把林业血防与生态建设相结合。把抑螺防病林营建看作为生态建设的一个技术组分和体系组分，用林业血防作为带动疫区生态建设的动力，纳入到血吸虫防治的行列，并获得政府政策、资金、技术、人才的长足支持，为血吸虫病的生态防治建立了长效机制。

温家宝总理曾对此作了重要批示：“血防工作要坚持标本兼治、综合治理的方针，采取林业与卫生、灭螺与治病、技术与经济相结合的措施，建立多部门的协调机制，充分发挥各方面的积极性，以求达到遏制血吸虫病疫情，控制血吸虫病流行，保护疫区人民群众身体健康，促进疫区经济、社会协调发展的目的。”在肯定林业血防工作的重要地位的同时，提出了殷切的希望。

2006 年中国正式实施《全国林业血防工程规划(2006～2015 年)》。这项工程是中国继天然林资源保护、退耕还林、“三北”和长江防护林等林业工程之后，新启动的一项重大林业工程项目，其建设规模仅次于“三北”和长江防护林工程。按照规划，林业血防工程建设范围包括湖南、湖北、江西、安徽、江苏、四川和云南 7 个省的 194 个县(市)。工程建设为期 10 年，分 2006～2008 年、2008～2015 年两个阶段实施。建设内容主要是：加强抑螺防病林、退耕还林、重点防护林建设和湿地保护以及监测体系建设、建立相应试验示范区，提高科技支撑力度，规划总体造林 1031 万亩，731. 31 万亩、退耕还林 101. 21 万亩、重点防护林 198. 48 万亩。

林业血防工程从 2006 年开始，从原来的局部实践，走向全国范围内全面实施，这是一项从科研试验走向工程建设的项目，不仅有深厚的理论基础，同时也是被生产实践验证后实施的一项直接与人民生命财产安全相关的工程。为保证该项目建设的科学性和先进性，根据血吸虫流行特点，分别在安徽、四川、江西、湖南、江苏、云南、湖北 7 省建立了八个试验示范区，为林业血防的深化研究奠定了基础。

二、林业血防的基础理论

林业血防是一门系统科学，也是一个极为复杂的领域，所涉及学科众多，包括林学、农学、生态学、流行病学、动力物医学、气象学、水文、地质、水利工程、土壤学等等，不仅研究难度大，涉及因子太宽、太广。传统的物理灭螺法和化学药物灭螺法更像西医，而环境灭螺法，或者林业血防更相似于中医，后者更注重系统防治，因此林业血防又是一门生态工程学，它吸收了生态学的众多理论和方法。以下主要介绍与之紧密相关的几种理论。

(一)生态防控理论

血吸虫病的流行与扩散是生态系统失衡的结果，修复和改善生态系统是血防的根本。钉螺是一种软体两栖动物，其生存和繁殖都与所依存的环境密切相关，较喜欢多湿和多草的环境，对所处的环境要素有特定的要求。而林业血防是通过地被植物的改变，特别是改变草本的种类和盖度，使之形成林地，极大程度改变了其赖以生存的环境；林木生长需要消耗大量水分，加之林冠截留较大限度地减少了地表及表层土壤的输入水分数量，进而改变了地表长期多湿的土壤环境。因此，林业血防属生态防控的一个重要技术措施，是以极小的投入，最大限度地改变了钉螺适生的生境，这种改变是长期的、可持续的。林业血防不仅限于植树造林，而且也进行了配套工程，如道路、沟渠、隔离栏等方面建设，因此它是一项系统工程。山丘区的林业血防较湖沼和水网地区更为复杂。其差异主要体现为：地貌空间异质性大、土地类型多样、地块破碎零乱；钉螺分布成点状、线状；它感植物和抑螺树木种类众多；又大多为农林复合区，人多耕地少的矛盾仍很突出，土地结构调整难度较大；加之人口密集，流动性较大等方面，因此山丘区的林业血防建设涉及的范围更宽、更广，实施难度也更大，但山丘区的钉螺分布又有流域特征，通过对流域的综合治理，可从根本上抑制钉螺，不易反复，其治理成果具有持效性和长期性。

自然界的生物总是相互制约、相互联系和彼此共同进化的，处于系统波动与平衡状态之中。生物在它们共同进化的过程中，借助生物缓冲、选择压力及反压力系统等作用，彼此保持动态平衡，以适应它们各自的发展与延续，进而形成了相对稳定、循环的自然生态系统。在这种生态系统中，各个成员的种群数量的消长是随着整个系统的变化而在一定的幅度内波动的，并保持着相对动态平衡。在正常的森林生态系统中，各生物个体的种群数量是这种生境的表征。钉镙作为一个生物种群，也不会超越它们的正常波动幅度，因而不会出现病灾，只有当这种平衡被破坏或失调以后，钉螺的种群数量才有可能超越它们的正常波动幅度而增长，破坏了它同血吸虫和天敌之间的动态平衡，导致血吸虫病的发生和漫延，所以，生态系统破坏或失调是血吸虫病流行的主要原因。要想从根本上防治这种病灾，必须从调整或协调生物间的动态平衡着手，否则，即使倾注大量的化学农药，也只能治标，而不能治本。

生态防治就是以生物动态平衡原理为指导，通过调整或协调生态系统中各个因素之间的相互关系，使生物间保持动态平衡，进而达到抑制钉镙的目的。森林有害生物的生态控制技术与措施(梁军，2004)是人类长期与血吸虫病斗争的经验总结。生态防治可以分为自然生态防治和人工生态防治两个方面。自然生态防治是在没有人的干预下，在相对稳定的自然生态系统中，通过自然本身的调节作用来维持生态系统的动态平衡，抑制钉螺的数量，即使偶因生态系统中某一因素暂时失调，局部空间和暂短的时间内出现病灾，也会终因自然的调节作用，恢复生物间的动态平衡，灾害发生的时间也不会很长；人工生态防治或称人为生态防治，它是在人的参与下，对被破坏或失调生态系统人为地采取恢复和保持生态系统平衡的措施，促进生物间动态平衡的恢复和保持，以防治或控制病灾，但人工生态防治必须以自然生态防治为依据，研究自然生态防治又应以实行人工生态防治为目的，因此，自然生态防治和人工生态防治是相互联系的，这在钉螺孳生的生态－经济－社会复合体中体现得更为突出。

生态防治是防治技术与经营管理有机结合的系统工程，而不是防治病害的一时性打击措施，它贯穿于抑螺防病林营建的全过程。因此生态防治的内容应包括良性生态系统构建、抑螺防病林结构及系统管理三个重要方面。在建设中，生态系统构建是基础，结构是核心，系统管理是保障，它们是相互联系、互为补充、不可分割的整体。由于化学药物防治和物理防治的局限性和弱点，它不能也不应该在血吸虫病防治中占有重要地位，而只能作为一种临时性、偶尔的防治手段。

（二）自组织理论

1. 自组织理论

自组织理论是20世纪60年代末期开始建立并发展起来的一种系统理论。它的研究对象主要是复杂自组织系统（生命系统、社会系统）的形成和发展机制问题，即在一定条件下，系统是如何自动地由无序走向有序，由低级有序走向高级有序的。它主要有三个部分组成：耗散结构理论（Dissipative Structure）、协同学（Synergertios）、突变论（Catastrophe Theory）。

普利高津（I. Prigogine）1969年提出的耗散结构理论是建立在对热力学第二定律的研究基础之上。他把宏观系统分为三种：一是孤立系统，它跟其周围的环境不产生信息和物质的交换；二是封闭系统，它只与环境交换信息；三是开放系统，它与环境交换信息和物质。耗散结构理论探讨的是：一个系统在何种条件下才能够从无序走向有序，并出现一种新的、稳定的、内部充满活力的结构。耗散结构理论揭示，当一个系统处于开放状态，在该系统从平衡态到近平衡态、再到远离平衡态的演化过程中，达到远离平衡态的非线性区时，系统的某个参量的变化达到一定的阈值，该系统就可能发生突变（即非平衡相变），由原来的无序混乱状态转变为一种时间、空间或功能有序的新状态。这种在远离平衡区形成的、新的、稳定的、宏观有序的结构，需要不断与外界交换物质、能量和信息，并保持一定的稳定性，且不因外界微小扰动而消失，此即为耗散结构。系统这种能够自行产生的组织性和相干性，被称为自组织现象。

耗散结构理论又被称为非平衡系统的自组织理论。混沌系统在随机识别时形成耗散结构的过程被定义为自组织。德国理论物理学家H. Haken认为，从组织的进化形式来看，可以把它分为两类：他组织和自组织。自组织强调系统自身存在内部组织规律，并且能在物质、能量和信息运动中发生自调控作用，进而保持自然生态系统的循环性、稳定性与可持续性。森林生态系统自身能通过内部组织过程来优化种间关系、优化生物与非生物之间关系，使得钉螺赖以生存的生境从无序的种群爆发状态走向了有序而低碳的稳定系统状态。草丛钉螺生境通过发展森林，建立抵御干扰能力更强的生态系统，通过人工调控或自然恢复修养来改造钉螺生境的新生态系统，从而调控系统结构、功能，使得新系统更为稳定、抵御水文干扰能力更强。林业血防就是通过人工造林这种方式来构建相对优化的生态系统，利用新生态系统内部自组织或自调控功能，达到输入与输出平衡、使系统相对稳定，钉螺无法入侵和定居，也不能成为入侵临近地区的源。

2. 自组织理论的内涵

如果一个系统靠外部指令而形成组织，就是他组织；如果不存在外部指令，系统按照相互默契的某种规则，各尽其责而又协调地自动地形成有序结构，就是自组织。自组织现象无论在自然界还是在人类社会中都普遍存在。

一个系统自组织功能愈强，其保持和产生新功能的能力也就愈强。例如，人类社会比动物界自组织能力强，其功能就要高级得多。它的研究对象主要是复杂自组织系统(生命系统、社会系统)的形成和发展机制问题，即在一定条件下，系统是如何自动地由无序走向有序，由低级有序走向高级有序的。

从系统论的观点来说，“自组织”是指一个系统在内在机制的驱动下，自行从简单向复杂、从粗糙向细致，不断地提高自身的复杂度和精细度的过程。

从热力学的观点来说，“自组织”是指一个系统通过与外界交换物质、能量和信息，而不断地降低自身的熵含量，提高其有序度的过程；其实，任何一个组织都必须具备自组织的一个基本要素，否则就失去了存在的基础和发展的动力。

抑螺防病林建设后，抑螺效果最终体现为自身系统的自然完善与功能的实现。

3. 自组织运行原则

自组织系统的基本运行机制遵守以下规则：

——共守规则：系统中每一个单元都掌握全套的行为准则。

——微观决策：系统中的组成单元都具有独立决策的能力，并且每个单元做出的决策只关心自己的行为，所有单元各自行为的总和，决定整个系统的宏观行为。

——局部信息影响：每个单元在决定自己的对策和行为时，除了根据其自身的状态以外，往往还要了解与它临近的单元的状态，所得到的局部信息往往是不完整和非良态的。

——并行操作：系统中各个单元的决策与行动是并行的，并不需要按什么标准来排队以决定其决策与行动顺序。

将自组织理论应用于具有复杂行为模式的系统，可使系统具更强的驾驭复杂性的能力。系统内部大量相互作用下、使相对简单的单元按自组织规则组织起来，通过大量单元各自的微观决策，使系统整体上表现出自适应、自配置、自优化、自管理、自修复的宏观特性，从而各组分具适应环境变化的能力和更强的健壮性。

4. 自组织的特点

自组织系统存在着如下特点：

(1)有一个组织核心。

(2)自组织系统是一个不稳定或亚稳定系统。

(3)自组织系统内部存在着一条有因果关系的自动选择链。

(4)组织过程是不可逆的。自组织系统的发展过程一般都有不可逆性的特点，一旦形成了一种组织，再要改变，让其形成别种组织形式就很难了。生物由低级向高级进化，也是一个自组织过程，现有的一些较高等物种都是由一些较低等生物进化而来的，显而易见，这一过程是不可逆的。现有的高等物种不但不会退化为低等物种，而且也不可能从一个现有的物种转化为另一个，生物这种不走回头路的特点具有深远的进化意义。它使生物所获得的适应可以得到稳定，不致消失，并在此基础上继续发展。同时，由于性状分歧形成的不同生物类型，可以各自更好地利用周围多样性的资源，对生物的发展有利。

(5)差之毫厘，失之千里。即自组织核心微小的差别，可以导致最后形成大组织的巨大差别。

基于自组织理论的特点，在林业血防工程建设要规定好组织或系统大小与边界，同时要找到一个组织核心，如该系统的水分因子，这个关键因子决定钉螺种群的数量与分布，对关键因子的调节可达到控制钉螺数量的目标。

（三）自然控制论

自然控制论是一门正在兴起的兼具基础性和应用性的学科分支，它研究自然环境的自控行为与人工调控的机理以及人工调控的理论、方法和技术，以解决人类面临的环境和发展问题，达到人类与自然环境的协调和持续发展。它用统一的系统观点、理论和方法指导研究与调控自然环境各种过程有关的具体问题，并发展相应的工程技术，其基本特征如下：

（1）被调控的客体是开放的自然界复杂环境系统，其质量、能量和信息量都非常巨大，且其各部分之间与外界之间的作用关系也非常复杂。

（2）被调控的客体的演变或行为基本上是确定的，但人们对其复杂性质尚有许多未认识的方面，或者内部参数、初始条件和边界条件具有一些不确定因子、甚至可能还有随机因子。

（3）被控制的仅是系统中很微小的然而又是很敏感的部分；调控的结果也只是改变系统功能行为或演变过程的很微小的部分，而这一小部分正是人们最关心和最要紧的部分。

（4）被调控的大都是系统长期功能行为或演变过程。

显然有林业血防完全隶属于自然控制论解决的具体问题之中。

（四）生态位及其替代

钉螺是一种两栖动物，它本生与其他小型动物或昆虫存在竞争关系，所依存生境因子，如草本群落间同样也存在竞争与排斥关系，每一个生物种均有自己生态位，一定生态幅宽度。人为调节钉螺适生的庇护植物种类，构成比例，这涉及生态位替代问题，掌握生态位关系，构建长期稳定的植物群落对维持抑螺效果具有重要意义。

生态位又称生态龛。表示生态系统中每种生物生存所必需的生境最小阈值。内容包含区域范围和生物本身在生态系统中的功能与作用。两个拥有相似功能生态位、但分布于不同地理区域的生物，在一定程度上可称为生态等值生物。

一般说来，当主要食物缺乏时，动物会扩大取食种类，食性趋向泛化，生态位加宽；当食物丰富时，取食种类又可能缩小，食性趋向特化，生态位变窄。

生态位重叠指生物群落中，多个物种取食相同资源的现象，由此造成物种间的竞争，而资源，特别是食物缺乏时竞争加剧。

生态位的环境因素（温度、食物、地表湿度、光照、生存空间等）的综合，并构成生态位空间，这是一种 n 维超体，但出于可视化的原因会将它简化为二维或三维龛位图显示。每种环境因素成为一个维度。在两个生态龛位中，观察的维度越多，两个生态龛位的差别就越明显，越容易被区分开来。生态位发生重叠时，资源维度分享增强，会产生负偶联反映，当一个物种占据对优势时，林外一个物种就会彻底消失。钉螺存在特定的生境与群落类型，而在空间斑块尺度上用不适宜钉螺孳生的群落来代替钉螺适生群落，则钉螺生境的生态位会发生改变，这种改变达到一定阀值时，会导致钉螺数量的减少，甚至消失。兴林抑螺就是利用群落斑块尺度上生态位替代，直接促成了钉螺生境的改造，通过新建生态系统自组织来调控其生境，从而达到抑制钉螺的目的。

（五）生态系统管理

对生态系统管理的定义，不同群体或个人根据不同的出发点有不同的看法（任海等，2000）。生态系统管理是在生态科学的发展过程中逐渐形成和发展的，也是人类在利用林木资源的生产实践过程中形成的。在探索人类与自然和谐发展的道路上，生态系统的可持续性已成为生态系统管理的首要目标（赵士洞，汪业勖，1997），充分发挥森林生态系统自身在土壤水土保持、水源涵养和生态防护、抑螺防病等多方面的功能与作用，是人与自然和谐的重要屏障。从林木资源单一利用向生态系统健康、生态整体性、保护生态学和恢复生态学方向发展，最大利用生态系统的服务价值。Agee 和 Johnson(1988)认为生态系统管理应包括生态学上定义的边界，明确强调管理目标、管理者间的合作、监测管理结果、国家政策层次上的领导和人们参与等6个方面，形成了生态系统管理的基本框架。

生态系统功能取决于生态系统的结构、生物多样性和整合性，在复杂的时空梯度上维持生态系统过程的运行，是生态系统抗干扰能力和恢复能力的物质基础，是生态系统适应环境变化的物质基础(赵士洞，汪业勖，1997)。生态系统管理主要以人与自然和谐、生物多样性资源的可持续性为核心，建立了生物多样性保护、原生生态系统保护、生态功能保护、天然植被保护、天然林保护等生态保护体系；以满足人民群众对特色、珍贵与重大经济价值生物资源的需求，建立良性生态产业体系；以人与自然和谐为主题，建立了尊重生物多样性、尊重生物伦理、尊重绿色为核心的生态文化体系。在理论上，形成了可持续生态系统综合管理体系，并以生态系统管理为重要组成，以科学发展观为指导思想，初步培育了以生态生产为特色的国民经济行业，这个生态生产是指生态效益生产的生态保护，经济效益生产的生态产业，绿色文化生产的生态文化，总结理论与实践，凝练生态系统管理目标，形成了以生态文明建设为主旨的生态系统管理“三生态”体系思路，在未来的生态建设与保护中将发挥巨大的指导作用，在人与自然隔绝原生生态与生态功能保护中，在人与自然和谐的生产发展中发挥巨大的拉动作用，在国土资源生态安全体系构建的意识与实践中形成了独具中国特色的生态系统管理思想。

钉螺种群爆发受到多种因素的影响，自然降水过度与山洪爆发、河流泛洪等都造成了钉螺与血吸虫的泛滥与扩散，其控制途径只能是系统途径的生态管理。充分依照复合生态系统中生态、经济和社会相互作用规律，以及保持这一系统稳定高效可持续的基本策略，并依照现有生产方式优化与生活方式改善，运用生态建设技术体系来实现的土地利用管理与完善，最终达到特定立地尺度上的综合治理，实现抑螺防病、生产发展、生态良好、生活富裕的基本目标。生态系统管理必然需要用到抑螺防病林技术、防护林技术、现代林业技术、现代农业技术、新农村建设技术等，构建一个自组织、生态防控的复合生态系统。

(六)城乡一体化理论

从空间布局上看，中心城市与农村是一个人力资源、经济格局与社会性异质性极为明显的两大阵营，即中心城区的生态弱势与社会强势，经济分工不同，中心城区经济高值性与农村低值性差异极为明显，呈现出一种大尺度上共同劳动却不共同富裕的畸形现象。基于缩小城乡差距，构建完全平等、公平正义、和谐的城乡关系，发展成果惠及全民，突出各自优势，统筹兼顾，分工协作，构建低碳减量循环的增长模式，把高级生产方式中的剩余价值反哺初级生产，形成物质回归与系统熵值再建，形成一个城乡一体的物质互补循环的复合系统。尽管城乡存在巨大的差异，表现为景观格局与生产方式、生活方式不同，但大尺度上统筹兼顾，并分工协作，把农村初级生产与城市高级生产一体化，构建区域统筹与协作的城乡关系，使得人才、资金、政策、生态资源等达到补偿后的协调与平等，形成和谐的城乡关系。

城乡一体化促成农村生产方式与生活方式的改善，完善基础设施，并村村通公路，户户建新房，兴建厕所，牲畜棚圈，完善桥梁，植树造林，美化人居，安全饮水等直接提升了农村居民的生活品质，使其达到了城市居民的生活水平、生活质量。这样建设本身也促成了农村自身的生态优势的再度强化，发挥农村初级生产的功能，生态生产也是一种初级生产，是城市发展所缺的资源，需要转化为资本优势。疫区自身在完善自身农村环境、设施与生态基础时，就直接减少了血吸虫病传播感染的机会。彭镇华先生指出(2006)：林、路的建设改变了人畜的行为方式，阻断人畜接触疫水几率，从而减少了血吸虫病的感染机会。

实质上，城乡一体化差异本质在于经济生产链上的不和谐，即高级生产附加值高，而初级生产附加值低。高级生产者享用了初级生产的基本物资——粮食，却不计粮食附加值。从生态赤字上看，城乡一体化是农民经营者生产需求，而消费者消费时生态环境赤字释放。本质上看，经济生产中的不和谐在于不重视生态的结果，即原始生产或初级生产中总是包含着生态破坏的因素，不重视这种生态是造成城乡二元格局的根源。城乡统筹作为科学发展观的一个基本方略，就是重视了经济生产中的生态欠账或环境赤字，并通过多种渠道来补偿这种差异，努力建设一个城乡和谐的新农村。林业血防本身就是技术、政策、资金流向农村，提高农村生产设施、生活条件与生态环境，支援农村建设的举措。山丘区林业血防建设的原则和目标与我国目前的新农村建设的要求一致。

(七)景观生态学

血吸虫病流行区是生态失衡的结果，景观破碎是疫区最为明显的特征，同时也是目前我国广大疫区最为典型的农村景观。抑螺防病林建设其实质是生态系统的修复与构建，随着经济和生产力水平的提高，及“3S”技术的发展，疫区的血防工作，不仅局限治病抑螺，而更注重生态景观的打造，因此生态景观学的研究与设计方法必将成为疫区综合治理的主要理论基础和技术手段，从林业血防依据的理论、手段、方法均与基础生态学、个体生态学、种群生态学、景观生态学均紧密相关，相关生态学构成如图 3-1。

景观：处于生态系统之上大地理区域之下几公里到几百公里的中间尺度范围，是一个自然与人文因素相互作用的具有镶嵌结构的异质性陆域空间单元(可包括陆域水体)。

景观生态学：是以异质性景观为研究对象，探讨不同尺度上景观的空间格局、系统功能和动态变化及其相互作用的综合性交叉学科，同时也是一门以景观多样性保护、人与自然和谐与可持续发展为目的开展景观评价、规划与管理的应用性学科。强调空间格局、生态学过程与尺度之间的相互作用是景观生态学的核心所在。它是以整个景观为对象，通过物质流、能量流、信息流与价值流在地球表层的传输和交换，通过生物与非生物以及与人类之间的相互作用与转化，运用生态系统原理和系统方法研究景观结构和功能、景观动态变化以及相互作用机理、研究景观的美化格局、优化结构、合理利用和保护的学科，是一门新兴的多学科之间交叉学科，主体是生态学和地理学。

现代景观学研究向两个方向发展，一个方向是强调分析研究和综合研究相结合，通过对景观各个组成成分及其相互关系的研究去解释景观的特征，综合研究则强调研究景观的整体特征，这一方向的景观学相当于综合自然地理；另一个方向是研究景观内部的土地结构，探讨如何合理开发利用、治理和保护景观，在我国则称为土地类型学。

景观学与生态学是各自独立地平行发展的。生态学的研究尺度主要集中于生态系统及其以下的群落、种群等水平，侧重于系统功能上的探讨。但在处理生态系统以上尺度的问题时，又显得乏力，因而迫切需要从其他学科中吸收营养。正是现代景观学与现代生态学各自本身的局限性以及发展需求的互补性，才促使了这二门学科的结合，正是这一结合才诞生了今日的景观生态学。

相关学科为景观生态学提供的基础理论，概括起来主要有以下几项：

(1)生态进化与生态演替理论。

(2)空间分异性与生物多样性理论。景观具有空间分异性和生物多样性效应，由此派生

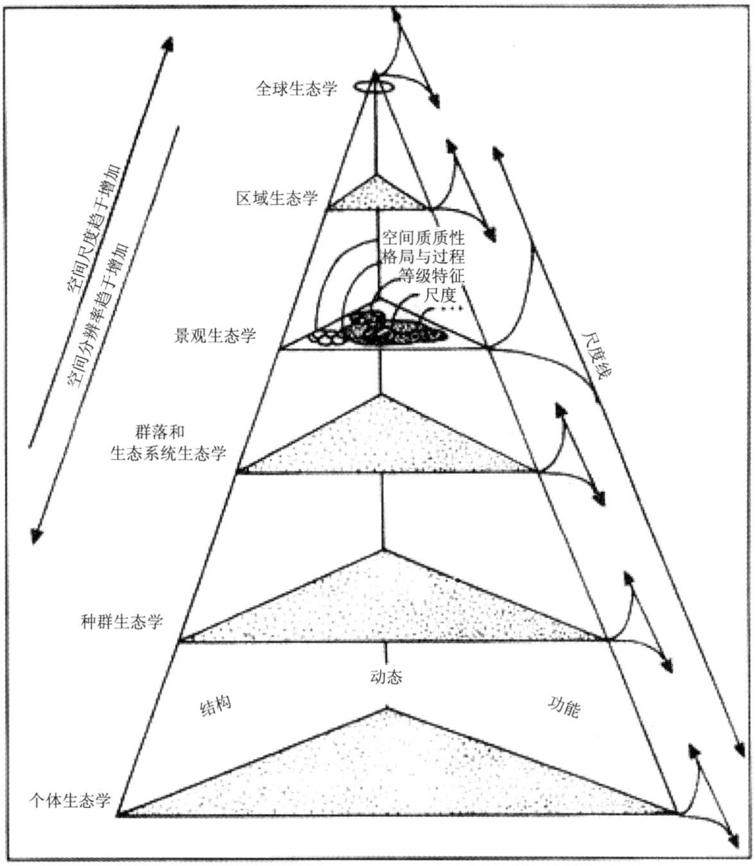

图 3-1　生态学层次分类

出具体的景观生态系统原理，如景观结构功能的相关性，能流、物流和物种流的多样性等。

(3)景观异质性与异质共生理论。景观组中的基质、镶块体、廊道、动物、植物、生物量、热能、水分、空气、矿质养分等等，在景观中总是不均匀分布的。由于生物不断进化，物质和能量不断流动，干扰不断，因此景观永远也达不到同质性的要求。异质性和共生性是生态学和社会学整体论的基本原则。

(4)岛屿生物地理与空间镶嵌理论。

(5)尺度效应：景观生态学注重研究对象的范围，而不主张进行过多的外延推论。

(6)生态建设与生态区位理论：景观生态建设具有更明确的含义，它是指通过对原有景观要素的优化组合或引入新的成分，调整或构造新的景观格局，以增加景观的稳定性，从而创造出优于原有景观生态系统的经济和生态效益，形成新的高效、和谐的人工－自然景观，生态区位论是一种以生态学原理为指导而更好地将生态学、地理学、经济学、系统学方法统一起来重点研究生态规划问题的新型区位论，而区位生态学则是具体研究最佳生态区位、最佳生态方法、最佳生态行为、最佳生态效益的经济地理生态学和生态经济规划学。

和生态学相比，景观生态学更注重应用，相关的理论分析仅是为景观评价和规划的依据，就属应用生态学范畴。就林业血防而言，生态景观学将为山丘林业血防构建技术提供设计理念和方法。

三、兴林抑螺机理研究

综合多年实践经验和研究结果，可将抑螺防病林的机理归于以下五个方面：

第一，系统内自然环境对生物的作用。以林为主复合生态系统内的环境因子较之原来的芦草生态系统明显不同，如低洼积水环境的消除、土壤湿度的下降，光照中紫外线成分增加，长期的水淹以及温度的改变等都朝向不利于钉螺孳生的方向变化，即通过地被物的植被替代，改变钉螺适生的草丛生境，进而改变了钉螺孳生环境的水、汽、热、光照供给的数量和性质，同时也改变了食物组成与结构，使钉螺生长和繁育抑制，这种不适宜钉螺生境的强度随林木生长而加强，持续时间取决于林木保存年限。

第二，生物之间相生相克作用。人工构建植物生态中出现的植物种类或增加的种群数量，对钉螺的孳生产生了一定的抑制作用。人工栽培的枫杨、乌桕等树种落叶中的化学成分如没食子酸、异槲皮素等，可使钉螺糖原下降、谷丙转氨酶及谷草转氨酶比活力发生变化，当这些生物化学物质在地表积累到一定程度时，可造成钉螺营养摄取障碍，蛋白质分解加快，钉螺死亡率上升。

第三，系统内生物之间的食物链关系。鸭等水禽、青鱼等水生动物以钉螺为食，从而降低了钉螺数量；林农复合生态系统的建立，系统内的生物种类发生了变化，钉螺喜食的藻类等植物减少，不利于钉螺孳生。

第四，林、路的建设改变了人畜的行为方式，阻断人畜接触疫水几率，从而减少了血吸虫病的感染。

第五，抑螺防病林生态系统的建立以及给当地群众带来的经济收益提高，在一定程度上改变了人们生产、生活方式，从而控制了血吸虫病传播。

基于理论和实践分析，把影响钉螺分布和数量的生态学因素归结为：①土壤水分含量；②化感作用；③系统营养生态位延长；④生活史阻断；⑤生理遏制。其机理就基于以上五个方面进行阐述。

（一）抑螺防病林改善了钉螺孳生的水环境

1. 钉螺孳生的水文中度干扰模型

钉螺喜湿生境，在水分少、干旱的土壤中钉螺难以生存，土壤水分含量是影响钉螺生存和数量的关键因素（张旭东，1997）。抑螺防病林发挥了乔木林对土壤水分的消耗作用，降低地下水位和土壤表层水分含量，消除了钉螺孳生环境（彭镇华，江泽慧，1995；吴立勋等，2004）。雨过地干是森林改善土壤入渗性能和林冠截留双重作用下的结果。滩地实践观测表明，钉螺密度与地下水位高程、土壤水分含量有紧密联系，并且呈现极为明显的抛物线关系，即钉螺密度在中等条件的地下水位时最大，而水文干扰强烈时，钉螺密度相对较低，水文干扰不够时，钉螺密度相对稀少。钉螺孳生从水文上考虑，可总结为中度干扰理论（模型如图3-2）：

若把疫区生境的干扰度定为 B_s，钉螺孳生生境时周期性水文干扰的产物，其本身生长有湿地植物，具有湿地特性，此时 $d_1 < B_s < d_2$，生态系统水生生态系统与森林生态系统之间，为水陆交错带上的草丛生态系统。在水文过度干扰（$B_s > d_2$）或不干扰（$B_s < d_1$）时，钉螺适宜生境消失，其本身无法孳生，则立地发育为地带性水生生态系统和森林生态系统。山丘区钉螺孳生的中度干扰理论得到实际测定数据的支持与滩地长期研究的证实，即仁寿县疫区钉螺孳生调查时水稻田、耕地没有钉螺，水陆交错带与农林交互带草丛中有钉螺，森林中没有钉

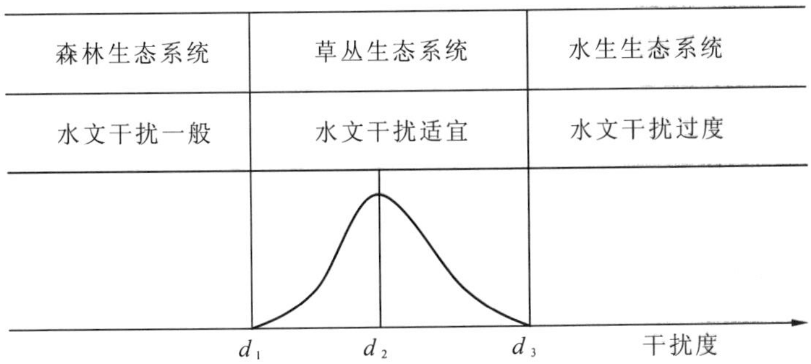

图 3-2　钉螺孳生的中度干扰模型

螺。造林灭螺、兴林抑螺、抑螺防病、农林复合经营等滩地长期血防实践与文献著作都证明林与螺的相克。

2. 森林耗水问题

林分的稳定性与对水文干扰的抵抗性使得林分不能提供钉螺孳生生境的水分条件，而成为抑制钉螺的生境。林木耗水性根据研究尺度的不同分为：树木个体耗水性和林分群体耗水性。树木个体耗水性指的是树木根系吸收土壤中的水分并通过叶片的蒸腾能力，林分群体耗水量包括林木蒸腾和林地地表蒸发耗水量两部分，因此受林分结构、组成和立地条件的影响，其中林木蒸腾耗水通常占林地蒸散耗水的绝大部分(章应峰等，2001)。林木消耗土壤水分和降低地下水位的作用可以从植物个体水平、林地水平和流域水平等 3 个层次阐述清楚。

从林木个体水平来说，林木耗水是林木的一个遗传特征，不同的植物个体耗水能力不同。不同生活型的植物耗水量不同，总体上呈现这样一个规律：乔木 > 灌木 > 草本，根据作者(蒋俊明，1995)多年研究结果显示(在水分供应充分时)：若裸土蒸散量 1，草本则为 1.1 ~ 1.2；灌木则为 1.2 ~ 1.3；乔木则大于 1.4。乔木高大，能更多的利用空间资源(特别是光能)，生物量高，生理代谢和构筑身体需要的土壤养分较多，需要较大的蒸腾压力带动水流输送矿物质，对土壤水分的消耗总量较大；灌木和草本较低矮，生物量小，生理代谢和构筑身体需要的矿物质较少，对水流的蒸腾压力较小，对土壤水分的消耗也较少，因此灌木和草本耗水量相对较小。从林地水平考虑，基于林木个体的水分消耗规律，如果水分供应能力相同，不同林分对土壤水分的消耗能力不同，人工乔木林对水的需求大于灌木林和草地。林地在水资源充沛长江下游滩地栽植杨树后，随着林龄的增加，植物耗水增多，导致地下水位下降，符合直线方程：$Y = 0.0862x + 0.4253$($r = 0.66$)(吴立勋等，1999)；在干旱和半干旱地区，植物耗水降低地下水位的作用更为明显，如密度过大的乔木林也会导致土壤水分匮缺，形成土壤干土层，地下水位下降(杨维西等，1996)。常见的抑螺树种——杨树是喜光的强阳性树种，蒸腾强度大，每平方米的叶面积蒸腾量可达 4.4L；当林地叶面积指数为 4 ~ 5 时每平方米每天蒸腾量达 17.6 ~ 22L，折算水柱高度为 1.76 ~ 2.2cm，在生长旺盛季节其降低地下水位作用极为显著(吴立勋等，2004)。随着地下水位的降低，土壤含水量也随之降低，并和地下水位呈现直线关系，当土壤含水量低于钉螺适生环境条件时，钉螺不能在此生境中存活，就达到了兴林抑螺的目的。

从流域水平来看，人工造林导致了流域可更新水资源水平的降低，导致流域年地表径流总量的减少，这一结论得到了来自全球 504 个集水区数据的支持(Jackson et al., 2005)。综合所有年龄人工林数据，草地、灌木或农耕地造林后，溪水流量以每年 180mm 和 38% 的速度降低，6 ~ 10 年的人工林溪流平均每年降低 155mm 和 42%，而 10 ~ 20 年人工林平均每年降低

227mm 和 52%。一些研究明确指出：获取生物量和水资源保持的矛盾，即人工林会造成地表可更新水资源的丢失，造林获取生物量就会导致水资源损失，二者不可兼得(Jackson et al., 2005)。但在水资源充沛，血吸虫和洪灾泛滥的长江流域构建耗水量大的人工乔木林是极为合适的，除了发挥植物耗水，降低地下水位抑制钉螺生存的作用以外，还能发挥截流降水、固坡防岸、调节径流、削减洪水和固碳等多种生态系统服务功能。

3. 抑螺防病林水分平衡偏移问题

滩地钉螺孳生生境是一个开放系统，水文干扰频繁，易导致钉螺泛滥。抑螺防病林建设能改变钉螺赖以生存的局部地表水分平衡，使得水分偏向于地上。

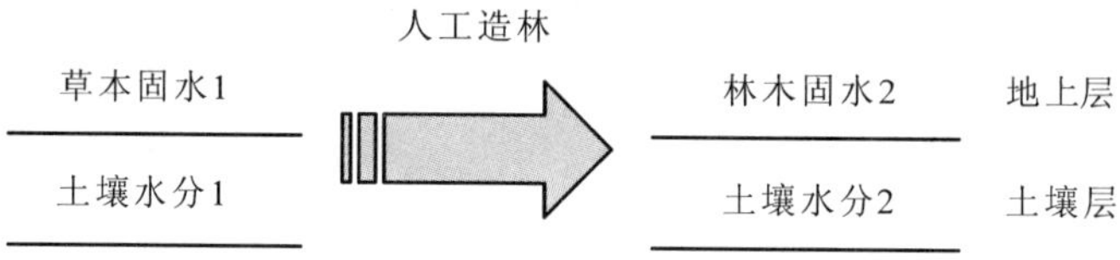

图 3-3 抑螺防病林的水土循环偏移

钉螺孳生的滩地草地生态系统中的草本群落存在一个固水量，人工造林后，林木存在一个固水量，土壤也存在一个固水量(图 3-3)。现有研究表明，抑螺防病林建设后，土壤水分含量降低，表明土壤水分 1 > 土壤水分 2；而草本群落生物量明显小于林木生物量，表明林木固水量明显大于草本群落固水量。从水分平衡上考虑，则草地水分平衡表现为土壤偏向性，而林地水分平衡表现为地上偏向性(假定草本含水量与林木含水量相差不大)。草滩湿地造林后，调整了水分平衡系统，使得原本的土壤偏向性系统向地上偏向性转移，改变了钉螺赖以生存的湿地生境，达到了森林抑制钉螺种群的孳生与爆发的目标。

(二)植物化学物质对钉螺生存的限制作用

1. 化感物质对钉螺的影响

桉树的枝叶、枯落物、叶片挥发物、根系分泌物及林下表土的水溶物中都含有能够抑制林下其他植物、动物和微生物生长的物质，如蓝桉 *E. globules* 能产生对黄瓜有抑制作用的物质。从桉树体内分离得到的水溶性化感物质主要有阿魏酸、香豆酸、绿原酸、咖啡酸、巨桉酸、没石子酸、季豆酸等酚酸类化合物；挥发性化感物质有蒎烯、均烯、非兰烯和桉树脑等，这些物质能够抑制桉树林下的植物和动物生存，使得桉树林下植被稀少，草本层不发达，土壤表层干燥，物质循环减慢，不适于钉螺生存和繁殖。调查表明：桉树林下无钉螺分布，桉树化学物质抑螺机理有待进一步深入研究。

据国内外研究结果显示，一些重要的抑螺杀菌作用的植物的有效成分已被基本确定。夹竹桃活性物质主要为夹竹桃强心总甙，枫杨为含水杨酸、内酯、酚性成分及大量抗坏血酸；巴豆种子提取物其主要化学成分为巴豆酯、巴豆毒素、巴豆糖苷体、黄酮、香豆素等，其中，活性成分主要是巴豆酯和巴豆毒素；麻疯树提取物麻疯树酚酮 A、麻疯树酚酮 B、16-羟基麻疯树酚酮、麻疯素、β-谷甾醇-β-D-葡萄糖甙、蒲公英脑以及 β-谷甾醇等；变叶木叶提取物含有大量酚类化合物，成熟叶提取物中的反式阿魏酸含量较高，嫩叶提取物中的绿原酸含量较高，因而表现出不同的抗菌活性；乌桕叶提取物中分离到 N-苯基-1-萘胺、正三十二烷醇、9, 12, 15-十八碳三烯-1-醇和十六烷酸乙酯，从乌桕茎皮提取物中分离到 β-谷甾醇、十六烷酸乙酯和 3, 4, 3’-O, 三甲基鞣化酸；从红穗铁苋菜叶提取物中分离到抗菌活性物质五倍子酸、鞣云实精和老鹳草鞣质；用柱层析分馏法从红桑提取物中分离到三十碳六烯和三萜(烯)类化合物，其中三萜(烯)类化合物有较强的杀软体动物活性；山麻杆叶、茎和根皮的甲醇提取物主要含有醛类和萜类化合物，泽漆全草含丁酸、皂甙(Phasin)、槲皮素-3,5-二半乳糖甙(tithymalin)、泽漆醇(heliscopiol)、糖类、三萜等成分乌桕叶和茎皮中分离出黄酮类、香豆素类、三萜类和二萜类等33种化合物，其中二萜化合物对皮肤和黏膜有强烈的刺激作用，可引起红肿、发炎并有促癌作用。

由于抑螺植物的药效缓慢、资源分布地域性、有效成分低、提取费用高、毒性差等许多制约因素，目前尚未研究出一种理想的抑螺植物，对于特效抑螺剂研制必须满足：在功效与氯柳胺相近，提取和加工成本不能过高，生产的原料较为广泛。

植物通过淋溶、挥发、分解和分泌释放到环境中的化学物质能够抑制钉螺的生存和繁殖。研究结果表明，植物化学物质对钉螺有明显的杀灭作用，从国外1933年就提出用橡形木属植物的果子控制血吸虫病以来，国内外研究人员发现了上千种植物灭螺剂(周晓农，2004)。这些结果表明许多植物化学物质能够抑制钉螺生存，但专用的灭螺剂却需要人工取材，提取浸提液，较为麻烦，还需要利用成品树木，代价较大；年年喷洒，提取工艺复杂，类似于化学制品的灭螺药品，适宜使用于人类活动密集地区，这地区往往不易进行林业生态工程治理。利用含有灭螺剂化学物质的树种，在钉螺孳生环境中造林，利用植物本身的淋溶、挥发、分解和分泌物质来控制钉螺生存和繁殖，达到控制钉螺内生环境，控制血吸虫病的目的，这就是兴林抑螺机理之二——植物自身化学物质抑螺。这些抑螺植物不只是树木，还有大量的草本，其中许多都是名贵的药材，这些有良好市场前景的药材也为血吸虫病流行地区改善水系生态环境、发展农林复合经营提供了素材。

2. 钉螺适生性与植物中的化感物质

自然界化植物的次生代谢产物通过淋溶、挥发、分解和分泌途径向环境中释放，极为平常。分解作用是生态系统物质土地循环中的一个重要环节，它直接促成了有机物向无机物转化，本身的分解物质与剩余物都会表现为化感作用。经蒲江桉树测定表明，蒲江巨按根系、根系土壤的主要化感类别都是芳香酸酯；洪雅的巨按根系的主要化感类别是长链脂肪酸，根系土壤的主要化感类别是烷烃，芳香酸酯等芳香族化合物的抑制作用可能是蒲江、洪雅两巨按林地物种差异较大的主要原因(王晗光等，2009)。长江下游疫区滩地在构建杨树-农作物复合生态系统时需要考虑植物的化感作用、种类配置、病虫害控制、杨树自毒作用等，考虑复合系统生态关系优化与林地健康，保持当前生产与长远生产的协调与统一(万开元等，2005)。抑螺防病林自身化感物质对钉螺等水螺类孳生的副作用能影响其布格局。淡水螺容易受到化感物质的影响，本身为软体动物，缺乏完善的皮肤，且直接在分解层取食，直接浸泡在化感物质之中。钉螺对生境中的化感物质存在选择性，适应则能生存，不适应则规避，陆地生境中森林水文循环较快，化感物质积累明显，毒性明显，是阻止钉螺向陆地发育的因素之一。

抑螺防病林林冠作用截流功能，降低暂时性地表水量，积累化感物质，避免流水冲蚀腐殖酸等高碳大分子，保留了对钉螺抑制作用的物质。土地利用类型不同，径流系数不同，使得地表水的量不同。从川西南山地干热河谷和苏南丘陵地区不同土地利用类型的径流系数可以看出，林地的径流系数为2.84%，灌丛为11.01%，荒草坡为8.76%，无植被对照径流场为25.99%，依次排序为：无植被>灌丛>荒草坡>林地。因此，森林林冠截流降水导致地表径流很低，地表水极不充分，而荒草坡和灌丛缺少林冠层的截流，地表径流偏高，而无植被的径流场缺少林冠和灌草的截流而地表径流最大，超过了降水量的1/4。

地表水不丰富，化感物质下渗与疏除作用不明显，使这些化感物质在表土层积累，使得生活在地表10cm内的钉螺无法正常的生长发育、无法生存繁衍。通过不同土地利用类型径流系数的比较可以看出，地表水的量有明显的差异。因此，森林对钉螺的抑制作用也得益于林冠截流降低增加了化感物质蓄积，这些物质的积累促成了森林对钉螺的孳杀。

（三）生态系统营养生态位延长

食物链上中间环节生物的种群爆发，必然与营养生态位偏途有关，即食物链不完整，缺少天敌。自然生态系统中钉螺以植物和蕨类为食，位于营养级第一级，占据一定的营养生态位，且存在营养生态位重叠滩地生态系统食物链不完善，鸟类减少，使得系统营养生态位发生偏途，物质在钉螺类上发生堆积，系统不畅通，发生种群爆发。1990年发现钉螺的天敌——灰斑鸻 *Pluvialis squatarola*。它属于鸟纲鸻形目，是一种小型涉禽，和他鸻形目鸟类，具有长足、短尾、尖翼的特点。经解剖表明灰斑鸻胃中钉螺数量最多可达90余只，平均也有50只。

抑螺防病林生态系统的建设与完善，可增加鸟的种类和数量，完善了湿地生态系统的食物链，补充生态位。在构建抑螺防病林体系中，要充分考虑到鸟类对钉螺种群的调节作用，强调保护乡土鸟类，尤其是水禽等必要性。通过人工饲养禽类，如鸡、鸭、鹅等控制钉螺种群数量。在现实钉螺孳生生态系统基础上，通过生态系统管理、抑螺防病林体系建设、湿地生态系统恢复与重建等生态建设内容，构建新湿地生态系统，完善营养级、食物链，促成天敌补充（增养、保护增效）是控制钉螺种群的重要技术措施。

在血吸虫流行区，上游钉螺通过水系扩散至下游，使下游的治理成效归于反复，因此在源头地区通过人工或保护增益的天敌控制，完善食物链结构（图3-4），天敌控制虽然不能灭绝钉螺，但对当地与下游地区钉螺数量的有效控制作用极为明显。天敌控制是生态防控的体现，是生物控制的案例。

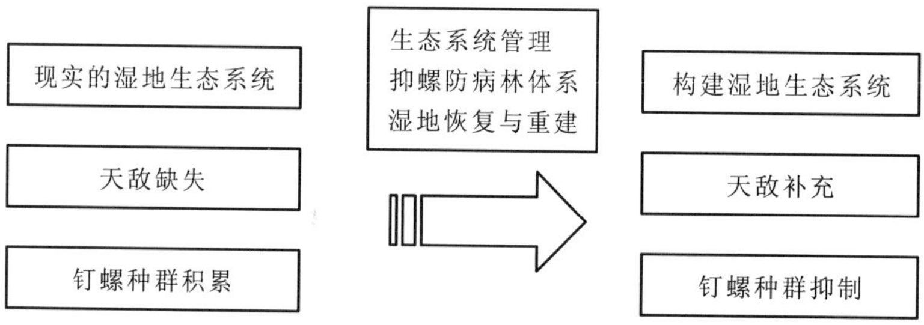

图3-4 湿地生态系统恢复（钉螺天敌种群的培植）

（四）生活史阻断

抑螺防病幼林期，林分尚未郁闭，林内灌草层还很丰富，在地表水充足条件下，钉螺依然能够完成生活史，形成种群。在山洪、滑坡等自然干扰下，钉螺依然能够繁生，造成扩散，因此在幼林阶段，可通过农林复合经营实现林分定植初期的钉螺防控（刘晓洪等，2006）。血吸虫疫区人口密度大，土地资源紧张，兴林抑螺的同时，要考虑农民的生计问题，因此农林复合抑螺防病模式是疫区社会、经济现状与发展的必然选择。幼林阶段通过频繁耕地、播种、除草、松土、施肥、除虫、收获、再播种等往复循环，直接导致了钉螺交配、产卵、卵发育等过程的缺水；耕地高效利用就是提高复种指数，通过频繁地对土壤干扰使得钉螺无法获得足够食物，并于阳光下暴晒，尤其是对螺卵的破坏较大。生殖环节是生物种群生活史中最为脆弱的环节，螺卵需要在潮湿的生境中保藏，水分适宜、温度适宜时才能孵化呈幼螺，而耕地的频繁干扰直接影响了螺卵的发育，阻断了生活史环节，抑制了钉螺种群。

除了脱水性质的土壤干扰外，长期淹水也是一种干扰，使钉螺无法完成生活史，钉螺属湿地生物，取食、交配、产卵、卵孵化都在湿地上进行，水体仅是扩散的通道与动力，因此湿地改为鱼塘、水库后也可有效压缩钉螺孳生面积。

（五）生理遏制

研究表明：抑螺林内钉螺的糖原减少，甚至消失；乳酸脱氢酶和琥珀酸脱氢酶等活性明显减弱，枫杨、乌桕凋落物中的山萘酚、没食子酸、没食子酸乙酯等干扰了钉螺体内的能量代谢和物质合成系统，使得糖原和蛋白质含量降低，生存和繁殖能力降低；但这些化学物质对钉螺的毒杀作用存在时间积累效应（彭旦明等，1995）；林地内钉螺的转氨酶活性高，一方面是由于钉螺生存环境营养不良，另一方面生存环境改变使得钉螺的适应性降低，体质减弱、易感染致病，从而使得钉螺体内的转氨酶上升（彭卫平等，1995）。

现有研究表明，抑螺防病林生态系统还影响着钉螺超微结构、氨基酸、蛋白质、转氨酶、糖原等含量，从而影响钉螺的生长和繁育，通过环境改良遏制钉螺生长发育，进而阻断生活史完成。

四、抑螺防病林研究进展

（一）抑螺防病林对环境因子的影响

以往林业血防的研究和试验主要是以湖沼型和水网型作为对象，研究内容包括林分结构、植物材料、抑螺机理、配套工程建设技术、抑螺效果评价等多方面，并构建了适合于该两类地区的技术体系和规程，这些成果的取得有力地推动了抑螺防病林工程的全面实施。具体研究结论如下：

1. 抑螺防病林生态系统对环境因子的影响

钉螺的分布与环境温度、水和土壤等因素密切相关。林业血防工程的核心是通过改变钉螺适生环境，降低钉螺密度，切断血吸虫繁殖载体达到防病目标，同时还要求改善区域生态环境，提高区域综合效益。因抑螺防病林建设改变了钉螺孳生的芦苇、杂草等植物为主的生态环境，系统内温度、土壤湿度、地下水位以及光照强度等生态因子均发生一定显著的变化，新的生态系统不利于钉螺的生长、繁殖。

2. 抑螺防病林生态系统对生物多样性的影响

抑螺防病林的营建是一项系统的生物工程，植物种群的结构随着林分林龄、郁闭度的变化而发生演变。不同的林相内有着不同的林下植物构成，不同的林下植物有着不同的动物、微生物、藻菌类群；林相不同，钉螺分布密度也不同。而钉螺的孳生繁衍，除环境外，还需要一定的营养物质，以补充其体内的氨基酸、糖原、蛋白质等螺体主要构成成分。钉螺可摄食原生动物与植物，但以摄食植物性食物为主，其嗜食种类包括藻类、苔藓、蕨类和草本种子植物等。据研究，钉螺的食物种类有：白茅、狼尾草、稗、芦、荻、雀舌草、地锦草、小羽藓、浮藓、角藓等。抑螺防病林生态系统可改变滩地地表动植物及微生物组成，从而引起钉螺食物结构的改变，导致钉螺取食受到影响。现有研究表明，有螺滩地生物多样性的改变直接影响其抑螺功效。抑螺防病林生态系统对草本植物群落物种组成、群落类型、物种多样性、原生优势种的重要值及生物量变化均有一定的影响。抑螺防病林生态系统的植物多样性指数、群落均匀度随水位高程增加而增加，个体数及生态优势度则下降；原生境条件的改变还表现在草本植物群落的 Shannon Wiener 指数和丰富度以及 Pielou 均匀度指数均有一定程度的提高，使草本植物群落的物种多样性有所提高，原优势种芦苇和荻的重要值和生物量则有所下降。实验室研究发现黄放线菌代谢产物“530”、凸形假单抱菌“673”、浅灰链霉菌“230”等微生物具有一定地灭螺作用，但在抑螺防病林生态系统中，抑螺微生物及抑螺动物的生物多样性有何变化，变化后对系统抑螺防病功能有何影响，近年来已开始受到关注。

3. 抑螺防病林生态系统对钉螺理化性质的影响

物质循环、能量流动以及信息传递是构成生态系统功能的重要组成部分。抑螺防病林生态系统的建立，改变了芦苇滩、草滩等钉螺适生的环境条件，改变钉螺生理生化特征。对超微结构的变化：滩地钉～螺肝腺管棒状细胞层表面形成大量似珊瑚状带导管微绒毛，微绒毛聚集成纤毛，通过导管与胞体相通；抑螺防病林生态系统中钉螺肝腺管棒状细胞表面微绒毛排列混乱、萎缩或断裂，胞浆内出现空泡样变或呈溶解状态，或胞浆固缩，这些病理改变势必会影响钉螺对营养的吸收和贮存，以致“能源枯竭”，从而导致生存和繁衍能力下降；氨基酸的变化：抑螺防病林生态系统雌、雄钉螺的氨基酸含量分别比滩地平均降低约25%和10.1%。由此可见，抑螺防病林生态系统中钉螺取食藻类及草物的营养来源发生变化所造成钉螺单位体重氨基酸含量减少，导致营养不良，代谢失调，是钉螺密度下降的主要原因；蛋白质含量变化：滩地钉螺总蛋白质含量高于抑螺防病林内，其中雌螺高36.9%，雄螺高9.7%；滩地系统内，钉螺雌体比雄体含有较多的总蛋白质，而在抑螺防病林系统中，雌雄钉螺的总蛋白质含量差别不大，这表明森林生态系统的建立降低了钉螺，尤其是雌螺的总蛋白质含量，而引起钉螺营养不良；转氨酶的变化：滩地和林地雌雄钉螺之间在谷草转氨酶(GPT)和谷丙转氨酶(GOT)的活力上有显著差别，且均为雌螺酶活力高于雄螺，两种酶的比活力上，林地螺比滩地螺大幅度增高，变化在40%～169%，雌雄钉螺相比，两种酶的比活力在不同环境条件下呈现相反的趋势。滩地生态系统变为抑螺防病林生态系统后，螺体转氨酶活性升高，而使阳性钉螺密度减小；糖原含量的变化：糖原含量的减少不利于钉螺的生存繁殖，从退水到来年上水前，抑螺防病林林地和滩地钉螺糖原含量变化趋势一致，即在11月以后，钉螺体内糖原不断累积，至翌年1月含量达最高，随着温度的升高，钉螺不断消耗体内贮存糖原，至4月大幅度下降，但林地钉螺糖原含量始终低于滩地。

(二)植物抑螺资源研究

抑螺防病林的构建是以抑螺防病为最终目标，抑螺效果首先取取决于植物材料与优化模式类型两个方面。

1. 抑螺植物材料种类

抑螺植物材料在本项研究中是指对钉螺有杀螺或驱螺的植物材料，这些植物材料的灭螺和驱螺效果主要应体现于：生长过程中的分泌的他感物质，更为主要的是这些植物(不同生物器官、不同发育程度)凋落物(水浸物)以及它们有效成分的提取物。

迄今为止，大约已有1000余种植物被用于灭螺活性试验，并筛选出一些对钉螺具有较强毒杀作用或对钉螺繁衍有抑制作用的植物。但这些灭螺植物主要用于杀灭分布在欧洲、非洲及美洲地区的几种水栖型钉螺如(*Biomphalaria glabrata*)和(*Bulinus trancatas*)，而对分布在我国及亚洲地区的水陆两栖钉螺的杀灭作用研究较少。

据Guo对分布在我国的500种植物的研究发现，有20种植物对钉螺有强烈的毒杀效果，於凤安等的研究则表明这些植物如长时间作用于钉螺(一个汛期)，很低的有效成分浓度也可使钉螺的多种生理生化指标显著地发生变化。

具有抑螺作用的植物材料众多，选择那些植物材料作生产推广还需多方研究试验，它不仅与抑螺效果有关、同时生态学特性，经济价值有关。

2. 优化配置模式及技术要点

抑螺防病林优化模式的构建：滩地造林后林地钉螺的分布与造林密度、耕种抚育等因素密切相关，我国学者对抑螺防病林的整地、树种选择及造林方式、间作模式、间伐、结合造林的水产养殖等方面做了大量工作，形成了一套操作性较强技术体系。整地要求“路路相通、沟沟相连、林地平整、雨停地干”以达到排除积水，降低地下水位，减小林地土壤含水率，破坏钉螺适宜孳生的潮湿环境，减少人畜接触疫水的机会，降低人畜感染率的目标；栽植种苗必须高于洪水水位高度，保证树苗顶部暴露于空气中，因此种苗高度一般要大于4.5m，这要历年行洪高度为依据；造林树种除杨树外，还栽植了枫杨、乌桕、益母草，提倡营造多树种的混交林；造林株行距采用窄株距宽行距非均匀配置，林带方向与水流方向一致，以利行洪、泄洪；林下间作模式可采用杨树+小麦、杨树+油菜、杨树－益母草等模式，在充分发挥抑螺防病林多种功能的同时，促进生态系统结构与功能的完善。滩地抑螺防病林模式的系统结构见表3-1。

（三）实践技术形成

1. 抑螺防病林树种选择与生态位替代技术

滩地淹水环境对幼林成活及林木生长有一定的影响，一年之间水陆交错，不同年份的淹水时间和淹水深度有很大的变化，一般的生物很难适应，能在长达3～5月淹水条件下的成活的树种较少，多限于杨树、柳树、枫杨，这是区别于山丘区最明显的特征，因此水网型 和湖沼型的抑螺植物选择余地较小，只能是一些极耐耐水湿的树种；滩地草本群落有利于钉螺的孳生、蔓延，特别是一些与钉螺有正相关的草本，如水芹等优势种群对钉螺生长有利，因此可栽植一些不利于钉螺孳生的草本，如益母草、替代原有群落，并适当通过抚育、除杂草等人工措施，维持构建新种群的优势度，最终达到种群间的生态位替换，但基于钉螺生境频繁水文干扰的特性，一些非乡土抑螺植物不能入侵、定居，自发建设起稳定的抑螺群落；因此需要选择适宜植物，并通过帮助和生境改造实现对钉螺生境植物群落的替代。

2. 农林复合适度干扰阻断技术

长江下游湖沼滩地常年处于稳定或季节性水文的干扰，钉螺孳生是湿地环境过度干扰的产物，即水文蓄积与杂草丛生保持了钉螺孳生的适宜水分、光照和温度。依照钉螺孳生的生活史过程与生态位维度对该生境的适度人为干扰，如农林复合经营改善地表土壤环境，人工造林等，这种通过对环境调控的灭螺方法较药物直接灭螺更富有科学性和系统性。在抑螺灭螺的同时，还需考虑经济因素，抑螺模式必须与经济效益相结合，才富有生命力和推广前景，因此营造速生的杨树林和实施农林间作、林－牧复合经营即是抑螺防病的要求，更是经济现状发展的需要。

3. 抑螺防病林技术模式的农林牧渔经综合技术

滩地湖沼和水网地区抑螺防病林模式按其系统的结构和功能分为：纯林、混交林、林+农、林+牧、林+农+鱼+加工、林+农+牧+鱼+加工等类型，再细分可按树种、林间种养品种、一年间作次数、林木配置方式等具体的模式，抑螺模式构建要考虑立地，按照“适地适树、适结构、适模式”的原理进行模式设计与营造，并采取相应经营管理措施。滩地为湿地环境，结合抑螺功能的树种选择与经营管理技术构成了滩地抑螺防病林的技术模式。

（四）抑螺防病林生产实践

依照钉螺物种特性、生态适应性，相关生态学理论和试验研究表明：钉螺孳生的湿地生

表 3-1 滩地抑螺防病林模式的系统结构

模式类型	纯林	林+农	林+农+牧	林+农+渔+加工	林+农+牧+渔+加工
林种	经济林(水蜜桃、奈李、梨等) 用材林(杨、柳、枫杨、池杉)	意杨+农 池杉+农 柳+农 枫杨+农	杨+农+牧 柳+农+牧	杨+农+渔+加工 桃+农+渔+加工	杨+农+牧+渔+加工 杨(桃)+农+牧+渔+加工
种养品种	无间作	林+小麦(油菜、黄豆、蚕豆、芝麻、萝卜、红菜苔、白菜、大蒜、土豆、玉米、黄麻、棉花、豌豆等) 林+林下育苗	林+农+山羊(鹅鸭猪等)+加工	杨+黄麻+渔+加工 水蜜桃(意杨)+棉花+渔+加工	杨(水蜜桃、奈李)+农+山羊(猪)+渔+加工
间作次数	无间作	一次间作	林+蔬菜(萝卜、大蒜等);林+农(小麦、油菜)		
		二次间作	林+农(小麦、油菜等)+农(棉花、黄麻)		
		三次间作	林+农(小麦+油菜等)+农(棉花、芝麻等)+牧(山羊等)+养(鱼、鸭、鹅等)		
林木配置方式	3m×10m;5m×6m 4m×5m;4m×8m 4m×7m;6m×6m 林网	林(3m×10m)+农(蚕豆-黄麻) 林(5m×6m)+农 林(4m×7m)+农	林(3m×10m)+农+牧 林(4m×7m)+农+牧	林(5m×6m)+农+渔	林网+农+牧+渔

境(季节性或长期相对稳定的)是通过低熵生物系统培植来降低生境熵值、降低地卜水位和地表水数量,用森林生态系统替代草滩湿地生态系统,结果表现为钉螺数量的降低。血吸虫生活史复杂、脆弱;钉螺生态位狭窄,森林构建地改变了钉螺赖以生存地被物,间种、抚育等干扰对钉螺的影响是多方面:直接杀灭、阳光下暴晒、打断生殖过程等。配套的林下套种、林牧、林禽、林渔复命经营、林道、围栏步道集约化经营等组成了林业血防的全体系,直接全方位多途径控制了钉螺孳生的生境,使得系统熵值保持在螺不能繁生的高熵和低熵状态。其中农业规模化利于减少田埂和沟渠数量,水利综合化利于发展禽蛋产业,提供重点开发区和优化开发区的集约化高效经营水平和质量,提高生态产业的规模化和专业化水平,更利于优化国土资源开发格局。

五、林业血防的成果要点

(一)抑螺防病林抑螺防病的原因

从血虫的传播途径和与钉螺的关系分析认为:林业血防是一个最好生态调控办法,在控制血吸虫起着主导作用,其他的技术措施是临时性和辅助的。其原因有以下几个方面(蒋俊明,2010):

——林木建立,可最大限度地改变环境的微气候生态条件;如光照,气温、湿度。

——森林植被建立,可改变钉螺的食物来源。林木的生长,对林下草本的生境条件影响极为明显,一方面改变草本的盖度,同时改变草本种类,进而改变了食物结构。

——栽植林木具化感作用，对钉螺具有驱螺作用，压缩了钉螺的生存空间。

——林木的根系分泌物及凋落物对钉螺具有毒杀和驱螺作用，如夹竹桃、巨桉。

——森林植被建设可减少人畜接触疫水的几率，起着隔离栏的作用和功能。

林木等抑螺植被发挥的作用与功能的大小取决于血防林的布局、树种和规模。近30年的林业血防工程建设表明，血防区的血防林植被构建成体系后可减少钉螺可减少90%以上的钉螺数量。血防林体系建设是一个较复杂的工程，但最基本的原则是：因害设防，适地适树。林木对钉螺的抑制作用随时间的延长能增加，其他的灭螺、抑螺措施的效果是随时间增加而缩短；林分经营管理措施同样与钉螺的发生、繁殖发育有关。经营管理措施主要包括：生物多样性结构优化措施，林分卫生状况控制措施，林分地上、地下空间管理措施等。林分经营管理措施的对象可以是树木个体，也可以是林分群体。在计划和执行林分经营管理措施时，应该注意措施的多效益发挥和措施效果的持续稳定性以及措施的动态性。林分经营管理措施从本质上来讲，就是调整林分及林木的空间结构，以便于增强林分整体的抗逆性，从而间接调控森林钉螺种群动态，同时也直接控制血吸虫病的流行。

(二)林业血防生态控制评价及其适用条件

基于上述分析，林业血防所倡导以生物控制为主，水利改造、药物和物理控制为辅的技术体系。林业血防具有明显的优点：

(1)林业血防是以整个小流域作为集中防治对象，是群体性的防治措施，防治效果更加有效，能够保证治理成效的稳定性，并随时间的推移，其治理效果递增，最终可达到在流域内消灭钉螺的目标。

(2)林业血防具有预防性和抑螺、杀螺的双重作用，能从根本上抑制或消灭钉螺，进而消灭血吸虫，但必须从模式构建、树种选择与配置等组合技术上下工夫，特别在山丘区还需考虑地形、土地利用，人类活动状况等各个环节，并平衡生态系统中各个组分的组成和结构。

(3)由于从生态系统内部入手，并将系统中的各因子作为生态控制评判主标准，并以发展疫区经济为目标推动建设过程，其防治效果具有稳定性。

(4)林业血防涉及植物学、昆虫学、生态学、土壤学、气象学、林学、水利水文学、水土保持、农学和作物栽培、景观生态学、园林园艺涉学、传染病学、生理学、病理学等众多学科，同时研究了自然生态系统中最主要几大因子：植物、环境、动物和寄生虫间相互关系及作用机理，不同于传统林学或森林培育学，虽然林业血防较为复杂，但目前山丘区的林业血防充分利用了各学科现成的技术和方法，具有可操作性和特点，定量研究较困难，但定性、或者利用黑箱理论基本能提出适合于该区域的技术体系。

(5)防治成本相对较低，治理效果和经济效益高。

(6)控制范围大。

(7)由于从整个生态系统考虑，因此，防治后负效应小。

林业血防主要体现在控制对象的生态性，措施的生态性，环境的生态效益和经营目标的多效益等方面。控制对象的生态性主要体现在控制对象是钉螺适生的生态因子；措施的生态性体现在非化学产品的立地因子改良和生物因子的直接调控；环境的生态效益则体现在对环境的保护和治理；经营目标的多效益则要求森林经营的目标不仅局限于森林单效益的发挥，而追求的是森林综合效益的优化。林业血防与药物控制和物理灭螺相比，克服了药物防治对其他有益生物，包括天敌、鱼类等的危害，同时也克服了治理效果不彻底、不稳定等缺陷，是对灭螺技术的延伸和发展，具有更高的综合性和系统性，是科学技术发展的结果。林业血防相关理论的日臻完善和应用，为疫区生态系统健康、持续功能的发挥开辟了新的途径。随着林业血防理论的深入和应用范围的扩大，对该生态系统管理的特殊性提出了更高的要求，山丘型林业血防涉及面较宽，必须有全社会的参与，同时要求各级政府对行业部门进行统筹和规范。

(三)滩地兴林抑螺建设成就

兴林抑螺生态工程在国家卫生和林业部门的支持下，通过林业、血防、农业、水利等部门的密切协作和各级领导、科技人员、疫区群众的共同努力，取得了巨大成就，主要表现以下几个方面：

(1)首次使用造林来控制血吸虫病流行，从传统化学物理灭螺防病走向了生物防控，开创了世界血防史上林业血防的先河。国际上普遍采用的是世界卫生组织指定的全球性防治血吸虫病三条对策：①采用高效抗血吸虫病药物治疗患者；②使用化学药剂杀灭血吸虫寄主钉螺；③采取有效措施阻断传播途径。基于林业血防在生态产业、生态防护、生态环保、农林复合经营、护埂固岸、人居美化绿化中的重要作用，兴林抑螺已经成为疫区社会主义新农村建设与森林城市建设的重要技术模式。

(2)通过对钉螺生境因子变化的研究，初步阐明了滩地造林抑螺防病的机理。在长江流域湖沼地区钉螺孳生地上，通过人工造林改变原有的生态环境，光谱组成与光照强度及其变化规律、温度和水分及其动态都发生不利于钉螺孳生的变化；林下植物组成的改变影响钉螺食物的营养结构；枫杨、乌桕等树种对钉螺有他感作用，林下套种作物通过对土地的翻耕也有利于抑制钉螺的繁殖，提高了土地利用效率，促进了农民增收。

(3)形成了兴林抑螺生态工程建设的一整套技术。滩地林业抑螺防病生态工程造林难度大、风险高，造林的技术要求也高。经过近20年的研究与实践，已经总结出一整套兴林抑螺生态工程建设的技术，主要有：挖沟抬平，改变小地形，减少淹水时间，提高造林成活率，开沟沥水，降低地下水位，促进林木生长，提高抑螺效果；宽行窄株，林下间种，以种代抚，抑制杂草生长，降低钉螺密度；大苗种植、截干造林，提高造林质量，降低造林成本；种植对钉螺有他感的枫杨、乌桕等树种抑制钉螺孳生等。

(4)林业抑螺生态工程改变了疫区群众的生产与生活方式。林业抑螺防病生态工程提出后，我国长江下游湖区五省各级政府和各地群众，具有极大热情，积极组织工程施工。到目前，共完成抑螺防病林工程建设达25.28万hm^2，取得了良好的生态效益、经济效益和社会效益，疫区群众已从工程建设中得到实惠，并规范了生产流程、优化了生活，从疫区生产与生活方式上构建了符合林业血防要求的生产与生活技术模式，改变了疫区人民生活的物质和精神面貌。

第二节 我国林业血防与生态安全

生态平衡一旦打破，就会造成生态位空缺，一些限制的物种就会泛滥或者灭绝。钉螺种群爆发是生态失衡的结果，而林业生态工程通过造林来填充失衡局部立地的生态位，而改造钉螺适宜生境，从而达到生态安全维护的目的。

从单纯的兴林抑螺到生态失衡、生态安全认识，经历了很长的过程。最初林业研究完全基于生产，生态学研究少，底子薄，文献情报还没有现在这么发达，最新科研成果不能及时查阅，自己摸索的余地大，而借鉴和充实自己机会少。自然生态系统疫源地特性与生态平衡维持能力，促成的生物防治技术地完善与运用。以往的生物防治多集中在病虫害、入侵生物等方面，没有涉及血吸虫和钉螺的控制。通过栽树种草抑制钉螺开创了通过生物资源培育或生态系统构建来达到生物防治目的的先例。在现有技术研发和生态安全体系建设技术体系研发基础上，未来血防研究的方向是在试验示范基础上的集成与推广；在优化产业模式运作基础上，促进疫区林业血防生态安全体系的健康持续运转，确保疫区人民的生命财产安全。

一、生态平衡与钉螺种群控制

(一)生态平衡、失衡与恢复

1. 生态平衡

地球上的水、空气、土壤、阳光给生命的存在提供了最基本的条件，各种生物在这种环境下生存，繁殖、死亡，循环往返，繁衍不息，相互依存，相互制约，有序发育，和谐共生，最终形成一种与环境相适应的平衡（王彦丽，2002），这种平衡是通过相互制约、转化、补偿、交换及适应而建立起来的一种相互协调的动态平衡关系（李维香，2007），这种平衡存在着等级和复杂度。具体表现为这个平衡系统（生态系统）内的生产者、消费者、分解者之间的一种相互关系，较直观的表现在动植物种类和数量的相对稳定上（徐运忠，2004），这就是生态平衡。

生态平衡的第一个层次是环境与生态之间的平衡，即自然界与生命世界之间的平衡。这是生命之所以能够存在的基础，也是生态平衡的关键。因为，如果生命不能适应它所赖以生存的环境，它就不可能生存下去，当然也就没有什么平衡可言。所以，在这个平衡自然界的变化是主动的，生物界的演化则是被动的。当然，自然界也必须给生物世界提供最基本的条件，如阳光、水分、适当的温度和合适的大气成分等。尽管如此，大自然的变化有时还是非常剧烈。如火山爆发，陨星撞击，以及周期性的冰期和间冰期等，必然会致大量生命的死亡。由此可见，生态平衡只是相对的，不平衡才是绝对的，这是自然界的基本规律。

生态平衡的第二个层次，或称次级平衡，是生物界内部的平衡，或者说是生物链的平衡，即动物、植物和微生物之间总体的平衡。这种平衡是生物界长期演化的结果，相对来说是比较稳固的。也就是说，有动物的地方就会有植物，有植物的地方也必然会有微生物，反之亦然。即使在南北两极达到生命极限的边缘地区生命的格局也是如此。

生态平衡的第三个层次，或称第三级平衡，是食物链的平衡。例如，树、鸟和昆虫之间就是如此，果树需要昆虫来传播花粉，昆虫以树叶为食，但如果昆虫繁殖过多，树木就会枯死，昆虫也就失去了生存的基础，于是有鸟类出来调节，鸟类捕食昆虫，树木为鸟类提供栖息之地，三者形成一个小小的生态系统，缺一不可。如果消灭了昆虫，鸟类就会挨饿；如果捕杀了鸟类，昆虫就会成灾；如果把森林砍光，鸟类和昆虫就都会失去生存的基础。

从空间范围看，生态平衡又可分为全球平衡和局部平衡。全球范围的生态平衡首先是指生命世界与生存环境之间的平衡。如上所述，因为有了水、空气（特别是二氧化碳和氧气），有了臭氧层滤去了阳光，有害于生物的紫外线等这些基本条件之后，地球上的生物才有可能生存和繁衍下去。但是，由于地球上的自然状况并不均一，各个地区的生物种类并不相同，所以生态平衡也必然带有明显的区域性特色。

生态平衡是一个暂时的、相对的动态平衡，而不是静止的平衡，这是因为系统内部因素和外界因素都在变化之，一个因素的机能发生变化，就会引起其他方面的变化，对于整个生态系统而言，平衡是暂时的、相对的，而不平衡则是永久的、绝对的，特别是到了人类社会，人类对生态系统的干涉程度超过地球历史上任何一种消费者，表现在人类的智慧和主观能动性，他比任何消费者的适应性都强，迁徙范围都广，所以这时的生态系统同外界因素变化更加显著。

2. 生态失衡

自然生态系统是在长期历史发展中形成的，组成一个生态系统的生命系统和环境系统的各种因素基本上是协调稳定的，无论从外部加进或减少其中某一重要因素，使物质和能量的输出与输入发生改变，或超出它本身自动的调节能力，就可能使生态系统的微妙平衡遭到破坏。由于人类不合理地开发利用自然资源，其干预程度超过生态系统的阈值，破坏了原有的生态平衡状态，而对生态环境带来不良影响的一种生态现象。

在生产活动中，由于人们对生态平衡这样一个非常复杂的问题缺乏正确的理解，忽视对生态系统的维护，对大自然的反作用认识不够，因而在开发利用自然资源时，仅从眼前利益出发，不合理地开发，造成生态失调，破坏了生态平衡，而受到大自然的惩罚。例如，在美国和原苏联，由于盲目的大规模开垦森林和草原，造成了“黑风暴”和严重的水土流失，不但没有达到预期的效果，相反使附近亿万亩良田变成荒野沙丘；原苏联认为最大技术成就之一的伏尔加河水利水电工程，对本国及邻国的环境带来恶劣的影响，造成大片土地的盐碱化和沼泽化，损失极大。新中国成立以来生产建设成就巨大，但由于某些地方没有按自然规律办事，如森林过伐，山地过垦，草原过牧，水域过渔等。特别严重的是大规模地毁林开荒，破坏了森林涵养水分和调节气候的能力，使许多地区气候失调，水土流失加剧。沙化不断扩大，以致有些地方发生无雨便涝；自然灾害频繁。这种状况形成恶性循环，而且愈演愈烈，严重地危及农牧业生产。这些都是生态平衡遭到破坏的恶果。

生态平衡的破坏有自然因素，也有人为因素。自然破坏的生态平衡称为第一环境问题；人为破坏生态平衡称为第二环境问题。自然因素破坏的生态平衡，消费者处于被动地位。第一环境问题例如第四纪冰期结束后地球上许多物种灭绝，这期间许多生态系统遭到破坏，此后许多地方恢复不了原来的面貌。

人为因素破坏的生态平衡是由于人类对资源的过度开发和利用的结果。人类活动不但直接干涉生态系统的生产者，而且还影响无机环境，上至大气层，下到地下几千米，江河湖海都有人类活动的足迹，这些活动有些直接破坏了生态平衡，有些间接破坏了生态平衡，这是第二环境问题。虽然有此可以通过自身调节和发展以及参与人类活动可以达到平衡，或重建平衡，但需要相当长的时间。

3. 生态平衡修复

生态系统的核心是生物群落，生态系统内的是通过生物群落所具有的自动调节和修复能力来维持的。因此，只要充分认识和掌握生物调节机理，积极地创造生物种群自身修复能力的合适条件，在大多数情况下，原先已经失调或破坏了平衡系统仍可以重新。例如：澳大利亚为了发展畜牧业，引进了大量的牛羊。然而意想不到的事情发生了。4500 万头牛每天有 4.5 亿千堆又大又湿的牛粪排泄在草地上，大片的草地被牛粪盖得严严实实，压抑牧草的生长，牛粪风化后又干又硬，几年也不分解，挡住牧草，植物呈现“黄化现象”。不久即枯死，绿色的草地出现了一块块秃斑，每年被牛粪毁坏的草场竟达36000 万亩①，严重地威胁畜牧业的发展。牛粪激增又为苍蝇提供了大量繁生的生态条件，使苍蝇的数量剧增。苍蝇是传染病

① 1 亩 =1/15 公顷。

的媒介和家畜寄生虫病的中间宿主，严重危害人畜健康。

为了解决这个问题，生物学家们从生态学的角度决定放养蜣螂(俗名屎壳郎)，处理牛粪，进而间接消灭苍蝇。十多年来，澳大利亚从中国和其他地区引进了若干种蜣螂，每年在300多个点上放养500万只蜣螂，二年之内，成绩显著。蜣螂把刚排出的牛粪滚成球团，最后以它们各自巧妙的方式神速地运贮于地下。这样，不但疏松了土壤结构，增加了土壤养分，促进了绿色植物的生长，而且控制了苍蝇的繁殖，遏止了寄生虫和病菌的扩散，很快使昔日几乎崩溃的牧场又充满了盎然的生机，而且牧草的产量翻了一番，小小的屎壳郎，在调节生态平衡中竟发挥出如此巨大的作用。澳大利亚是基于生态平衡第三层次平衡的修复，即食物链，牛粪泛滥而缺乏捕食者，则造成了苍蝇孳生，而屎壳郎清理了牛粪，从而限制了苍蝇的孳生。实际上更为常见的生态平衡修复是第一平衡、第二生态平衡的修复，即通过裸地、耕地或沙地造林，或者天然林封禁管理来平衡生物与环境、来平衡生物内部，养蓄生物量，培养微生物和动物，丰富食物链。

(二)钉螺种群爆发与生态失衡

1. 钉螺孳生、血吸虫病流行的根源分析

一般来说，具有复杂食物网的生态系统中一种生物的消失不至于引起整个生态系统的失调，但食物网简单的系统，尤其是系统功能上起关键作用的物种，一旦消失或严重破坏就会导致整个系统的剧烈波动(孙儒泳等，2001)。原有生态平衡打破后，系统的结构和功能发生变化，从而形成破坏性波动或恶性循环，导致生态系统退化(彭镇华，2001)。

湿地具有较高的生物多样性和生产力，生产者所固定的能量和物质通过一系列取食和被食的关系而排列的链状顺序称为食物链。钉螺是湿地生态系统的一种软体动物，以钉螺为中心的食物链较为简单。钉螺的食物种类包括原生动物和植物，但以植物性食物为主，其嗜食种类包括藻类、苔藓、蕨类和草本种子植物等。中国医学科学院南京寄生虫病研究所通过对钉螺进行食性分析，在其胃中发现藻类11种；同时在其生活环境的自然土壤中发现39种藻类；再把土壤进行培养，发现藻类达60种之多。苏州医学院采用植物试喂试验，证实钉螺摄食的植物种类较多，达23科，38种之多。研究还发现，钉螺还取食泥土，在粪便中也发现大量泥土(周晓农，2005)。

在自然湿地生态系统中，钉螺的天敌较多，主要为水生动物和禽类，包括乌龟、青蛙、螃蟹、克氏原鳌虾、黄鳝、蚊幼以及鸭、鹅、水鸟等都有捕食和咬碎钉螺的现象。自然湿地生态系统中钉螺的天敌很丰富，这些天敌及其本身复杂的食物网足以将钉螺控制在一定的密度范围内。但是由于人类工业文明的发展和人口数量的增加，化学污染物对湿地水系的污染加剧，人类对湿地自然资源的需求猛增，湿地的生物多样性及其生存环境遭到极大的破坏。由于排污而导致湿地资源遭到前所未有的破坏，生物多样性受损，生态系统稳定的食物链遭到摧毁，钉螺孳生，生态系统平衡严重失调(吕新华等，2003)。滇池是一个由于人类过度开发和排污造成的生态平衡失调的一个典型例子。湿地生态系统的食物链一般是由浮游植物、浮游动物、食草(肉)型鱼类、水禽和两栖动物、陆地动物等构成的复杂食物网。据调查，滇池由于浮游植物——轮藻、海菜花、黑藻和狸藻等消失，使浮游植物的鱼类明显减少，如金钱鱼、鲶鱼、乌鳢等难以捕获，小鲤、云南光唇鱼、黑斑条鳅等十多种鱼类很可能已绝迹。湖岸带植被的破坏导致一些以蓝藻为食的低等小动物种群数量减少，如螺蛳、蚌壳、小虾等，生态平衡破坏，造成蓝藻大面积疯长，形成灾难(田军，2000)。由于同样的原因，鄱阳湖湿地鱼类和水禽等重要物种的种群数量也降低，面临灭绝危险(刘桃菊和陈美球，2001)，使得

钉螺的天敌减少，钉螺种群大爆发，造成湖区及长江流域血吸虫病大规模流行；鱼类水禽等受到过度捕捞掠杀，造成滩地和水生生态系统严重失衡。由于生态系统失衡，生态环境退化和生物多样性锐减，系统内生物之间原有的相生相克关系被打破，尤其是对钉螺有抑制作用的植物和天敌动物数量减少或消失，造成了滩地较高的钉螺密度。因此，生态环境恶化和生态系统失衡是造成滩地钉螺繁生的根本原因。单纯从钉螺为中心组成的食物链来看，自然天敌乌龟、青蛙、螃蟹、克氏原鳌虾、黄鳝、蚊幼以及鸭、鹅、水鸟等群数量的下降导致了下一营养级－钉螺种群的空前繁荣，从而使得血吸虫感染钉螺的机会增加，造成一些地域血吸虫病流行。从湿地生态系统平衡的角度来理解血吸虫病爆发的原因，保护湿地生态系统，恢复湿地原有的生态系统平衡是控制钉螺种群爆发的根本措施。

2. 钉螺生物学特征及影响其分布数量的因素

钉螺是雌雄异体，卵生，水陆两栖的淡水螺。钉螺的生活史可分为四个阶段：

——交配，雌雄成螺交配，雌螺产卵，近水的泥面和草根附近交配，很少在水中交配；

——产卵，在半潮湿的泥土中挖洞，产卵，用土覆盖，被血吸虫寄生的钉螺的生殖机能被破坏，不能产卵；

——卵孵化，螺卵在潮湿的泥土上或者水中孵化，孵化时间平均为 14 ~ 35 天，在湿泥中孵化时间平均为 24 ~ 64 天，逐渐发育为幼螺；

——幼螺生长，幼螺自孵化至发育成熟并开始交配一般需要 2.5 个月，发育快慢和自然环境条件有关。

从钉螺个体的生长发育过程可以看出，钉螺分布在特定的群落和土壤环境中，适应于特定光照、温度、水分、土壤、植被等因子组合的生境。一般来说，钉螺对生存环境存在严格的选择性，要求弱光照，土壤 pH 值为 6.8 ~ 7.5，水分含量较高，草本高度、盖度适中等条件。由于草是钉螺的食物和获得适宜光照、温度和湿度的条件，钉螺主要分布在生活于草丛中，分布类型不同，对环境因子的适应范围不同。长江下游滩地钉螺分布和地下水位、土壤湿度和地表状况密切相关，地下水位和钉螺密度呈抛物线关系(32cm 达最大值)，土壤含水率为 28% ~ 38%、凸凹不平的地表分布最多；在无植被的裸滩地上，没有钉螺的孳生繁殖；一旦滩地有植被侵入，即刻就有钉螺分布；钉螺适宜的植被盖度为 60% 左右(张旭东，1997；1999；吴刚等，1999；项艳等，1999)。长江上游山丘型钉螺分布与植被土壤环境因子关系密切，钉螺密度和草本群落物种丰富度、盖度、高度，土壤温度、湿度和盐分都呈现抛物线关系，都表示钉螺对生存环境因子具有极大的选择性，对环境因素具有一定的适应范围；2006 年 4 月份在仁寿县的调查研究结果表明，钉螺分布在一定的群落和土壤环境中，该环境适宜的土壤温度在 15 ~ 35℃、电导率为 90 ~ 200ms/m、土壤水分含量在 10% ~ 55%，适宜的草本群落盖度在 40% ~ 100%、草本群落高度在 10 ~ 50cm、草本群落物种丰富度在 5 ~ 20(黄玲玲，2006)。

通过对钉螺数量影响因素的研究发现，钉螺的分布对其生存环境具有严格依赖性和选择性。前者是食物关系，钉螺的生存离不开草本植物，以草本植物为食，必须生活在草本群落中；后者是钉螺的生物和生态学特性决定的，水陆两栖和低等沼生动物决定了其生存需要一定环境湿度、盐分和温度条件，适宜的草本种类、盖度和高度。由于影响钉螺分布和数量的因素之间具有相互作用，使得影响钉螺分布和数量的各因素之中存在关键因素。将仁寿县钉螺数量和草本群落丰富度、草本群落盖度、高度，土壤温度、土壤水分含量和盐分含量等因素进行相关分析，仅有土壤水分含量和钉螺数量存在显著性线性相关关系，其他因素和土壤水分含量为曲线关系，这表明土壤水分含量是影响钉螺分布和数量的关键因素。钉螺为软体动物，需要存活在一定适度的土壤环境中，以维持自身的湿度，避免失水干死。

在自然界，生物种之间还存在相互抑制和制约另外一种生态学关系，这就是生物之间的化感作用。化感作用(Allelopathy)是近年来逐步受到世界各国重视的一个新领域，主要是指一个活体植物(供体植物)通过地上部分茎叶挥发、茎叶淋溶、根系分泌等途径向环境释放一些化学物质，从而影响到周围生物生长和发育的现象。化感物质是植物在次生代谢组织过程中通过醋酸(或草酸)途径合成的次生代谢物质。植物组织积累的化感物质浓度，主要取决于其生物合成、储存、降解的速率，同时也受植物内部的生长发育调节机制所影响。目前已分离出来的化感物质，几乎都是植物的次生代谢产物，一般分子量较小，结构简单，其中最常见的是低分子量的有机酸、酚类和萜类化合物。化感物质的释放途径主要包括：①挥发释放；②淋溶释放；③根系释放；④腐烂释放(刘小香等，2004)。软体动物缺少真皮保护，对化学物质格外敏感，这是植物化学物质抑制钉螺生存的原因之一。目前，植物通过化感作用对钉螺产生影响的研究主要是通过草本植物和钉螺的种间联结数学分析所得(张家来等，1995)。把那些和钉螺分布有负联结的植物种就称之为抑螺或灭螺植物，这些植物体内均含有药用成分，可以制作成抑螺或灭螺剂。根据钉螺和植物之间的正联结和负联结关系，在实施林业生态工程时，进行割除正联结草本物种，保留负联结的草本物种，可以使得钉螺难以孳生繁衍。在进行耕地兴林抑螺林业生态工程时，进行农林复合经营或造林时可以考虑栽植抑螺草本植物，以弥补造林初期林木改善土壤环境作用的不足。

3. 钉螺爆发与生态失衡

显然，钉螺种群爆发与不合理的土地利用活动有关，其原因在于钉螺本身生物学特性喜欢发达的地表水，而草本群落较乔木林林冠对降水的截留少，由于林木自身存在水分储量，使得地表水通过乔木自身的生物固定而减少。若把林木看作水分蓄积体，开垦耕地而毁林破坏了疫区生态平衡中的生物与环境之间的平衡(第一层次平衡)，使得土壤存在良好的水分，而缺乏生物利用，环境供给与林木利用之间出现了失衡；乔木缺乏而动物缺乏、凋落物缺乏，而微生物缺乏，使得林分内部生物之间失衡(第二层次平衡)。人口增加而开垦耕地使得地表建立了作物为优势的草本群落或荒草坡为主体的生物群落，并且处于发育的初级阶段，森林生态系统大规模减缩，原始河流湖泊周围生态系统丧失，涵养水分向大气中释放，环境处于高熵状态，缺乏水生动物，如野鸭、天鹅、鸬鹚等鸟类繁衍的生境而绝灭，自然河流、森林湿地丧失，水陆交错带钉螺缺乏天敌，使得长期处于种群爆发状态(第三层次平衡)。

4. 疫区生态平衡修复

以上分析表明，疫区生态失衡是造成钉螺数量剧增的根源，而生态平衡修复必然促成了钉螺孳生生境的压缩，灭螺需要从生态平衡的三个层次来进行。

(1)生态与环境平衡。通过低熵性质的工程来降低熵值，降低钉螺发生所需要的温度条件，保蓄水分而降低钉螺发育适宜的温度。这种低熵工程主要为乔木林、鱼塘、库塘或湖泊(水为低熵工程，低碳减量循环)，这两种工程措施均促成了生态与环境之间平衡，前者用乔木林固水保持环境低熵而抑螺钉螺繁生；后者则用低熵水体自身的弱承载力与生态保持平衡，进而将温度控制在低于钉螺生长发育温度和水陆两栖特性满足的阈值之下。

(2)生物群落内部生物组分平衡修复。良好结构和稳定生态系统平衡也源自于森林动植物种类的完善。生物组分平衡修复时，重点替代钉螺种群适生的草地生境。一条途径是营造水体如鱼塘；另一条是通过营造乔木降低地表水或遮光抑制草本发育，阻断钉螺食物源和适宜光热环境，这种生态平衡修复的结果是将森林生态系统食物链从地表移向树冠层。

(3)食物链平衡修复。生态平衡可从生态学等级而划分为不同的尺度，如生态系统、景观、区域等，可以理解为局部修复、系统修复。疫区构建抑螺防病林，或建设鱼塘都是从单一地块上修复的，而更高级则是从群体上修复。在农林牧副渔的复合区域，单纯用造林、建造鱼塘等途径来修复生态平衡是不现实的，存在粮油安全问题；特别是山丘型疫区坡坎众多、沟渠纵横，不能单一模式来修复，需要考虑系统层次的综合修复，可通过生态结构、产业结构优化解决抑螺与粮油生产，与景观的建设问题。显然，景观以上尺度空间范围内抑螺或生态修复需要考虑社会经济需求与系统整合、考虑自然生态系统与人工生态系统的数量比例与空间分布格局。通过土地结构调整发展区域经济，如水改旱、建鱼塘、水田栽植经济林木等方式，均有利于解决疫区经济发展与抑螺防病的矛盾，但国家在配套工程如水利工程，新农村建设工程等方面应优先考虑疫区，在资金上给予扶持，在产品的市场终端给予引导和帮助。

二、水陆交错带与钉螺发育

(一)生态交错带

生态交错带最早由 C1iments 提出，指由气候决定的植物群丛交叠的应力区，主要包括三个类型：边缘(local edges or margins)、树线(tree line)、群落交错带(biome ecotone)。目前普遍认可的定义是1987年法国巴黎 SCOPE 会议上确定的，即“相邻生态系统之间的交错带，其特征由相邻生态系统相互作用的空间、时间及强度所决定”(朱芬萌等，2007)。

生态交错带是一可度量的景观功能组成单元。生态交错带作为广义之景观界面，具有三个显著特点：宏观性、动态性和过渡性。群落交错带是一个生态应力带、是边缘效应(edge effect)产生区和生物多样性(biodiversity)出现区，是生物分布、动物活动范围(home range)的重要限制障碍(barrier)因素，突出群落交错带在分类中的独立性。交错带空间范围随时间的位移是导致交错带内某些物种数量变化的原因(高洪文，1994)。就景观而言，生态交错带是生态结构和功能在时间空间上变化较快的区域，是相对均衡的景观要素间的“突发转换”区域或“异常空间连接区域”，非线性的集中表达区。生态因子的非均衡分布、干扰以及人类活动(农垦、城市化等)均可导致景观异质性波动。

生态交错带的重要特征之一就是控制或调节横穿景观格局的生态流，即物质、能量和有机体的流动。生态交错带可作为生态流的通道(conduit)、过滤器(filter)、障碍(barrier)、源(source)和库(pool)。生态交错带物质流动的特性集中体现在河岸生态交错带和湿地交错带，以及主要生源要素 C、N、P 和 S 在生态交错带的运移、转化和输入输出过程或其特殊性。

(二)生态交错带的结构和功能

生态交错带具有特有的以及在与景观生态系统相联系中反映的结构和功能。

1. 结构(structure)

生态交错带的结构由宽度、垂直性、形状或长度的三维特征组成。

宽度(width)：指景观要素的边缘部分，对交错带水平距离或非连续性出现范围的度量。

垂直性(verticality)：指生态交错带内结构单元的总高度，表现为层次性。

外形或长度(form or length)：指生态交错带的线性分布长度。

曲合度(curvilinearity)指两点的直线长度除以曲线总长度，是外形的总体度量。在人类活动影响下所形成的景观格局趋于规格化．所形成之界面形状亦趋于直线化。

从景观水平，下列因素与生态交错带总体功能作用密切相关，可作为衡量其结构的相关指标。

对比度：相邻生态系统间差异与突发性变化程度。用以度量水平方向非连续性之两个极端水平之间的差异程度。反映了两个相邻生态系统之间的生态位势差。

异质性(heterogeneity)：穿越非连续性环境中生态交错带内部变化速率的变异程度。

生态交错带密度(density)：单位景观面积上交错带长度。

分维(fractal dimension)：穿越景观所有交错带形状的复杂性。

2. 功能(function)

通道作用(conduit)：所有生态系统间生态流流动都通过生态交错带，并受其影响使流速和流向发生改变，起着流通通道的作用。

过滤器(filter)或屏障(barrier)作用；生态交错带在生态系统间生态流流动中犹如半透膜，起着过滤器的作用一些可顺利通过，而一些则受到阻碍。

源(source)：生态交错带在景观生态系统生态流流动中，为相邻生态系统提供能量、物质和生物有机体来源，在各种驱动力作用下，导致生态流自交错带向相邻生态系统的净流动，起到源的作用，如林缘积雪流向邻近生态系统。

沉积库(sink)：与源的作用相反，这里指交错带对物体、物质吸收累积的效应。

栖息地(habitat)：交错带可看作边缘物种的栖息地。含有相邻系统的内部种以及需要两个或两个以上生境条件的物种。

生态交错带之功能作用主要体现在对自然界生态系统间生态流流动的影响作用方面，这种影响和作用并非是被动的，而对流速和流向施加着控制。由于相邻景观要素热能及外貌的差异，导致能量(风)、物质(尘埃、雪等)、有机体(孢子、种子、花粉、小动物等)等生态流沿压力差方向流动，类似细胞膜的被动扩散。所以相邻景观要素之间差异愈大，这种生态流流动速度愈大。动物运动(locomotion)有着重要的有机能(植物生物量)基础，由于交错带两端之景观要素内有机物质(作为食物、隐蔽条件等)类型和数量的分布差异，导致动物为寻求食物、庇护所和营巢条件(动物习性)而在景观要素之间的运动。

生态交错带的基本结构特性对生态流在景观要素之间的流动有着重要的影响。明显的例子是农田林灌网带(有效高度、有效宽度等)。

3. 空间时间尺度(spatial and temporal scaling)

生态交错带的确定与监测在相当程度上依赖于尺度水平。这一尺度上可以辨明的交错带在另一尺度上就模糊不清。如全球范围内可明确确认的海陆交错带在小尺度上则因分辨率太细而难以监测出来。反之亦然。

某些大尺度上反映的交错带(如海陆交错带)本身又是一个由低尺度水平上各种景观要素和相应的交错带所组成的景观镶嵌体。

不同尺度水平上生态交错带的特征及功能作用大小不同。如小群落间交错带和地带性植被交错带，前者形成和维持的因素主要是小地形等微环境条件，后者则主要是大气环境条件。一些中小程度的环境变化，如群落动态、干扰、小环境变化等可能对前者的结构、功能和稳定性施加重要影响，而对后者影响不大。而对于全球气候变化的反应，后者则明显较为敏感。

从时间尺度讲，如海陆交错带这一地质过程的产物。在大时间尺度上(上千上万年)是稳定的。但从地质年代这样一个超大时间尺度上考虑，所有的交错带，包括海陆交错带都可以说是短暂的、不稳定的。

(三)钉螺生境与水陆交错带

钉螺生境属于典型的生态交错带，即具有水生和陆生双重特性。

生态交错带，也叫做生态脆弱区，是两种不同类型的生态系统交界过渡的区域，其组成、结构、功能等方面即具有过渡性特征，同时也表现出独特的性质(焦育新，2010)。钉螺栖息生境具有极为明显的不稳定性，与湿地生境类似，这种不稳定性表明：钉螺孳生地具有随机性，受到陆地和水生生境双方面协同作用，使得钉螺种群抑制和爆发都存在不确定性和不可预见性。而钉螺自身湿地动物特性或水陆两栖特性也明确了钉螺只能在水分充足的湿地或水陆交错带分布。在山丘型地区，水陆交错带类型包括：河滩，田缘、沟渠、库、塘、塘、山泉及水浸坡面，与长江中下游江滩相比，季节性特征更为明显，即在雨季时间长、类型多，而在旱季，由于雨水少，导致湿地面积大大压缩，具有冬陆夏水特性，而除了常年湿地外，山丘地区季节性湿地也是钉螺孳生之地。因此山丘区在研究钉螺分布特征应重点区分常年湿地如沼泽湿地、库塘湿地、河流湿地和湖泊湿地和季节性湿地(在雨季整个区域可能成为湿地)，在查螺、灭螺和抑螺林构建方面均要区别对待，采取相适应的技术措施。从山丘型疫区土地利用类型来看，冬水田长期水淹环境，钉螺只能生存在交错带部分。仁寿县，江心洲滩地水湿地带，钉螺在 4 月下旬已经发育至三个环水平(成熟钉螺有 7 个环)，而沟渠钉螺发育还未开始，原因在于水陆交错带水分相对较为充足，而农林边缘效应还未达到钉螺发育适宜的地表水分要求。

三、农林边缘效应与钉螺发育

(一)农林边缘效应

在两个或多个不同性质的生态系统(或其他系统)交互作用处，由于某些生态因子(物质、能量、信息、时机或地域)或系统属性的差异和协合作用而引起系统某些组分及行为(如种群密度、生产力、多样性等)的较大变化，被称为边缘效应。边缘效应是自然界普遍存在的，由于人类活动的增强产生了较多的新的边缘，这些新的边缘带改变了环境和生态系统的原有的平衡。

农林边缘效应也是生态交错带，属于人为垦殖与片林或大块生态防护林之间的热量和水分充足的空隙地带，而农田地表水充足，耕作促成了水分的高效利用，高密度地表遮阴效应降低了地表温度；林缘、田缘则热量充足，因缺乏大耗水量的作物和林木，土壤水分含量高，地表水充足，沟渠则确保了农林复合间隙中水分的充足性。

(二)农林边缘区钉螺生境特点

自然界中，生态系统间的边缘效应是经过一定生态过程稳定下来，其环境因子、生物种类组成和群落结构都处于相对稳定的状态。但在疫区，农林复合间隙或边缘区受到人为强烈地干扰，如除草、疏光、疏水、输水、除杂、疏伐等都均影响了钉螺种群数量。当农林边际土地水分充足时，草本群落大量发生，并在短期内建立了草本结构，形成可适性的物种、生长量和生物量，这种人为长期频繁地干扰使得群落长期保持在先锋群落阶段，主要草种为羊蹄、水芹菜、鹅观草等，未能构建地带性群落。

(三)边缘区钉螺孳生生境的变化方向

在短时间建立起新的边缘后，原有系统因受边缘效应影响的，原平衡随之被打破，向某一个方向发展，如向着有利于系统的规模性、稳定性和复杂性发展，则使系统质量水平提高；反之，则使原系统质量水平降低，两种方向使系统出现明显不同的结果，并给人们带来完全不同的生态和经济效果，这种由于边缘效应的作用使系统平衡向某一性质方向的变化，我们称之为边缘效应作用的方向性，也是生态平衡变化的方向性。

钉螺孳生生境本身是动态的，在水陆交错带或敏感带或脆弱带都容易形成暂时稳定的群落，保持了生物与环境平衡、不同阶段性特点，并受到人为干扰、农田与林分特征的强烈调控。就钉螺种群控制而言，边缘效应区方向变化取决于群落稳定性强弱或发育状态，良性变化时不利于钉螺孳生，恶性变化时利于钉螺孳生。通过人为的适度干扰，可控制钉螺发育及扩散。

四、钉螺生境的开放系统与生态系统平衡的方向性

（一）生命体负熵

自然界中有两类有序结构：其一是像晶体中出现的稳定化的有序结构，它们是在孤立系统或在平衡条件下存在，不需要和外界进行任何物质和能量的交换，这是平衡态下的稳定化的有序结构—平衡结构，它是“死”的有序化结构；另一类是系统远离平衡态，通过外界不断进行物质和能量交换才能维持的稳定化有序结构—也叫耗散结构，这是“活”的有序化结构。生物体的有序化结构就是耗散结构的典型。

生物体有序自组的形成是随着物质、能量和信息带进生物体时产生的负熵的原因，生物体内流入大的负熵，必然有利于有序组织的形成，信息的利用等于信息熵的减少。生物体是吸收了环境负熵流而达到自身的熵减少，也就是说，从环境吸收了负熵，向外放出了热量形成了负熵流。生命体是一个开放系统，正常的生存需要靠外界交往物质和能量来维持，生命体在维持正常的体温的同时也向外界释放能量，这些能量最后耗散为热量，这就是从环境吸取负熵的过程。生命体要保证正常的生存条件的办法是不断地从环境中吸取负熵，减少生命体活动时不可逆过程产生的熵的增加。

生命体负熵存在一定的结构度，即生态系统保持负熵时必然受到环境熵值的影响，结构度不同，影响不同。生命体负熵对钉螺孳生生境改善作用也是基于负熵与熵增之间平衡后的总体效果。而灭螺本身涉及土壤干扰强度增加导致的熵值增加，此时熵值增加也利于生物负熵减少。抑螺防病林建设则是通过生物负熵或逐渐避免的人为生境干扰强度的提高来降低非生物环境的熵，即低墒。

对干扰进行分类，则水陆交错带干扰是自然水文现象；而农林交错带是人为干扰现象，实际上钉螺种群数量取决于人类对森林的干扰或土地利用的干扰强度。自然封闭河岸系统则是自然演化的，自然森林发育充足，低熵，不利于钉螺孳生，相反人为破坏了河岸带森林或自然植被结构才造成了熵值和植被改变，从而诱发了钉螺繁生。对于农林交错带季节性地表水富集性问题，也是人为干扰自然森林结构的产物，这一点很好理解。

（二）钉螺孳生生境的开放性

湖沼滩地、水网型地区和山丘型地区都是一个开放系统，存在钉螺种群迁移现象，系统容易发生生物信息流动，从高到低的流动。因此，钉螺的种群控制需要考虑整个系统的协调与群防群治。钉螺孳生水域为一开放体系，这个体系的大小取决于地形、地貌状况，在系统开发的程度和大小方面，山丘区与水网和湖沼两类型区有着明显差异。

按耗散结构对系统的分类，可将该系统分为如下三类：

（1）与外界保持能量和信息交换的系统，即外界输入仅仅是水流，而没有钉螺种群迁入，仅有能量释放，为正熵流。

(2)与外界保持物质和信息交换的系统，即小尺度上发生钉螺水流水平移动，水流水平移动时能量变化不大而发生生物信息侵入。

(3)与外界保持物质、能量和信息交换的系统，即外界输入水流和钉螺，即有物质和能量的迁移，还有信息输入。

钉螺种群分布因为水系之间的迁入和迁出，造成局域种群杂交的异质性，促成了遗传物质的重组和居群基因库的改变。但分布在水系中位置不同，其发生杂交概率各异，这种开放系统强度也直接影响了钉螺种群的分化和特化。实际上，由于钉螺顺水迁移容易、逆水迁移概率极小的特点，在区域钉螺种群分布上，可以划分为若干个局域种群，而整体上形成集合种群：

对于上游局域种群而言，其本身物质、能量和信息输入难度很大，仅仅是发生输出，该局域种群则表现为输出而没有输入型种群。

对于中游局域种群而言，其本身物质、能量和信息存在输入和输出，该局域种群表现为既有输出，又有输入型种群。

对于下游局域种群而言，其本身物质、能量和信息存在输入，也发生输出，而输出时仅发生能量输出，即水流向低海拔流动，而未发生生物信息流动，即钉螺发生无效输出，局域种群末端，不能发生有效扩散。

基于钉螺生境开放系统特点，钉螺种群控制需要从源头入手，着重对上游螺源进行集中控制，同时也集中精力控制内源性钉螺种群，这样才能达到标本兼治的目的。

(三)钉螺生境的系统平衡

开放系统的动态平衡，总能量是平衡的，即进入系统的能量等于输出的能量，并遵守着热力学第一和第一定律，保持物理平衡。钉螺孳生生境因为农业垦殖产生的农林边际性土地均具边缘效应，首先因环境结构变化而产生物理运动过程，进行一系列的物理平衡，其结果则是各种有关因素的重新分配组合；在物理环境平衡的基础上，生态系统的生物群落及生物环境再将进行新的平衡过程；结果使生物群落发生变化，而后再影响环境，从而发生群落演替，再达到稳定，直到能量和物质的输入输出基本相等，能量流动和物质循环保持平衡状态，生物群落的各组分保持相对稳定状态，最终又形成一种新的生态平衡，生物群落与物理环境达到统一。在缺乏稳定的干扰压力时，钉螺孳生水、热协调的生境很快会丧失，被新的平衡系统所取代。基于群落演替过程中逐渐发生物质积累和能量吸收，土壤表面的温度降低、土壤水分含量逐渐降低，首先使得积温低于钉螺完成生活史的要求，其次逐渐是水分低于钉螺完成生活史的要求。

一个地域的生态系统，如果它只是相对处于某一种稳定的环境条件，那么最终达到终极的稳定状态就是顶级生态系统，是一种生态平衡。而钉螺孳生生境本身仅仅在水陆交错带不稳定生境中可以相对稳定的维持，根源是水流相对稳定性的干扰压力。而山丘地区农林边际性间隙若缺乏稳定性干扰，则容易促成生境发生演替而逐渐形成顶级生态系统，实现生态与环境的平衡，而钉螺孳生仅仅是一个干扰后起始阶段的特点，随着生态系统平衡的逐渐加强，而生态系统生物组分发生调整和不断建立新平衡，钉螺在系统平衡过程中逐渐从最适宜、适宜到不适宜，而丧失了栖息的可能性。

钉螺发生、爆发和消亡是生境干扰的结果，干扰导致系统的物质、能量、信息的重新分配，生态平衡的方向性决定了钉螺的数量、密度。抑螺、灭螺是典型的干扰，破坏原来 系统，构建一种新的系统，驱动系统向良性方向发展；使钉螺种群很难完成生活史而被淘汰。

无论是山丘型、水网型，还是湖沼型，水陆交错带在缺乏人为干扰条件时，能建立新的系统平衡，这平衡根据地形状况可分为：岩石裸露(峡谷型)、河漫滩(平原型)，过渡型。河漫滩属水陆交错带，为钉螺长期孳生的场所，输入时因地势平坦，水流速较慢，较易定居；峡谷型因为陆地陡峭，水流较急，河流边坡缺乏可附生的土层、草本而无法滞留，和河谷相比，山丘区的农林交错区，水沟、水塘等环境，水的流量小，流速慢，环境内可附生的草本、土壤均为钉螺定居、繁衍提供了条件，山丘地区长期的人为干扰维持了钉螺孳生的水热条件。在控制钉螺种群中，促进钉螺孳生生态系统顺向演替，则提高了生态系统质量，则表现为正向边缘效应；而人为延缓或加剧了钉螺孳生生态系统逆向演替，则降低了生态系统质量，则表现为负向边缘效应；人为干扰适宜时，钉螺生境能得以维持，则表现为中性边缘效应。在兴林抑螺时，需要掌握农林边际性土地干扰的度，调控钉螺种群数量；实际操作时，可能因为农林业作业要求问题，只能是保持供水设施完善和粮油生产基地规模化，从而降低边缘效应，减少农林边际性土地的数量，要达到此要求可通过两种途径实现，一种是林木产业化；一种是农业生产的现代化，这一点在近年的林业工程建设中有所体现。

五、生态安全与钉螺种群控制

构建人与自然和谐社会必须关注林业血防生态安全，人与自然和谐相处，就是生产发展、生活富裕、生态良好，让疫区人民群众喝上干净的水，呼吸清新的空气，有更好的工作和生活环境。我国生态安全问题尤其在国土、水、生命健康和外来物种的入侵等四个方面突出表现出来(王丰年，2004)，具体表征为大气安全、水资源安全、生物物种安全与土壤岩石圈安全(齐琳，2008)、国土安全、水安全、环境和健康安全、生物安全(曲格平，2002)等各方面。林业血防不仅是单一的生物物种爆发，食物链失调，更是一种生态破坏而陆地水循环系统紊乱，地表水陡增的结局，促成了淡水生物在陆地淡水交错带繁衍爆发，从而超越了人类生命健康安全所能承受的范围。

(一)林业血防生态安全的基本特征

林业血防生态安全也表现为生态系统结构与功能对干扰的响应问题，由于生物自身的独特性，使得血防生态安全在时间、空间与系统三个方面独具特点。

(1)血防生态安全具有时间上的累积性：生态系统历史的开发行为决定现时的安全状态，而现时的开发行为又影响着未来的生态安全(王如松，欧阳志云，2007)。疫区土地利用强度大、格局乱造成的安全效益呈现积累效应，并呈现正反馈，危害越来越严重。

(2)空间上的耦合性：生态系统是一个空间开放系统，在流域上下游之间、城乡、水陆、山区和平原之间都相互影响、交叉作用，一个地区的生态安全与邻近地区戚戚相关(王如松，欧阳志云，2007)。沟系水渠道路相互连通，都会造成隐患的空间交流，并促进了钉螺的扩散，放大。

(3)数量上的临界性：生态系统具有一定的结构度，自身维持与结构度有关，结构度下降超过一定的临界值，系统就会发生不可逆的结构性变化和功能性退化；血防本身也是这一生态系统结构度修复与重建的问题，并且通过这种结构度来保持必需的生态安全功能，该结构度包括生态平衡、合理布局、适度大小、群落配置等方面。

(4)结构上的多维复合性：人类出现后，生态系统表现为人为改造的状态，表现为自然生态与经济社会的耦合性，实际上现实生态系统由社会、经济、自然等多方面的生态关系交织而成。血防表面上是一个生态问题，实质上是一个经济发展问题，资源无序利用的问题。

(5)序理上的共轭性：生态系统自身也表现为矛盾两级的耦合与适度依存，例如人为与自然、风险与机会、数量与质量、现实生存与长远发展等。血防生态安全也必然表现出这种适度依存性，如经济社会规模与生态恢复、水资源风险与利用、数量布局与质量、现实经济与长远生态平衡等。

(6)系统整体性：生态系统是一个各个组成部分相互作用的整体，任何一个环节的破坏都有可能引发生态系统的全局性灾难，甚至危及整个国家和民族的生存条件(王丰年，2004)。疫区是一个水网路网连通的开放系统，血吸虫传播防不胜防，使得疫区在生态治理与系统管理上是一个综合体，需要统一管理与组织协调。

(7)不可逆性：自然界是一个循环系统，而生产过程中的资源消耗都是直线上升的，以至于一些自然资源发生了不可逆转的变化。任何打乱生态系统正常循环的行为最终会危及自身的生存环境。血防生态安全是一个正反馈系统，在宿主充足时，随着流行程度与种群数量增加，并且积累促进，短期内无负反馈发生；直到宿主种群数量下降，则血吸虫因宿主少而流行逐渐减弱，林业血防就是这种低碳减量循环的负反馈机制，利于维护生态安全。

(8)长期性：许多生态环境问题一旦形成，要解决它就要在时间和经济上付出很高代价，修复是一个漫长的过程。林业血防治标容易，治本难，生态系统恢复与重建，以及生态平衡目标达到是一个在小流域、流域、区域尺度上的系统整合过程，其重点治理与长期预防相结合的体系建设必然具有长期性。

(9)滞后性：生态安全问题主要方面是由于人和社会活动引起的，与这种活动产生的经济价值相比较，它的不良的环境后果要经过很长时间才表现出来，具有滞后性。血防生态安全不但存在生物与环境相互作用，也存在钉螺血吸虫与人的相互作用，即使感染了人群，也存在较长的潜伏期。通过林业血防建设构建生态安全体系，也是一个生态系统结构度、平衡性逐渐恢复的过程，效果也不是立即出现，而是在多重灭杀、阻断与抑制过程中逐渐呈现。

(10)系统性：生态安全不等于环境安全，不是简单的因果关系，这取决于生物与多维环境因子组成的关系网链的系统功能状态。血防表面上是一个生物安全，即乡土生物在自然生态疫源地平衡打破后，促成了临界生物(水陆交错带)发生栖息地扩张所致，本质上是一个生态安全问题，是由相互作用于生态系统的多种因素共同决定的，而不是单一因子影响的结果。这种系统性决定了血防的复杂性与综合性。也就是说，林业血防生态安全体系建设是一个科学发展的问题，是一个人与自然和谐社会构建的问题，也是一个疫区生态与社会经济发展的全局性问题。

(11)层次性：生态安全是指在一定尺度上的生态系统安全，如全球及区域生态安全、城市及人居生态安全、工矿及农场生态安全，到人群及人体生态安全。血防生态安全具有系统层次性，大尺度内，钉螺数量的多少、血吸虫的流行与否取决于气候、土地结构、生活方式、生产方式等，小尺度上又取决于特定生境内的水分数量、植被种类、盖度等。血防隐患具随机性，层次性。因此，治理原则是从局部入手，着眼全局。

(12)滞后性：生态安全问题主要方面是由于人和社会活动引起的，与这种活动产生的经济价值较直观，但对环境的影响要经过很长时间才表现出来，具有滞后性。血防生态安全不但存在生物与环境相互作用，也存在钉螺血吸虫与人的相互作用，人群感染，也存在较长的潜伏期。通过林业血防建设构建生态安全体系，也是一个生态系统结构度、平衡性逐渐恢复的过程，效果也不是立即出现，而是在多重灭杀、阻断与抑制过程中逐渐呈现。

(二)血吸虫疫区生态平衡恢复与林业血防生态安全体系

构建林业血防生态安全体系，则需从系统整体上考虑抑螺防病林的空间布局，充分发挥抑螺防病功能。疫区的林业血防安全体系构建工需要考虑多个方面因素，包括生产生活条件改善，抑螺治病、生态建设和景观构建等，其结构框架图如图 3-5。

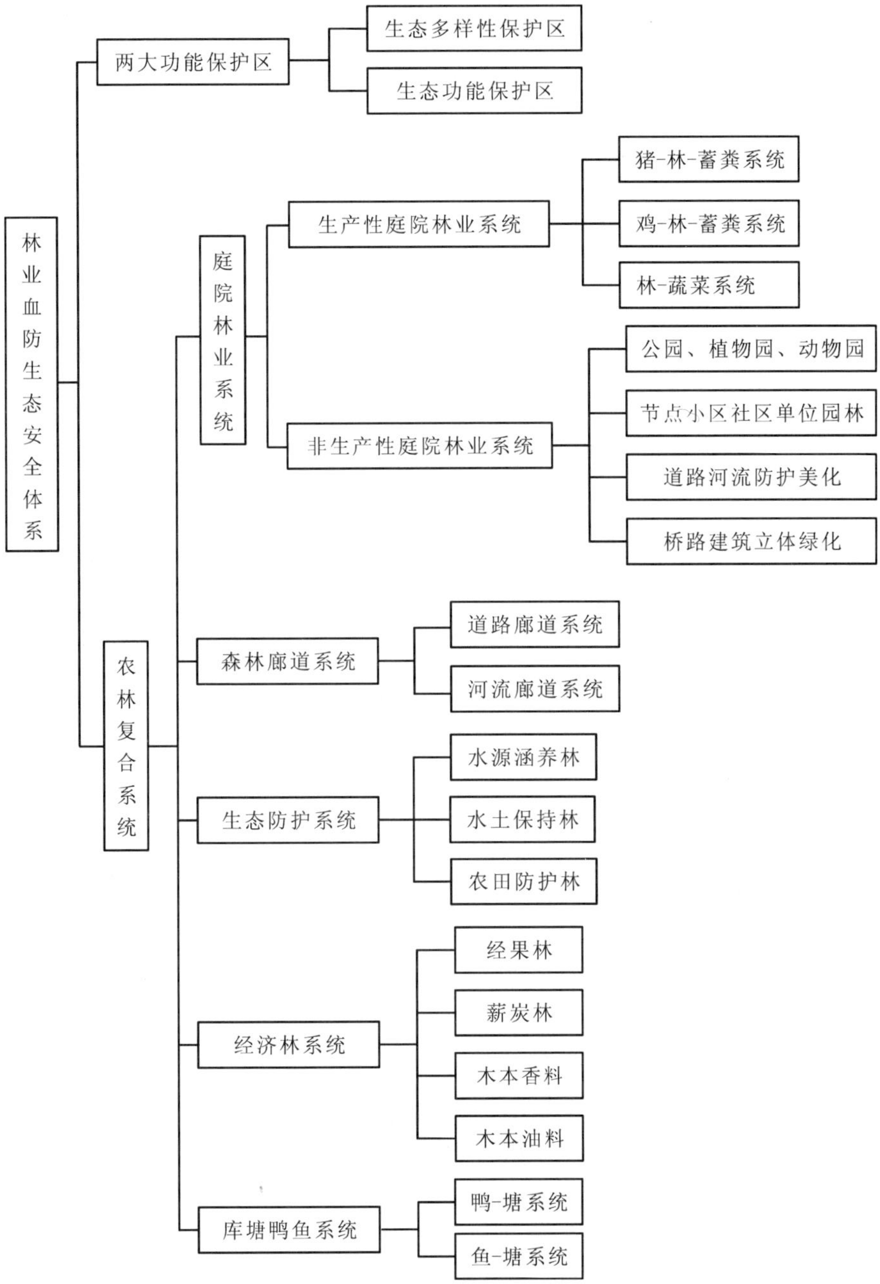

图 3-5 山丘型林业血防安全体系构建框架

依照农林复合系统与城市森林研究最新成果，把农林复合系统划分为以下几类：

(1)生产性的庭院林牧系统，即庭院林业，构建厕所、牲畜饲养、洗澡、农家有机肥制造与房前屋后美化绿化经济林一体化的林牧系统。直接通过人居美化与清洁化来达到抑螺防病的目的。

(2)非生产性的庭院林业系统，即小区绿化、美化，以及中心城区斑块、节点、道路、水系的绿化美化。直接通过疫区集中人居区绿化美化来达到抑螺防病目的。

(3)森林廊道系统，即河流、道路森林廊道系统，这部分也是断裂的或连续的片林系统，沿着路网、水网分布。直接通过疫区路网水网片林建设来达到景观结构优化而抑螺防病目的。

(4)生态防护系统，即大山或丘顶大面积生态防护系统，直接通过大面积森林保育或培育来达到抑螺防病目的，可辅助作为薪炭林。这部分也可称之为生态功能保护区，作为生态廊道连接两大功能保护区(绿脉)。

(5)经济林系统，即经果林、木本油料林、薪炭林、用材林等经济林系统，直接通过经济林经营来达到抑螺防病目的。也可在经济林经营时，采取养鸡免抚技术来经营经济林。

(6)库塘水系鸭鱼系统，即库塘养、渠系、河流等养鸭作为钉螺天敌，池塘养鱼直接抑制钉螺繁生(水陆两栖习性，池塘全部为水)。

这样通过抑螺防病林建设把血吸虫、钉螺与人畜多层次、多环节阻断，通过多重灭杀、抑制与阻断达到减少钉螺孳生数量、阻断血吸虫流行与传播的目的。在大尺度上，通过森林生态的重建与优化，保障疫区生态环境的安全，而通过农林复合的科学经营与管理保障疫区群众的生活条件、满足疫区人民对物质的需求。

(三)血防生态安全体系及其特点

从20世纪60年代起，世界卫生组织专家委员会提出了以灭螺为主要措施，达到控制传播的目的，但只有日本和加勒比海中的一个岛国蒙特塞拉特通过阻断血吸虫病传播，达到了消灭血吸虫病。1992年，WHO血防处处长Mott博士在北京召开的国际血吸虫病研讨会上指出，人们对WHO的防治策略有所误解，控制传播和控制疾病两种策略不能截然分开，防治策略可以有所侧重。在大多数国家，防治策略是控制疾病，但在一些感染率很低的地区，亦可以阻断传播，把灭螺放在一定的位置上。

在确定林业血防的地位后，要突出林业生态工程和环境改造的灭螺作用；还要转变观念，要从养殖结构、种植结构、生活习惯、管理手段四个方面找到突破口；要以生态经济原理为指导，以林业生态工程为手段，通过改善生态环境和发展经济两条途径，实现抑螺防病的根本目的。也就是要根据疫区自然条件，围绕抑螺防病这个中心目标，充分利用光、热、水和土地等自然资源，做到宜林则林，宜农则农，宜渔则渔，宜副则副，将林业和农、牧、副、渔业有机结合，建立以林为主的复合生态系统，提高生物多样性，实现生态改善、经济发展、抑螺防病的多重目标，最大限度地发挥复合效益。

基于森林生态网络体系建设战略要求，对疫区相关林业建设对象进行系统整合，提出了林业血防生态安全体系，将区域林业建设全局都纳入到血吸虫病生态防治工程中去，并通过生态抑螺、灭螺来层层抑制、环环阻断，最终达到生态系统重建与生态平衡恢复，疫区生态环境发生跃变，利于人民安居乐业，而血吸虫病消失的防治目的。

这一血防生态安全体系应具有这样几个特点：

(1)尺度等级性：在区域尺度上要区分钉螺现实分布区和潜在分布区，并采取相应防治和预防措施，建立安全保障体系；将疫区面积逐渐压缩；在大流域尺度上，要将钉螺生境控制与区域经济发展、产业建设相结合，通过产业结构调整，改造钉螺适生环境，通过经济的发展改善传统的生产生活方式；在小流域尺度上，要以小流域为单元，科学布局农林复合比例，将抑螺防病林的建设与林业产业化有机结合，与农民收入相结合，确保抑螺防病林体系的稳定性和长期性，构建完善的食物链与生态防护系统，针对各斑块状况，通过林禽、林牧、林渔、林粮、林油系统建设来控制钉螺数量，阻断血吸虫病流行。

(2)疫区生态建设与产业发展相结合：从抑螺防病林功能上考虑，则生态防护系统的重点抑螺防病、水土保持方面；产业结合包括增加农民经济收入和区域新产业的发展两个方面，在整个体系的构建中，产业发展是关键，这需要统筹土地资源、对市场前期和后期要有预见性，通过国家的政策、资金等方面给予扶持，引入企业来实现，充分利用现有先进生产技术和信息资源，搞好生态和产业的统一。

(3)重点区域治理与范围预防相结合：抑螺防病生态安全体系则不仅仅包括现实的钉螺孳生区或血吸虫爆发地块、水系，还包括水网连通的区域所有隐患地带。因此对疫区进行等级分类，重点疫区优先发展，潜在隐患区事先设防的策略，这体现了以血防为核心的生态产业、生态保护与生态文化建设的林业行业主题。疫区系统平衡开发特性使得重点治理与灾害预防并重，并且从现有的重点治理工作转向大范围预防工作，即血防生态安全体系构建。

第四章 山丘型疫区景观及钉螺分布特点

中国是一个多山的国家，据吴传均等人的《中国土地利用》一书提到山地占中国国土面积67.37%。中国血吸虫分布面积江滩和湖滩型虽然面积较山丘大，但就分布区域范围而言，山丘型面积仍较其他两类型宽和广。山地地貌是经过漫长的地质历史时期的内营力和地球外界环境的外营力共同作用形成的。不同的地貌物质、地壳运动的方式和强度及其所形成的构造形态、水热条件在时间和空间上的变化等都对其形成、发展及其特征有深刻影响。

第一节 山丘区地貌特征

一、中国山地地貌特征

中国山地自西向东降低，并呈现明显的阶梯状。西部青藏高原为最高一级山地，其海拔一般在3500m以上，据统计，横断山区高度3500m的山地占区域面积的73.2%；向东至太行山－巫山－武陵山一线为第二台阶，平均海拔高度在2000～3000m；太行山－巫山－武陵山一线以东为第三台阶，其山地海拔高度大幅度下降，而且山脉短少，海拔高度在1000～1500m。

中国山地相对高度的变化也有类似的规律性。西部第一台阶山地相对高度一般在1500～2000m；第二台阶山地的相对高度以500～1000m为主，如云贵高原上的山地相对高度大多在500～1000m；东部第三台阶相对高度为200～500m。海拔高度、相对高度是表征地貌形态的两个重要指标，也是决定山地生态环境的重要因子。地貌的变化不但切割了气候带，导致水热条件的重新组合，而且坡面的能量也发生相应变化，特别是相对高度的增加，使物质的热能也相应增加，由此增加了山地气候的不稳定性，形成了脆弱生态环境带。

当山地走向与气流流向相交或垂直，山地起到屏障作用。如东西走向的秦岭和南岭山脉，对于冬季从西伯利亚南下的冷空气有着明显的屏障作用，使四川盆地冬季平均气温比长江中下游的华中地区高2℃；东北—西南走向的邛崃山，东南坡为东南季风的迎风坡，夏季降水量大于1200mm的多雨中心，如雅安市的芦山年均降雨量1311mm，而位于西北坡汶川、茂县降雨量小于600mm的半干旱中心。

岩层是构成山地地貌体的物质基础。岩层的性质对山地地貌形态的表现特征具有特殊作用，不同物理化学性质，不同结构的岩层在经历了不同地质历史时期构造变形，在不同性质和强度的外营力的作用下，形成了千姿百态的地貌形态，从而形成了错综复杂的山地生境。

针对山丘型血吸虫病发生发展的规律，按照生态学的基本原理，参照生态控制的方法和策略，根据山地地形地貌特点，以小流域为单元，紧紧围绕抑螺防病这个中心，以林业血防工程为主要手段，配套工程和药物为临时措施，改变钉螺适生的生境，达到抑螺防病的基本目标，并以改善疫区生态环境，调整疫区产业结构，提高疫区群众经济收入为长远目标。选择好治理模式、抑螺植物材料，科学布局抑螺防病林体系。从根本上改变钉螺孳生环境，降低钉螺密度，有效压缩钉螺面积，切断人畜接触疫水途径，降低人畜血吸虫病感染率，控制血吸虫病的传播和漫延，实现兴林、抑螺、防病、利民、富民的林业血防辅助工程目标。

二、山地地貌类型及分类指标体系

主要是以山地海拔高度，相对高度为划分指标，或者两者兼而有之。以海拔高度为指标将山地划分为最高山，高山，中山，低山；以相对高度为指标，将山地分为高山，中山，低山，丘陵。

形态成因法：变相剥削是分级分类的方法，第一级以形态为主要侵害指标，第二级以成因为分类指标。按海拔高度为指标将山发分为：丘陵、低山、中山、高山和极高山，然后又以坡面起伏度将这些山分为：小、中、高三级起伏度；在成因分类中，把山地划分为：侵蚀剥蚀山地、干燥剥蚀山地(丘陵)、喀斯特侵蚀作用山地等，凉山彝族自治州德昌县，地处安宁河谷，海拔在1150～1600m之间，起伏度450m，低中山和中山占全县总面积的92.9%，河谷平坝阶地占总面积的2.95%，其于为台地、高丘陵、高山和山原等。

山地地貌的分类指标：主要根据相对高度和海拔进行分类，具体见表4-1。

表4-1　山地地貌分类指标体系

分级	一级		二级		三级	组成物质
主导因子	起伏度		海拔(m)		外营力	砂岩、砾岩、结晶岩类
指标	丘陵		丘陵	>350	剥蚀－侵蚀作用	页岩、板岩
	小起伏	<200	低山	<1000	流水作用	和枚岩
	中起伏	200～500	中山	1000～2500	喀斯特作用	火成岩类
	大起伏	500～1000	中高山	2500～4000	物理风化(干燥)	喷出岩类
	极大起伏	1000～2500	高山	4000～5000	融冻作用	花岗岩类
		>2500	极高山	>50000	寒冻风化作用	碳酸盐黄红土类

三、在山丘区钉螺分布的三种典型地貌

河流地貌：由河流动力作用所形成的一种地质形态。水流在地面流动过程中侵蚀地表，形成各种侵蚀地貌，被侵蚀的物质在河内经水流向下搬运，并沿河堆积，形成各种堆积地貌。由于河谷各段地质、特别岩层特性、水文条件差异很大，所形成的地貌形态也千差万别。河流自河源至河口，上、中、下游各具典型特征。

河流阶地：由河流下切侵蚀和堆积交替作用形成的地表形态，阶地即古河漫滩，后来由于地壳上升，河流下切，原来的河漫滩抬高至洪水位以上，形成了靠河岸有陡坎的河流阶地，若流域内发生多次抬升，就会形成多级阶地。间歇性上升地区，阶地位置越高，形成的时间愈早，自下而上，由新到老，依次为一级、二级、三级，多数不超过五级。

河流阶地按其结构可分为4种：①侵蚀阶地：阶地面由基岸组成面上没有、或很少冲积物；②堆积阶地：阶地全部由冲积物组成，反映河流下切深度未超过老的冲积层；③基座阶地：阶地上部分为冲积物、下部为基岩；④埋藏阶地：由于地壳下沉，使前期的河床和漫淮沉积屋为后期河流堆积所掩埋。

第四级黄土：该土层是我国钉螺分布的重要类型。形成原因：多为河流阶地堆积、或第四级冰积物中的砾石发育而成。由于为河流阶地，其地势平缓，土壤流失较小，土壤形成时间较长，且这类土壤多为石英岩风化而致，加之植物长期对土壤盐基离子的吸收，导致土壤黏化、酸化和黄化，最终导致土壤渗透性差，土壤排水不畅，易积水，为钉螺的喜湿特性提供了适生生境。

第二节 山丘区防护林与林业血防

和传统的防护林相比，抑螺防病林不仅具一般防护功能外，增加了对钉螺种群数量抑制和阻断、隔离功能，其中防护中的水土保持作用仍是最为基本和传统的功能。

为防止坡地水土流失，改变小地形，就地拦蓄雨水，增加土壤入渗水量或将径流拦蓄起来作为灌溉水源，满足人畜和作物生长的设施。山坡水土保持工程是小流域综合治理工程的重要组成部分，为防治重力侵蚀而修筑的固坡工程，也属山坡防护工程。

主要包括：梯田、拦水沟埂、水平沟、水平阶、鱼鳞坑、截流沟、蓄水池和挡水墙等。

一、山坡防护林

以调节直坡面径流、保持水土、固结土体、稳定坡面为经营目的天然林或人工林。在无林地的丘陵山坡，由于水土流失，可能发生冲沟、小型滑坡、泻溜、崩塌等危害，为保护坡下农田、果园、牧场、道路、村庄、厂矿、水利设施安全，需要营造山坡防护林，其配置模式应区别对待：

(1)对于果园、农田等的防护。根据地面坡度、地形、土层、原有植被、水土流失形式和程度等情况，按当地10或20年一遇最大降雨量设计水平沟、反坡梯田、鱼鳞坑或竹节沟等造林工程，以拦蓄径流、保持水土、促进林木生长，同时选用根系发达、生物量大、生长迅速、适合当地条件的乔木或灌木营造纯林或混交林，固土防坡。

(2)对于坡面水土流失严重、立地条件恶劣的坡地，需要专门设计标准较高的防坡造林整地工程、为林木生长创造条件，取得良好的护坡效益。

二、沟道防护林

为了防止沟道的溯源侵蚀、沟底下切和沟岸扩张，在沟底和沟坡营造的人工林，当沟道侵蚀仍在发育阶段，直接危害农、林、牧用地及城镇、交通安全时，沟道防护林是沟渠的重要工程措施之一，它与工程措施相结合，可发挥综合防护作用，同时由于沟道水、肥条件较好，林木生长迅速，可取得显著经济效益，其组成及配置主要有2种：

(1)沟头防护林：沟头是坡面径流汇入沟道的集中点。溯源侵蚀直接反应为沟头前进，破坏土地。因此，治沟首先要在其上部修建工程，结合营造沟头防护林，分段拦蓄水流，并使其安全下泄，保持沟头稳定。沟头防护林有两种：其一结合沟头防护工程，如沟埂式沟头防护或沟头蓄水池，在沟埂内密植耐湿的灌木如柳树等，用于固定沟埂，过滤泥沙，或减缓径流流速；其二在沟头跌水下部，修建杨、柳生物谷坊、利用成活的杨柳缓流、拦沙、固定床底。

(2)沟底防护林：在沟底的下切地段，修建土石谷坊群，或生物谷坊群，谷坊间距一般以上一谷坊底部与下一谷坊顶部相平，可起到抬高或固定侵蚀基点，稳定沟道的作用，在沟底稳定，水肥条件好的地段，配合谷坊群建立沟底防护林、速生丰产林，既可使沟道稳定，又可获得较好的经济效益。

三、沟坡防护林

在陡峭的沟坡上种植乔、灌木混交的护坡林，结合工程拦蓄上部来水，稳定沟坡，并有一定的经济效益，对造林困难的沟坡，可采用封坡育草，以恢复天然植被。

四、梯田防护林

利用林木固持地坎并获得部分经济效益的一种造林方式。水平梯田的埂坎占地一般为总面积的3%～20%，在田坎造林可以固持埂坎土体、防止雨水冲刷而崩塌破坏，还能充分利用土地，增加经济收入。梯田地坎造林的树种一般为经济树种如板栗、核桃、花椒、柿子、君迁子、枣子、桑条、白蜡等，也有栽植金银花、龙须草等草本植物，梯田地坎合理植树植草，可固持埂坎、改善梯田小气候，为农作物创造良好条件。造林配置分两类：

(1)地坎栽植灌木，一般在地坎高度的1/2或1/3处栽植1～2行灌木带，灌木枝叶覆盖埂坎，根系固持土体。

(2)梯田栽植乔木或经济林木，实行林农、果农间作合理搭配，林熄双丰收，一般栽植在梯田外缘和石质埂坎之间，株距5～6m，因其发叶晚、枝粗叶大、根系深长，对梯田作物影响较小。

第三节　山丘疫区的立地分类

一、基本论点

不同经营目的的立地分类(农、牧、交通等)，有不同的分类概念，其方法取决于研究的对象和目的。“自然生态立地分类法”，较适应生态林业的发展需要，其研究对象是全部林业用地。林业上的森林立地与林地是同一概念，它包括有林地和无林地。

立地条件的自然属性是指地质、地貌、气候、土壤、水文、植被等环境因素的特征，其分异性与统一性就是分类依据。每一立地单元是各种特性的综合，由相似性景观构成了一种立地类型，其分异性是分类的主要依据。每一立地类型都是一个生态系统。各自然要素在系统中的具有整体性、相关性、有序性和动态性。

这种自然的立地单元适用于多种目的的造林，也能满足生态经济型的造林设计，它是进行多用途评价的对象。其评价是开放的，可以根据人们各自的目的和要求制定评价要求和指标。每个立地单元的生态系统都是动态的，在动态中又包含了稳态，立地分类所依据的因子应是相对稳定的因子，以保证所划分单元的稳定性。

二、立地分类的原则

(1)自然属性与实用性的原则。以自然属性为依据是使立地分类具有客观性的基础，它遵循自然的发生发展规律，但是立地分类又要适应生产的需要，分类因子要求易于掌握和判读，使其具有可操作性。

(2)以生态学为基础的原则。森林是陆地最大的生态系统，生态学是林学的基础，只有把立地分类建立在生态学的基础上，才能达到协调森林生态功能和发挥生态效益的目的。

(3)动态和稳态相结合的原则。组成立地单元的立地条件是随着时间而变化的，有其演变和演替规律。但是，从某一发展阶段来看也是相对稳定的，只有深入分析和善于处理立地条件的动态性与稳定性，才能认识立地的实质和特性。

(4)有序和相关性的原则。立地分类构成的系统应体现生态系统的有序性和开放性。在其结构中每一个立地等级都是一个生态系统单元，各单元的生态学因子又是彼此相关的。

(5)分区分类的原则。分区分类是同一分类系统中不同水平级的划分。分区具有地域区划的特点，含有特定的地理位置空间，是分类系统中的高级单位。分类是相似和相异的自然生态条件地段进行归并和划分。这些地段在同一立地亚区或亚区可重复出现，在地域上不连续。

(6)主导因子的原则。在对立地因子综合分析的基础上，选择主导因子，根据主导因子作为各级分类单元的主要依据，就能抓住各级分类单元的自然条件的主要特征与主要生态功能，这样既可节省大量工作量，同时也更易掌握和分析调查。

三、四川盆地山丘区的立地类型

立地类型是营林的基本依据之一。山丘区抑螺防病林的立地类型亦是按照适地适树功能的原则，以地貌和土壤条件作为划分抑螺防病林立地类型的主要依据。部位是配置林种的重要依据，岭脊多溅蚀，山坡多冲蚀和重力侵蚀，它们的防护功能各异，而特殊地段也具有各具体的林种配置方式和方法。坡度是决定径流量、冲刷量和土地利用程度，施工难易程度的重要因素。坡面起伏与江岸凸凹具有不同的侵蚀特性，凹坡的上步陡，下部缓，中上层侵蚀较剧烈，凸坡的上部缓，下部陡中下部侵蚀较为剧烈，而江河凹岸多冲刷，凸岸多淤积。土层厚度反映了土壤肥力和土壤侵蚀程度与潜在危险性，土壤质地影响林木生长和水土流失。

(一)分级指标

(1)部位：①脊部(含山脊、丘顶脊沿之陡坡)；②坡部(含坡上部、山坡中部、山坡中下部)；③沟部(含坡麓、沟坡、沟底、沟头)。

(2)坡度：①缓斜坡：≤25°；②陡急坡：26°~45°；③险坡：≥46°。

(3)坡形：①凹坡(凹岸)；②凸坡(凸岸)；③直线坡(直岸)；④复合坡(岸)。

(4)土层厚度(A+B)：①薄层土：<40cm；②中厚层土：≥40cm。

(5)土壤质地：①泥质(以土为主，石砾含量≤30%)；②沙泥质(以沙泥为主，石砾含量≤30%)；③石砾质(以石砾为主，石砾含量>30%)。

(二)立地类型与造林设计

根据山丘区抑螺防病林建设的多林种、多树种的配置需要，结合疫区实际，现归类为25个抑螺防病林立地类型及其相应的树种配置模式(表4-2)。

(三)山丘区地貌类型的特征和特点

在四川盆地川江流域自然环境、土地利用、水土流失综合分析的基础上，通过面上考察，选择具有代表性强的丘陵山体进行典型调查，在两边丘陵山体的不同地貌部位设置标准地调查森林植被状况、土地利用特点、土壤特征、土壤侵蚀类型和侵蚀强度，确定其抑螺防病结构布局与功能需求、防控范围以及立地质量，并依此进行相应的林种配置。

根据低山丘陵地貌、降水、水土流失状况以及防护功能需求分析，已划分为3个防护功能区5个亚区，各防护功能区具有不同的地貌类型，同一地貌类型又具有不同的形态特征，深入探讨其特征和特点，有利于合理地配置林种。

表 4-2 山丘区抑螺防病林立地类型和典型造林设计

部位	立地类型	立地特征与防病林类型	典型造林设计
岭脊（山脊、丘顶）	宽脊顶缓斜坡中厚层土型	顶部较平缓，脊沿陡峭，土层深厚，多溅蚀与面蚀，营建防蚀涵水林或农林间作	柏木、刺槐或光皮桦、麻栎带状混交，柏木、刺榛行间混交
	宽脊顶缓斜坡薄层土型	顶部较平缓，脊沿陡峭，土层瘠薄，多为面蚀和溅蚀，营造防蚀涵水林	柏木、麻栎，麻栎、刺槐或马尾松、麻栎带状混交
	窄脊顶缓斜坡中厚层土型	脊顶尖削，坡度较缓，土层深厚，多面蚀和溅蚀，营建涵水防蚀林	马尾松、栓皮栎或麻栎、光皮桦带状混交
	窄脊顶陡急坡薄层土型	脊顶尖削，坡度陡急，土层瘠薄，多为面蚀，伴有细沟侵蚀，营建防蚀涵水林	刺槐、马桑，柏木、马桑或光皮桦、刺榛行间混交，紫穗槐纯林
	紫色坭页岩薄层土，石质土型	强度母质侵蚀，易流失，植被稀少，营建固土防蚀林	马桑或紫穗槐纯林，刺槐、马桑行间混交
侵蚀坡（山坡、丘坡）	陡急凸坡薄层土型	坡面陡急，凸坡上缓下陡，中下部侵蚀强烈，土层瘠薄，以片蚀沟蚀为主，营建防蚀护坡林带	马尾松、麻栎带状混交，桤木、马桑行间混交，马尾松纯林
	缓斜凸坡中厚层土型	坡面缓斜，凸坡上缓下陡，中下部侵蚀强烈，土层较厚，多片蚀，营建防冲林带	柏木、桤木或柏木、刺槐行带混交，马尾松槲栎带状混交，华山松纯林
	缓急凹坡薄层土型	坡面陡急，凹坡上陡下缓，中上部侵蚀强烈，土层薄，多片蚀沟蚀，营建防冲林带	桤木、马桑行间混交，马尾松纯林
	缓斜坡中厚层土型	坡面缓斜，凸坡上缓下陡，中上部侵蚀强烈，土层较厚，多片蚀，营建防蚀林带	马尾松、槲栎带状混交，川楝、马桑或槲栎、紫穗槐行间混交，柏木刺槐行带混交
	陡急直坡薄层土型	坡面陡急，坡中下部侵蚀强烈，土层薄，营建防蚀调节径流林	马尾松、槲栎或光皮桦、槭树带状混交
	缓斜直坡中厚层土型	坡面缓斜，土层较厚，多片蚀，营建防蚀调节径流林	柏木、刺槐行带混交，麻栎、紫穗槐或川楝、马桑行间混交
	紫色坭页岩薄层土，石质土型	土层瘠薄，植被稀少，母质侵蚀，营建防蚀护坡林	柏木、刺槐行带混交，桤木、马桑行间混交，刺梨、马桑株间混交
侵蚀沟	陡急坡冲沟状沟坡薄层土型	坡度陡急，土层瘠薄，由切沟发展而成冲沟，多为沟蚀，营建沟坡防蚀林，配以工程措施	柏木、马桑株行间混交
	缓斜坡冲沟状沟坡中厚层土型	坡面缓斜，土层较厚，多为沟蚀，营建沟坡防蚀林	油桐纯林
	陡急坡冲沟状沟头薄层土型	坡面陡急，土层薄，重力侵蚀，易坍塌，营建沟头防冲林，辅以工程措施	刺槐、马桑株行间混交
	陡急坡切沟沟坡薄层土型	坡面陡急，土层薄，沙坭岩相嵌，呈切沟状剧烈侵蚀，营建沟坡防蚀防冲林，辅以工程措施	马桑、大芭茅带状混交
	紫色坭页岩碎屑岩侵蚀沟坡石质型	强烈母质侵蚀，易流失，滑塌，营建防蚀固土林	刺槐、马桑株行间混交，马桑、大芭茅带状混交

（续）

部位	立地类型	立地特征与防病林类型	典型造林设计
江河岸	缓斜坡凸岸砂坭质土型	河漫滩，沙洲，系泥沙淤积地，营建护岸挂淤林	常年洪水位以上：意杨、紫穗槐行间混交或大叶桉、千丈带状混交；常年洪水位附近：垂柳或慈竹纯林；常年洪水位以下：大芭茅纯林
	缓斜坡凸岸石砾质型	河漫滩，河心洲，以石砾淤积为主，营造挂淤护岸林带	常年洪水位以上：桤木纯林；常年洪水位以下：铁杆、芭茅
	陡急坡凹岸心积土型	坡度陡急，易受水流冲击，坍塌，营建防冲防塌护岸林	常年洪水位以上：意杨、紫穗槐行间混交或大叶桉、千丈带状混交；常年洪水位附近：垂柳或慈竹纯林；常年洪水位以下：大芭茅纯林
	陡急坡凹岸老冲积土型	坡度陡急，易受水流冲击，营建防冲护岸林	常年洪水位以上：桤木纯林；常年洪水位以下：铁杆、芭茅
江河岸	陡急坡凹岸石砾质型	坡度陡急，易受水流冲击，营建防冲护岸林	常年洪水位以上：慈竹纯林
	陡急河谷阶坡薄层土型	河谷坡地，坡度陡急，多片蚀，沟蚀，伴以裸岩，营建谷坡滞留护岸林	常年洪水位以上：桤木、紫穗槐行间混交，黄葛树或大芭茅纯林
	缓斜河谷阶坡中厚层土型	河谷坡地，坡度缓斜，多面蚀，营建谷坡滞留护岸林	最高洪水位以上：柑橘纯林；常年水位至最高水位：枫杨纯林；竹林；柏木、桤木、马桑综合混交；杉木、檫木带状混交，华山松、麻栎带状混交
	缓斜河谷阶面中厚层土型	河谷阶面，地势平坦，隐匿侵蚀，易受洪水淹没，多耕种，营建经济林和林农间作	意杨、柑橘带状混交，桑树纯林，荔枝、桂圆带状混交

1. 低中山地貌类型

低中山主要分布于疫区的西北缘、北缘和东北缘，是盆缘低中山水源涵养林亚区的典型地貌类型，海拔多数在1000～2500m，相对高差多数在500～1200m，主要由变质岩、灰岩、花岗岩、砂页岩等组成。由于山体高大，坡面陡峻，水力和重力侵蚀严重，流水侵蚀地貌和重力侵蚀地貌比较发育。低中山垂直地带性明显，水热条件随海拔升高，发生明显变化，由此森林垂直分布也较明显，1300m以下为常绿阔叶林，松(马尾松、国外松等)、杉(水杉、杉木等)、柏(川柏、侧柏等)，1300～2000m以常绿阔叶和落叶阔叶混交林为主，2000m以上以亚高山针叶林-落叶阔叶林为主。土地利用垂直变化也明显，一般在1400m以下，以农、林为主，1400m以上，则以林、牧为主。在四川盆地，分布多且比较典型的类型是单斜状低中山和叠瓦状低中山。

(1)单斜状低中山，是由于受岩层产状倾斜影响，呈现山体两侧坡度差异悬殊的山体类型。逆倾坡，坡度陡急，一般在35°～50°，甚至更大，土层浅薄，生产潜力低，主要为林地；顺倾坡，坡度相对较小，一般在20°～35°，土层厚，生产潜力高，一般在山坡中上部为林地，下部为农耕地和林地，其径流和侵蚀主要表现为逆倾坡径流汇集快，流速逐渐增大，冲刷力增强；面蚀、沟蚀及重力侵蚀作用强烈。顺倾坡径流相对较缓，但径流量也较大，中下部径流集中，流速增大，冲刷力强，以面蚀为主，中下部面蚀作用强烈，且伴有沟蚀现象。因此，单斜状低中山的逆倾坡是防护林配置的重点区域，顺倾坡中部是防护配置的重要地带。

(2)叠瓦状低中山，是由于受构造、断层和岩性控制，坡面呈叠瓦状的山体类型。山体坡面坡度一般在20°~40°之间，但陡斜坡和急险坡在整个坡面上交替出现，土壤厚度也随之交替变换，陡斜坡的土壤较深厚，急险坡的土壤较浅薄。在山体中上部，主要为林地，而在山体下部，以农耕地为主，且多分布于陡斜坡。由于受坡面坡度交替变化影响，叠瓦状低中山的径流和侵蚀表现为陡斜坡面径流相对缓，急险坡面径流速度大，经陡斜坡面径流逐次汇集下行，急险坡面径流量和流速增大，在山上部以面蚀为主，侵蚀强度相对较小，而在山中部以面蚀和沟蚀为主，侵蚀强度较大，可见叠瓦状低中山的急险被面，尤其是中下部急险坡面，是防护配置的重点地带。

上述两个山体类型因地貌形态、土地利用、水土流失差异，则要求林种在空间上进行不同配置，以符合两个山体类型各自的特点。

2. 低山地貌类型

低山主要分布于四川盆地北部、西北部、东部，是川江流域河流线两侧低山水源林水保林亚区的典型地貌类型。海拔多在600~1000m，相对高差200~500m，出露岩层以砂页岩为主。其次是砾岩和泥岩。低山水热条件好，地表又有一定厚度的土壤，为农业和林业生产提供了良好条件。耕地集中分布于低山的缓坡或平台，林地则多分布于陡坡或台坎。林地森林植被种类主要为柏木、马尾松、桤木、栎类等树种。由于人为活动对森林植被干扰破坏以及陡坡开垦，水土流失严重。

由于受到地质构造、岩性、流水侵蚀等影响，低山地貌形态复杂多样，山体类型繁多。低山坡面是径流和侵蚀的主要场地，也是营建防护林体系的重要基地。因此，从被面形态差异来看，四川盆地低山主要有直坡形、梯坡形、凹坡形、凸坡形和复合坡形等五种形态类型。直坡形低山类型在四川盆地常见于单斜低山，复合坡形低山类型则常见有凸凹坡形低山和凹凸坡形低山。各低山山体类型的特征和特点列于表4-2。

通过对各低山山体类型综合分析可见，各低山山体类型在地貌形态、土壤、土地利用、径流和侵蚀方面具有各自特征和特点。不同类型，其特征和特点具有差异性，同类型在不同的地貌部位，其特征和特点也具有差异性。因为这些差异，各低山山体类型的防护配置重点地带位于各自的不同地貌部位。

3. 深丘地貌类型

深丘主要分布于四川盆地中部，是盆中深丘型疫区的典型地貌类型。海拔多在400~600m，相对高差在100~200m。出露岩层主要为蓬莱镇组厚砂、薄泥岩，坡度比较大，虽然不及低山和低中山，但15°~25°的坡度居多。林地面积所占比重较小，而且因受紫色土影响，森林植被比较单一，主要以柏木林为主，其次为桤柏混交林、栎柏混交林。深丘处于丘陵与山地的过渡地带，其水热条件比山地优越。由于人多地少，深丘被过渡开垦发展种植业，一些应发展林业的地貌部位也开垦耕种，加之紫色砂泥岩风化物易被冲刷，其水土流失严重。深丘地貌形态与岩层构造和岩性关系密切，主要有两种形态的深丘，即阶梯状深丘和单斜丘。

(1)阶梯状深丘，是由岩层产状水平或近似水平的砂泥岩互层的地层组成的，其整个坡面呈现近水平台阶状。丘上部台面狭窄，下部一、二级台土，台面大且连片。台坎级数多，一般3~5级，坎宽一般5~15m，坎坡为30°~40°，有的可达50°~60°。由于台面坡缓、土厚，梯地梯田分布于台阶地带，随着海拔增高，耕地面积逐渐减少，而林地主要分布于丘顶、台坎。其土地利用空间格局为比较典型的层层梯田层层林的格局。阶梯状深丘的径流和侵蚀表现为台面径流小，台坎径流大，经台面汇集下冲，丘下部台面尤其是台坎径流量和流速增大。台面和上部台坎以面蚀为主，侵蚀强度小，下部台坎以面蚀为主，侵蚀强度大，且易发生沟蚀。因此，阶梯状深丘的台坎尤其下部台坎是抑螺防病林配置的地带。

(2)单斜深丘是由产状倾斜的蓬莱镇组厚层砂岩地层组成的，呈现尖顶不对称的深丘，其逆向坡短而陡，坡度一般为30°~50°，土层很薄，利用难度大，顺向坡长而缓，坡度一般为10°~20°，土层深厚，多为旱地。林地一般分布于逆向坡和顺向坡耕地间地坎。单斜深丘的径流和侵蚀一般表现为逆向坡径流迅速，冲刷力大，土壤侵蚀强度也大；顺向坡径流和缓，经坡面逐渐汇集，下部径流量大，破坏力也大，土壤侵蚀以面蚀为主，下部则易发生沟蚀。因此，单斜深丘的逆向坡和下部地坎是抑螺防病林配置的重点地段。

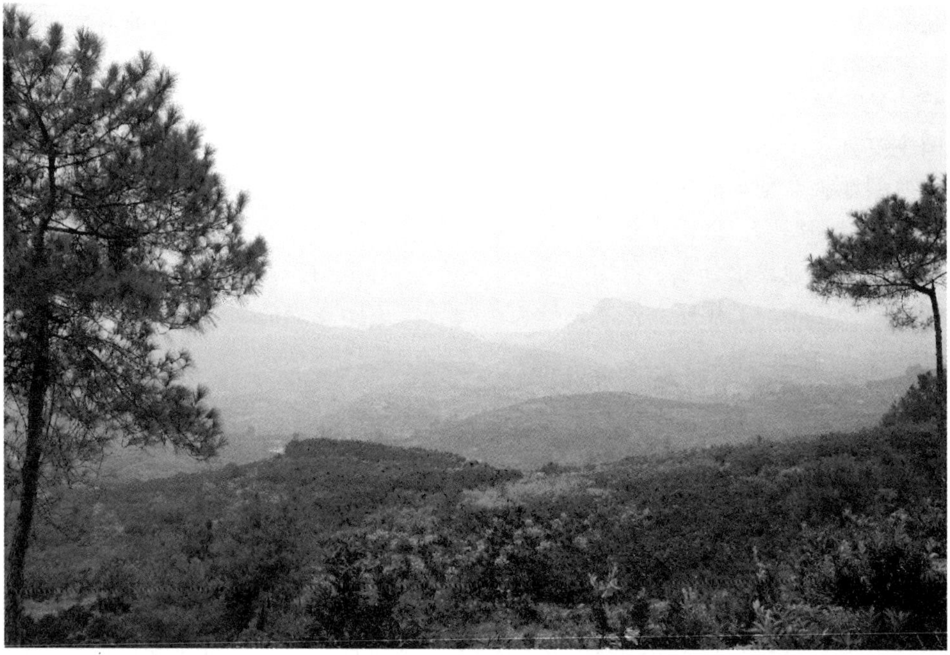

图4-1 四川盆地紫色浅地貌(仁寿县洪峰乡)

4. 浅丘地貌类型

浅丘主要分布于四川盆地中部，是盆中浅丘疫区的典型地貌类型。海拔多在300~500m，相对高差一般在50~100m，出露岩层主要为砂泥岩。浅丘陵体较小，丘坡比较和缓，其坡度多为10°~20°，浅丘陵起伏平缓，地表又有较厚的土壤，水热条件优越，自古以来就是农业生产的重要基地。林地只分布于丘顶、陡坎等地貌部位，树种以柏木、桤木、栎类为主。由于垦殖过度，森林覆盖率极低，生态环境受到一定程度的破坏，造成了严重的水土流失。浅丘陵的形态受地质构造和组成物质的影响，其形态类型主要有馒头状浅丘陵、平顶状浅丘陵和台坎状浅丘陵。

(1)馒头状浅丘陵，是质地较软的泥页岩盖顶所形成的，呈馒头状或浑圆状的浅丘陵。丘体矮小且起伏和缓的浅丘陵，一般几乎全部开垦成农耕地，而丘体较大且起伏大的浅丘陵，一般为林地。尽管丘体矮小，坡度不大，径流过程短，但由于泥页岩风化速度快，黏土成分多，吸水性、透水性都较差，加之人类的频繁活动，馒头状浅丘陵的土壤侵蚀强度比较大，且在丘坡易发生细沟侵蚀。因此，馒头状浅丘陵的丘坡是抑螺防病林配置的重点地段。

(2)平顶状浅丘陵，是丘顶由质地坚硬的砂岩盖顶，丘体呈平顶台状的浅丘陵。它是馒头状浅丘进一步侵蚀，丘顶泥页岩侵蚀完后露出水平层理的砂岩时演变成的。由于丘顶平缓，坡度5°～15°，一般都开辟为农耕地，而丘坡较陡，坡度30°～40°，甚至更大，一般为林地。平顶状栈丘陵的径流和土壤侵蚀一般表现为丘顶径流缓，丘坡径流迅速，径流汇集下冲，丘坡易发生沟蚀。丘顶以面蚀为主，强度小，丘坡同样以面蚀为主，但强度大，且伴有沟蚀。丘坡则是平顶状浅丘陵抑螺防病林配置的重点地段。

(3)台坎状浅丘陵，是由水平产状的砂岩组成的，丘坡呈台坎状的浅丘陵。丘披上砂岩出露时形成陡坎，其土层薄，坡度大，一般为30°～50°，有的达60°；泥岩出露时形成台面，其土层较厚，坡度和缓，一般为5°～15°。台坎状浅丘陵的台坎级数一般为2～3级。农地集中分布于台面；林地主要在丘顶和台坎。由于丘坡坡度变化大，径流和侵蚀也随坡度而变，台面径流小，侵蚀强度低，台坎径流迅速，冲刷力大，侵蚀强度高，丘陵的台坎是抑螺防病林配置的重点地段。

5. 平原地貌类型

平原，俗称平坝，主要分布于四川盆地西部，是盆西疫区的典型地貌类型。海拔一般在500～600m，相对高差在20m以下。它是由河流冲积物堆积而形成的，土壤主要为潮土。平原地表平坦，土壤肥沃，水系密集，排灌方便，且热量充足，历来是农业生产的重要基地。平原主要为肥沃耕地，林地少，但平原路、河、渠交织成网，住宅星罗棋布，这些地段加上田边土埂，发展林业的潜力也不少，平原土壤侵蚀极微小，其抑螺防病林着重于护渠护路、调节气候、美化环境。因此，渠、路、宅等是重点配置范围。

第四节　典型丘区土地利用现状

本书以四川仁寿县钉螺分布的几个重点乡镇的土地利用作实例，分析山丘土地构成，地块特点。包括了丘陵、阶地、河滩等重要类型。

表4-3　四川紫色丘陵区土地利用现状

土地类型	土地利用	面积(hm^2)	个数	平均	所占(%)	小计
林地	有林地	35253.74	1106	31.9	27.938	31.46
	疏林地	1181.35	229	5.2	0.936	
	未成林造林地	2726.36	177	15.4	2.161	
	灌木林地	535.35	79	6.8	0.424	
荒地	荒草地	2379.67	658	3.6	1.886	2.38
	滩涂	17.71	21	0.8	0.014	
	裸岩石砾地	599.69	83	7.2	0.475	
水田	灌溉水田	33501.01	1245	26.9	26.549	27.68
	望天田	1428.33	277	5.2	1.132	
水面	水库水面	34504.76	175	197.2	27.344	28.28
	河流水面	579.35	139	4.2	0.459	
	坑塘水面	380.58	234	1.6	0.302	
	农田水利用地	214.85	79	2.7	0.17	

（续）

土地类型	土地利用	面积 hm^2	个数	平均	所占%	小计
旱地	桑园	88. 31	29	3	0. 07	7. 53
	其他园地	81. 95	18	4. 6	0. 065	
	茶园	23. 65	14	1. 7	0. 019	
	旱地	6290. 42	1588	4	4. 985	
	果园	2994. 47	656	4. 6	2. 373	
	菜地	15. 85	9	1. 8	0. 013	
交通用地	公路用地	98. 68	65	1. 5	0. 078	0. 08
建筑用地	农村居民点	2785. 16	1938	1. 4	2. 207	2. 61
	建制镇	412. 05	31	13. 3	0. 327	
	独立工矿用地	69. 63	37	1. 9	0. 055	
	水工建筑用地	11. 96	12	1	0. 009	
	特殊用地	7. 92	6	1. 3	0. 006	
	畜禽饲养地	4. 72	1	4. 7	0. 004	
统计		126187. 54	8906	14. 2	100	100

从表4-3 中可以可出：林地包括灌木林地占31. 5%左右，农耕地35. 81%，其中旱地仅占7. 53%，可见该区域旱地较小，而田相对较多，说明区域内沟谷较多，且狭窄，加之水域面积比例较大(区域内有黑龙滩水库和洪峰水库)，这或许是钉螺在该区域分布范围广、密度大的地理原因。相对而言，交通用地比例较低，这反映了区域交通不发达，这是山丘型疫区较普遍的现象。

表 4-4　四川紫色丘陵区钉螺适宜分布区用地比例

土地类型	面积 hm	个数	平均	所占%
水工建筑用地	11. 96	12	1. 0	0. 009
滩涂	17. 71	21	0. 8	0. 014
农田水利用地	214. 85	79	2. 7	0. 170
坑塘水面	380. 58	234	1. 6	0. 302
望天田	1428. 33	277	5. 2	1. 132
农村居民点	2785. 16	1938	1. 4	2. 207
灌溉水田	33501. 01	1245	26. 9	26. 549
水库水面	34504. 76	175	197. 2	27. 344
易感染用地	72844. 37	3981	18. 3	57. 727

表4-4 显示，区域内湿地面积较大，这反映了钉螺的防控区域和潜在爆发的范围大小。

第五节　川中丘陵区坡坎数量及分布特征

随着商品经济繁荣和城市化进程的加速发展，农村人口大量转移，农民对土地的利用已从原来的精耕细作，转向粗放经营和简单管理，对农药和化肥的依赖性越来越高，荒弃的土地所占比例也越来越大，田坎和土埂在土地经营权下放到户后，被各家各户进行分割，使其变窄，对其底部的挖掘，使其更易垮塌，加之原有植被的破坏，加速了破坏进程，目前这些四处垮塌、弯弯曲曲的便道(田埂、土坎)、杂草丛生的坡坎已成为山丘区生境破碎、零乱的主要斑块或者廊道，导致空间异质性的加大，同时这些田埂土坎又为钉螺的生长提供了适生环境，因耕作不便导致人群更易感染血吸虫。但这些田坎土埂不仅需要整治，同时更需要利用，更好地利用土地资源和光能资源，可缓解土地压力，增加农民收入。这部分土地在山区所占比例较大，本文重点引用相关资料欲与说明(廖晓勇，张先婉，2000)，因为在山丘区对田坎土埂抑螺林建设具有关键作用。

坡坎田边在丘区占有重要地位，多为地类的分界线，在景观上称为廊道，是各类景观单元的分界线，是钉螺分布重要地段，特别是田边、沟边。但因其地形破碎、单元面积较小，施工难度较大，杂草、杂灌生长繁茂，加之土地权属分散，对钉螺的治理而言，这块是最重要的区域，但也是最困难的地段，同时也是可利用的荒地。坡坎资源由于母质来源、形成地理过程、坡面土体供水状况及人工利用和保护程度等背景差异，其数量结构、利用程度及开发潜力与前景均不相同。区别于其他土地资源，坡坎具有独特的评价方法。

一、地面坡度对坡坎分布的影响

地面坡度是影响坡坎分布的重要地形因素，与坡坎的长短、宽窄等性状密切相关。按不同地面坡度量测统计坡坎系数(表4-5)可见，随着地面坡度由小变大，单位耕地面积内的坡坎面积不断增加，所占比例不断增大，从0°~2°的0.1139增至≥25°的0.3548，相邻坡度级间的增幅亦呈递增趋势，由0.042变化到0.075。在区域低坡度(0°~2°)地带，坡坎几乎全部为田埂类型，而土坎面积很小达不到测算规程的要求，因此，坡坎系数主要由田埂系数构成；相反，在高坡度(≥25°)地带，因灌溉条件的限制，田埂分布面积很小，坡坎系数则主要由土坎系数构成。而田埂由于兼具蓄水的功能，人为的围边筑埂增大了其宽度与长度，亦使得同一地面坡度的田埂系数大于土坎系数。统计各典型样地田埂、土坎在各坡度级内的分布比例(表4-6)不难看出，区域内90%~95%的田埂面积分布于坡度小于15°的平坝、丘陵坡脚、冲沟中下部及中部等地势较为平缓的地形部位，而85%~90%的土坎面积则比较集中于坡度大于6°的丘陵中部、中上部及顶部等地势较陡的地形部位。

表4-5　川中丘陵区不同地面坡度坡坎系数

坡度(°)	0~2	2~6	6~15	15~25	≥25
田埂系数	0.1139	0.1584	0.2148	0.2962	
土坎系数		0.1537	0.2049	0.2794	0.3548
坡坎系数	0.1139	0.1560	0.2109	0.2800	0.3548

表4-6　典型样地不同地面坡度坡坎分布比例(%)

典型样地		坡度(°)					合计
		0~2	2~6	6~15	15~25	≥25	
乐山市中区	田埂	36.51	28.87	22.10	12.52		100.00
	土坎		2.57	9.01	20.78	67.64	100.00

（续）

典型样地		坡度(°)					合计
		0～2	2～6	6～15	15～25	≥25	
荣昌县	田埂	14.13	38.58	41.01	6.28		100.00
	土坎		6.03	34.20	43.24	16.53	100.00
资阳县	田埂	32.19	64.24	3.57			100.00
	土坎		2.01	50.16	46.97	0.86	100.00
乐至县	田埂	1.96	61.45	33.19	3.40		100.00
	土坎		2.40	68.35	20.18	9.07	100.00
中江县	田埂	46.29	37.00	14.94	1.77		100.00
	土坎		12.10	52.33	34.90	0.67	100.00

二、地貌特征对坡坎分布的影响

地貌控制了水热条件，从而控制了土地的利用方式和分布特征，与之相联系的坡坎亦然。比较代表不同地貌的各典型样地坡坎分布(表 4-7)，在川中丘陵区南部，从浅丘、中丘到深丘，田埂、土坎分布面积相当，比例变化较小，为 1∶1.1 到 1∶1.3，明显高于中部和北部的中丘与深丘，这主要是由于南部降水较多、较早，在丘体顶部平台上尚可蓄水种稻的缘故。比较同一代表区域浅、中丘与中、深丘田埂在坡坎中分布比例，由于浅、中丘坡缓谷浅，灌溉便利，因而田埂分布比中、深丘相对较多，所占比例也相对较大。一般而言，丘陵的相对高差愈大，土坎在坡坎中所占比例亦显著增大。

表 4-7 川中丘陵区不同地貌坡坎分布

典型样地	区域	地貌类型	坡坎分布		
				面积(万 hm^2)	占坡坎比例(%)
乐山市中区	南部	中	田埂	0.35	43.75
		深	土坎	0.45	56.25
		丘	合计	0.80	100.00
荣昌县	南部	浅	田埂	0.66	48.89
		中	土坎	0.69	51.11
		丘	合计	1.35	100.00
资阳县	南部	浅	田埂	0.59	26.94
		中	土坎	1.60	73.06
		丘	合计	2.19	100.00
乐至县	中部	中	田埂	0.49	21.59
		深	土坎	1.78	78.41
		丘	合计	2.27	100.00
中江县	北部	中	田埂	0.42	18.67
		深	土坎	1.83	81.33
		丘	合计	2.25	100.00

三、地层岩性特征对坡坎数量结构和分布的影响

岩层是坡坎形成的物质基础。不同地层其岩层组合与风化成土能力不同，导致坡坎的形成地理过程、形态发育及空间分布各异。比较川中丘陵区各紫色地层坡坎系数，以遂宁组最高，达0.2362，其次是蓬莱镇组、夹关组和沙溪庙组，分别为0.2078、0.2068、0.2062，最低的是城墙岩群，仅0.1818。这主要是由于遂宁组厚层泥岩夹薄层粉砂岩物理风化崩解强烈，风化产物极易受到侵蚀，产生较大面积的侵蚀边坡；此外，为减少坡面水土流失，一般将丘体由圆形修整为梯形，亦人为增加了坡坎面积，导致坡坎系数增大。在夹关组厚层砂岩上，地貌以中、深丘为主，谷深坡陡，单块耕地面积偏小，因而单位耕地面积内的坡坎数量较多，面积较大，尤其田埂坡面土壤砂粒含量高，质地轻，为保蓄水分而增加其宽度与厚度，使得坡坎系数增大。在砂、泥岩互层的沙溪庙组、蓬莱镇组和城墙岩群地层上，砂岩层承接泥岩风化产物形成自然梯地地貌，坡坎则分布于梯地边缘，比之于遂宁组地层坡坎系数均较小。而其中位于区域偏北的城墙岩群地层，则因其单块耕地面积偏大，单位耕地面积内的坡坎数量较少，面积较小，因而其坡坎系数位于各紫色地层之末。

从不同母质来源的坡坎分布面积来看，由于区域各紫色地层出露面积大小不同，土地利用结构中耕地面积各异，因而坡坎分布面积亦有着显著差异。各紫色地层中沙溪庙组坡坎分布面积列于首位，集中了全区坡坎总量的33.81%，其次是遂宁组、蓬莱镇组和城墙岩群，坡坎分布面积各占全区坡坎总量的29.61%、24.08%和11.62%，夹关组为最低，仅占0.88%。

可见坡坎的面积分布首先与地层出露面积密切相关。就田埂而言，全区各紫色地层田埂分布面积沙溪庙组列于首位，达5.64万hm^2，夹关组排于最末，仅0.16万hm^2，分别占全区田埂总面积的43.15%和1.19%。而土坎分布面积则以遂宁组最大，计11.70万hm^2，沙溪庙组与之接近，为11.68万hm^2，分别占全区土坎总面积的30.66%和30.61%，夹关组土坎分布面积仍为最小，只有0.30万hm^2，仅占全区土坎总面积的0.78%，比较同一紫色地层田埂、土块分布面积比例，蓬莱镇组田埂、土坎分布面积差异明显，其比例为1∶4.3，其次为遂宁组和城墙岩群，分别是1∶3.4和1∶3.0，沙溪庙组和夹关组田埂、土坎分布面积相当，二者比例分别为1∶2.1和1∶1.9，差异较小。说明全区土坎占有坡坎的主要部分。

从母质来源分析区域坡坎资源，其不仅数量大，而且质量也高，利用和开发很有前景。田光龙等曾指出紫色土中黏粒矿物与它发生的母岩接近，多为2∶1型黏土矿物。如沙溪庙组黏土矿物以水云母—蒙脱石型为主，而蓬莱镇组则以蛭石—水云母型为主，这两种类型的黏土矿物，特别是前者吸水、保水能力均强。可以设想，以含此类黏土矿物的母质形成的坡坎，其利用开发前景必为广阔。

四、小　结

(1)川中丘陵区是四川盆地坡坎资源最集中的区域，坡坎总计面积51.23万hm^2，相当于全区耕地总量的1/4，是一种开发潜力很大的土地资源。

(2)坡坎系数随地面坡度增大而增大，其中大于6°和小于15°的内田埂与土坎地是川中丘陵区分布最集中的区域；

(3)川中丘陵区各紫色地层坡坎分布面积以沙溪庙组居于首位，遂宁组、蓬莱镇组和城

墙岩群次之，夹关组排于最末。从数量、质量两方面考虑，区域坡坎有着很大的利用开发前景。

坡坎资源的数量结构与分布特征直接关系到开发利用价值及其所实现的经济与生态效益。川中丘陵区 89% 的土地面积为丘陵，坡坎分布面积大，区域单位耕地面积内坡坎所占比例(坡坎系数)为 0.2073，按此系数计算，全区坡坎总面积为 51.23 万 hm^2，相当于全区耕地总面积的 1/4，占全区未利用土地总量的 67.08%。由此可见，坡坎是川中丘陵区一种数量极为可观且极具开发潜力的土地资源。其中，田埂系数 0.1594，面积 13.08 万 hm^2，占全区坡坎总量的 25.53%，主要分布于河谷平坝，浅、中丘地貌区；而土坎则主要集中于丘陵区，面积 38.15 万 hm^2，占全区坡坎总量的 74.47%，是田埂面积的 2.9 倍，土坎系数为 0.2345，亦较田埂系数高 0.0751。

由此可见，对于抑螺防病而言，疫区田埂及四旁是钉螺分布的地类，其土地面积较大，可利用前景也较广。但在这部分植物配置及模式选择提出了较高的要求，需要多点试验总结。

第六节 山丘型钉螺分布规律

钉螺为地表穴居性湿地动物，生态位不但受到地表因素的制约，还受到群落状态的调节，往往群落改变对地表的作用足以改变其生存所依赖的资源、使环境要素失调或偏离适宜生态位。Grinnell(1917)把生态位定义为“恰好被一个种或一个亚种所占据的最后分布单位(ultimate distributional unit)”。这一定义虽然注意到了种的结构和功能上的作用，但更加强调种在空间分布的意义，被称为空间生态位。长期以来，对生态位的研究往往停留在草本群落、灌木群落与乔木群落种间关系上，分析其重叠状况，并探究演替趋势；Odum (1952)认为，生态位不仅包括有机体的群落类型、生境和物理条件，而且还包括某些它与群落所有其他成分有关的要素，它本身在群落动态中所起的作用。实际上，包括湿地动物在内，一些物种生态位都包含极为明显的空间资源特点，空间分布反映了生态位的资源维度，不仅仅是单一群落中的结构状态，尽管这种空间状态易于受到群落结构状态的制约。

往往动物生态位研究重点于食物链中的位置，即在生态系统中的地位与角色。Charles Elton(1927)认为：“一种动物的生态位表明它在生物环境中的地位及其与食物和天敌的关系”，“一个动物的生态位在很大程度上决定于它的大小和取食习性”。他特别强调物种在群落营养关系中的角色，后人将他的定义称为“功能生态位”。据此，钉螺湿地生态位在湿地生态系统中的地位与角色明显呈现出地表草食或腐食性特点，即依靠苔藓、藻类、草本或腐殖质为食物，与碎屑食物链联系紧密的地表穴居动物种类，类似种类有蟾蜍、蚯蚓等。钉螺这种食物特性与生存位置在湿地生态系统功能完整性中意义明显，提高了地表水肥资源与富集营养物质的利用效率，并对天敌水禽生活史繁衍具有直接作用。钉螺个体较小，对生境的要求具选择性，本身具运动性，加之受流水等作用完成远距离扩散，对其生态位认识和研究可转变为指示生境分析与塑造。

在湿地生态系统中，钉螺生物学特性对生态因子存在诸多要求。软体动物对水湿要求高，低温容易引起冻伤，热量需求强烈(冬季不结冰)，其适生的草本生境需要频繁干扰维持，将群落控制草本演替阶段，使其维持在合适光温条件，这有利于钉螺交配、卵保存与孵化发育。Hutchinson(1957)引入数学中点集理论，把生态位看作是一个生物单位(个体种群或物种)生存条件的总集合体。他从空间、资源利用等多方面考虑，对生态位概念予以数学的抽象，提出了生态位的多维超体积模式。往往钉螺栖息地水分、温度、盐分状态与草本群落自身的高度、盖度与物种丰富度紧密相连，共同构成了生态位多维超体积。单一因素似乎很容易建立模型，多维超体积模型往往停留在概念上，或者抽象状态中，其本身反映了局部或整体栖息的生态系统总体特征。所谓的多维资源空间的“超体积”，这不仅包含了原来的物理分布空间，而且还包括温度、湿度、pH 值等衡量其栖息地的一些其他指标，还包括生态系统功能链（如物质流动、能量流动与信息流动）。

生态位理论很多，以 Grinnell 的“空间生态位”，Elton 的“功能生态位”和 Hutchinson 的“多维超体积生态位”最具代表性。钉螺栖息于湿地地表层穴居，并与湿地草本群落形成了适生生境，还与青蛙、蟾蜍等两栖类动物、水禽等共存，与鱼类生境截然不同。钉螺生态位具有空间、功能与多维特性，钉螺与湿地草本群落动物共存也是生态位相似而分割湿地资源的结果，在多环节与多空间上实现了分化，进而形成了长期赖以维持的湿地生态系统结构组成与功能维持。

钉螺分布在特定的群落和土壤生境中，并适应于特定的光照、温度、水分、土壤、植被群落。钉螺是一种低等沼生动物，并以藻类和一些草本植物为食，对生境的水分和草本群落都有一定的选择性。已有的研究结果表明植被、土壤等环境因素显著地影响钉螺的数量和分布。如土壤特征，群落类型、草本高度、盖度、土壤水分含量、地下水位，还有地表状况和地下水位高程[90]等。钉螺分布的湖泊和水网地区具有较为一致的地形滩地，分布区生境面积成片、地下水位变动较大，相关研究众多；而山丘型分布地块面积小，零星分布，其生态位属性两者差异明显，钉螺孽生生态位在研究极少，了解其适生的生境特征为抑螺环境塑造提供基础依据。

一、土地利用类型与钉螺分布

仁寿县江河流域是血吸虫病的重度疫区，按土地利用特点，共调查不同土地利用/覆盖类型样地 48 个，其中荒坡样地 10 个，沟渠样地 4 个，林分类型 12 个，水田样地 9 个，旱地样地 3 个，麦田样地 1 个，油菜田 2 个，河滩样地 7 个。共调查钉螺 341 框，其中钉螺出现框数 131 框，钉螺出现率 34%，共查获钉螺总数为 1256 个，平均密度为 4.71 个/框。钉螺出现率最小值为 0，最大值为 1；不考虑调查框数，样地钉螺总数最小为 0，最大为 322 只。钉螺的密度最小值为 0 只/框，最大值为 43.3 只/框。

土地利用类型不同，钉螺的分布各异，由表 4-8 可知，林地钉螺密度为 0.12 只/0.11m^2，沟渠钉螺密度为 6.25 只/0.11m^2，旱地钉螺密度为 1.29 只/0.11m^2，荒坡钉螺密度 5.71 只/0.11m^2，河滩地钉螺密度为 3.62 只/0.11m^2，水田钉螺密度为 7.32 只/0.11 m^2。显然，水田、沟渠、荒草坡、河滩的钉螺密度明显较高，旱地钉螺密度居中，而林地明显最低。

土地利用类型间活螺出现率的差异也达到极显著水平（$F=4.416$，$df=5$，$p<0.003$）。由表 4-8 可知，林地的钉螺出现率为 7%，沟渠的钉螺出现率为 33%，旱地的活螺出现率为 11%，荒坡为 52%，河滩地为 52%，水田为 65%。显然，水田、荒地和河滩的活螺出现率相对较高，沟渠和旱地次之，林地最低。林地钉螺出现率低，一方面与林木抑螺有关，但同时与它处立地生境有关。

表 4-8　不同土地利用的钉螺分布特征

利用类型	调查框数	出现筐数	出现率(%)	总数	密度(只/0.11m²)	
					Mean	STDEV
林地	86	6	7	10	0.12	0.79
沟渠	12	4	33	75	6.25	15.87
旱地	35	4	11	45	1.29	4.76
河滩	82	43	52	297	3.62	9.53
荒坡	58	30	52	331	5.71	19.32
水田	68	44	65	498	7.32	12.39
总计	341	131	34	1256	4.05	

二、钉螺密度与活螺出现率关系

对仁寿县螺区调查资料分析表明，钉螺密度与活螺出现呈线性关系(图 4-2)，符合方程：$y=0.1291x-0.2565$($r=0.94$，$d_f=22$，$F=156.1$，$p<0.0001$)，因此活螺出现率与钉螺密度作为评价指标，具有同等价值，二者在反映钉螺数量上具有一致性。

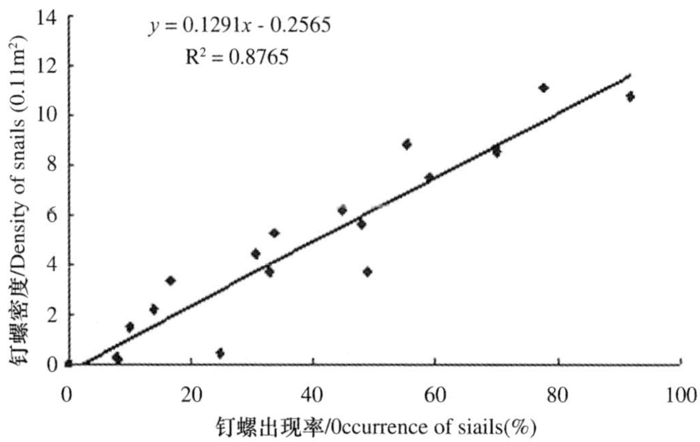

图 4-2　钉螺密度与活螺出现率的关系

三、钉螺在山丘区的空间梯度分布特征

钉螺是两栖生物，多分布于水陆交错带。水网和湖沼地区钉螺多沿江，沿湖滩地分布，而丘型区地形高差明显，研究钉螺在空间垂直梯度的分布规律，对抑螺防病林的空间布局有着重要意义。本书以试验区猫儿沟小流域为对象，从河滩至坡顶逐级对钉螺拟生境进行针对性调查，结果见表 4-9。结果显示，该流域从坡脚每一台地均有钉螺分分布，分布地均为水分相对潮湿地段，分布多沿田边、沟内边坎，土边等阴湿地段，并呈线状分布。蓄水池作点源呈点状分布，分布密度在各地形部位均较高。田内、旱地内和林内成片分布数量极少。猫儿沟各地类、各台位的钉螺的高密度分布与位于区域内四级台地的干渠有关，同时也受位于四台地的老冲积黄壤(田)有关。

表 4-9　丘区钉螺在地形上的垂直分布

生境	坡位	湿度	生境特征描述	筐数	数量(只)	密度(只/0.11m²)
河滩	河床	湿	禾草、连子草，地下水位 13cm	3	83	27.7
田埂	坡脚	湿润	白茅根部，田埂上，轻黏	1	46	15.3
田边	坡脚	潮湿	外田埂内壁，白茅草，潮湿	1	9	3.0
田边	坡脚	湿	坡积物，湿润，中壤，慈竹遮阴	3	321	107.0
林缘	坡脚	湿润	沟边，竹叶覆盖钉螺呈白色	3	5	1.7
田边	二台地	湿润	田里侧坎边，二台地，光照较弱	1	3	1.0
水沟	二台地	潮湿	屋旁沟边，竹叶覆盖较厚	2	19	6.3
旱地	二台地	湿润	生姜地	1	0	0.0
水沟	三台地	潮湿	旱地内排洪沟内，轻黏，潮湿	1	106	35.3
土边	三台地	稍干	玉米地内侧坡边、荒地	2	133	44.3
水池	四台地	潮湿	水泥步道边，泥质蓄水池	3	210	70.0
土边	四台地	潮湿	旱地外侧，距水池上 1m 内	4	11	3.7
干渠	五台地	潮湿	渠底，坡上部为构树，少量枯落物	5	37	12.3
干渠	五台地	潮湿	渠底，香樟叶覆盖盖度 85%	3	15	5.0
林缘	四台地	潮湿	香樟幼林地内侧，坡边	3	146	48.7
水池	坡顶	潮湿	位于区域最高点，钉螺沿池边分布	2	16	5.3

山丘区这种钉螺分布特征确定了山丘区钉螺防治方针，即全方位构建抑螺防病林带，实行分段控螺、层层阻螺的空间布局。同时由于山丘区以小流域为集水单元，这也说明山丘区血防工程必须以流域为治理基本单元，进行综合治理。坡顶部水池内钉螺分布提出钉螺起源问题，分布在山顶钉螺是外界输入，还是历史沉积，这需要考证(人为带入钉螺分布的原生性或者历史的长久性)。

第七节　山丘地区钉螺适宜生境分析

钉螺在山丘型地区主要分布在水陆交错带、农林交错带间隙中，该地带处于两种生态系统的界面上，物质循环活跃、能量交换频繁、生物活动强烈，成为水陆两栖动物活动的场所。而在单一水体或农田则因为频繁的干扰而钉螺无法长期生存，只能在交错带活动，也体现了钉螺生存发育两个基本特点：一个是不耐水淹；二是离不开水湿环境。山丘地区发达的地表水与相对稳定的河流附近都是钉螺孳生生境。而钉螺在陆地季节性地表水发育中，只要存在螺卵，就有大量的钉螺发育。钉螺生境存在两类概念：一类是生物生境；一类是非生物生境。

一、钉螺非生物生境的特性

钉螺栖息的非生物生境本身包括气候因子、土壤环境因子、地形地貌特征等诸多方面，目前对钉螺生境非生物因子研究在土壤环境因子方面较多，而在其他方面探讨相对较少，还不能做出系统阐明。仅仅对钉螺生境土壤因子，如水分、盐分、温度、理化性质等对山丘地区钉螺分布的影响(黄玲玲，2006 年)。

(一)土壤水分含量和钉螺密度的关系

钉螺分布和数量受土壤环境水分状况影响较大。不同土壤水分环境条件下钉螺的分布见表 4-10。土壤水分含量和钉螺密度的关系符合三次方程：$y = -0.4443x^3 + 4.2106x^2 - 8.4153x + 4.7045$($r=0.94$，$d_f=3$，$F=7.86$，$p=0.062$)。这一曲线很好地反映了土壤水分含量和钉螺密度的关系。该模型表明在土壤水分含量较低时(0% ~20%)，钉螺密度很小，在土壤水分含量较高时(20% ~60%)，钉螺密度较大，为钉螺孳生适宜的水分条件；在土壤水分含量较大时(60%以上)，钉螺生存受到限制。因此，钉螺分布和数量和受土壤水分条件的影响较大，钉螺生存适宜的土壤水分范围是 40% ~50%。

(二)土壤电导率和钉螺密度的关系

土壤溶液具有导电性，导电能力的强弱可用电导率表示。土壤电导率是测定土壤水溶性盐的指标，而土壤水溶性盐是土壤的一个重要属性，在无污染土体，电导率反映了土壤供肥能力或者说可以诊断土壤发育阶段。当土壤电导率为 0 ~30mS/m 时，无钉螺分布；当达到 60 ~90mS/m 时，钉螺密度为 2.67 ±4.8 只/0.11m^2(表 4-11)；当土壤电导率达到 90 ~120mS/m 时，钉螺密度为 11.44 ±26.5 只/0.11m^2；当电导率为 120 ~150mS/m 时，钉螺密度为 5.2 ±10.88 只/0.11m^2；当土壤电导率达到 150 ~180mS/m 时，钉螺密度为 5.3 ±10.76 只/0.11m^2；当土壤电导率达到 180 ~210mS/m 时，钉螺密度为 2.18 ±3.6 只/0.11m^2；当土壤电导率达到 210mS/m 以上时，受调查范围和样本数量限制，钉螺分布数量极少，但个别密度较大，达到 2 ~3 只/0.11m^2。

表 4-10 不同土壤水分含量的钉螺密度

土壤水分含量(%)	平均值(只/0.11m^2)	标准差
0 ~10	0.044	0.209
10 ~20	0.887	1.948
20 ~30	6.847	12.69
30 ~40	7.0213	12.996
40 ~50	15.240	32.117
50 ~60	8.444	10.261
Total	5.736	14.844

表 4-11 不同土壤电导率的钉螺密度

电导率(mS/m)	平均值(只/0.11m^2)	标准偏差
60 ~90	2.7	4.8
90 ~120	11.4	26.5
120 ~150	5.2	10.9
150 ~180	5.3	10.8
180 ~210	2.2	3.6
210 ~240	0	0.0
240 ~270	3	0
270 ~300	2	0
Total	6.19	15.3

钉螺分布数量和土壤电导率的关系符合二次方程：$y = -0.7873x^2 + 6.1519x - 4.8881$($r=0.77$，$d_f=4$，$F=2.92$，$p=0.165$)，这一曲线很好地反映了钉螺分布和土壤电导率的关系。该模型表明在土壤电导率较低时(60mS/m 以下)，钉螺很少或无法生存，此种生境无钉螺分布；在土壤电导率较高时(60 ~210mS/m)，钉螺密度较大，为钉螺孳生适宜的土壤电导率条件；在土壤电导率较大时(210mS/m 以上)，钉螺孳生受到限制。因此，钉螺分布和数量和受土壤电导率的影响较大，适宜的土壤电导率范围是 120 ~150mS/m。

(三)土壤温度和钉螺密度的关系

钉螺的生存需要一定的温度条件，钉螺分布受土壤温度的影响。不同土壤温度钉螺的分布数量见表4-12。

钉螺分布数量和土壤温度的关系符合二次方程：$y = -0.9974x^2 + 7.257x - 7.449$($r = 0.77$, $p = 0.120$)。这一曲线很好地反映了钉螺分布和土壤温度的关系。该模型表明：在土壤温度较低时(10℃以下)，钉螺很少或无法生存，此种生境无钉螺分布；在土壤温度较高时(10～15℃)，钉螺的分布数量极小；在土壤温度较高时(15～30℃)，钉螺分别数量最大，此范围为钉螺孳生的适宜温度范围；在土壤温度较高时(超过30℃)，钉螺很少或无法生存。因此，钉螺分布和数量和受土壤温度的影响较大，适宜生存的土壤温度范围是18～23℃。

表4-12　不同土壤温度的钉螺密度

土温(℃)	平均值(只/0.11m²)	标准偏差
5～10	0	0
10～15	0.85	2.68
15～20	5.07	11.51
20～25	7.91	19.7
25～30	3.11	4.78
30～35	0	0
Total	5.71	14.8

(四)土壤理化性质与钉螺分布

土壤是自然界钉螺孳生繁殖不可缺少的条件之一，但并非所有类型的土壤都适宜钉螺孳生，钉螺的分布与土壤的理化性质有关。据张旭东等对仁寿不同土壤理化分析显示：土壤环境因子对钉螺活螺框出现率及钉螺密度影响的大小规律基本一致，仅土壤全K含量对钉螺密度的影响高于对活螺框出现率的影响。

在全部土壤环境因子中，对钉螺影响最大的3个因子为0.02～0.002mm的土壤颗粒、土壤全P含量和土壤水分；对于土壤水分物理性质而言，土壤水分的高低对钉螺分布的影响最大，因为钉螺孳生局限在常年保持潮湿的地方，毛管持水量、毛管孔隙与土壤容重次之，而非毛管孔隙的影响则相对较小；对于土壤养分而言，土壤全P含量的高低对钉螺分布的影响最大，土壤有机质次之，土壤pH值和全N含量的影响则相对较小；对于土壤机械组成而言，土壤粒级为0.02～0.002mm和<0.002mm时，对钉螺影响最大，且以0.02～0.002mm的土壤颗粒与钉螺关系最为密切。在全部18个土壤因子中，土壤全K含量与0.02～0.002mm的土壤颗粒含量存在显著差异，亦即表明土壤环境特征中的养分状况与土壤物理结构可能通过影响钉螺的摄食及入土穴居活动而导致活螺框出现率与钉螺密度在不同土地利用/覆盖类型之间的差异。

在土壤内穴居是钉螺的一项重要生物学特性，研究土壤理化性质对钉螺分布的影响具有重要意义。对山丘区9种不同土地利用/覆盖类型土壤环境特征对钉螺分布影响的结果表明：

有螺土壤环境与无螺土壤环境之间的差异不显著，这可能是由于在同一地域范围内，地质、地貌、母岩、气候、植被、人为活动等成土要素相对一致，而导致土壤环境特征差异的不显著，同时也反映了钉螺分布受诸多环境要素的影响，除了土壤环境外，还有植被类型、水系分布以及人为活动等。

许发森(1999)对安宁河谷对17个样点调查表明：土壤质地对钉螺影响极为明显(表4-13)。17个样地土壤分为5类、6个亚类、11个土属；土壤质地可分为4类。从质地上分类，砂土、砂壤土未见钉螺生长，钉螺主要分布在黏土和壤黏土的环境。原因主要归于是沙性土田间持水量小，土壤自然含水量低，这与钉螺喜湿生环境不相适应，因此砂土受阳光直射后，温度升温快，且砂土温度可高达45℃以上，在这种高温条件下容易杀死钉螺；相反，黏土透水性差，土壤易积水，加之黏土导热能力弱，加之含水量高，使得土体温度在热天低于一般土壤类型，而在冬季又会高于沙性土类，这为钉螺提供了较好的庇护环境。

表4-13　土壤质地与钉螺分布的关系

土壤质地	调查地块	有螺地块	
		数量	%
壤黏土	5	3	60.00
黏土	9	8	88.89
砂壤土	2	0	
砂土	1	0	

(五)沉积类型对钉螺分布影响

对四川安宁河谷调查显示(表4-14)，灌溉沟、淤积、冲刷3种环境中，淤积地形中有钉螺孳生样地占样点的62.5%；灌溉沟中所有样地中无有钉螺，而位于高位坡地的冲蚀地形中仅有1个样地有钉螺，占25%。钉螺孳生的环境因子是多方面构成的，影响钉螺分布是多个因子综合构成的，淤积和灌溉沟植物盖度均在85%以上，明显高于冲刷环境的植物盖度。表明植物盖度的高低与钉螺孳生有密切关系，而植物盖度的高低又与土壤的含水量和持水量的能力密切相关。从土壤质地看，壤黏土和黏土较适合钉螺孳生，砂壤土和砂土不适宜钉螺孳生；壤黏土和黏土一般含水量及持水量均较高，这样的环境对草本植物的生长是有利的，植物的盖度和多样性指数高的环境较易发现钉螺。此结果表明钉螺适宜于孳生在杂草丛生、植物数量多的环境。

表4-14　不同环境植物覆盖度、种数与钉螺分布的关系

环境类型	调查地块数	有螺地块数		植被覆盖度(%)	多样性指数	种数
		数量	%			
灌溉沟	5	5	100	87.50	2.60	11.6
淤积	8	5	62.5	88.14	3.29	11.0
冲刷	4	1	25.0	49.30	1.73	8.0

二、钉螺适宜生境的生物因素

土地利用类型不同，草本群落的物种丰富度、盖度和高度不同。旱地的物种丰富度最高，其次为沟渠和水田，而林地、河滩和荒坡较低。林地的草本群落盖度最低，河滩、荒地和水田的草本群落盖度最大，而沟渠和旱地的草本群落盖度介于林地和河滩、荒地、水田之间。林地的草本群落高度最高，其次为旱地、沟渠、河滩、荒地和水田。

(一)草本群落物种丰富度对钉螺分布的影响

钉螺在物种丰富度极低时密度较低，物种丰富度中等时密度较高，而在物种丰富度较大的群落中密度较低。草本群落的物种丰富度和钉螺密度符合多项式方程：$y = -0.0594x^2 + 1.3261x - 1.3325$($r=0.94$)。

(二)草本群落盖度对钉螺分布的影响

不同草本群落盖度的钉螺密度，当钉螺孳生环境的草本群落盖度在20%～40%时，钉螺的密度为1.44±3.13只/0.11m²；盖度达到40%～60%时，钉螺密度为2.46±6.45只/0.11m²；当盖度达到60%～80%时，钉螺密度为11.21±29.62只/0.11m²；当草本群落盖度达到80%～100%时，钉螺密度为5.32±10.36只/0.11m²。

钉螺只能生活在有草本植物的群落中，而且在草本群落盖度极低时没有分布；当草本群

落的盖度达到20%以上时开始分布，达到60%～80%时密度最大，草本群落盖度达到80%～100%时钉螺度相对降低，三次曲线能很好的反映，符合方程：$y = -0.5755x^3 + 4.9455x^2 - 9.9816x + 5.6309$（$r = 0.88$），由于山丘型钉螺孳生环境复杂多样，受草本群落盖度以外的其他影响因素未考虑在内，如坡度、周围林木、坡向等因素，该模型和已有的研究结果吻合得很好，反映了草本群落盖度和钉螺孳生数量的一般趋势，有借鉴意义。因此，草本群落盖度对钉螺孳生数量也存在影响，钉螺适宜的草本群落盖度为70%～90%。

表4-15　不同草本高度的钉螺密度（只/0.11m²）

高度（cm）	平均值	样本数	标准差
0～10	0	1	.
10～20	2.78	49	5.3
20～30	7.28	83	19.79
30～40	7.53	49	14.06
40～50	6.95	19	13.55
50～60	0.83	12	1.53
60～70	2	3	3.46
70～80	0	1	.
80～90	0	1	.
Total	5.77	218	14.8

（三）草本群落高度对钉螺分布的影响

不同高度的草本群落的钉螺密度见表4-15，当草本群落高度为0～10cm时，无钉螺分布；当草本高度为10～20cm时，钉螺密度为2.77±5.3只/0.11m²；当草本群落高度达到20～30cm时，钉螺密度为7.27±19.79只/0.11m²；当草本群落高度为30～40cm时，钉螺密度为7.53±14.06只/0.11m²；当草本群落高度为40～50cm时，钉螺密度为6.94±13.55只/0.11m²；当草本群落高度为50～60cm时，钉螺密度为0.83±1.5只/0.11m²；当草本群落高度为60～70cm时，钉螺密度为2±3.46只/0.11m²；当草本群落高度为70cm以上时，无钉螺分布。

草本群落高度和钉螺分布数量的关系符合：次方程：$y = -0.5473x^2 + 4.6424x - 3.5144$（$r = 0.84$，$d_f = 5$，$F = 5.83$，$p = 0.049$）。这一曲线很好地反映了钉螺孳生数量和草本群落高度的关系，表明在草本高度为20cm以下时钉螺无分布或密度极低；在20～50cm之间时钉螺孳生数量较多；当草本群落高度为50cm以上时，钉螺无分布或数量极低。因此，钉螺分布数量受孳生环境的草本群落高度影响，钉螺适宜的草本群落高度为20～50cm。

三、山丘区钉螺适生植物群落

在生物生境中，主要是群落组成上，钉螺自身水陆两栖湿地生物学特性决定了其生物群落本身也是湿地生物，并且存在极为明显的湿地生物指示植物。而指示植物往往都是一些群落优势种或建群种，往往是平衡该立地或钉螺孳生生境的一些适生性种类。如果为草地演替顶级群落，必然能长期适应特定生境；若是破坏立地上的先锋群落，则必然繁殖体能快速达到且具有适应“窗口”性干扰立地的生活史特性。钉螺孳生生境指示植物本身也是基于植物物种本身对特定钉螺水陆两栖生境特性的选择适应性，是生态位狭窄性与适应特异性的一种表现。

（一）钉螺孳生的群落组成

据仁寿县不同土地利用类型钉螺孳生群落调查，钉螺直接孳生在草本群落中，并可划分为以下几类群落类型（表4-16）：

1. 艾蒿群落

艾蒿群落，艾蒿盖度40%～60%，高度35～50cm，伴生物种有三叶鬼针草，荩草，鸭儿芹，苔草，荩草，野古草，大叶猪秧秧，小苦荬等，钉螺密度2～27只/筐。

表 4-16 仁寿山丘地区钉螺孳生生境指示植物科属、分布

名称	属名	分布范围	微观生境
艾蒿	*Artemisia princes*	主要分布于亚洲东部，如朝鲜半岛、日本、蒙古；我国的东北、华北、华东、华南、西南以及陕西及甘肃等均有分布	只要是向阳而排水顺畅的地方都生长，但以湿润肥沃的土壤生长较好。其适应性强，普遍生长于路旁荒野、草地
水金凤	*Impatiens uliginosa*	产于黑龙江、吉林、辽宁、内蒙古、河北、河南、山西、陕西、甘肃、浙江、安徽、山东、湖北、湖南、朝鲜、日本及俄罗斯远东地区	生于海拔 900 ~ 1400m 的山坡林下、林缘草地或沟边；海拔较低的峡谷地带也有分布
金星蕨	*Parathelypteris glanduligera*	广布于长江以南各省区，北达河南、安徽北部、东到台湾，南至海南，向西达四川、云南；韩国南部、日本、越南、印度北部、锡金	生于疏林下，海拔 50 ~ 1500m
华中蹄盖蕨	*Athyrium wardii*	分布于中国的西南与华南地区；日本和朝鲜半岛也有分布	生于山谷林下或溪边阴湿处，海拔 700 ~ 1550m，峡谷地带分布下限更低
水芹	*Oenanthe javanica*	原产亚洲东部，分布于中国长江流域；日本北海道、印度南部、缅甸、越南、马来亚、爪畦及菲律宾等地	以生活在河沟、水田旁，以土质松软、土层深厚肥沃、富含有机质保肥保水力强的黏质土壤为宜
鸭儿芹	*Cryptotaenia japonica*	分布于我国长江以南各省(自治区、直辖市)；朝鲜、日本、俄罗斯也有分布	生长在林下阴湿处，适生于土壤肥沃、有机质丰富、结构疏松、通气良好、环境阴湿、微酸性的砂质壤土
活血丹	*Glechoma longituba*	全国各地除甘肃、青海、新疆及西藏外，均有分布	生于海拔 50 ~ 2000m 的林缘、疏林下、草地上或溪边等阴湿处
空心莲子草	*Alligator alternanthera*	原产巴西；北京、江苏、浙江、江西等地引种，后逸为野生	生于池沼、水沟
羊蹄	*Rumex aponicus*	朝鲜、日本、俄罗斯；中国东北、华北、华东、华中、华南、中南以及陕西、四川、贵州	生于山野、田边路旁、河滩、沟边湿地
水蓼	*Polygonum hydropiper*	分布于我国南北各省区，海拔 50 ~ 3500m；朝鲜、日本、印度尼西亚、印度、欧洲及北美也有分布	生于河滩、水沟边、山谷湿地
荩草	*Lanceolate arthraxon*	中国分布于华东、华北、华中、西南和陕西等；东南亚、印度至非洲也有分布	矛叶荩草喜湿润和疏松透气性良好的土壤，海拔高度一般在 500 ~ 1700m
葎草	*Humulus scandens*	我国分布于青海、新疆以外省区；日本、越南也有分布	生于沟边、荒地、林缘、废墟边
六叶葎	*Galium asperuloides* subsp. *hoffmeisteri*	分布于西南至西北以及长江流域中下游；印度和锡金也有分布	生于林下阴湿处
白茅	*Imperata cylindrical*	非洲北部、土耳其、伊拉克、伊朗、中亚及地中海等；中国全国	适应性强，耐荫、耐瘠薄和干旱，喜湿润疏松土壤
野古草	*Arundinella hirta*	中国除新疆、西藏、青海外各省区都有分布；前苏联东部、朝鲜、日本及中南半岛各地也有分布	分布于海拔 2000m 以下的山坡灌丛、道旁、林缘、田地边及水沟旁

（续）

名称	属名	分布范围	微观生境
野菊	*Dendranthema indicum*	广布于东北、华中、华南及西南各地；印度、日本、朝鲜、前苏联也有分布	生于山坡草地、灌丛、河边水湿地、滨海盐渍地、田边、林缘及路旁
白花车轴草	*Trifolium repens*	产自欧洲、北非及西亚	喜温暖、向阳的环境和排水良好的粉砂壤土或黏壤土；较耐荫，在部分遮阴条件下生长良好
白花碎米荠	*Cardamine leucantha*	产于东北以及河北、山西、河南、安徽、江苏、浙江、湖北、江西、陕西、甘肃等省；日本、朝鲜、前苏联西伯利亚南部至东部地区均有分布	生于海拔 200 ~ 2000m 的路边、山坡湿草地、杂木林下及山谷沟边阴湿处
鹅观草	*Roegneria kamoji* Ohwi	除青海、西藏外，分布几遍全中国；朝鲜、日本也有	多生长于 100 ~ 2300m 的山坡和湿润草地
风轮菜	*Clinopodium chinense*	产于欧洲南部，华北及湖北、湖南、广东、广西、云南等地	生长于草地、山坡、路旁；日照充足通风良好，排水良好的沙质壤土为佳
过路黄	*Lysimachia christinae*	产于云南、四川、贵州、陕西(南部)、河南、湖北、湖南、广西、广东、江西、安徽、江苏、浙江、福建	生于沟边、路旁阴湿处和山坡林下，垂直分布上限可达海拔 2300m
接骨草	*Saururus chinensis*	河北、河南、山东和长江流域及以南各地；日本也有分布	生于海拔 300 ~ 2600m 的山坡、林下、沟边和草丛中，日本也有分布
金发草	*Pogonatherum paniceum*	印度，马来西亚到大洋洲；中国分布于湖北，湖南，广东，广西，贵州，云南，四川	山坡，草地，路边，溪旁草地的干旱向阳处
麦冬	*Ophiopogogon japonicus*	浙江、四川、福建、江苏、安徽等省	分布于海拔 2000m 以下山坡阴湿处、林下或溪旁
窃衣	*Torilis scabra*	分布于陕西、甘肃、江苏、安徽、浙江、江西、福建、台湾、湖北、湖南、广东、广西、四川、贵州等地	生于海拔 250 ~ 2400m 的地区，生于山坡、林下、河边、芒地及草丛中
一年蓬	*Erigeron annuus*	江苏、江西及长江南北各省多有野生	生长于山坡、及田野中
早熟禾	*Poa* spp.	世界广泛分布；中国各地区均有分布	生于路边草地及湿草地
苔草	*Carex tristachya*	广布于世界各地；分布于中国东北、西北、华北和西南高山地区	生长于山坡、沼泽、林下湿地或湖边

艾蒿－金星蕨群落，艾蒿盖度 50%，高度 80cm，金星蕨盖度 50%，高度 40cm，伴生种类有荩草，一年蓬，天名精，苔草，凤尾蕨等，钉螺密度 12 只/框。

艾蒿－活血丹群落，盖度为 20%、20%，高度分别为 25cm、5cm，伴生种类有翅果酸膜，野古草，小苦荬，一年蓬，水芹，风轮草，空心莲子菜，小蓟等，钉螺密度 3 只/框。

艾蒿－辣子草群落，艾蒿盖度 20%，高度 25cm，辣子草盖度 20%，高度 10cm，伴生种类有鱼腥草，问荆，野古草，野棉花，凤尾蕨，清明草，扁豆菜等，钉螺密度 2 只/筐。

艾蒿－六叶葎群落，盖度分别为 30%、20%，高度分别为 30cm、25cm，伴生种类有麦冬草，茴茴蒜，白英，蜈蚣草，空心莲子菜，婆婆纳，野古草，繁褛等，钉螺密度为 41 只/框。

艾蒿－飘拂草群落，盖度 10% ~25%、10% ~20%，高度 85 ~ 100cm、15 ~ 25cm，伴生

种类有大叶猪秧秧，清明草，茴茴蒜，野燕麦，六叶葎，荩草，颠茄，大叶猪秧秧，窃衣，婆婆纳，广布野豌豆等，钉螺密度 3 ~4 只/框。

艾蒿 - 水金凤群落，苦蒿覆盖度 55%，高度 50cm，水金凤覆盖度 45%，高度 30cm，伴生种类有齿果酸模，野燕麦，广布野豌豆，水蓼等，钉螺密度为 3 只/框。

艾蒿 - 野古草群落，盖度分别为 15%、15%，高度分别为 30cm、35cm，伴生种类有空心莲子菜，广布野豌豆，野燕麦，荩草等，钉螺密度 7 只/框。

艾蒿 - 野棉花群落，艾蒿盖度 25%，高度 25cm，野棉花盖度 15%，高度 25cm，伴生种类有鱼腥草，清明草，野燕麦，野古草，指风草，茴茴蒜等，钉螺密度 5 只/筐。

艾蒿 - 野胡萝卜群落，艾蒿盖度 40%，高度 25cm，野胡萝卜盖度 40%，高度 80cm，伴生种类有广布野豌豆，黄花酢浆草，茅叶荩草，空心莲子草，小叶仙茅等，钉螺密度为 4 只/筐。

2. 水金凤群落

水金凤群落，水金凤盖度 100%，高度 45cm，伴生种类有野古草，空心莲子草，齿果酸模，烦缕，茭笋，天胡荽，水芹等，钉螺密度 3 ~30 只/框。

水金凤 - 水蓼群落，水金凤覆盖度 65%，高度 15cm，水蓼盖度 40%，高度 15cm，伴生种类有水芹，野古草，空心莲子草等，钉螺密度 1 只/框。

水金凤 - 野古草群落，水金凤覆盖度 60%，高度 15cm，野古草覆盖度 40%，高度 15cm，伴生种类有齿果酸模，空心莲子草等，钉螺密度 2 只/框。

水金凤 - 野古草 - 水芹群落，水金凤盖度 25%，高度 20cm，野古草盖度 20%，高度 35cm，水芹盖度 15%，高度 25cm，伴生种类有芋，茴茴蒜，紫草，野燕麦，水蓼，齿果酸模，广布野豌豆，空心莲子草等，钉螺密度为 2 只/框。

水金凤 - 野燕麦群落，水金凤盖度 50%，高度 40cm，野燕麦盖度 50%，高度 40cm，伴生种类有空心莲子草，天胡荽，六叶律，广布野豌豆等，钉螺密度为 7 只/框。

3. 蕨类群落

华中蹄盖蕨群落，盖度 40%，高度 15cm，伴生种类有一年蓬，野古草，小苦荬，野燕麦等，钉螺密度 9 只/框。

华中蹄盖蕨 - 野古草群落，盖度为 10%、10%，高度为 15cm、35cm，伴生种类有天名精，空心莲子菜，茅叶荩草，野燕麦，水蓼，一年蓬，大叶猪秧秧等，钉螺密度为 4 只/框。

凤尾蕨 - 扁豆菜群落，盖度分别为 15%，高度分别为 25 和 15cm，伴生种类有艾蒿，问荆，清明草，茴茴蒜，野古草，酢浆草，空心莲子菜，六叶葎，芋等，钉螺密度为 2 只/筐。

金星蕨群落，盖度 30%，高度 50cm，伴生种类有白茅，宽叶凤尾蕨，荩草，悬钩子，广布野豌豆，野蔷薇，狭叶凤尾蕨，地瓜等，钉螺密度为 2 只/框。

金星蕨 - 荅草群落，金星蕨盖度 40%，高度 30cm，荩草盖度 40%，高度 30cm，伴生种类有野菊，白茅等，钉螺密度为 1 只/筐。

4. 水芹群落

水芹 - 荩草群落，盖度 35%、30%，高度分别为 25、15cm，伴生种类有一年蓬，清明草，鬼针草，翅果酸膜，野古草，茴茴蒜等，钉螺密度有 5 只/框。

水芹 - 空心莲子草群落，水芹高度 20cm，盖度 50%，高度 10cm，盖度 10%，伴生种类有垂穗鹅冠草，苣苔，碎米荠等，钉螺密度 120 只/框。

水芹群落，水芹盖度 50%，高度 30cm，伴生种类有苦蒿，齿果酸模，水蓼，野古草，清明菜，六叶律，空心莲子草，活血丹，烦缕，野燕麦，野胡萝卜，茴茴蒜等。

鸭儿芹－棒头草群落，鸭儿芹高度20cm，盖度20%，棒头草高度10cm，盖度10%，伴生种小白酒，马兰，毛茛，满天星等，钉螺密度很低。

鸭儿芹－垂穗鹅冠草群落，鸭儿芹高度25cm，盖度25%，垂穗鹅冠草高度25cm，盖度5%，伴生有接骨草，黄安菜，烦缕，蔷薇等，钉螺密度18只/框。

鸭儿芹－禾本科群落，鸭儿芹盖度60%，高度20cm，禾本科盖度50%，高度15cm，伴生种类有六叶律，空心莲子草等，钉螺密度为1只死螺。

鸭儿芹－苦买菜群落，鸭儿芹覆盖度30%，高度40cm，苦买菜盖度20%，高度15cm，伴生种类有艾蒿，清明菜，黄山草，白花车轴草，蒲公英等，钉螺密度为1只/筐。

5. 活血丹群落

活血丹－白茅群落，活血丹盖度60%，高度10cm，六叶律盖度45%，高度20cm，伴生种类有六叶律，窃衣，马兰，水芹，铁线根草，等，钉螺密度2只/框。

活血丹群落，活血丹盖度80%，高度5cm，伴生种类有茴茴蒜，广布野豌豆，水芹，野古草，空心莲子草，马兰，铁线根草，水金凤等，钉螺密度为2只/框。

6. 空心莲子草群落

空心莲子草－艾蒿群落，空心莲子草盖度35%，高度25cm，艾蒿盖度25%，高度25cm，伴生种类有窃衣，六叶律，婆婆拉，野燕麦，大豆，马兰，糯米团，广布野豌豆，过路黄，风轮草，凤尾蕨等，还有构树灌木种类，钉螺密度6只/框。

空心莲子草－白花碎米荠群落，白花碎米荠盖度5%，高度20cm，空心莲子草高度15cm，盖度25%，伴生种类有毛茛，垂穗鹅观草，金星蕨，蒲公英，艾蒿等，钉螺密度1只/筐。

空心莲子草－鹅观草群落，空心莲子草覆盖度50%，高度5cm，鹅观草盖度60%，高度5cm，伴生种类有六叶律，荩草，酢浆草等，钉螺密度稀少。

空心莲子草－水芹群落，空心莲子草盖度25%，高度6cm，水芹20%，高度20cm，伴生种类有钻形紫菀，苣苔等，钉螺密度为4只/框。

7. 水蓼酸膜群落

齿果酸模－野古草群落，齿果酸模盖度55%，高度65cm，野古草盖度40%，高度60cm，伴生种类空心莲子草，葎草，茴茴蒜，窃衣，水芹等，钉螺密度13只/框。

翅果酸膜群落，盖度为80%，高度为110cm，伴生种类有水芹菜，扁豆菜，野燕麦，茴茴香，野古草等，钉螺密度19只/框。

水蓼－水芹群落，水蓼高度30cm，盖度12%，水芹高度25cm，高度25cm，伴生草类有棒头草，毛茛，垂穗鹅冠草，小白酒，雀舌草等，钉螺密度5只/框。

8. 荩草群落

荩草－翅果酸膜－空心莲子菜群落，盖度分别为30%、20%、20%，高度分别为15cm、15cm、45cm，伴生种类有薏仁，窃衣，扁豆菜，茴茴蒜，凤尾蕨等，钉螺密度7只/框.

荩草群落，盖度80%，高度15cm，伴生种类有天名精，野锦葵，翅果酸膜，野燕麦，茴茴蒜等，钉螺密度有16只/框。

茅叶荩草群落，茅叶荩草高度4cm，盖度50%，伴生种类有蜈蚣草，鸭儿芹，白花车轴草，六叶律，清明菜等，钉螺密度1只/筐。

9. 葎草群落

葎草群落，葎草盖度100%，高度75cm，伴生种类有水金凤，水芹，六叶律，野燕麦等，钉螺密度为 3 只/框。

葎草－水金凤群落，葎草盖度 45%，高度 60cm，水金凤盖度 60%，高度 60cm，伴生物种为六叶律，野燕麦，水芹，茴茴蒜等，钉螺密度 3 只/框。

葎草－问荆群落，拉拉藤高度 30cm，覆盖度 30%，问荆高度 30cm，覆盖度 20%，伴生草种有清明菜，婆婆纳，碎米荠，小白酒，风轮菜，烦缕，早熟禾，垂穗鹅冠草等，钉螺密度 41 只/框。

10. 其他群落

——白茅群落

白茅群落，白茅盖度 50%，高度 40cm，伴生种类有野菊，艾蒿，白花车轴草，过路黄，荩草等，钉螺密度为 3 只/筐。

白茅－水芹群落，盖度分别为 15、15%，高度 35、15cm，伴生种类有问荆，酢浆草，车前草，空心莲子菜，蜜蜂花等，钉螺密度 4 只/框。

——野古草群落

野古草群落，盖度 20%，高度 30cm，伴生种类有野燕麦，窃衣，广布野豌豆，一年蓬，酢酱草，空心莲子菜，清明草等，钉螺密度 5 只/框。

野古草群落，野古草盖度 80%，高度 25cm，伴生种类有菖蒲、广布野豌豆、紫草、活血丹、水金凤、烦缕等，钉螺密度为 2 只/框。

——野菊群落

野菊－艾蒿群落，野菊盖度 30%，高度 30cm，艾蒿盖度 20%，高度 20cm，伴生种类有白花车轴、广布野豌豆、鸭儿芹等，钉螺密度为 2 只/筐。

野菊群落，野菊高度 60cm，盖度 55%，伴生种类有酢浆草、荩草等，钉螺密度为 5 只/框。

— 其他群落

白花车轴草群落，白花车轴草高度 30cm，盖度 90%，伴生种类有鸭儿芹，地瓜，艾蒿，荩草，蛇莓等，钉螺密度为 22 只/筐。

白花碎米荠－荩草群落，白花碎米荠高度 20cm，盖度 50%，荩草盖度 25%，高度 10cm，伴生物种有蜈蚣草，鸭儿芹，金星蕨，问荆等，钉螺密度有 5 只/筐。

鹅观草群落，优势种垂穗鹅观草覆盖度 85%，高度为 70cm，伴生种有水芹，空心莲子草，酸模，渐尖毛蕨等，钉螺密度 2 只/框。

风轮菜－水芹－扁豆菜群落，盖度为 25%、15%、15%，高度为 10、25、15cm，伴生种类有艾蒿，翅果酸膜，空心莲子菜，窃衣，野燕麦等，钉螺密度 16 只/框。

过路黄群落，高度 20cm，盖度 90%，伴生有少量的车前草，蛇莓，早熟禾，棒头草，莎草，满天星，铜锤玉带，毛茛，漆姑草等，钉螺密度 18 只/框。

接骨草群落，盖度 90%，高度 95cm，伴生种类有艾蒿，水芹，凤尾蕨，翅果酸膜，野燕麦等，钉螺密度 68 只/框。

金发草群落，金发草盖度 80%，高度 30cm，伴生物种有地瓜，白茅，荩草，野菊，禾本科等，钉螺密度为 1 只/筐。

麦冬草群落，盖度 55%，15cm，伴生种类有茴茴蒜，六叶葎，空心莲子菜等，钉螺密度 15 只/筐。

窃衣群落，盖度 65%，85cm，伴生种类有艾蒿，荩草，天名精，水芹，野燕麦，空心莲子菜，山莓等，钉螺密度有 21 只/框。

一年蓬群落，盖度 30%，高度为 15cm，伴生种类有艾蒿，野古草，风轮草，野燕麦等，钉螺密度为 3 只/框。

早熟禾 - 烦缕群落，早熟禾盖度 65%，高度 30cm，繁缕盖度 20%，高度 40cm，伴生种类有艾蒿，清明菜，菡菜，问荆，荠菜等，钉螺密度 32 只/框。

苔草群落，苔草盖度 50%，高度 10cm，伴生种类有艾蒿，禾本科等，钉螺密度 50 只/筐。

六叶葎群落，盖度 30%，高度 45cm，伴生种类有艾蒿，茴茴蒜，清明草，飘拂草，空心莲子菜，广布野豌豆，婆婆纳等，钉螺密度为 6 只/框。

（二）指示物种的适生性

钉螺指示植物基本上都为孳生草本群落的建群种或优势种，主要为湿地植物，其种类分布总体范围很广，与钉螺孳生区域范围缺乏特异性适应性，表明其本身不存在与钉螺的进化协同性。物种之间这种进化协同性主要体现在长期资源与栖息上的相互依赖，如部分传粉媒介与单一植物种群之间。钉螺分布范围与这些钉螺孳生生境植物之间不存在这种分布上的耦合性，表明二者缺乏进化历史上的稳定性，仅仅是生态上联系。指示植物本身湿地植物特性表明，钉螺孳生群落长期生长于湿地环境，并且在调查地带，在中国与国外分布地都是湿地生境特性，位于水陆交错带、或者林缘、田边或林下溪边等。这种生态上联系表明，钉螺可能更多与湿地生境存在必然联系，而与具体植物种类缺乏必然联系，即湿地植物长期进化以来适应于湿地生境，钉螺长期进化以来适应于湿地生境。钉螺与湿地植物的联系是间接的，是相遇于湿地环境，都是各自沿着进化路径适应的结果。湿地植物对钉螺孳生生境的指示作用，在于湿地自身作为钉螺孳生生境而反应在湿地植物上。

湿地应该具有以下三个突出的特征中的一个或以上：①湿地地表长期或季节处在过湿或积水状态；②地表生长有湿生、沼生和浅水生植物（包括部分喜湿的盐生植物），以及相应的动物、微生物类群，具有较高的生产力；③发育水成或半水成土壤，并具有明显的潜育化过程。钉螺分布于水边、地下水位较高的滩地、沟系边缘、农田引水渠或积水林缘洼地内，水岸一般具有相对稳定的水源，而有些地带为临时性季节性地表水。湿地植物特性反映了钉螺生境选择的水分嗜好假说，即钉螺孳生总是与充裕的地表水紧密相关。关于这一看法已经得到研究，南洞庭湖与北洞庭湖杨树人工林地下水位、土壤含水量与钉螺种群消长紧密相关（吴立勋等，2007）。钉螺孳生生境选择的水分嗜好假说或趋水性能解释钉螺现有的种群扩散与分布生境现状。而钉螺分布生境扩张与种群爆发本身也是与地表水格局失调而季节性临时湿地生境的扩张有关。

在疫区，钉螺孳生生境的指示植物能指示人简单寻找到钉螺生境，并采取积极防治措施。湿地防治绝非易事，季节性临时性湿地生态防治可以运用抑螺防病林构建技术，如农林交错带，而水陆交错带则河流常年水文相对稳定，则不容易采取生态防治对策。单纯用水分嗜好或趋水性假说揭示钉螺孳生生境选择规律还是很难反映综合全面的防治对策。可能还需要从积温角度来反映钉螺生境特性，即钉螺发育需要一定的环境积温，可能积温限制也是钉螺孳生生境的一个方面，并且抑螺防病林自身的低碳减量循环特征也利于抑制钉螺孳生的生境营造。在存在适宜水分时，必然需要充足的积温才能保证钉螺完成生活史，螺卵发育需要足够的温度，否则即使湿度可靠，也无法孳生钉螺。而湿地指示植物群落可能具有这样一个确保水湿环境的作用，即遮挡阳光而减少蒸发而促使钉螺向草丛中聚集。在提高复种指数时，田埂及时除草能消除阴沟或沟渠上草本植物，并促成强光直射田埂或沟渠，使得钉螺无法孳生。

在群落中，生物除了物理关系(即生态位异质性)外，还有化学关系，即生物之间存在化学促进或抑制作用，也是影响生物栖息的重要因素。大量的试验研究也表明，钉螺孳生容易受到化感物质的影响，很多植物提取液都具有灭螺、抑螺或驱螺作用，这种种间关系也限制了钉螺的分布。在湿地水分交换频繁地带，这种化感物质积累难度大，对钉螺影响不大，而可能在湿地以外生境中，积累明显，而分解周期长，对钉螺影响很大。这种化学关系抑螺灭螺可能也是限制钉螺向更为耐旱性的陆地螺进化的限制因子。在生产中，可以在滩地选择抑螺植物进行栽培，能直接抑制钉螺繁生，限制血吸虫病的流行。指示植物并不一定是抑螺植物，但其分布于钉螺频繁孳生活潜在孳生的生境，利于识别钉螺生境。

化学作用或化学生态学本身需要大量研究才能确认，这是化学生态学发展的需要，并且更多从反面或刁难性质出发研究更能阐明问题。但更多需要从种间生态关系上思考问题，这样利于迅速科学可行的构建抑螺防病林体系，以更快速度服从于科技支撑与生产建设，更为高效快捷服务于疫区人民大众福祉。

钉螺孳生生境指示植物是水分嗜好性、积温限制性与化感作用综合作用的产物，其本身是协调了钉螺孳生生境的矛盾，能反映了钉螺孳生的基本要求，也是对钉螺生物生态学与湿地生态特性综合认识的结果。

(三)钉螺分布与伴生植物种类连接性量化分析

分析表明，苔草、金星蕨、凤尾蕨、冷水花、乌泡、烟管荚蒾与钉螺分布呈现显著负连接，而葎草、碎米荠、五朵云、拉拉藤、通泉草、毛茛、水金凤等为正连接(表4-17)。受到微观生境的影响，金星蕨、凤尾蕨可能生长于水湿的石缝中，钉螺无法生长，而实际上可能在缓平积水地带，可能钉螺能生长。一些林缘草坡、水边湿地如葎草、碎米荠、五朵云、拉拉藤、通泉草、毛茛、水金凤等与钉螺栖息生境存在显著关系，表明钉螺分布时主要与这些群落存在联系。就仁寿县钉螺分布的生态条件，可能正连接物种具有更强的伴生性，其伴生性根源在于生境因素，还是物种因素？而负连接物种是由于生境因素，还是物种化感作用？都需结合具体生境进行分析。

表4-17 钉螺与伴生草本植物之间物种连接关系分析

名称	a	b	c	d	ad－bc	x^2
披针苔草	5	45	38	52	－1450	16.176
苔草	5	45	38	52	－1450	16.176
金星蕨	8	45	36	48	－1236	11.863
凤尾蕨	4	45	27	65	－955	8.05
冷水花	0	45	13	87	－585	5.329
乌泡	0	45	11	89	－495	4.186
烟管荚迷	0	45	11	89	－495	4.186
葎草	4	45	0	92	368	5.401
碎米荠	4	45	0	92	368	5.401
五朵云	4	45	0	92	368	5.401
拉拉藤	5	45	1	89	400	4.556
通泉草	8	45	3	81	513	4.9
毛茛	13	45	5	69	672	6.425
水金凤	15	45	5	65	750	7.847

$$X^2=\frac{N|ab-bc|-0.5N^2}{(a+b)(c+d)(a+c)(b+d)}$$

式中：N 为样方总数，a 为两物种共同出现的样方数，d 为两物种都不出现的样方数，b，c 为分别仅有一个物种出现的样方数，当 ad > bc 时为正连接，adbc 时为负连接。若 $X^2 > 3.841(0.05 < p < 0.01)$，则表示种间连接显著；若 $X^2 > 6.635(p < 0.01)$，表示种间连接性极显著；若 $X^2 < 3.841(p < 0.05)$，表示种间不存在任何关联。

影响钉螺分布的因子很多，山丘区草本植物群落高度、盖度、丰富度都存在明显的作用，且非生物生境也影响显著。在众多调查样方中，生境多样，有林地、田地、沟系、水岸等，本身群落类型较为复杂，异质性很大，都可能会影响到钉螺与物种之间关系的方向与显著性。钉螺对适生群落的选择表明了生物群落之间的关联性，蕴含着一定的生态学根源。我们的解释是从物理生态学(高度、盖度)上入手的，而化学生态学对钉螺分布的解释逐渐引起重视。

(四)草本群落生物量

钉螺孳生群落不但表现为数量组成与搭配关系，还有质量即生物量的问题。仁寿县钉螺孳生群落生物量与钉螺数量关系见表 4-18。钉螺密度在现有测定条件下，与栖息草本群落没有明显关系。

表 4-18　不同钉螺孳生群落生物量

类型	总生物量(g/m^2)	钉螺(只/筐)
油菜	3610	42
小麦	2720	0
鸭儿芹 - 棒头草	420	0
鸭儿芹	600	18
过路黄	270	18
黑麦草	1700	0
鹅观草 - 水芹	530	5
鹅观草	1020	2
早熟禾	1120	32
空心莲子草 - 水芹	1120	4
垂穗鹅冠草 - 茭白	3120	6
水芹	500	120

基于钉螺孳生的生境干扰理论，即钉螺孳生是基于不同尺度干扰而引起水热适宜配置而引发的，单一立地生物量伴随着干扰立地群落演替而逐渐从裸地向顶级群落发展。裸地也存在稀少的钉螺孳生可能，在水分充足时，草本群落从先锋植物开始演替，本身在数量上逐渐变化，盖度与高度适宜时能保蓄地表一定程度的湿度状况，并在顶级群落发生时盖度最大、高度适宜，与水热环境达到平衡时，地表实际上处于低温状态，并不利于钉螺孳生。因此，钉螺在草本群落中孳生是一个阶段性特征，与单一立地并不存在很大的连接性，而与阶段性草本可能存在连接性，或间接连接性。草本群落生物量变化本身与盖度、密度、高度相关，是群落演替阶段性的特征，生境多样而钉螺分布数量与其草本群落生物量关系不明了。单一立地上考虑，在生物量较少的裸地钉螺无法孳生，而在生物量适宜时，存在遮挡与保持水湿时适宜孳生，而在生物量持续积累而群落完全郁闭时(此时地下生物量很大，且水分充足而温度很低)，并不利于孳生。

第八节　针对抑螺防病林的土地分类

山丘区是以流域为基础的，是大小不同流域分级镶嵌而成地形地貌。各流域土地利用现状及比例取决于海拔、相对高度、区域内出露母岩。但其土地类型数量在疫区大多相似，现以长江上游山丘抑螺防病林试验示范区(图 4-3)内的一条小流域进行分析和分类。

该流域地处四川仁寿洪峰乡新建村，小名水井湾，钉螺分布布类型较多。从坡脚至坡顶其基本情况如下：

鳜江河(岷江一级支流)，发源于清水区团结乡马鞍山的秧鸡口。流经杨柳、光相、正兴、龙正、金顺、万寿 6 个乡，经东坡区至青神县的高台乡入岷江。鳜江流域面积

451.86km^2，长47.55km，发源地高程610m，出境地高程403m，河宽25～40m，天然落差207m，平均比降（坡降、坡度，指水面水平距离内垂直尺度的变化）0.33‰，枯水面积1.292km^2，最大洪水流量1300m^3/s，年平均径流量2.256亿m^3。1972年黑龙滩水库大坝建成后，切断上游河谷，现流域面积减少185km^2，河流洪枯水量发生很大变化，流过区域内，沿河分别是竹林地，往上为龙正至洪峰公路，然后进入流域，沟内农田随坡而上，沟两面为山坡，右面为柏木林地，左面坡面较缓原为农耕地，目前已全为抑螺防病林，随着地势升高，向上为阶地（为第四级黄土），这阶地多为农田，洪峰水库干渠沿阶地内缘分布，渠内以上为坡地或陡坡至坡顶，一些旱地、人工林地分布于此。农庄分布于沟底和坡上部的阶地平坝内，钉螺主要分布于阶地至河边的区域内，分布重点在：田边、沟内、渠内、房前屋后及河滩，而区域内干渠即是钉螺的重点起源地，同时也被认为是钉螺的主要扩散途径，可见山丘区钉螺分布的高度跨度较大。按照地形和抑螺营造特点，抑螺林土地类型可为：

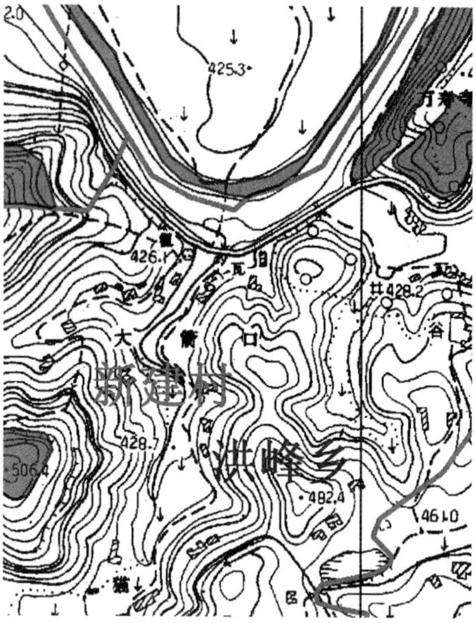

图4-3　四川紫色丘陵区地形图

河岸：沿河两岸河对面为平地和水井湾侧为竹林地，宽度约10m，坡度40°，其基本特征是：水源条件，大多滩地为河流冲积物。土层厚、土壤肥力每年均有补充和更新、有较宽的河流空间可利用。沿河草滩、荒滩及沿河两岸的坡地，该地段为水陆交错带，即是钉螺孳生地类，同时也是外流域向流域内物质、钉螺、血吸虫传入通道。

道路：包括疫区公路、人行道，沿路两旁的抑螺林可阻止人畜接触疫水，其宽度范围一般在500～150cm。

田埂、排洪沟：这部分呈线状，面积不大，且较窄，是钉螺密度最高地类，也是钉螺扩散的主要通道，从沟底和田边水分条件逐渐减少，水陆交错过渡明显，但过渡范围宽度窄，线路长。

土坎：山丘区土坎面积相对较宽，地形较陡，多数为灌草所覆盖，植被种类多，四处垮塌、土地多未被利用。

干渠：指流域内主要过水通道，主要为人工灌渠，中部沿山的排洪沟，其宽度大多超过1m以上，该类型是流域间钉螺扩散的主要通道。

坡面旱地（耕地和林地）、在山丘区，这部分地较宽，能成片造林。

水田（包括冬水田和两季田）。

塘：包括堰塘、山粪池蓄水池等，除进出水口外，是一个相对封闭的水域，钉螺主要分布于塘壁及塘埂四周。

农庄：指房屋及房前后竹林地、院坝、排水沟等。

第五章　山丘区抑螺防病林构建技术

林业血防工程建设理念为血吸虫病防治工作提出了一条新的思路，正如世界卫生组织Mott博士指出：以林为主，抑螺防病，为世界血吸虫病防治上开辟了新的途径。

林业血防是生态型血防、效益型血防。林业血防工程建设是林业多功能的充分体现，是以人为本的充分体现，也是科学发展观的切实体现。

林业血防的概念的提出、相关技术的发展和完善均源于水网和水网地区，并在长江的中下游地区发挥了重要作用，在抑螺防病的同时，取得了巨大的经济效益。

以往血防研究和治理的重点主要是湖沼地区和水网区，并在这类区域推广、发展，并取得了显著成效，而在我国西部的山地丘陵区，由于地理和自然环境因素复杂，交通不便，区域经济和社会发展落后，特别是有的流行区属少数民族地区。因此，加剧了山丘地区血防工作的艰巨性，这些地区成为我国灭螺和血防工作的难点，多数地区血防工作和综合治理工作滞后，严重阻碍山丘区社会经济发展。通过山丘区林业血防工程试验示范，形成以抑螺防病林为主、辅助工程配套实施的山丘区林业血防工程体系，在灭螺防病、改善和保护生态环境的前提下，带动地方产业建设，促进地方经济的发展，达到抑螺防病、环境综合整治、生态增效、提高人居环境质量的目的，这对保障疫区人民的生命安全、促进区域社会经济可持续发展具重要意义和深远影响。

但这项先进和实用的技术如何应用我国的广大的山丘地区，如何建，怎么建，尚无经验可寻。基于林业血防的理念和技术在长江中下游水网和水网区域的成功经验和取得的巨大成效，以彭镇华教授为主的一批林业血防专家将目光转向我国广大的山丘地区，并于2006年在四川仁寿县对钉螺的分布特征及与环境的关系进行了初步研究。并在“十一五”期间将“长江上游山丘抑螺防病试验示范区建设”作为科研基础平台立项，并将该项目实施地点放在血吸虫流行的重点区域四川的仁寿县，该试验示范区的建立，即为本书提供了素材，更重要的是通过该试验示范区的建设，对山丘钉螺分布、血防林布局原则、山丘区的抑螺防病林分类和提出综合防治技术有了新的途径。

第一节　山丘区抑螺防病林工程建设要点

一、建设目标

针对山丘型血吸虫病发生发展的规律，按照生态学的基本原理，参照生态控制的方法和策略，以小流域、丘、沟系为治理单元，进行森林植物群落生境构建技术组装集成，紧紧围绕抑螺防病这个中心，以林业血防工程为主要手段，配套工程和药物为临时措施，选择好治理模式、抑螺植物材料，科学布局抑螺防病林体系，从根本上改变钉螺孳生环境，降低钉螺密度，有效压缩钉螺面积，切断人畜接触疫水途径，降低人畜血吸虫病感染率，控制血吸虫病的传播和蔓延，实现血防与治理开发的目标，从根本上保障山丘区生态环境建设和人民健康，保障疫区通过林业血防林的生态治理增效，农民增收，国民经济持续、稳定、协调发展，促进山丘疫区资源环境与经济、社会、协调和可持续发展。

二、指导思想

坚持“预防为主，标本兼治，综合治理，群防群控，联防联控”的方针，按照《全国林业血防工程规划(2006～2015年)》的要求，以科技为先导，提高抑螺防病效果和发展山区农村经济为目的，以兴林、抑螺、防病综合治理为手段，科学布局抑螺防病林体系，与血防工程技术、血吸虫防治技术有机结合，与林业生态工程、水利工程、新农村建设以及农村产业结构调整有机结合，进行技术组装集成，建立适合山丘区特点的综合、高效的抑螺防病技术体系，为更好的解决山丘地区林业血防林体系建设中存在的问题，除要考虑自然地理、农林生态系统的基础条件外，还需考虑如下几个方面的问题：

(1)强调区域内自然条件对生态系统影响的同时，不能忽视社会经济和技术条件对自然生态系统的影响。

(2)把区域生态经济系统作为林业血防体系建设需要考虑的对象，把区域农业生态系统规划作为林业血防建设的主要内容，侧重于权衡农林复合生态系统的经济效益和生态效益之间的矛盾，综合考虑生态系统本身的特性、人为活动对系统结构和复合生态系统生态效益的影响。

(3)统筹各种效益，以抑螺防病为核心，通过资源整合和产业化经营缓解社会、经济生活的压力，保护区域内林业资源，可持续的发挥抑螺防病功能。

在强调经济条件对农林生态系统影响的基础上，着重生态效益的分析，把生态的问题看做是经济问题，生态问题最终通过经济手段解决，如果不着重从社会经济解决好区域内人们的生活需求和复合系统生态效益之间矛盾，这项关系人民生命财产安全的工程难与实施。

山丘区实施的林业血防工程，可看成是一项生态系统修复与重建工程。生态修复是指通过适度人工干预，促进生态系统恢复到较为自然的过程，在这种状态下生态系统具有可持续性，并可提高生态系统价值和生物多样性。同时构建的抑螺防病林生态系统获得的调节服务作用，使疫区人们从抑螺防病生态系统获得各种惠益。山丘区抑螺防病林可以看成是在丘区山地一种生态恢复或重建。在制订抑螺防病林设计时，首先要充分利用“三S”这一现状技术工具，确定修复尺度，对景观格局进行合理配置。

生态修复的尺度：山丘区是以流域作为尺度进行河流、湿地的生态修复；如河流具有上中下游连续性的特征，才使得河流成为物质流、能量流和信息流的载体，成为水生生物的生命线。按丘区地貌，流域沿河流方向可划分为河道、水陆交错带和丘陵等类型。水陆交错带是丘陵植被与河流之间的桥梁，且具保持物种多样性，拦截和过滤物质、净化水体的作用；丘陵是水文学意义上的集水区；丘陵地上土壤水滋润着陆生植被，无数溪流和支流成为陆生生物向与水生生物汇集的纽带，从而形成完善的食物网。

总之，在进行抑螺防病林设计，考虑到生态修复时，应全面考虑所修复的流域内河流、湖泊、水塘、湿地、农田、森林、草地、道路、聚落城镇等缀块—廊道—基底镶嵌体的结构和生物过程，进行一体化的生态修复规划和设计。

科学配置景观格局：构建丘区林业血防工程时应以景观格局理论指导设计。作为一种技术工具，景观格局理论可以有两方面的用途：一是作为生态识别工具，用以识别钉螺繁衍区域的景观格局，进而诠释钉螺繁衍区的生态过程，对于生态状况进行评估；二是作为生态规划工具，在识别的基础上，通过适度改善景观格局的配置去影响和调节生态过程（抑螺群落在不同生境条件下的配置，改善了景观格局），以达到保护和恢复生物多样性的目的。

在抑螺林建设中，都需要遵循景观格局理论的一些通用原则。如要充分发挥廊道连接各个缀块的功能，防止生境“破碎化”。廊道应遵循连续性的原理，有利物质流、能量流、种子流和信息流的畅通，保证物种的运动和迁徙。因此廊道（抑螺植物群落数量和宽度）数量都依据这些功能进行设计。由抑螺植物构成的廊道要充分利用乔灌草的乡土种，还需要改善水陆交接断面（季节性沟、渠通道）对于钉螺借水力运动的阻隔效应。

建立信息化管理数据系统：地理信息系统（GIS）、遥感（RS）及全球定位系统（GPS）三者相结合即所谓“3S 技术”，是进行设计处理数据、操作和分析的有力工具。在山丘区生态治理设计编制的各个阶段，在遥感与 GPS 支持下的 GIS 系统都是极有用的技术工具。

三、项目建设原则

山丘区地形地貌、土地使用权属、钉螺分布都明显不同于江滩和水网型，据此提出了山丘区治理的一些基本原则：

（一）小流域（沟系）综合治理原则

小流域通常是指二、三级支流以下以分水岭和下游河道出口断面为界，集水区面积在 100km^2 以下的相对独立和封闭的自然汇水区域，面积可小至几亩。可以说山丘区的地貌均是由不同的小流域或小沟镶嵌、相套而构成更大的流域。小流域综合治理传统上大多是水土保持和水利工程方面的概念，是以流域为单元进行综合规划，山、水、田、林、路综合治理。根据流域特点使用不同的水土保持措施，坡面上修水平梯田，造林、种草、沟道内建大小淤地坝，使工程措施、生物措施和耕作措施各尽其能，相互补充相互促进。小流域综合治理可以以不同的水土保持措施形成一个完整的体系，能全面而有效地制止不同部位和不同形式的水土流失。同时可以充分有效地提高天然降水的利用率，减少地表径流，从而做到水不出沟，泥不下山。而血吸虫在疫区流行多与水有关，水路不通、沟系不健全、沟渠泥沙堵塞，导致低洼地积水，洪水漫流，为钉螺的繁衍、生存提供了适生环境。因此，林业血防建设首先应在治理流域水土流失的基础上，以小流域为单元分区治理，可从根本上消灭钉螺及血吸虫，即切断传染源的通道，按地类分层隔离和阻断，分片区、分条块进行综合治理，可有效控制钉螺，其治理成果也能长期稳定。而平坝区的湖沼和水网地区，因其面积大，很难人为分条块，前期的治理成效，因第二年洪水输入钉螺，使治理结果归于失败，特别是以物理和化学灭螺的成效更难维持。以小流域、沟系为单元，以提高抑螺防病效果和发展山区农村经济为目的，开展兴林、抑螺、防病综合治理，构建综合配套的抑螺防病林体系，把治源、治本与治标相结合，充分发挥抑螺防病林功能与作用。

（二）抑螺植物构建为主，配套工程相结合的原则

山丘区地块破碎，地形零乱，排水不畅是血吸虫病发生的重要原因之一，因此在林业血防初期，抑螺林布局与抑螺植物栽植前最好结合农村开展的土地整治工程对道路、田坎、沟渠进行整理，如将开排水沟，或清理沟渠，加宽、加固田埂土坎，然后在这些沟渠边坡、田埂土坎上栽植以木本抑螺植物群落为主和草本群落为辅的生物埂对钉螺进行固定、阻断和灭杀。多年生抑螺植物的生长发育，可保证抑螺效果的长期性和稳定性，同时这些植物对边坡和田埂、土坎起着加固等防护作用。川中丘陵区是四川盆地坡坎资源最集中的区域，坡坎总计面积 51.23 万 hm^2，相当于全区耕地总量的 1/4，是一种开发潜力很大的土地资源，若这部分面积能用上 1/3，每公顷年产值 1.5 万元，就川中丘陵区每年可增加产值 256.16 亿元，可见这部分土地资源发展潜力极大，特别在疫区，田坎土埂是钉螺孳生的重要土地类型，其零乱的植被即影响了景观效果，同时也为钉螺提供庇护生境。选择有经济价值的植物抑螺材料，即可增加产值，更重要的是改变了钉螺适宜植被群落的抑螺生境，达到抑螺、阻螺、控螺之功效。

水利建设工程建设如沟渠硬化是水利血防的主要内容，但沟渠硬化后所维持的时间有限，相反稳定的抑螺植物群落可长期维持，这种维持主要取决于种植乔、灌、草抑螺植物的乡土种或引进种的经济效益大小，因此，若能在疫区找到价值高，且适宜的田埂植物(同时在群落中有较宽的生态位，在以极小人工辅助的情况存为优势群落)是目前抑螺林构建的关键所在。林业血防工程建设坚持以生物措施为主的原则，不仅是行业所需，更是长期抑螺效果维持所需。

(三)他感植物优先的原则

山丘区由于没有长时间的水淹条件，和湖沼和水网型相比，山丘型疫区可作为抑螺防病的植物材料要丰富得多，加之山丘区地块较少，配置的抑螺林带较窄，因此，山丘型抑螺防病林在发挥生态防控功能的同时，更要结合植物的药效功能。故在山丘区抑螺植物选择上，应优先考虑具有驱螺和杀螺作用的植物(他感植物)。

(四)因害设防、综合防治的原则

针对山丘区钉螺分布规律和血吸虫病传播蔓延特点，要因地制宜、合理选择植物和设计抑螺防病林模式，层层防控，注重建设前科学规划与布局、建设中防护、建成后管理与监测。根据钉螺分布，构建抑螺林带，抑螺林网，对连续分布的钉螺进行隔离、阻断，使钉螺生境片断化，以便分块灭螺。

(五)山丘区林业血防与地方产业发展相结合的原则

山丘型血吸虫分布区，多为经济落后的农耕区，人多耕地少的矛盾较为突出，发展林业血防必然会投工投劳，进而影响农民的生产和生活，这一方面要求政府对林业血防实施区进行财政补贴，其方式可参照退耕还林方式实施；另一方面要增加疫区的财政投入，通过对土地的整治提高单产解决；但仍要在优化治理模式和树种配置方面上下工夫，合理的模式不仅可达到抑螺的目的，能很好发展地方经济，近几年的林业血防工程建设中有较多成功的事例。可以说疫区的林业血防工程必须建立在良好的经济基础上，产业血防即是这项工程的特色，也是这项工程的生命力，没有经济产出的抑螺模式是很难将林业血防工程延续下去。长江中下游水网型的杨树 - 益母草模式就有很好经济产出，使原来生长杂草和钉螺滩地变成业主发财的“风水宝地”。山丘区对林业血防的经济效益要求更高，因所实施的区域多为农区，因此只有与地方产业发展的结合，并以提高农民的经济收入为目标之一，该项利国利民工程方能在疫区推广实施。

(六)山丘林业血防工程与新农村相结合的原则

在我国山丘区、农村的生态景观一直不被重视，农村“脏、乱、差”现象在我国血吸虫病疫区较普通。农村多被视为生产环境，未能从景观美化的角度，进行规划、设计、实施。随着人们环境意识的提高，特别是国家提出的新农村建设的要求以来，人们开始关注农村的景观美化问题。林业血防建设项目的启动，生态景观美化成为疫区新农村建设的一个重要组成部分，需两者密切结合。

（七）政府组织、部门协作、群众参与、综合开发的原则

在建设过程中，注重科研与生产相结合，将最新科研成果运用于建设之中，使工程在灭螺的同时，充分发挥抑螺防病林的多重效益；林业血防涉及学科众多，特别在山丘区，林业血防建设更是涉及农业、水利、卫生、畜牧、林业等部门，这决定了该项工程必须是多学科和多行业的组合，更需要多个部门的组合，以流域为单元，进行林、农、水利、卫生等行业资金和专业人才对流域进行综合治理，强化生态治理与开发相结合，经济、生态与社会效益相结合，长期效益与短期效益相结合，建立适度、合理的产业链和综合开发模式，带动山丘地区的生态环境建设，可以在达到血防目的的同时，改善环境，发展地方经济。

（八）适地适林种、适经济作物的原则

山丘型疫区，土地利用类型较多、立地差异较大，气候条件，特别是水分差异较大，因此应根据立地类型和抑螺分布特点，选择适合不同的立地与土壤条件，乔、灌、草植物种配置及经济作物混合配置，力争促成其达到最大经济产量和最大的抑螺防病效益。

（九）科学性和实用性原则

科学性体现在林业血防建设的指导思想和原则的正确性和资料数据的可靠性。实用性体现在对林业血防建设有指导性作用，即强调为疫区人民生态经济社会服务的原则，同时对流域内国土资源综合开发规划的制定、生态环境及生态环境建设与保护有参考价值。

第二节　山丘型疫区以林为主的综合治理策略

一、丘区抑螺防病林建设的问题

山丘地区的平坝、山边、山脚是山区人民休养生息和从事农业生产活动的主要场所，虽然山丘地区的钉螺面积和病人数在全国占的比例不大，但山丘型流行区的分布最为广泛，直接影响山区人民的生产生活，是制约山区社会经济发展的一大阻碍。我国山丘型钉螺研究工作相对较少，仅在西南地区云南的大理和四川的蒲江等地开展过初步的试验示范工作，近些年国家和省级科研院所初步开展了一些调查研究工作，取得了一些研究成果，主要涉及山丘型钉螺数量和分布以及影响因子等内容研究。为此针对山丘型地区的灭螺防病难度大，抑螺防病林试验、示范工作开展晚、研究基础薄弱等现状，如何以人为本，开展山丘型兴林抑螺生态治理工程研究，进行抑螺防病林的综合试验示范区建设，达到消灭钉螺，控制血吸虫病的蔓延，保障山丘地区人民的生命财产安全，并促进社会经济的全面、协调和可持续发展的目的，均已成为今后我国血防工作研究的重点。

山丘区与江河滩地相比，虽然地形破碎、环境空间异质性大，钉螺分布较分散，多呈点状、线状分布，这为钉螺集中防治增加了难度，但因山丘区均以大小不同流域组成，钉螺分布多以山脊为界，仅在流域内分布，具有界域特征，因此对流域内采取综合防治，可达到消灭血吸虫的目标，其建设成果不易反复。相反，江河滩地，因水系开阔，涉及面积极大，很难在短期内将其抑制，局部的防治取得成绩后，待第二年洪水季节，因其他疫水的输入，使钉螺劫后复生。因此利用山丘型这一地形特点，以小流域为单元，对钉螺和血吸虫进行以林为主的综合防治可取得长期稳定的治理成果。

二、流域治理与兴林抑螺

流域（watershed）是指由地形确定的河流某一排泄段面以上的积水面积的总称。流域治理

(watershed management)，在中国又称流域管理、流域经营、积水区经营(王礼先等，1999)。流域管理一词多为林业、土壤保护部门使用(Hewlett, 1982)。在美国最早于1944年由美国林业者学会(Society of American Foresters)定义为："流域管理就是管理流域内的自然资源，其主要目的是为了提供和保护以水为基础的资源，其中包括控制土壤侵蚀和洪水，保护与水有关的观赏价值。"

我国山地丘陵区面积占国土面积的2/3，政府部门历来十分重视山区流域综合治理工作，并把其作为领导山区农民脱贫致富、改善生态环境、提高群众生活水平的重要政策及措施。自"六五"以来，开展了"流域综合治理"的攻关研究，取得明显的成效，已经形成了比较完整的流域治理可持续发展的理论基础，主要包括：生态经济学原理、系统论原理、控制论原理、景观生态学、生态系统管理等，目前，已逐步发展形成一门新的学科 = 流域生态学。

流域治理主要考虑的水土保持和水源涵养，协调不同级别流域尺度上地表水与植被的生态效益、经济效益和社会效益的矛盾。我国是农业大国，耕地比例较大，这是我国水土流失严重的主要原因。随着农业生产力的提高，食物消费结构的变化，粮食安全逐渐得到了保障，坡耕地逐渐从获取经济效益的粮食生产中转换过来，退耕还林已成为目前我国开展的一项重大工程项目。该项目的实施转换了农业产业结构，提高生态效益，协调了坡耕地三大效益之间的矛盾，也使得流域治理技术获得较大的发展空间。小流域(small watershed)治理其实质和大流域(large watershed)在流域面积上没有严格划分，王礼先等(1999)把小流域定义为面积 < $100km^2$ 的流域。就是山、水、农、田、路的综合治理，寻求三大效益的最佳结合点。流域的河岸带或沟溪两边都是植被恢复的关键地带，也是发挥水土保持的重点地域，该地带植被能够发挥流域集水区的缓冲功能，过滤泥沙、净化水质，保证了水土保持功能。兴林抑螺和流域治理要解决的问题都是一样的，钉螺繁生区往往也是流域治理的关键地区，都需要恢复植被，发挥森林各项功能，尤其是改善林下环境和调节降水分配，达到改变钉螺的孳生环境。同时提高土壤水源涵养的目的。

流域治理重点要解决的是流域水分分配的问题。水是流域生态系统能流和物流的载体，因此流域水循环在整个生态系统过程中起主导作用。血吸虫生活离不开水环境，感染钉螺离不开水环境，钉螺的生存也离不开水环境。水分调节是流域治理和兴林抑螺工程的结合点，前者的生态治理重点是减少水土流失，提高土壤水源涵养功能；后者主要通过营造抑螺防病林、从根本上改变钉螺孳生的水湿环境；但两者的核心均是以造林为主要技术措施。显然，山丘地区的兴林抑螺和流域治理技术是生态治理的两个方面，山丘区兴林抑螺工程的实施可借用小流域治理的相关技术，同时结合新农村建设，农业产业结构调整，生态建设，环境整治和保护，农业林生态产业培育等契机，完善其技术体系，使该项工程发挥最大效益。

三、山丘型流域综合防控技术策略

山丘区是农林复合区、地理景观单元破碎，农区居住的环境"脏、乱、差"、卫生设施落后、生产方式落后等原因是我国广大山丘区的主要特点，在血吸虫疫区，这种山区农村环境特征，是钉螺孳生和血吸虫病流行的主要原因。因此血吸虫防治已从单纯的因病治病的策略转变为改变生境的综合治理的道路上是一种认识新飞跃，林业血防已成为是疫区综合防治的主要技术措施，是生态防控的具体体现，通过多年实践，通过构建抑螺防病林其治理效果较好，治理成果能长期维持，在各项治理措施中，林业血防完全可成为血防的主战场，要达到防病治病的目的，技术措施是关键，要结合使用，达到效果的最佳组合，本节主要从工程技术进行介绍。

（一）疫区地理景观整治

依据景观定义，农村景观是指该地域范围内不同土地单元的镶嵌体，它受自然环境条件的制约，同时又受人类经营活动和经营策略的影响，表现为一种格局，这种人为景观影响记录了人类对自然的干扰程度、景观现状即是自然地理的反映、又是人类历史的见证，其现状反映了人文历史、具有美学和社会意义。从景观构成看，农村景观由聚居景观、经济景观、文化景观和自然景观构成，本节主要讨论自然景观，和城市景观相比，人为对景观影响相对要弱一些，但塘堰、水池、沟渠、农业耕作、林木栽植、房屋建设等都对自然景观的影响巨大，科学合理的景观配置对建设有好处，相反，会加剧对美好景观的破坏。目前我国农村，特别是土地使用经营权到户后，人为增加了地块数量、使机械化耕作更困难，土地到户后，耕作方式更多，特别是各家各户对公摊土地的侵占，具体表现为将原有田坎挖掘为自家土地，这种侵占公摊面积的做法，导致田埂、土埂变窄，地面不平，即影响了人畜行走，使耕作难度更大，同时导致土坎、田坎垮塌、雨水乱流、形成很多小水沟、小水凼，加之人为对原生乔木和灌木破坏，导致杂草丛生，这些人为无序对景观的干扰，为钉螺的生长提供了更多适生的环境条件，同时也加大农村景观的破碎化和零乱度。整治地理景观、规范田块、土块是疫区首先要解决的问题，也是抑螺植物栽植的先决条件。基本思路是：依照自然地理状况，取消不必要田坎、土埂，减少小班数量，增加单个小班面积，进而增加可利用土地面积；对已垮塌的缺口进行补填，并加宽、加固田埂、土坎，一方面便于耕作，另一方面为抑螺植物篱建设提供有限土地资源。

（二）疫区水利设施和道路建设

冲沟、侵蚀沟众多，沟渠淤积、水路不畅、道路狭窄是广大疫区的普遍现象，也是血吸虫病长期流行的重要原因之一。因此，水利工程和道路工程建设对疫区极为重要。因此，山丘区的水利和道路建设，首先要以流域为单元，对每一条路、每一小水沟进行调查，详细记录，分析存在的问题，按水系、水路构成，新开排灌水沟、按耕作和行走方便规划步道，若有条件时（有资金投入），这些道路和沟渠可窄一些，然后进行硬化，若没有足够资金时，可采用植物绿化，其技术要点是将这些水沟、道路加宽、坡面变缓（在45°以下），栽植一些固坡草本和灌木。

（三）环境卫生整治

包括农村村庄周围的垃圾处理、粪便沼气化处理、饮水工程建设、家禽圈养、排洪沟畅通工程等。近几年国家在这方面对农村投入较大，但尚未全面推广，因此，国家在规划布局时，相关工程项目应优先考虑血吸虫疫区，目前，从地方政府的安排来看，还存在较大问题，地方政府优先安排的是交通方便，产业已具规模的区域，因此，国家对疫区的工程建设需要单例，或强制规定，确保这些工程项目落实到疫区。

（四）植被工程建设

疫区的水利、道路及景观修复是抑螺防病林构建的前期基础，或者说是辅助工程，疫区的抑螺植物选择与配置即是控制疫区钉螺数量的核心，并对疫区景观起着修复、装饰、装修作用，合理和科学的植物模式构建可部分代替道路、沟渠硬化作用，这种作用与水泥硬化相比，效果维持的时间更长，但每年必须进行辅助管理，疫区植被空间配置必须依据地情、螺情确定抑螺防病林树种、模式，进行疫区立体绿化。

四、抑螺防病林的空间布局

经过调查和研究表明：林木及他感植物材料的配置可有效地抑制钉螺数量，因此在老百姓自愿和经济产出超过原有耕地产出的前提下，疫区尽最大可能栽植林木。但对于多数疫区而言，全部退耕还林、还草即不现实、国家保证基本口粮田数量的政策也不允许，因此根据立地、螺情现状，因螺设林，因地设林，充分利用荒地，从山顶至山脚(河边)层层造林，对钉螺进行驱螺、杀螺、滤螺、阻螺等，并也对人畜进行阻隔，减少因接触疫区的感染几率。

五、抑螺防病林的空间配置模式

以防护林多林种空间配置原则为依据，针对不同丘陵山体的形态结构特征、土地利用特点、水土流失状况、产业模式等，进行多林种空间配置，并按照山顶至山脚各区段林种空间分布，组合成多林种空间配置抑螺防护林模式(表5-1)。

(一)单斜状低中山抑螺防病林的空间配置模式

该空间配置形式为山上部水源水保林与山中下部水保林带相结合的片带配置，而逆倾坡抑螺防病林空间配置形式为整个坡面水源水保林的片状配置。单斜低中山多林种空间配置模式为：

表5-1 不同丘体类型抑螺防病林多林种间配置模式

类型	多林种空间配置模式	配置范围	配置林种	配置形式	宜选林分模式
阶梯状深丘	丘顶用抑螺防蚀林 丘坡上部抑螺护坎林 丘坡下部水保经济、抑螺林	丘顶两侧 20～50m 上部台坎 下部台坎	顶脊抑螺防蚀林 台坎抑螺护坎林 台坎抑螺护坎林 台坎经济护坎林	带状配置	柏木－栎类混交林；柏木－马桑林 柏木－栎类混交林；柏木－桤木混交林 柏木－栎类混交林；柏木－桤木混交林 油桐林、柑橘林等
单斜深丘	丘顶抑螺防蚀林 顺向坡上部抑螺防蚀林 顺向坡下部水保经济抑螺林(带) 逆向坡防蚀固坡林	丘顶两侧 20～50m 上部 下部 逆向坡	顶脊抑螺防护林 缓斜坡防蚀用材林 缓斜坡防蚀经济林 缓斜坡防蚀用材林 急险坡防蚀固坡林 陡坡抑螺防蚀林	片带配置	柏木－栎类混交林；柏木－马桑林 柏木－栎类混交林；柏木－桤木混交林 柑橘、桑树、油桐、杜仲林(带)等 藏柏桤木混交林、柏木桤木混交林 柏木－桤木混交林、柏木－栎类混交林 藏柏－桤木混交林、川柏－桤木混交林
馒头状浅丘	丘顶抑螺防蚀林 丘坡抑螺防蚀林 丘脚经济护埂林带	丘顶 丘坡 丘脚地埂	顶脊抑螺防蚀林 丘顶抑螺防蚀林 陡斜坡抑螺防蚀林 地埂经济护埂林	团带配置	柏木－栎类混交林、柏木－马桑林 柏木－栎类混交林、柏木－桤木混交林 柑橘、柚子、银杏林等 桑树、李树林带等

（续）

类型	多林种空间配置模式	配置范围	配置林种	配置形式	宜选林分模式
平顶状浅丘	丘顶抑螺防蚀林 丘坡抑螺防蚀林 丘脚经济护坎林带	丘顶 丘坡 丘脚地埂	顶脊抑螺防蚀林 丘顶抑螺防蚀林 陡斜坡抑螺防蚀林 地埂经济护埂林	团带配置	柏木马桑林、柏木桤木林 麻栎林、桤木林、马桑林 柏木桤木林 桑树、柑橘、李树林带等
台坎状浅丘	丘顶抑螺防蚀林 丘坡抑螺护坎林带 丘脚经济护埂林带	丘顶 丘坡台坎 丘脚地埂	顶脊抑螺防蚀林 丘顶抑螺防蚀林 台坎抑螺护坎林 地埂经济护埂林	团带配置	柏木马桑林、柏木桤木林 麻栎林、桤木林、马桑林 柏木 - 桤木林、藏柏 - 桤木混交林 桑树、柑橘、李树林带等

（1）山脊水源涵养型：山脊是径流起点，应在山脊两侧 10 ~ 50m 范围内，配置岭脊水土保持林。宜选林分模式有马尾松栎类混交林，经营方向为生态型。

（2）逆倾坡防蚀固坡型：逆倾坡坡陡、土壤浅薄，易遭到冲刷、崩塌，整个坡面应配置急险坡防蚀固坡林。宜选林分为马尾松栋类混交林或麻栎、光皮桦林。经营方向为生态型。

（3）顺倾坡上部抑螺防蚀型：山下部为保持水土、消灭钉螺孳生生境的抑螺防病林；披上部坡度陡，土层较薄，可配置陡斜作抑螺防蚀林。宜选林分模式有松栎类混交林，栎类混交林。经营方向为生态经济型。

（4）顺倾坡中部径流调节型：顺倾坡中部是分散、吸收、拦截上部径流和泥沙，减少下部水土流失的重要地带，应根据局部地形和立地条件的变化，分别布设陡坡抑螺滞流林带，宜选林分模式有马尾松 - 栎类混交林，湿地松、栋类混交林。经营为生态经济型。

（5）顺倾坡下部水保经济型：顺倾坡下部土层深厚，水热条件好，可配置陡坡抑螺防病林、缓斜坡经济防蚀林。适宜的林分模式有湿地松栎类混交林，核桃林，柑橘等。

（二）凹坡形低山抑螺防病林空间配置模式

该空间配置形式为山中上部水源水保林与山中下部水保林带相结合的片带配置，具体配置模式如下。

（1）山脊水土保持型：在山脊两侧 20 ~ 150m 范围内，配置顶脊防蚀固源林，宜选林分模式有马尾松 - 栎类混交林、柏木 - 栎类混交林，经营朝生态型方向发展。

（2）山坡上部防蚀固坡型：山坡上部坡度陡急、土层浅薄，易遭到冲刷、崩塌，应配置急险坡防蚀固坡林、陡坡用材防蚀林。宜选林分模式有马尾 - 松栎类混交林、柏木 - 栎类混交林，经营方向在急险坡为生态型，在陡坡为生态经济型。

（3）山坡中部滞流防冲型：山坡中部为凹部，为上部陡坡与下部缓斜坡的结合部，为防止上部径流和泥沙汇集下冲，应配置急险坡滞流防冲林带或陡坡抑螺滞流林带。宜选林分模式有马尾 - 松栎类混交林、柏木 - 栎类混交林。经营方向：急陡坡为生态型，在陡坡为生态经济型。

（4）山坡下部水保经济、用材林带型：山坡下部坡度缓斜，土层较厚，水热条件优越，可配置缓斜坡防蚀经济林、缓斜坡防蚀抑螺林。宜选林分模式有柑橘、核桃林或湿地松、藏柏林等，经营方向为生态经济型。

（三）阶梯状深丘区抑螺防病林的空间配置模式

该抑螺防病林的空间配置形式为丘顶水保林带与坡面水保林带相结合的带状配置，具体配置模式为：

（1）丘顶抑螺－防蚀林型：丘顶坡度较大，土层薄，又是径流起点，也是钉螺迁移的起点。应配置丘顶抑螺防蚀林。宜选林分模式有柏木－栎类林、柏木－桤木混交林、柏木马桑林等。经营上应生态与经济效益兼顾，朝生态经济型发展。

（2）丘坡上部抑螺－护坎林：丘坡上部台坎坡度陡，土壤较薄，应配置台坎抑螺－护坎林。宜选林分模式有柏木－栎类混交林、柏木－桤木混交林等。经营方向为生态经济型。

（3）丘坡下部水保经济抑螺林带型：根据坡度的大小、土壤厚度，可配置台坎经济护坎林，台坎抑螺－护坎林。宜选林分模式有柏木桤木林、桤木林、桑树林、柑橘林、油桐林等。经营方向为生态经济型。

（四）馒头状浅丘区抑螺防病林的空间配置模式

该抑螺防病林空间配置是团状与带状相结合形式，在丘顶、丘坡水保林成团状，丘脚的水保林成带状。其多林种空间配置模式为：

（1）丘顶抑螺防蚀林型：丘顶土壤浅薄，且泥岩易风化，易遭侵蚀，应配置丘顶抑螺防蚀林。宜选林分模式有柏木－马桑林、柏木栎类林等。经营上应在确保控制水土流失的情况下，提供适当用材，并兼顾提供一定薪材。

（2）丘坡抑螺防蚀林型：丘坡坡陡，土层薄或较厚，侵蚀较强，应配置陡坡抑螺防蚀林或缓斜坡防蚀经济林。宜选林分模式有柏木桤木混交林、柏木－栎类混交林、柚子、柑橘林等。经营方向为生态经济型。

（3）丘脚水保－经济－用材林带：丘脚为耕地集中区，应在田边、地边配置经济护埂林或抑螺护埂林。宜选林分模式有马桑、香椿、桤木、柏木林带等。经营上应注意对农作物的影响，采用矮化、疏透式经营，并朝生态经济型方向发展。

（五）平原抑螺防病林的空间配置模式

平原的抑螺防病林是一种在水平空间上的配置形式。平原区住宅星罗棋布，路、河、渠交织成网，从而为网点式配置，具体配置方式为：

（1）道路护路林型：道路两侧土壤深厚，路基易遭雨水冲刷，应分别公路、铁路配置公路护路或铁路护路林，宜选林分模式有桉树、香樟、梧桐、杨树等林带。靠近铁路地带则宜选夹竹桃、紫穗槐等灌木组成带林。

（2）渠道用材护渠林型：渠道稳定性较差，易崩塌，应在两侧配置抑螺护渠林。宜选桤木、香樟、桉树、慈竹、千丈等组成带林，经营方向为生态经济型。

（3）溪河用材护岸型：溪河两岸易受到河水冲击，引起崩塌，应在两岸配置抑螺护岸林。宜选桤木、意杨、千丈、慈竹、水杉、枫杨等组成林带，经营方向为生态经济型。

（4）庭院护宅型抑螺防病林：住宅周围土层深厚，肥沃，应配置经济护宅林。宜选慈竹、柑橘、香椿等组成林盘，经营方向为生态经济型。

（5）田边、池边护埂型：田边、地边土壤深厚，但易崩塌，应配置经济护埂林。宜选桑树、香椿、柑橘、李树等。经营上原则应不影响农作物生长，果树采用矮化经营与管理。

可见，不同丘陵山体类型，有不同的空间配置模式，模式中配置的形式、功能组成和结构是差别较大，但总体来看，在低中山、低山区，抑螺防病林主要为片状和带状相结合配置，并以片状配置为主。抑螺防病林的防护型配置的有序结构从山顶至山脚依次为水保林、水保抑螺林、水保经济林。在丘陵，抑螺防病林主要为片状、团状与带状相结合配置，并以带状、团状配置为主，其有序结构依从丘顶至丘脚依次为水保林、水保抑螺林，水保经济林。在平原配置形式主要为网点式，以护路林、护渠林、护岸林构成林网，护宅林按星点状分布其中，并与网有机结合，从而构成纵横交错的网点式独特空间结构。

第三节 山丘型抑螺防病林分类

一、山丘型抑螺林带的功能与作用

抑螺防病林的功能主要可概括为阻螺、隔离、固螺、滤螺、驱螺、杀螺、控螺等几种。

阻螺：沿水系(景观生态学上廊道)构建抑螺的植物带，阻断钉螺在两个不生态系统中的运动，使钉螺的生境片断化和破碎化。同时也防止人畜接触重点疫区，如河岸抑螺林带、灌溉渠阻螺林带。

固螺：主要针对点源水域构建抑螺植物，如水库、堰塘、水田、山粪池、水井。其特点：水域面积能确定，相对封闭，进水和出水通道较少，或根本没有，如山粪池等，针对这一特点，植物重点沿水源四周栽植，将钉螺固定在水源区内，防止钉螺向四周扩散。

隔离：既有阻隔钉螺功能，同时更多的是减少人畜对钉螺和疫水接触几率。如道路隔离林带，河岸阻螺带。

滤螺：不同生态系统之间水分交流通道中进行工程处理，防止钉螺进入另生态系统，如沉螺池。另一种是进水口和出水口沿水沟、水渠栽植抑螺植物，对于较宽的通道，可栽植乔木，灌林，对于较窄的通道可栽植耐水湿的草本，如香根草等。通过其密集的根系将钉螺层层阻隔，像筛子一样过滤钉螺，根据我们的试验建设，香根草根系生长特点可满足该条件。

驱螺：在钉螺分布区栽植具有异味的植物，包括根叶分挥和凋落物如：指臭(臭牡丹)、辛(鱼腥草、生姜、核桃)、芳香(香樟)、麻(花椒)，其机理：这些物质打破了原有生境和食物源，构建钉螺不适生境，促使钉螺迁出原有环境，压缩了钉螺适生空间。

杀螺：在螺区植物对钉螺具有毒杀作物的植物，通过多年的研究，这类植物较多，如夹竹桃、枫杨。

控螺：在充分了解钉螺适生生境的条件下，通过栽植植物(包括乔木、灌木、草本)、作物等改变或者从根本改变钉螺适生所需的环境条件，食物结构，从而达到控钉、抑螺、杀螺的目标。控螺是林业血防最主要功能，这种改变是全面、持久的，也是综合的。比如：栽植桉树，林下的草本种类、盖度、光照、湿度、地表物质构成都发生了根本性变化，加之桉树枝叶具有直接杀螺作用，强化了其抑螺效果。又如栽植麦冬，因其生长的丛生性，定植后，在很短时间形成了极为密集的种群结构，虽然高度仅 20cm，但其盖度可达 100%，导致地表照度极小，这远低于钉螺适生的环境照度、加之密集根系对钉螺运行的阻滞作用，使钉螺固定至死亡。

林业血防是通过栽植抑螺植物，改变钉螺适生环境，特别是光照、水分和食物源达到生境抑螺而实现其功能和作用的，每一树种或林分模式均挥发着多种功能，杀螺和驱螺，阻螺和隔离均是同时作用。

特别需说明的是：阻螺针对钉螺运行阻止、阻断；而隔螺是以减少人畜与疫水、与钉螺生境接触而划分，两者在主体对象是不同的；这种功能的划分主要目的是便于根据地类构建抑螺林分模式及植物群落配置。林业血防是通过构建抑螺植物群落，改变钉螺适生环境，特别是光照、水分和食物源达到生境抑螺而实现其功能和作用的。林业血防的抑螺作用机理主要属生境抑螺，以上分析的7种抑螺作用对于不同植物和地形条件下各有侧重，但进行林业血防模式构建时，应尽可能的考虑多种功能组合的最大性，任何一种模式，发挥的作用均是多种效益与功能的组合。

二、分类依据

该分类主要以抑螺和阻螺为目标进行的一种针对性分类，其分类依据如下七点：

(1)钉螺分布密度与数量。

(2)水土利用特点。耕地、林地等土地利用类型的空间分布状况和特点。

(3)地形位置。位于不同地形位置的钉螺分布与运行规律不同，河滩的钉螺向上运行，而坡位较高的钉螺主要向下随水扩散。

(4)钉螺运行的方式，沟渠内钉螺主要沿水流方向运行，而塘、库、田内钉螺主要沿四周边坡运行。

(5)人蓄流动量和接触的几率，如沟渠人蓄接触较小，而农田人直接接触的几率和人次显然要多一些。

(6)立地状况，特别是坡度大小以及坡面长度。

(7)社会经济需求。生产建设和生活建设对防护林体系建设的需求，如对木材、经济林果等的需求情况。

山丘区由大大小小的流域或沟系组成，岗峦连绵不绝，形成丘谷地，或环山围绕的小洼地，水系均以山岭为界，汇合成长年不断或间歇的水流，适于钉螺迁移及孳生。

丘区的抑螺林不可能像江河、湖泊滩地那样集中成片，丘区抑螺林主要以减少人畜感染几率和阻断钉螺扩散为主要目标的隔离林带，山丘型抑螺林的主要功能为：首先是抑螺防病；其二是提高农民经济收入；其三是美化疫区环境。

三、抑螺防病林类型

根据抑螺防病林的空间布局体系，抑螺防病林按其功能和地类可划分为：河岸阻螺林带、灌溉渠阻螺林带、坡面滤螺林带，土坎阻螺林带、田埂隔螺林带、水源固螺林带、水沟阻螺林带、道路隔离林带、村庄多功能抑螺林带。各抑螺林类型不同、模式构建、树种选择及作用功能存在显著差异。

(一)河岸阻螺林带

河流属于流域汇水通道，也是钉螺迁移的通道。雨季水面最小宽度可维持2m以上，钉螺主要沿水陆交错带分布，可利用土地主要为沿河两岸的河滩、坡地。该地类水分、水热、光照条件较好，土壤多为河流冲积物，每年洪水冲积物使土壤深度逐年增厚，通过沉积坡面土壤流失，使土壤维护着高肥力、而河流大小、宽度主要取决于河流经过的岩层硬度，以及河道年龄。仁寿鳜江河河岸抑螺竹林及设计中的河岸抑螺林带如图5-1、图5-2。

按河道形状大体可分为：U型和V型谷。U型河道较宽，沿河两岩地势平坦，相反，V型谷河道窄，河两岸多为陡坡。钉螺多沿河两岸涨落带分布，并随流水向下游迁移扩散。因此河岸阻螺林带的主要功能是减少人畜接触沿河两岸的钉螺分布区和疫水、造林后减少河滩草地面积，压缩了钉螺的分布范围和面积，也就阻止了钉螺沿河两岸上行至农田。该林分模

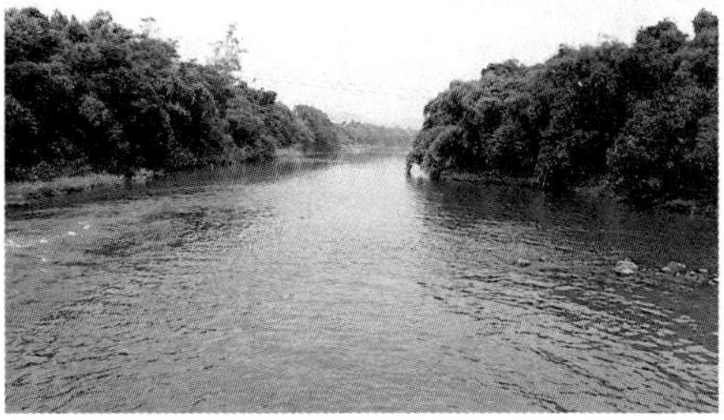

图 5-1　仁寿鲫江河河岸抑螺竹林

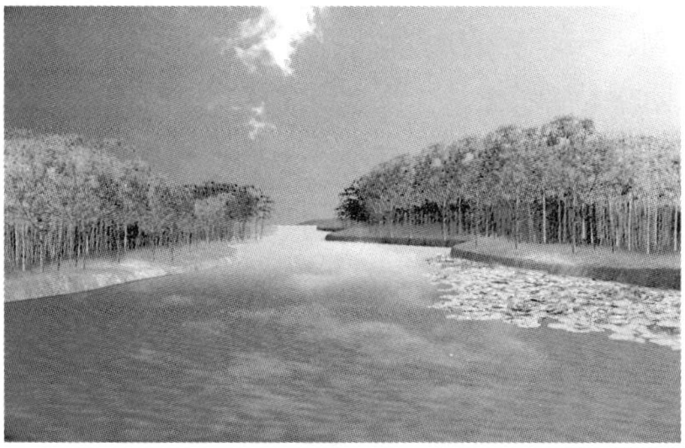

图 5-2　设计中的河岸抑螺林带

式主要起着阻螺和隔离功能。河谷两岸水分条件充足、可利用的光照空间较宽敞，因此抑螺林可栽植一些耐水湿的高大乔木，如枫杨、杨树、慈竹、麻竹等。从理论上讲，河岸阻螺林是越宽越好，但因四川丘陵区人多地少，可用于栽植林木用地有限。

但要充分发挥抑螺、阻螺和隔螺功能，对于林带宽度和长度均有一定要求：沿河构建2 ~ 3 排树种，林木宽度至少在 5m 以上，若营造乔木有困难，可选择营造灌木类植物篱，如夹竹桃、马桑、黄荆，其长度可根据河流长度确定，原则上要求在河流两岸形成相对封闭的林带。该林分同时也发挥固坡护岸等多种功能、同时因其水热充足，林木生长块、产值较高，能产生较好的经济效益。

布局原则：沿河构建抑螺防病林，且相对连续成林带。

功能：阻螺上行、隔离人畜，护岸固坡。

植被类型：以乔木为主、灌木为辅。

主要可选树种：慈竹、杂交竹、枫杨、杨树、桤木、夹竹桃。

示范区主要模式类型：慈竹林、杂交竹林、枫杨林、枫香林。

(二) 灌溉渠阻螺林带

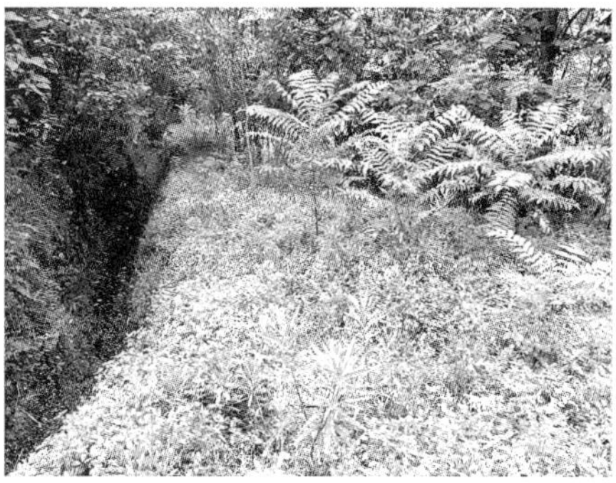

图 5-3　干渠臭椿阻螺带

山丘区干渠分为明渠和暗渠，多分布丘体中上部，明渠是山丘区钉螺分布和迁移扩散的主要途径，一是钉螺通过水分载体输送，从外流域进入非螺区，同时也是有螺流域向外扩散的主要路径。干渠内长期处于阴湿条件，为钉螺生长提供良好的生境，每年清淤，并将渠内淤泥排放于干渠外坡，钉螺随即向处于下坡位土地内迁移，在雨季随雨水或枯枝落叶等向位于下部的坡地扩散，导致流域内所有地类包括林地均存在钉螺分布。和河岸抑螺防病林相比，对干渠抑螺需要重点治理和配置，主要原因在于干渠两边地坎，可用栽植的土地较窄。要选择他感作用极强的树种，如夹竹桃、香樟、臭椿等(图 5-3)，通过他感植物的枯落物在沟渠内富集，直接灭杀钉螺，破坏钉螺孳生环境，达到抑螺效果，对钉螺起着阻螺和杀螺作用。抑螺林带主要沿沟渠两侧配置，同时因林带较窄，仅靠几株乔木很难抑制钉螺的迁移活动，因此在栽植乔木树种的同时，还需构建抑螺灌木层和草本层，方可发挥林带的阻螺功能。植物阻螺带要到达一定宽度。其直观评判标准：林分成林后，其林下必须形成草本层，或形成密集抑螺灌草层。抑螺林带配置原则：若抑螺的灌木、乔木能栽植2～3排，可不栽植阻螺草带(图5-4)，若可用林地较窄，必须通过灌木(夹竹桃、马桑)，草本(香根草)，形成草本阻螺带。

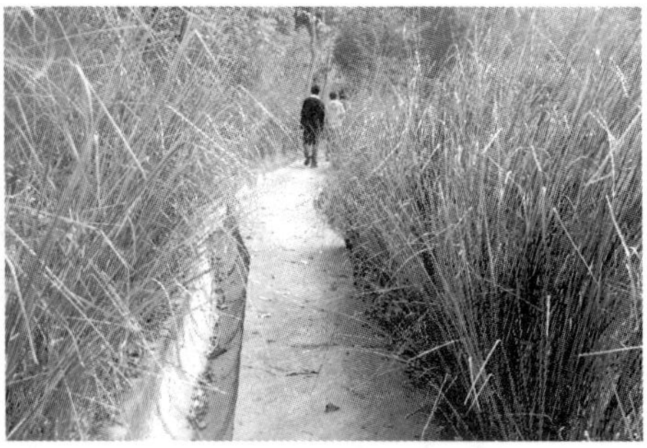

图5-4 排灌渠香根草阻螺带

布局原则：沿干渠道两旁栽植他感作用强的灌木和乔木，林带宽取决于渠道边坡宽度，若林带较窄时，林下必须栽植他感作用较强的草本。

功能：阻螺、护渠护坡。

植被类型：以灌木为主，乔木和草本为辅。

主要可选树种：香樟、夹竹桃、臭椿、巨桉、益母草、麦冬。

示范区主要模式类型：夹竹桃-臭椿、臭椿林、香樟林，巨桉林。

(三)坡面滤螺带

多指丘区坡地，包括旱地、坡坎等，包括季节性水湿坡面和长期水浸坡面(坡面浸水沟及周边下洼地面)，这一区域钉螺分布数量较少。坡面滤螺带栽植主要是阻滞上部钉螺随雨水向下移动，将钉螺分段固定于林地，因林地相对较宽，在久旱无雨时，这类地块易受旱，从而因缺水和高温，使钉螺失去生存环境，进而达到灭螺效果，当然这类林下也缺少钉螺可食物质，而失去生存空间。因这类地块较大，可营造速生树种，但也应优先考虑具有他感物质的树种，因其凋落物中含有害物质(对钉螺而言)，在发生径流时，这些有害物质通过坡面、水沟进入下段农田、塘库中时，对钉螺产生驱螺作用，当达到一定浓度时可起到杀螺作用。

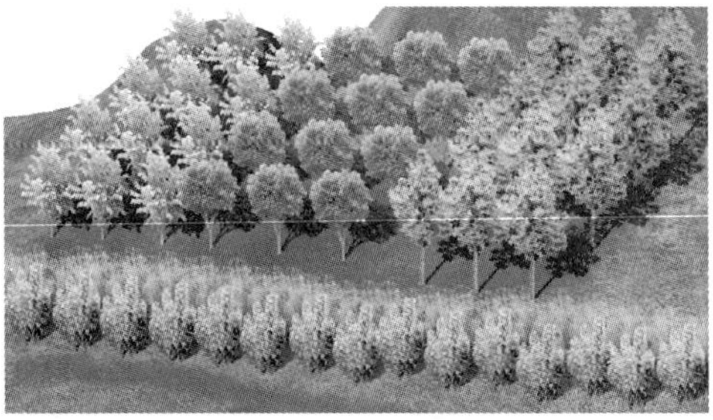

图5-5 设计坡面抑螺林带

注：坡面为混交林，坡坎为灌木林带

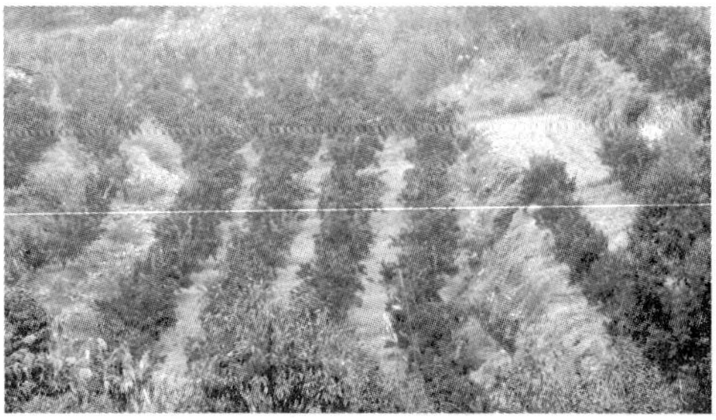

图5-6 坡面柑橘滤螺林带

注：林农复合，层层滤螺

布局原则：可按常规造林方式进行，可按“品”字形栽植，达到对钉螺的层层阻滞。

功能：拦截、阻滞并固定钉镙。减少钉螺下行数量。

植被类型：以乔木为主，重点选择速生林、经济林。

主要可选树种及草本：香樟、红椿、臭椿、巨桉、柑橘、核桃等，马桑、香根草。

林分模式：香樟林、红椿林、巨桉林。

(四)土坎阻螺带

土坎所占比例在川中丘陵区达15%，目前这部分多为灌草，利用率较低，加之农民在耕作时对土埂的挖掘，使土埂变得较窄，而土坎的挖掘和对原有植被，特别是对灌木林(薪炭林如黄荆)的破坏，使土坎垮塌严重。这不仅破坏原有地形的完整性，使本来就零乱的地块变得更为破碎，并在坡下形成堆积，下雨时形成小水坑、小水凼，加之灌木或乔木层破坏后，地表被一些杂草侵占，这为钉螺孳生创造了条件。因此，对这类地块构建抑螺林不仅可减少钉螺面积，控制并固定钉螺，同时对上行或下行钉螺有阻挡作用，使钉螺栖息地片断化，进而压缩了钉螺生存空间。陡坡陡坎，或坡面较长的地坎可沿水平带方向栽植物篱，一方面因其植物篱密集地面系统对钉螺起最大的拦截时，另一方面可减少水土流失，增加土层厚度，还可对边坡、陡坡起到加固作用。

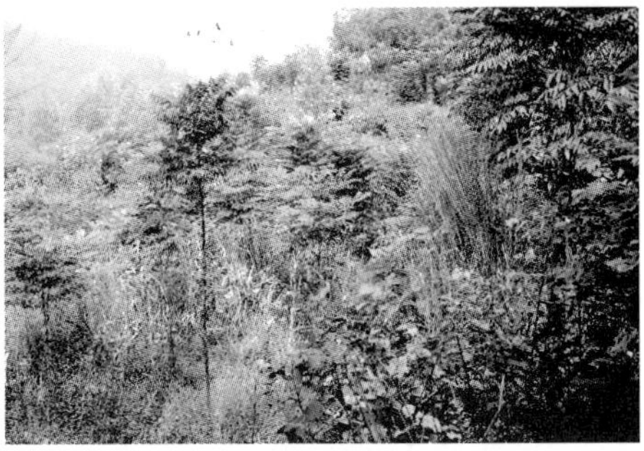

图 5-7　土坎红椿－香根草阻螺带

注：台内栽植红椿，陡坎构建香根草带，阻止泥土及钉螺下行。

布局原则：沿水平带栽植低灌或香根草，在坡度较陡时，可在坡下段栽植藤本植物，如绞股蓝（抑螺植物），同时可起到覆盖美化坡面之功效。

功能：拦截、阻滞并固定钉镙。

植被类型：以灌草为主

主要可选树种：饲料桑、马桑、香根草、绞股蓝。

林分模式：桑树、构树、香根草。

（五）田埂隔螺带

农田是长期的水淹湿地，钉螺主要分布于田埂内外壁上（土表及杂草中），其分布密度仅次于沟渠，但因农田是人畜直接接触水域，是人畜最易感染钉螺地段，每年的药物灭螺和泥敷主要在此进行，但年年泥敷的现状表明，泥敷很难从根本上解决钉螺问题，主要在于泥敷或药物灭螺时，存在死角，少量逃脱的钉螺因其繁殖速度快（一个繁殖季节每只钉螺可增殖 68 倍），由于农田水分充足，目前农田中的钉螺数量要从根本解决，困难很大，但若国家对严重疫区采取相关补贴政策，短期内的退田还林仍可能是解决该类土地内钉螺的根本措施。采取短期内水改旱，进而调整的水稻种植为栽植林木，或栽植他感作用强烈的经济作物，如烟草、生姜等，可在局部范围内消灭钉镙，但这方面的研究还需进行试验研究与示范。目前，在不改变土地利用现状条件下，对农田钉螺控制只能对田埂进行抑螺植物处理，利用植物的驱螺、杀螺或密集根系局部控制钉螺，而全部用于栽植林木很难成为现实，原因来自两个方面：①国家要维持基本农田数量，栽树没有相关政策作依据；②疫区百姓观念很难转变，特别是在四川丘陵区，人多耕地少的矛盾仍很突出；即使在田埂上栽植乔木树种，农民也很难接受光胁地对作物的影响，更不用说退田还林了。

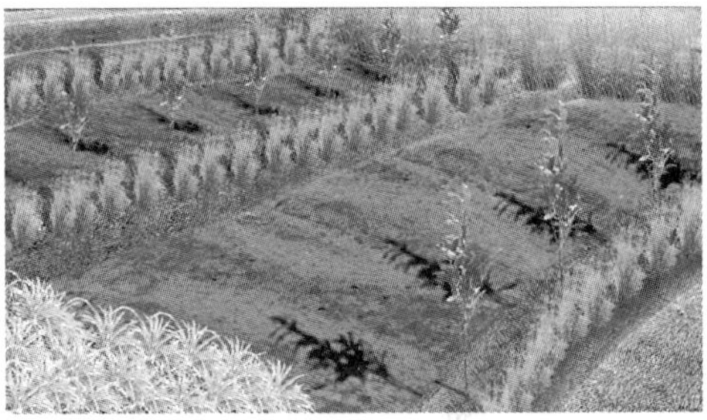

图 5-8　田埂隔螺柑橘－香根草带

注：田埂外侧密植香根草带，田坡按 **2m × 2m** 栽植柑橘

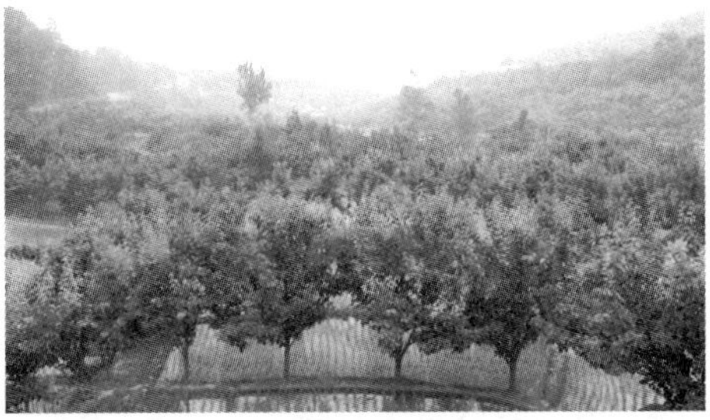

图 5-9　田埂梨树隔螺带

注：该模式经济效益较好，但草本层尚缺

原则：根据田埂和田坎的大小，宽度选择植物种类和模式，对于较宽的田硬土坎可选择

乔灌木，而对于较窄田埂土坎，主要栽植草本植物，替代适生杂草，对于较宽的田埂可栽植柑橘、饲料桑。

植被类型：以草本为主(解决钉螺为主)，以灌木为辅，适当栽植经济林木，以提高土地利用率，提高农民经济产出。

选择植物：益母草、麦冬、香根草、柑橘、桑树。

配置模式：柑橘－益母草；柑橘－过路黄；柑橘－香根草、柑橘－麦冬；柑橘－麦冬－益母草。

(六)道路抑螺林

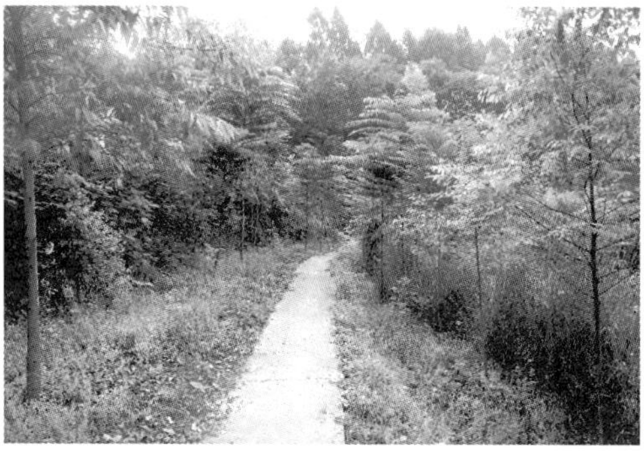

图 5-10 水泥步道抑螺林

注：沿路构建桉林带

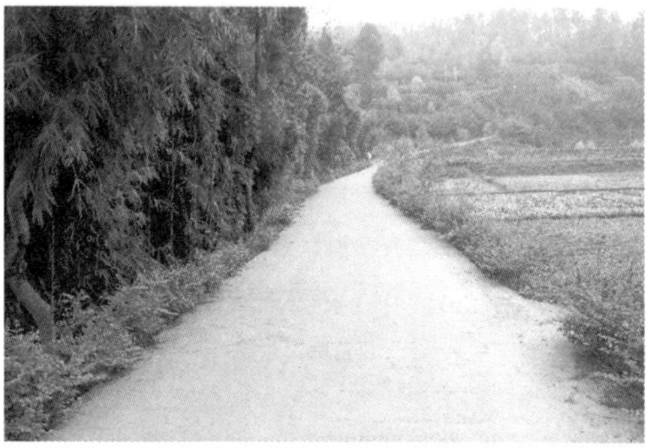

图 5-11 公路抑螺林带

注：公路外侧为竹林带，公路内侧栽植桉树，并在公路两侧栽植小叶女贞，并沿内侧田边栽植益母草，形成乔、灌、草的立体配置结构，起到了抑螺和美化效果

道路是人畜行走的通道，道路两旁多为农田、河道或旱地，道路两边多与排水沟并行，两旁多为杂草丛生，道路对钉螺有一定的隔离和阻断功能，但道路两旁的排洪沟及农田多为钉螺分布的密集区，为减少人畜接触疫水，道路抑螺林的构建显得极为重要，它至少可对人畜活动有一定阻断作用。但因道路两旁多为农田，因土地紧张，道路两边的抑螺林很难成片种植，只能成线状配置。道路作为景观配置的廊道，对美化景观又具有重要作用，因此在对树种选择上要求既具抑螺防病作用，又要具备景观美化功能。

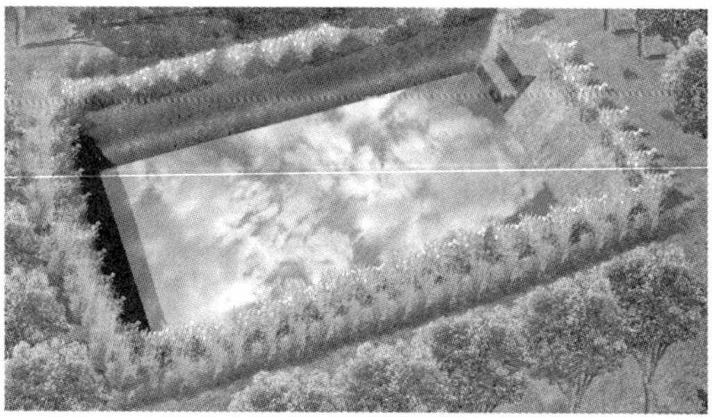

图 5-12 设计中的水源固螺圈

注：水源外围为乔木，内侧为灌木

原则：尽量栽植3排以上乔木树种，若太窄时可配置灌木和草本，若只能栽植一排时，草本或灌木必须栽植宽度至少在两行以上，边坡坡度较大时，可栽植香根草3～5行，进行钉螺隔离并具护坡保坎功能。

植物种类：绿化常绿乔木，绿化灌木(植物篱)、多年生草本。

选择植物：香樟、天竺桂、楠木、桉树、香根草、小叶女贞、益母草。

主要模式：桉树－小叶女贞－益母草；楠木－小叶女贞。

(七)水源固螺林

在山丘区有大小不同水池、水井、水塘，相对而言，这些水体相对封闭，但在其四周，水湿区、内壁均有钉螺分布，钉螺扩散主要通过出水孔，或沿壁向上向四周扩散，在雨季这种扩散将加剧，成为钉螺源区。

原则：在水源四周栽植他感作用强烈的植物，有条件时栽植尽可能宽一些，若地形较窄，可密植灌草，在出水口，沿水道、水沟栽植滤螺林带。

植物选择：巨桉、枫杨、香樟、益母草、香根草。

主要模式：水道内栽植香根草，巨桉林、香樟林，巨桉－益母草；香樟－益母草。

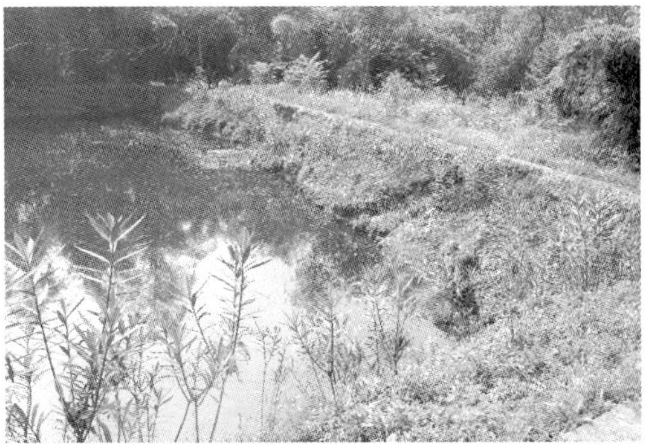

图 5-13 堰塘固螺带

注：沿塘四周栽植夹竹桃

（八）水沟阻螺林带

水沟主要包括排水沟、排洪沟、支渠等（图 5-14）。由于这些水沟多为土沟，沟内及坎内多为水湿地带，加之杂草密集，种类众多，是钉螺最湿生区，加之这些水沟内的流水运动，使沟内钉螺扩散至较远区域，是钉螺分布区扩大化的主要途径。目前沟渠硬化，虽可在较大程度范围内减少钉螺数量，但因不能彻底灭螺，使钉螺传播更为迅速。调查发现：钉螺在光滑的水泥壁、水泥裂缝、草本根部和苔藓内都有分布，这说明沟渠硬化不能完全解决钉螺问题。通过植物控制沟渠内钉螺数量对疫区血吸虫防治有重要意义。但因沟渠可栽植的植物在宽度、面积及所处位置上受到限制，在植物材料选择上要求较高，所选材料必须具以下特征：①耐水湿；②多年生；③具有较高的生态位即具有较强竞争能力，并能替代其他杂草形成长期稳定的优势群落；④具备较发达的根系，能对沟渠边坡具有固持能力，较强的防洪水冲蚀能力；⑤具有很好抑螺效果，特别是他感作用强烈的草本。基于以上条件，沟渠抑螺植物的选择还需作大量的研究工作。

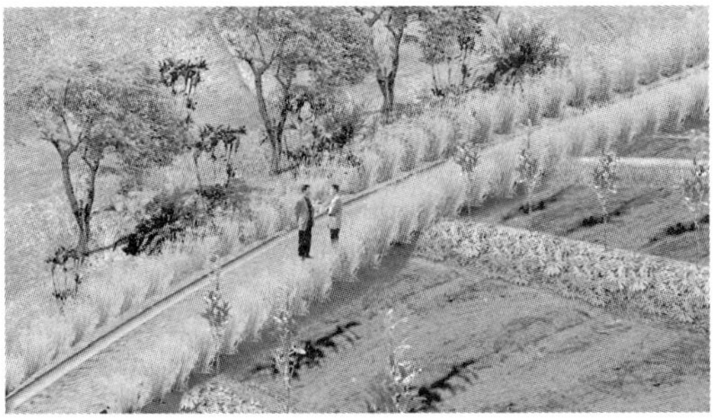

图 5-14 支渠灌草阻螺带

注：水沟内侧为旱地，内缘可栽植高乔木，外侧为农田只能栽植低灌，或抑螺草本

原则：从沟脚至沟坡、至沟埂全面栽植抑螺植物，在沟脚栽植耐水湿植物，沟边坡栽植固坡能力强，植物生长密集的植物，在沟埂栽植他感作用强的植物。边坡较缓、且较宽地段可栽植灌木或乔木，或经济林木。

植物材料：夹竹桃、香根草、柑橘、益母草。

模式：香根草－夹竹桃，柑橘－香根草，柑橘－益母草。

（九）村庄多功能抑螺林带

在丘区农村，村庄四周环境条件极差，主要是长期的生活习惯所致，当然硬件建设投入不足也是一个客观原因。房前屋后生活垃圾乱扔，牲畜家禽粪便四溢，水沟排水不畅，阴暗潮湿，这种“脏、乱、差”的环境条件为钉螺孳生与繁殖，以及血吸虫病的传播提供了易感染条件。这部分的整治必须结合新农村建设，将抑螺植物的栽植与植物景观配置相结合，改变村庄环境景观，改变钉螺适生环境、减少人畜接触疫水几率，使农村居住环境变得清洁、健康。

原则：清理沟渠，发展沼气，改造粪厕，倡导家禽家畜圈养，改造并规范原有林木，培植绿化园地，栽植抑螺植物。

配置：栽满栽尽房前屋后空地，培植绿化景观林相，沿道路两旁栽植乔木、灌木，空地较宽时尽量栽植他感作用强烈乔木，沟边、土边、土坎在栽植乔木时，林下栽植抑螺草本植物。

植物材料：慈竹、杂交竹、香樟、楠木、天竺葵、柑橘、柚子等，灌木以植物篱如小叶女贞、南天竹、黄杨、冬青；草本：益母草、麦冬。

模式：慈竹－樟树－柑橘，柏木－慈竹－桉树。

以抑螺防病为主的多林种空间配置结构，是森林生态系统发挥作用和产生效益的基础，合理的多林种空间配置和空间结构取决于各林种与自然社会经济条件整合程度，亦即各林种与生态环境条件、水土流失状况、社会经济需求的相适应程度。

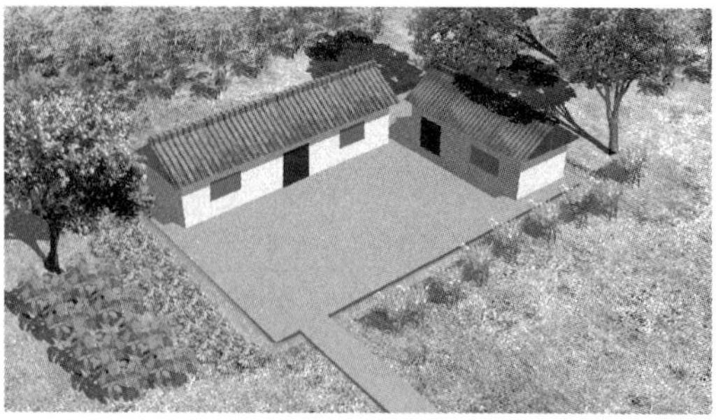

图 5-15 设计中的村庄多功能抑螺防病林

（注：房前屋后按抑螺目标和绿化、美化要求配置种类植物材料）

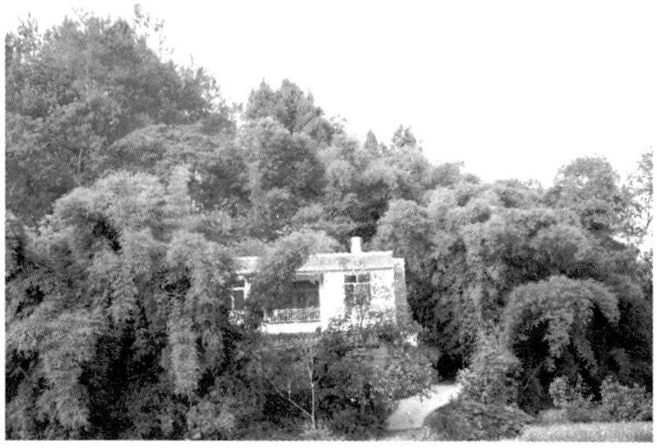

图 5-16 丘区优化村庄多功能抑螺林

第六章 不同类型抑螺防病林群落生态设计

抑螺防病林群落设计是依照结构优化、功能最大化的原则进行的，机理是钉螺孳生生境的生态位替代，进而形成促成抑螺生境营造，从而构建与非生物生境平衡而食物链上完善的抑螺防病群落。

第一节 山丘区抑螺生境营造与群落设计

一、山丘区抑螺植物群落生态设计

（一）群落生态设计

群落生态设计是依据原始环境和预期的群落目标对动植物生境进行规划设计。这个环节就是群落生境营造，群落生境营造方法是群落生态设计首先要解决的问题，只有依照目标进行生境营造，并与群落设计相适应，就能实现模式构建的目标与设计的目的，并保证设计的有效性。

群落生境营造是由复杂、众多的生境要素组成，如地形、水、土壤、道路、建筑物等。生境是一个群落能否生长良好的基础，通过生境在环境与植物之间建立最佳的配置体系，因此群落生境营造是整个群落生态设计的基础环节（王云才等，2009）。

（二）植物生态位与群落植物构成

特定的动植物种类都存在于特定的环境中，如抑螺植物的群落设计，是将具有抑螺、杀菌、杀虫、驱虫的植物林木组合成为与生境最为适宜的使钉螺生长、发育受到抑制和减少的群落。由于绝大多数环境的变性特征，使得规划空间的环境与周边环境之间具有一定的近似性和相容性、也决定了周边环境的在规划区域的生境，如抑螺生境得以生存。由于动植物生态位特征，动植物都可以在相近的环境中传播、迁徙和生存达到有效地抑制钉螺繁衍生长的目的。不同性质的物种在相似的生态位可以占据不同的营养级，并在营养级等级上共同作用于钉螺孽杀。植物群落构成并非是适应于水文干扰的钉螺生境，而是在人工植苗帮助定植的条件下建设抑螺群落，从而通过生态系统的自组织、自调控与生态位替代，最终构建不利于钉螺孳生的生境，即营造了抑螺生境。

（三）植物功能与群落模式构建

植物的功能很多，通常来讲有生态功能、建造功能、观赏功能等，其中生态功能是植物最基本，也是最主要的功能。对于抑螺防病林群落而言，群落生态设计主要考虑的是植物的生态功能、经济功能等，如能源、森林蔬菜、珍稀濒危植物、珍贵用材等。在植物的生态经济功能中构建的抑螺防病林植物群落，发挥的生态功能主要是以杀菌抑菌、驱虫、减碳增氧等，而经济功能则是生产林产品，满足社会需求。这些功能成为群落生态设计中依据不同群落功能需求开展设计的重要目标。从选择的试验区立地类型来看，根据立地生境的特点，以坡地抑螺为主的群落、以沟道抑螺为主的群落、以洼地抑螺为主的群落、以湿地抑螺为主的群落、以丘区山地抑螺为主的群落、以芳香植物为主的抑螺群落、以改善和调节减碳增氧为主的抑螺群落等七种主要群落模式构建，并结合生境条件来进行群落的生态设计，以科学性、合理性与可行性为准则，为城乡一体化背景下的山丘地区抑螺防病群落模式设计提供支撑。

(四)区域配置与功能群落综合应用

单一的概念性抑螺林群落模式只具有某一种功能或以一种能够为主兼顾其他功能的群落，它的作用是有限的。由于试验区、规划区域的立地条件因素、环境差异性和生态系统服务功能的多样性，决定了单一的模式不能满足现实需要，这不仅仅是因为林业不是传统的造林，而是具有社会的功能，林业不仅是提供林产品，而更主要是通过不同的功能群落模式的综合应用，体现人与社会和谐关系、依赖关系，结合人类活动对不同生境，如坡地、湿地、洼地等提出驱虫、杀虫群落的空间和不同利用方案和不同的生境导向下的群落模式。此时，群落模式配置与生境营造实质上是土地综合利用，本身经济性极为明显，并在土地利用与模式构建技术上考虑抑螺防病。

(五)生境与抑螺群落构成

1. 生境构成

《生态学词典》中对生境是这样定义的：生境(niche)是指“生物个体、种群和群落所处的具体环境。它是特定地段上对生物起作用的生态因子的综合，因此生境比一般所说的环境有着更具体的意义”。植物生境是指对植物长期作用的生态因子如光因子、温度因子、水因子、土壤因子、大气因子、生物因子等不是孤立地对植物发生作用，而是综合在一起影响植物的生长发育。生态因子的综合称为生态环境或称生境，林学上又称为立地条件或立地。生境与植物种之间有着极强的对应关系，一定的植物种要求一定的生境；反之，有什么样的生境就决定了生长什么样的植物种(Brian Ciouston，1992)。

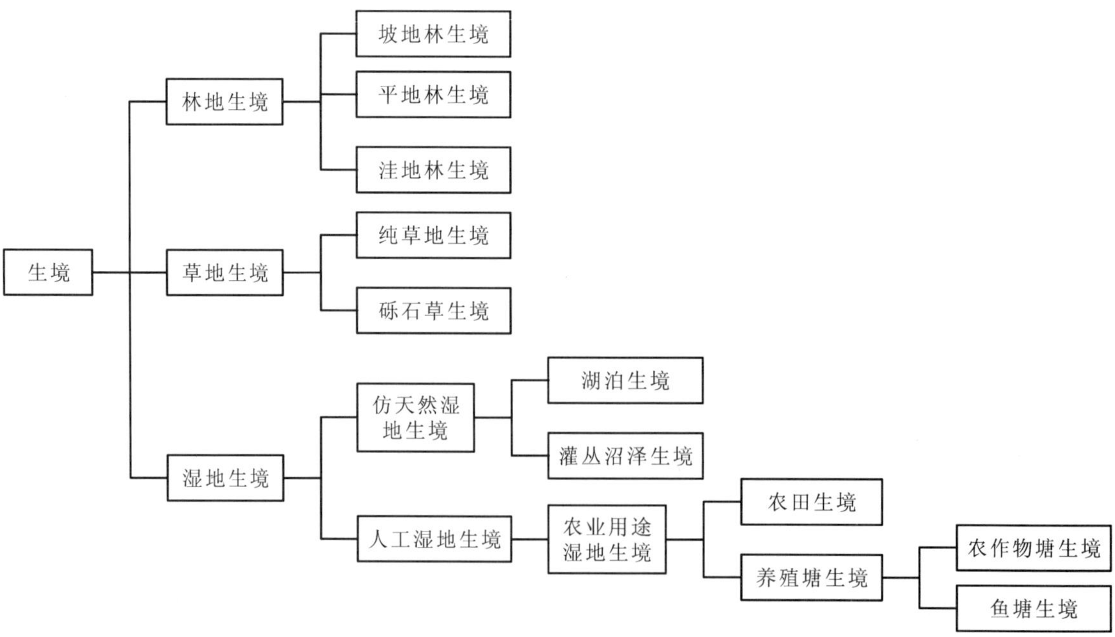

图 6-1 四川丘陵区抑螺群落的生境类型

山丘疫区群落生境是指在抑螺植物生境的基础上考虑到钉螺孳生繁衍的生境，即用非生物因子营造的抑螺植物生境，在此基础上利用已经营造的抑螺植物生境来调节、改善和抑制钉螺的生境，最终营造出丰富多样的抑螺群落生境(Pugh，1996；Margaret Livingston，2003；Van Bohemen，1998)。抑螺生境营造是在钉螺孳生生境基础上，通过生物群落构成来改造钉螺生境，进而营造抑螺生境。这种抑螺生境时人工森林或生态系统构建起来后，系统内自组织与自调控作用的生态过程促成了抑螺生境营造。

2. 生境分类

实验区仁寿县的丘陵山地血吸虫防治区的生境分为三大类型：林地生境、草地生境与湿地生境。这三大类型生境又可逐级下分，最终将四川丘陵区山地分为十种小生境，即坡地林生境、平地林生境、洼地林生境；纯草地生境、砾石草地生境；湖泊生境、灌丛沼泽生境、农田生境、农作物塘生境及鱼塘生境(图 6-1)。每种生境类型都各具特点，本课题研究设计了坡地林生境、洼地林生境、湖泊湿地、农作物塘生境及鱼塘生境几种小生境，阐述其各自生境特点及抑螺林营造要求。

二、山地抑螺防病林的生境营造

(一) 坡地抑螺群落生境

1. 坡地抑螺群落生境特点

坡地是倾斜的地面，根据倾斜的坡度可分为三种：缓坡，坡度在 8% ~12%；中坡，坡度在 12% ~20%；陡坡，坡度在 20% ~40%。坡地是种植抑螺林的较大的空间区域，可根据场地的坡向、坡度的不同种植不同习性的林木或抑螺植物。同时，可适当地将缓坡立地改造成有起伏变化的地形、形成多样化的抑螺小环境，丰富抑螺林景观。

2. 坡地抑螺群落生境的营造

坡地抑螺林生境营造的关键是地形营造，营造出适宜不同习性的植物生长的地形条件。地形本身不是影响植物分布及生长发育的直接因子，而是由于不同的地势如海拔高度、坡向、坡度等对气候环境条件如温度、光照、风等的影响而直接作用于植物的生长发育过程。地形切割了气候带，导致不同坡向、坡度、不同海拔高度的坡谷、盆地水热条件的改变，造成多样化的复杂多变的抑螺生境，也影响到抑螺植物的分布。

抑螺防病林营造实验地的仁寿县，地处盆地南部丘陵山地，丘陵地形约占总面积的 80%。丘顶海拔高度 400 ~500m，属中、浅丘。仁寿县属亚热带湿润季风气候区。坡地的阳坡，例如：南坡光照强、气温土温高、土壤较干燥、土层也较薄。因此，阳坡上的抑螺林的群落组合应具有喜暖耐旱的植物为特征。

(1) 阳坡抑螺林树种选择：马尾松、藏柏、湿地松、刺槐、刺桐、黄荆、马桑、火棘、巨桉、香椿、臭椿、银杏、柚木、柠檬、甜橙、吴茱萸、金橘、花椒、油橄榄、川楝、地黄莲、盐肤木等。

北坡与南坡则正好相反，相对来说温度较低、土壤湿度较大，土层也较厚，常称阴坡。植物群落则具有更多中性和湿性特征；东坡和西坡按其生境条件均处于过渡地位，西坡由于太阳在下午照射，所以西坡比东坡较暖较干。

(2) 阴坡抑螺林树种选择：香樟、喜树、桤木、枫香、苦槠、构树、乌桕、女贞、黄檀、三角槭、鸡爪槭、蓝果树、油桐、木芙蓉、木槿、杨梅、夹竹桃、紫穗槐、胡枝子、牡荆、柚、柑橘、中华常青藤、毛竹，慈竹等。

(二)沟道抑螺林生境

1. 沟道抑螺林生境特点

丘区沟道主要特点是坡降大、流速快、洪水位高、水位变幅大、冲刷力强、岸坡砾石多、土壤贫瘠且保水性差。对这类立地需实施硬质基础工程措施，如需要砌筑砌石、混凝土等挡土墙，以确保堤防(岸坡)的整体稳定。

特别需要治理的立地是沟道在丘区顶部分布的第四纪堆积黄土区域，由于土壤湿润、土质黏重，杂草孳生，是钉螺集中繁殖区。这类立地可以采用硬质工程与抑螺植物治理相结合方式治理，需要清除杂草、砌筑浆砌石、混凝土等硬质沟渠基础、挡墙等，不但清除掉寄生血吸虫钉螺孳生环境，而且确保沟渠的整体稳定。或者坡上上方营造低密度抑螺林，而沟道紧接的位置用灌木，如桑树、香根草等栽植，可以避免混凝土垮塌。

2. 沟道不同坡位的植物选择

从堤顶(岸顶)到常水位，土壤含水量呈现出逐渐递增的规律性变化。因此，应根据坡面土壤含水量变化，选择相应的植物种类。从堤顶(岸顶)到设计洪水位，设计洪水位到常水位，常水位以下，土壤水分逐渐增多，直至饱和。因此，选用的植物生态类型应依次为中生植物、湿生植物、水生植物，如图6-2。

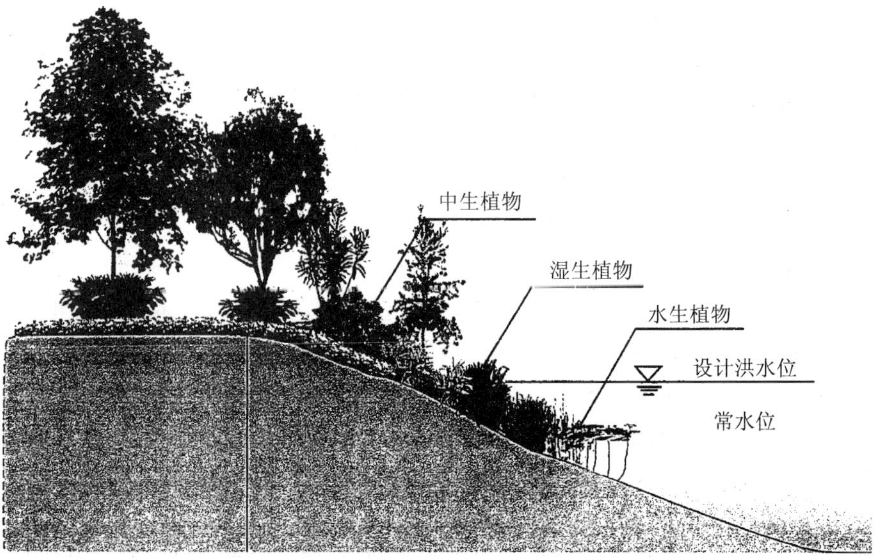

图6-2 沟道不同坡位植物类型分布图

3. 沟道抑螺林生境的营造

根据丘区沟道的地貌特点，沟道林生境营造的特点就是如何利用和克服它潮湿的洼地特点。潮湿的条件，对于林木生长而言，既可作为优势，也可能成为劣势。

丘区沟道抑螺林，根据所处功能区的要求，主要是为人们提供行洪排涝，人行通道、灌溉供水、生态景观(提供观赏及活动的场所)等多项功能。

(1)行洪排涝沟道抑螺林木的选择：在设计洪水位以下选种林木，应以不阻碍沟道泄洪、不影响水流速度、抗冲性强的中小型林木为主。由于行洪排涝河沟渠道在汛期水流较急，为防止植被阻流及林木被连根拔起，引起岸坡局部失稳坍塌，选用的植物的茎秆、枝条等易扦插的林木营造生境，还应选择具有一定的柔韧性植物种类。例如，选用南川柳、木芙蓉(*Hi-*

biscus mutabilis)、水团花(*Adina Pilulifera*)、香根草等植物种类。

(2)人行通道抑螺林木的选择：由于人们在沟渠道埂上行走，引起渠沟埂道的变形或渠体变形坍塌，造成水断面变形，因而引起流速的变化而形成波浪，常常导致路埂边坡淘刷，崩裂和坍塌。在这类立地应选用耐水湿的树种和水生草本植物，如水杉、垂柳、夹竹桃、大叶桑、水松(*Glyptostrobus Pensilis*)、香蒲(*Typha orientalis*)、菖蒲(*Acorus Calamus*)、香根草等，利用植物的消浪作用和根部的固埂成篱保护埂渠道的沟坡稳定。

(3)灌溉供水沟渠抑螺林木选择：灌溉供水沟渠抑螺林木种类选择应避免选用释放有毒有害的植物种类，同时还应注重植物的水质净化功能，选用具有去污染物能力强的植物。为防止土壤和农产品污染，国家对灌溉用水专门制定了《农田灌溉水质标准》(GB5084—2005)。这类立地的抑螺林木选择，应以水杉、薏苡(*Coxilacryma－jobi* var. *mayuan*)、水葱(*Scirpus tabernaemontani*)、芦竹(*Arundo donax*)、香根草等。利用植物的吸收、吸附、降解作用，降低水体中的污染物含量，达到改善水质和抑螺的双重目的。

(三)丘区洼地抑螺防病林地生境

1. 洼地抑螺林的生境特点

洼地，也就是平常所说的陷下去的地。此立地的地势较周边的地势要低，如干涸的池塘、水库、丘间的盆地，这类立地往往比较潮湿，加上所处的地势地下水位较高，就导致了这类立地的环境更加潮湿，但同时，潮湿的环境也是寄生钉螺繁衍的场所，潮湿的环境能让更多的动植物生存。这类用地比较适合种植耐荫喜湿的乔灌木。

2. 洼地抑螺林生境的营造

洼地抑螺林生境营造的特点就是如何利用和改造潮湿的环境，达到最大限度地抑制钉螺的生长繁衍，同时根据所处功能区的要求，主要是为人们提供观赏及活动的场所。

(1)观赏性的洼地抑螺林分两类(图6-3)。分别为仅供人们观赏树冠生态的密林、供人们观赏灌丛花卉的疏林。

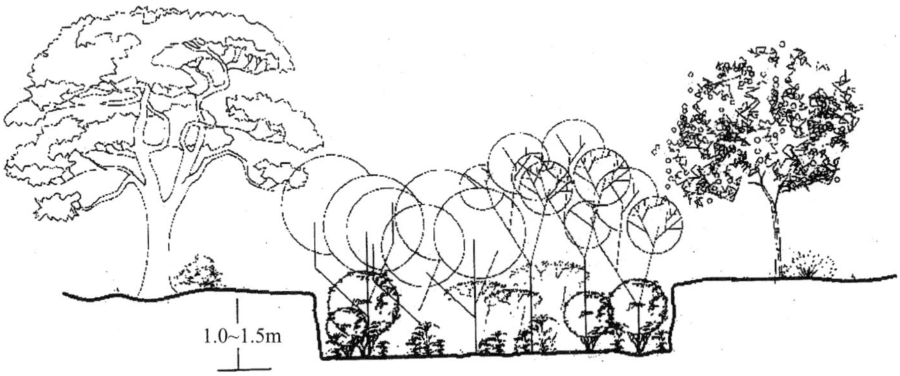

图6-3　洼地抑螺群落生境示意图

这两类观赏性的凹地抑螺林，不需要过多人工营造，只要根据立地条件，选择适合的乔、灌、草类型进行群落设计，就可以很好地利用。

(2)活动性的洼地抑螺林。顾名思义就是可供人完全进入活动的林地。这类林地多为疏林，但是在营造的时候不能仅仅就立地条件利用来进行群落设计，而是应该根据人类活动的需要进行适当营造。如如何使洼地积水问题得到解决；为了解决潮湿环境中人们活动不便的问题，可以在洼地活动场地设置栈道或便桥等抬高的活动场所，这不仅使原生态环境得到改善受到很好的保护，也使人们活动起来舒适方便。此外，在场地底部边缘设计明沟、不仅可以汇集地表径流，还可以排洪泄涝、缓解内部场地过分潮湿问题，还可以营造有层次感的小生境(图6-4)。

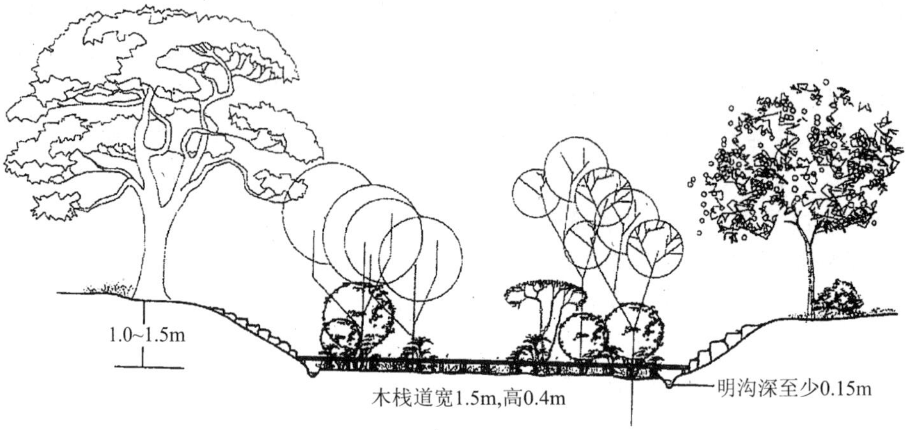

图6-4 活动型洼地抑螺群落生境示意图

三、丘区湿地抑螺生境营造

(一)湖泊生境

仁寿县内的湖泊生境为黑龙滩水库仿天然湿地生境的一种类型，主要为水生及湿生植物提供生长环境。由于湖泊面积大、库容3亿m^3，灌溉农田102万亩，形成以黑龙滩水库引蓄岷江水的都江堰新灌区，而且由于湖泊从湖岸到湖心的水位线不同，造就了水生及湿生植物的生物多样性(图6-5)，加之水生及湿生植物群落的建立集聚众多小动物及微生物聚居，同时，也是血吸虫寄生钉螺集中繁衍区。

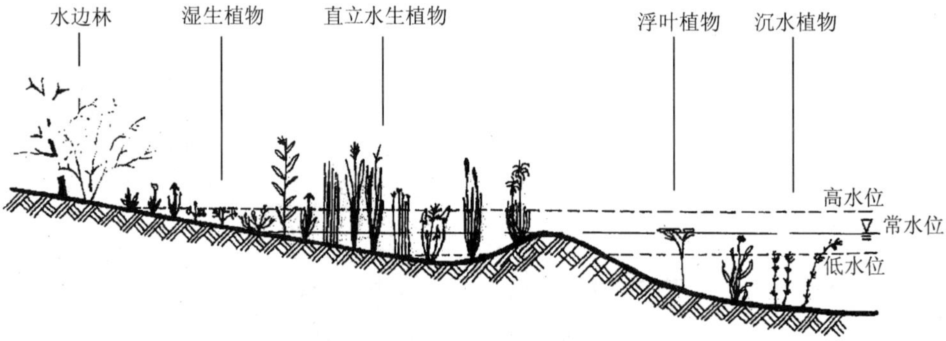

图6-5 不同水深植物分布

黑龙滩水库形成的人工湖泊主要存在三种形态类型：水的平面形态、水的剖面形态及水岸空间组合形态。

1. 水的平面形态

水的平面形态控制着水体与陆地交接的边际的长度以及凹凸变化，从而影响着湿生生境。一般认为，曲折的水体岸线往往比直线的水体岸线可以提供更多的生境空间，但也是为钉螺繁衍提供了更多的生境。

黑龙滩湖面积较大，湖面景点的调节主要是湖中岛屿，因此抑螺林的设计应在主要观景点的视野范围内，应随水的凹岸、凸岸变化配置好水下、水面、水上生长的植物和反映岸边植物一直到岛屿中心乔木与灌木多层次的不同的生境空间变化，这样不但增加了水中的异质生境空间，也为抑螺林提供了丰富的造景立地。

2. 水的剖面形态

黑龙滩多浅滩、水流缓而浅，细沙被水流冲走，砾石悬摆浮出、多孔隙、成为水生昆虫及附着藻类等多种生物的栖息地；也是血吸虫的繁衍生境。

剖面不同的水深环境为不同的水生植物提供生境空间、沉水植物、浮叶植物、挺水植物有不同的水深要求。如沼生、湿生植物种类要求在浅水 20～30cm 水深生长；挺水植物种类以水深 30～100cm 为宜。

3. 水岸空间组合形态

黑龙滩岸边环境是水体系统与陆地系统的过渡、水岸边线是一种非常重要的异质空间。因此，水岸空间是湖泊生境中的重要生境空间。

(1)过渡带与生态交错带：水岸边线是具有水、陆两种生态环境的过渡带，不但具有单纯的水、路空间的特性，而且是重要的生态交错区，也是血吸虫寄主——钉螺繁衍的重要生境区。这种生境，由于水位变化、湖岸泥沙淤积与冲刷侵蚀，始终处于一种不稳定状态之中，或频繁干扰状态。但对生物来说，这种生境具备了可供生存的水、土壤和空气三大要素，旺盛生长的湖边湿地植物，为血吸虫幼虫创造了良好的生存环境，因此也是湖区湿地抑螺林重点的设计区域。

(2)岩线的自然化生境的营造：水岸是抑螺林生境营造的重点部位，设计时针对不同的岸边立地环境，可采取不同的水岸空间处理方式。有以下几种形式：

——自然缓坡护岸。这种生境的营造是以岸边湿地基质土壤与原有的平缓坡地上的表土自然相接，可以有针对性撒布草种，使生境得到恢复，并形成陆生物与水生自然过渡。

——栽植护岸林。对于坡度较大的岸线，可以用木制栅格或粗圆木桩形成稳定的堤岸隔墙，以阻断血吸虫繁衍的通道，再在木桩框间回填土壤，做成梯田式的植物种植台，根据水位高低栽植树木、灌木或水生植物，达到抑螺美化堤岸，固定土壤的目的。

(二)农作物塘生境

1. 农作物塘生境的特点

农作物塘生境是人工生境的一种类型，仁寿基地生态园内的农作物塘是充分利用基地现有鱼塘的产物，这种立地经过人工加工，将鱼塘改造成适合多种湿生或水生抑螺植物生长的环境，使其改造后堰塘具有鱼塘的功能，又具有抑螺作用和别样的生态和景观效果。

现有稍浅鱼塘，一般在 1.5m 以下，根据抑螺植物的要求可以自行设计。如种植茭白或香根草水深一般保持在 0.2～0.3m(图 6-6)。

种植并蒂莲的水深一般保持在 0.8～1.2m(图 6-7)。上述模式也适应种植香根草。

2. 农作物塘生境抑螺群落的营造

农作物塘生境的营造主要是控制鱼塘内土壤的特性及塘内水环境的适应性。根据所选中的抑螺植物的要求来改善塘内土壤的配置比例及水位高低，以便抑螺植物能很好地适应。

(三)鱼塘生境

1. 鱼塘生境的特点

鱼塘生境是人工生境的又一种类型，主要为所养殖的鱼类提供生活栖息的场所。仁寿试验

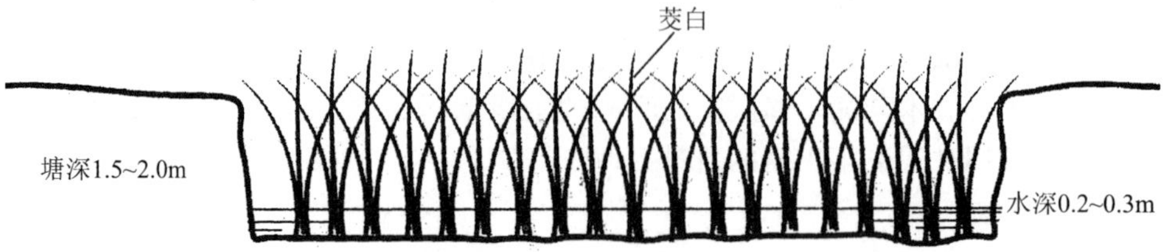

图 6-6　茭白生境示意图

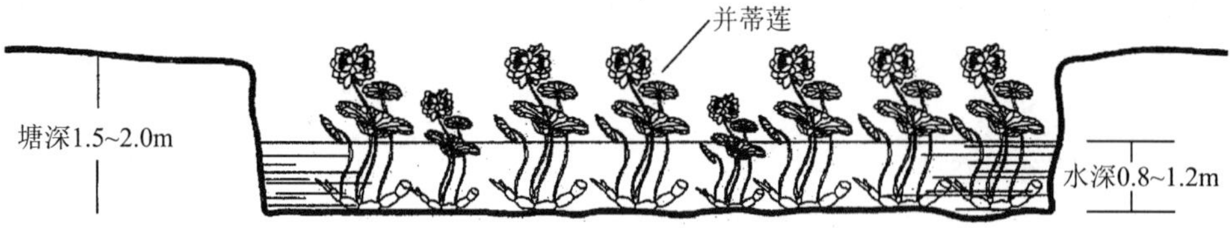

图 6-7　并蒂莲生境示意图

区内的鱼塘，一般在 1.5 ~ 2.0m 之间。鱼塘是钉螺繁衍的集中区域，因此也是营造抑螺林的重点区域。鱼塘生境由两部分组成，一部分是塘基，一部分是塘内(图 6-8)。

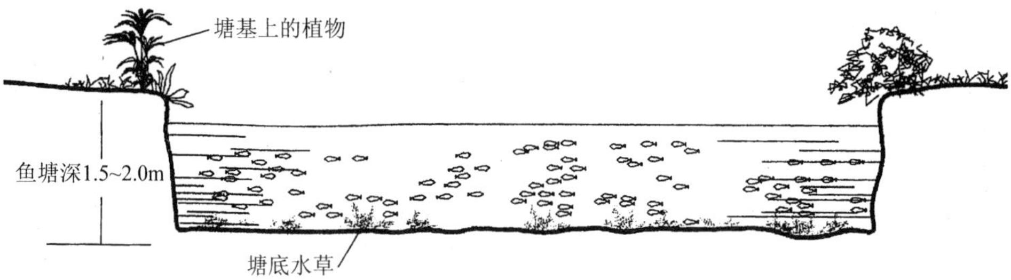

图 6-8　鱼塘生境示意图

2. 鱼塘抑螺群落生境的营造

鱼塘生境的营造主要从鱼塘的塘基及塘内两部分着手。塘基是鱼塘的围合部分，不仅有边界功能，而且选择的抑螺植物是塘内所养鱼类的捕食需要来考虑，该植物最好既是鱼类的食物又是控制或限制钉螺繁衍。因此在选择植物品种和类型上有一定难处。鱼塘周围不易栽植高大乔木，以比较低矮的小灌丛为宜。如四川溲疏(*Deutzia setchuenensis*)、青城溲疏(*Deutzia hypoglauca*)、黄常山(*Dichroa febrifuga*)、冠盖绣球(*Hydrangea anomala*)、蜡莲绣球(*Hydrangea Strigosa*)、中国绣球(*Hydrangea Chinensis*)、乐思绣球(*Hydrangea rosthornii*)、八仙花(*Hydrangea macrophylla*)、长圆叶鼠刺(*Itea oblonga*)、绢毛山梅花(*Philadelphus Sericanthus*)、四川蜡瓣花(*Corylopsis willmottiae*)、中华蚊母树(*Distylium chinense*)，桑树(*Moraceae*)。

此外，塘内的基底也可栽种一些水草类植物，如沉水植物海菜花(*Ottelia acuminata*)、苦草(*Vallisneria natans*)；或漂浮植物，如槐叶苹(*Salvinia natans*)；浮叶植物，如蘋(*Marsilea guadrifolia*)与香根草搭配使用，耐寒睡莲(*Hardy waterlilies*)、芡实(*Euryale ferox*)、蕹菜(*Ipomoea aguatica*)、水罂粟(*Hydrocleys nymphoides*)；挺水植物，如水芹(*Oenenthe javanica*)、香蒲(*Typha orienmalis*)、蒲苇(*Cortaderia selloanna*)、芒(*Miscanthus sinensis*)、芦苇(*Phragmites australis*)、水葱(*Scirpus tabernaemontani*)、菖蒲(*Acorus calamus*)、黄菖蒲(*Iris pseudacorus*)等。这些生境，为鱼类提供了生存生活憩息地，也是抑螺生境，同时净化了水质，为鱼类提供食物来源。

第二节 山丘区抑螺群落模式设计

抑螺植物是指通过一些植物散发的气味、分泌的物质的功能，或者林木耗水特性，为人和钉螺血吸虫之间建立起一座屏障，让有害的钉螺减少或能够远离人类活动的场所，或者钉螺适生生境遭受孳杀，或者抑制或者杀灭。

了解钉螺的基本习性及生活环境后，经检索各类植物相关资料，汇集了一些具有抑螺效用的植物见表6-1。这些植物抑螺的原理不尽相同，有些是利用植物本身散发的一些气味（如中药药性的“四气五味”）或分泌的一些物质（如次生代谢及产物）来达到驱赶钉螺的作用，有些植物本身具有毒性（如马钱子、半夏、天南星等），使钉螺不敢靠近或抑制钉螺的繁衍孳生。乔木都有较为明显的耗水特性，并且通过自身庞大的孢子体来持水固碳，进而达到改造土壤生境，使其水分含量低于钉螺完成生活史的要求。

一、抑螺防病林的群落模式设计

从表6-1中可见，抑螺植物既有乔木、灌木、草本，又有常绿或落叶；既有一年生草本，又有多年生草本；既有当地乡土植物，又有外来驯化的植物种。如何将这些植物很好地组合起来，构建起具有较好抑螺功效的群落，这些就需要以群落学理论来进行指导，并通过森林培育学景观美学来进行栽培和修饰。表6-2是柳螺植物群落以钉螺为食的四川保护鸟类名录。综合四川丘区山地植物建群落的生活型、群落的季相特色及美学要求，总结设计出下列以抑螺为主的植物群落。

表6-1 常见具有抑螺功效的植物

序号	名称	类别	高度	驱钉螺方式	乡土/外来
1	香樟	常绿乔木	可达40m	气味	乡土
2	润楠	常绿乔木	可达20m	气味	乡土
3	楝树	落叶乔木	可达25m	分泌川楝素	乡土
4	桑树	落叶乔木	可达16m	其果桑葚	乡土
5	丁香	落叶灌木或小乔木	2~8m	气味	乡土
6	山梅花	落叶灌木	0.2~2.0m	气味	乡土
7	山胡椒	落叶灌木或小乔木	可达8m	气味	乡土
8	川滇钓樟	落叶灌木	可达8m	气味	乡土
9	杜鹃	常绿灌木	可达3m	气味	乡土
10	凤仙花	一年生草本	0.3~1m	气味	外来
11	半边莲	多年生草本	约0.2m	分泌物	乡土
12	车前草	多年生草本	约0.15m	分泌物	乡土
13	万寿菊	一年生草本	0.6~1m	气味	外来
14	孔雀草	一年生草本	0.3~0.4m	气味，分泌物	外来
15	除虫菊	多年生草本	0.3~0.6m	分泌物	外来
16	打碗碗花	多年生蔓生草本	约0.15m	分泌物	乡土
17	百部	多年生草本	0.3~0.6m	分泌物	乡土
18	苍耳	一年生草本	0.3~0.9m	分泌物	乡土
19	逐蝇梅	多年生常绿灌木	约1m	气味	外来
20	香茅	多年生草本	约0.6m	气味	外来
21	菖蒲	多年生水生草本	0.5~0.8m	全株有毒	乡土
22	香根草	多年生草本	0.5~1.2m	气味及分泌物	外来

表 6-2 抑螺植物群落以钉螺为食的四川保护鸟类名录

鸟 名	拉丁名	觅食种类	栖息生境
白 鹭	*Egretta garzetta*	鱼虾、钉螺、昆虫	溪流、湖泊、湿地沼泽
苇开鸟	*Ixobrychus eurhythmus*	鱼、钉螺、蛙、昆虫	溪流、湖泊、湿地、灌丛
灰 雁	*Anser anser*	鱼、钉螺、昆虫	江河、湖泊、湿地沼泽
斑头雁	*Anser indicu*	钉螺、昆虫	游禽、以陆栖为主
斑嘴鸭	*Anos poecilorhyncha*	钉螺、水生植物	游禽、湖泊、宽谷溪流
白颈鸭	*Anas querquedula*	水生植物、钉螺	游禽、湖泊、溪流、草丛
红头鸭	*Aythya ferina*	水生植物、钉螺	游禽、湖泊、江河
雉 鸡	*Phasianus colchicus*	杂食性、昆虫、植物叶、芽、果实、种子	林中空地、疏林、灌木林、－灌丛、草丛
白胸苦恶鸟	*A maurornis phoenicurus*	软体动物、钉螺、昆虫	涉禽、湖边、沼泽地、灌丛
凤头麦鸡	*Vanellus vanellus*	昆虫、钉螺、植物叶	涉禽、水域的草地、沼泽地
金斑行鸟	*Pluvialis fulva*	昆虫、软体动物	涉禽、水域草地、沼泽地
金眶行鸟	*Charadrius dubius*	软体动物、昆虫、水生小动物、钉螺	涉禽、水域沙滩、沼泽地
红脚鹬	*Trjnga totanus*	小型动物、钉螺、昆虫	涉禽、水域浅滩、沼泽地
丘 鹬		昆虫、钉螺	涉禽、沼泽湿地、灌木林
红嘴鸥	*Larus ridibundus*	水生动物、钉螺	游禽、湖泊、溪流
山斑鸠	*Streptopelia orientalis*	植物种子、果实、昆虫、钉螺	林缘、农田
珠颈斑鸠	*Streptopelia chinensis*	植物种子、果实、昆虫、钉螺	丘陵低山林缘、灌木林
云 雀	*Alauda arvensis*	植物嫩枝、芽、昆虫	水域附近的灌丛草地
白头鹎	*Pycnonotus sinensis*	植物种子、果实、昆虫、钉螺等	灌丛、矮树、幼树、灌木林、常绿阔叶林
画 眉	*Garrulax canorus*	昆虫、植物种子、钉螺	茂密的灌木丛、杂草丛
棕头鸦雀	*Paradoxornis webbianus*	昆虫、植物种子、果实、钉螺、软体动物	混交林林缘、灌丛地、灌丛、草坡
灰椋鸟	*Sturnus cineraceus*	昆虫为主、植物种子	次生林、疏林、农田
白腰文鸟	*Lonchura striata*	植物种子、果实、昆虫	矮树、灌丛、地边草坡
黑头蜡嘴雀	*Eophona personata*	植物种子、叶、芽、昆虫	混交林、疏林、林缘
黑尾蜡嘴雀	*Eophona migratoria*	植物种子、嫩芽、叶、昆虫	次生林、混交林、疏林、林缘

(一)模式一

主要建群优势种乔木：香樟、润楠(表 6-3、表 6-4)

伴生灌木：山胡椒、杜鹃

草本地被：半边莲、车前草、打碗碗花

吸引鸟类：雉鸡、红腹角雉、白胸苦恶鸟、凤头麦鸡、金斑行鸟、点斑林鸠、山斑鸠、珠颈斑鸠、云雀、白头鹎、灰椋鸟、白颈鸦、画眉、白腰文鸟、黄雀、黑头蜡嘴雀、黑腰拟蜡嘴雀、黑尾蜡嘴雀。

模式一构建的植物群落全部由仁寿当地的乡土植物构成，具有很强的适应能力，不需要过多的人工管理。从表 6-3 可以看出该模式群落中植物高度搭配适宜，大小乔木、灌木、草本层次分明，并充分利用乔木冠下空间进行立体配置。从观赏价值角度分析，该群落春、夏、秋均有花可观，但最集中的还是春季4～5月份，且很多草本地被花形奇特，花色丰富，能达到较好的观赏效果。从群落学的角度分析，该群落模式主要以川西南山地反映偏湿性常绿阔叶林为主，共建群层片是以樟科、山茶科、杜英科、金缕梅科和木兰科的成分。典型设计模式主要以香樟、润楠为建群种，山胡椒、杜鹃为伴生种，这是由眉山市当地地带性植被及顶极群落组成特色中总结应用到模式中的，具有较强的四川丘区山地植被特色。

表6-3　以抑螺为主的植物群落模式

类别	名称	高度（m）	观赏价值			其他
			叶	花	果	
乔木	香樟	可达50m	常绿	小而有特色，黄绿色初夏盛开	-	枝叶茂密、冠大荫浓；生长速度中等，寿命长
	润楠	可达30m	常绿	花期4～5月	核果球形，果期7～9月	生长较慢，寿命长；耐荫树种
灌木	山胡椒	可达8m	叶表深绿光亮，冬叶经久不落（落叶灌木或小乔木）	花黄色，微有香气，花期3～4月	果黑色，果期9～10月	阳性树种，稍耐荫湿
	杜鹃	约2m	落叶	花色多样，有深红、淡红、玫瑰、紫、白等，花期4～5月	果熟10月	喜光，但忌强光直射
草本地被	半边莲	约0.2m	-	花白色或红紫色，花形奇特，花冠裂片均偏向一侧，花期4～5月	-	较耐荫
	车前草	约0.15m	多年生宿根草本	花小，白色，周年开花	结椭圆形蒴果，顶端宿存花柱	穗状花序高0.15～0.3m
	打碗碗花	约0.15m	-	花冠漏斗状，淡粉红色，花期5～6月	-	阳生草本
吸引鸟类	雉鸡、红腹角雉、白胸苦恶鸟、凤头麦鸡、金斑行鸟、点斑林鸠、山斑鸠、珠颈斑鸠、云雀、白头鹎、灰椋鸟、白颈鸦、画眉、白腰文鸟、黄雀、黑头蜡嘴雀、黑腰拟蜡嘴雀、黑尾蜡嘴雀					

表6-4　以抑螺林为主的植物群落模式——季相分析表

季相	春(4～5月)	夏(6～8月)	秋(9～11月)	冬(12月～翌年3月)
叶	绿色（香樟、润楠、山胡椒、杜鹃）	绿色（香樟、润楠、山胡椒、杜鹃）	绿色（香樟、润楠、山胡椒、杜鹃）	绿色（香樟、润楠）
花	黄色（山胡椒）、深红（杜鹃）、淡红（杜鹃）、玫瑰色（杜鹃）、紫色（杜鹃、半边莲）、白色（杜鹃、半边莲、车前草）、淡粉红色（打碗碗花）	黄绿色（香樟）、白色（车前草）、淡粉红色（打碗碗花）	白色（车前草）	白色（车前草）
果实	-	-	果梗鲜红色（润楠）黑色（山胡椒）	-
其他	花有芳香（山胡椒）	-	-	-

(二)模式二

主要建群优势种乔木：香樟、川楝、桑树(表6-5、表6-6)

伴生灌木：川钓樟、逐蝇梅

草本地被：凤仙花、万寿菊、孔雀草、百部

吸引鸟类：雉鸡、白胸苦恶鸟、凤头麦鸡、金斑行鸟、山斑鸠、珠颈斑鸠、云雀、白头鹎、灰椋鸟、白颈鸦、画眉、白腰文鸟、黄雀、黑头蜡嘴雀、黑尾蜡嘴雀。

模式二构建的植物群落主要建群优势种为眉山市乡土植物，配以几种已在当地栽培种植多年，已充分驯化的具有较强防螺虫功能的植物种，这样能增强抑螺林的防治功效。该模式中川楝、凤仙花等种在黑龙滩湖区的观光旅游景区之中，且观赏价值也较高。

表6-5 以抑螺为主的植物群落模式二

类别	名 称	高 度	观赏价值			其 他
			叶	花	果	
乔木	香 樟	可达50m	常绿	小而有特色，黄绿色，初夏盛开	-	枝叶茂密，冠大荫浓；生长速度快，寿命长
	川 楝	可达25m	叶形秀丽	花淡紫色或白色，有芳香，花期5月	核果、黄绿色或淡紫色，果期9月	生长迅速，喜光
	桑 树	可达16m	秋叶金黄	花期4月	聚花果(桑葚)紫黑色、淡红或白色，果期5~7月	喜光，生长快，寿命长。能吸引鸟类，构成鸟语花香的景观
灌木	川钓樟	可达5m	深秋变成红色	早春开花，花生于枝端	果球形、黑紫色	-
	逐蝇梅	约1m	-	花色艳丽，花有红、黄、白等色，花朵初开时常为黄色或粉红色，随后逐渐变为橘黄色或橘红色，最后呈红色，几乎整年都开花	-	喜光、生长势强，繁殖速度快，虽为外来种，已经本地驯化
草本地被	凤仙花	0.3~1m	-	花大而美丽、红色，也有白色、粉红、紫红或其他颜色，花期6~9月	蒴果纺锤形，果期6~9月	喜光、生长迅速
	万寿菊	0.5~0.7m	-	花黄色或橙色花期8~9月	-	喜光
	孔雀草	0.3~0.4m	-	花色有红褐、黄褐、淡黄、杂紫红色斑点等，花期3~5月及8~12月	-	稍耐荫、生长迅速
	百 部	0.3~0.6m	-	花浅绿色，花期4~5月	蒴果暗褐色果期7月	较耐荫蔽湿润
吸引鸟类	雉鸡、白胸苦恶鸟、凤头麦鸡、金斑行鸟、山斑鸠、珠颈斑鸠、云雀、白头鹎、灰椋鸟、白颈鸦、画眉、白腰文鸟、黄雀、黑头蜡嘴雀、黑尾蜡嘴雀。					

表 6-6　以抑螺为主的植物群落模式二——季相分析表

季相	春(4～5月)	夏(6～8月)	秋(9～11月)	冬(12月～翌年3月)
叶	绿色(香樟、川楝、桑树、川钓樟、逐蝇梅)	绿色(香樟、川楝、桑树、川钓樟、逐蝇梅)	绿色(香樟)、金黄色(桑树)、红色(川钓樟)	绿色(香樟)
花	淡紫色(川楝)、白色(楝树、逐蝇梅)、红色(逐蝇梅)、红褐色(孔雀草)、黄褐色(孔雀草)、淡黄色(孔雀草)、紫杂红色斑点(孔雀草)、浅绿色(百部)	黄绿色(香樟)、白色(逐蝇梅、凤仙花)、红色(逐蝇梅、凤仙花)、黄色(逐蝇梅、万寿菊)、粉红色(凤仙花)、紫红色(凤仙花)、橙色(万寿菊)、红褐色(孔雀草)、淡黄色(孔雀草)、杂紫红色斑点(孔雀草)	白色(逐蝇梅)、红色(逐蝇梅)、黄色(逐蝇梅、万寿菊)、粉红色(凤仙花)、紫红色(凤仙花)、橙色(万寿菊)、红褐色(孔雀草)、淡黄色(孔雀草)、杂紫红色斑点(孔雀草)	白色(逐蝇梅)、红色(逐蝇梅)、黄色(逐蝇梅)、红褐色(孔雀草)、黄褐色(孔雀草)、淡黄色(孔雀草)、杂紫红色斑点(孔雀草)
果实	-	紫黑色(桑树)、淡红色(桑树)、白色(桑树)	黄绿色(川楝)、淡紫色(川楝)	-
其他	花有芳香(川楝)	-	-	-

从表6-6中可以看出，模式二构建的抑螺群落不但群落层次丰富，而且从观赏美学角度分析，该群落一年四季皆有花可观可赏。除此之外，该模式中还设计了两种色叶植物种，进入深秋树叶分别呈现金黄、深红等艳丽的颜色，大大增加了抑螺林的美学观赏价值。从群落学的角度分析，该群落模式主要以香樟、川楝、桑树为建群种，川钓樟、逐蝇梅为伴生种，这是由眉山市的地带性植被及当地峨眉山常绿阔叶林顶极群落组成特色中筛选总结出综合功能及考虑增加一些外来驯化种组合而成，因此将会对黑龙滩湖区及塘、库、堰等钉螺密集区具有较强抑螺效果和较强的观赏特性。

(三)模式三

主要建群优势种乔木：香樟、臭椿(表6-7、表6-8)

伴生灌木：盐肤木

草本地被：苍耳、菖蒲、藿香、香茅

吸引鸟类：川雉鸡、白胸苦恶鸟、凤头麦鸡、金斑行鸟、山斑鸠、珠颈斑鸠、云雀、白头鹎、灰椋鸟、白颈鸦、画眉、白腰文鸟、黄雀、黑头蜡嘴雀、黑尾蜡嘴雀。

表 6-7　以抑螺为主的植物群落模式三——分析表

类别	名　称	高　度	观赏价值			其　他
			叶	花	果	
乔木	香　樟	可达50m	常绿	小而有特色，黄绿色、初夏盛开	-	枝叶茂密、冠大荫浓；生长速度中等，寿命长
	臭　椿	可达25m	嫩叶为黄色落叶	花冠蝶形，黄白色，花期5～6月	荚果，每年11月份由青色转为棕褐色，种子黄褐色	耐干旱，耐瘠薄喜光

（续）

类别	名　称	高　度	观赏价值			其　他
			叶	花	果	
灌木	山梅花	可　达 3～5m	落叶	花白色，花期 5～7 月	蒴果椭圆形，果期 7～11 月	喜温暖也耐寒耐热，怕水涝
	盐肤木	可　达 2～10m	落叶	花小、白色，花期 7～8 月	果扁圆形，橘红色	喜温暖湿润，耐寒、耐瘠薄
草本地被	苍　耳	可　达 0.9m	-	淡黄或红褐色，花期 8～9 月	瘦果，倒卵形，果期 9～10 月	防虫，有毒、喜温暖稍湿润
	菖蒲（金钱蒲）	可　达 0.2～0.25m	叶片剑状线形叶长 0.9～1.5cm	花黄绿色，花期 4～5 月	浆果长圆形，红色，果期 8～10 月	喜温暖湿润、喜阳光、耐严寒、植物有香气，全株有毒
	藿　香	可　达 0.5～0.15m	心状卵形至长圆状披针形叶	花冠唇形，淡紫色、淡红色或白色，花期 6～10 月	小坚果卵状长圆形，果期 9～11 月	全株有强烈香味
	香　茅	可　达 1～2m	叶有香味	花灰褐色或紫色，花果期 8～10 月	-	喜温多湿

表 6-8　以抑螺为主的植物群落模式三——季相分析表

季相	春(4～5 月)	夏(6～8 月)	秋(9～11 月)	冬(12 月～翌年 3 月)
叶	绿色(香樟、山梅花、盐肤木)	绿色(香樟、臭椿、山梅花、盐肤木)	绿色(香樟、香茅)、黄色(盐肤木)	绿色(香樟、香茅)
花	黄色(臭椿)、白色(山梅花)、黄绿色(菖蒲)	淡黄或红褐色(苍耳)、淡紫色或白色(藿香)、灰褐色、紫色(香茅)	绿色(香樟、香茅)、棕褐色(臭椿)、黄绿色(菖蒲)、金黄色(盐肤木)	-
果	-	红色(菖蒲)	橘红色(盐肤木)、红色(菖蒲)	-
其他	叶有香味(藿香、香茅)			

从表 6-8 中可以看出，模式三构建的抑螺植物群落同样具有层次丰富的特点。从观赏美学角度分析，该群落四季有花有果可观，观赏效果较佳。本模式中配有一种色叶树种臭椿、春季叶子黄色。从群落学的角度分析，该群落模式主要以香樟、臭椿为建群种，盐肤木、山梅花为伴生种，再加上当地峨眉山的乡土地被草本植物，这就使抑螺植物是建立在反映地区性植被特征，保证群落功能的同时也增加了眉山市黑龙滩库区及周边湿地的观赏价值。该模式中菖蒲、香茅等植物适宜于种植在小河水岸边、湖、塘、堰岸边或水分比较充分的场所，因此该模式主要应用在水边。模式三中的菖蒲和苍耳两种植物都具有一定毒性，在发挥抑螺防血吸虫功能的同时，也应注意不会对人造成人生安全，特别是苍耳幼苗有剧毒。

二、丘区山地以芳香植物群落设计

(一)具有抑螺作用的芳香植物

1. 芳香植物

从概念上说，芳香植物是指含有较多的芳香性物质(精油或树脂状分泌物)，可作为药用或香料利用的一类植物。如香樟、紫苏、茴香等，这是已经被广泛应用和被人们认可的一类芳香植物，而那些芳香气味很淡或根本闻不到香味的植物，被作为芳香植物的认可程度却比较低，如车前、落葵、马齿苋等也被命名为芳香植物。因此，芳香植物是一种种类多，由王羽梅主编的《中国芳香植物》一书中涉及约1500种芳香植物，本课题选择的具有抑螺芳香植物仅是极小部分。

2. 抑螺芳香植物的选择

有许多芳香植物具有杀虫、驱虫、防霉与消毒作用，根据有关文献报道，芳香植物的精油具有驱虫、防霉和杀菌作用，能够制成驱虫剂、防霉剂与消毒剂等高档日用品。根据有关研究，植物精油对害虫具有引锈、驱避、拒食、毒杀和抑制生长发育等功效，如精油中的(E)-6-壬烯乙酸能引诱大实蝇成虫产卵，但又能阻止卵的孵化并把卵杀死；1,8-桉叶素对伊蚊无毒杀作用，但能有效驱避成虫产卵，并使其拒食；侧柏精油对多种害虫有驱避拒食效果，可使白蚁绝食死亡。已发现樟科树木叶油6种杀螨成分，其中的樟脑成分有杀虫作用。据报道，有40种精油可作为蚊和毛蚴的驱避剂。本课题筛选出部分芳香植物作为抑螺植物。所选择的这些植物一般即有较强的杀菌能力，又能散发出芳香气味，且姿态优美或花形美丽（表6-9）。

表6-9　常见具有驱虫杀菌作用的芳香植物

序号	名称	类别	高度	防护作用	乡土/外来
1	香樟	常绿乔木	可达50m	杀菌	乡土
2	马尾松	常绿乔木	可达45m	杀菌	乡土
3	麻栎	落叶乔木	可达35m	抗虫	乡土
4	化香	落叶灌木	可达4～6m	杀虫	乡土
5	黄连木	落叶乔木	可达25m	杀虫	乡土
6	卫矛	落叶灌木	可达7.5m	杀虫	外来
7	蒲桃	常绿乔木	可达10m	抗菌	乡土
8	川榛	落叶灌木	可达1～4m	花芳香	乡土
9	香椿	落叶乔木	可达35m	杀虫	乡土
10	臭椿	落叶乔木	可达20m	驱虫	乡土
11	山胡椒	落叶乔木或灌木	可达8m	杀菌	乡土
12	麻疯树	灌木或小乔木	可达2～5m	杀菌	乡土
13	油茶	常绿灌木或小乔木	可达3～7m	杀菌	乡土
14	山桐子	落叶乔木	可达10～15m	花芳香	乡土
15	沙针	常绿灌木	可达3m	花芳香	乡土
16	岩桂	常绿灌木或小乔木	可达3～8m	杀菌	乡土
17	山苍子	落叶灌木或小乔木	可达8～10m	杀菌	乡土
18	柠檬	常绿小乔木	可达7～8m	杀菌	乡土
19	金钱松	落叶乔木	可达40m	杀虫、杀菌	乡土
20	杉木	常绿乔木	可达30～40m	杀菌	乡土
21	粗榧	常绿小乔木	可达15～25m	杀菌	乡土
22	垂柳	落叶乔木	可达18m	杀菌	乡土

（续）

序号	名 称	类 别	高 度	防护作用	乡土/外来
23	龙 柏	常绿乔木	可达2～4m	防虫、杀菌	外来
24	侧 柏	常绿乔木	可达20m	抗菌、杀虫	乡土
25	冬 青	常绿乔木	可达12m	抗菌	乡土
26	木 荷	常绿乔木	可达30m	花芳香	乡土
27	山 槐	落叶乔木	可达3～8m	杀虫	乡土
28	蒙 椴	落叶乔木	可达10m	抗菌	外来
29	黄 槐	落叶乔木	5～7m	杀虫	乡土
30	桂 花	常绿乔木	可达15m	花芳香	外来
31	雪 松	常绿乔木	可达60～80m	杀菌	外来
32	迎 春	落叶灌木	0.4～0.5m	花芳香	外来
33	玉 兰	落叶乔木	10～15m	花芳香	外来
34	栀 子	常绿灌木	可达2m	花芳香	乡土
35	黄 檀	落叶灌木或小乔木	可达5m	花芳香	乡土
36	牡 荆	落叶灌木	1m左右	花芳香	乡土
37	荚 蒾	落叶灌木	可达3m	花芳香	乡土
38	垂珠花	落叶灌木或小乔木	可达8m	花芳香	乡土
39	车前草	多年生草本	0.2～0.6m	杀菌	乡土
40	马齿苋	一年生草本	0.2～0.3m	杀菌	乡土
41	夹竹桃	常绿灌木	可达5m	杀虫	乡土
42	益母草	一年或二年生草木	可达2.2m	杀菌	乡土
43	丁 香	乔木	可达10m	抗菌、驱虫	乡土
44	巨 桉	常绿乔木	可达50m	抗菌、驱虫	外来
45	枫 杨	常绿乔木	可达40m	杀虫	乡土
46	枫 香	落叶乔木	可达40m	抗菌、驱虫	乡土

（二）以抑螺作用为主的芳香植物群落模式构建

表6-9中列出的具有抑螺作用植物几乎都为芳香植物，但从林学、生态学及景观美学的角度，植物群落配置时最佳组合是乔、灌、草结合。乔、灌、草相结合的抑螺防护林充分利用了林下空间，特别是钉螺繁衍的地面、地下使绿量成倍增加，抑螺效果（杀菌、驱虫、抑虫）会更好。此外，乔、灌、草垂直结构又使地上的凋落物层增厚，又为林下捕食钉螺的动物创造于生活、生存空间。所以，在探讨以抑螺作用为主的植物群落模式时，应适当配置当地的乡土草本植物，如车前草、益母草、马齿苋、麦冬、除虫菊、过路黄等，使抑螺群落具有较高观赏价值和抗性。

根据抑螺作用群落的构建，筛选出以下三种生态群落模式。

1. 模式一（表6-10、表6-11）

主要建群优势种乔木：金钱松、冬青、玉兰、垂柳

伴生灌木：山胡椒、栀子、牡荆

草本地被：车前草、马齿苋、除虫菊

吸引鸟类：川雉鸡、白胸苦恶鸟、凤头麦鸡、金斑行鸟、山斑鸠、云雀、白头鹎、灰椋鸟、白颈鸭、画眉、白腰文鸟、黄雀、黑头蜡嘴雀、黑尾蜡嘴雀等

表 6-10　以抑螺作用为主的芳香植物群落模式——分析表

类别	名　称	高　度	观赏价值			其他
			叶	花	果	
乔木	金钱松	可达 40m	秋后变金黄	花期 4 ~ 5 月	果期 10 ~ 11 月	冠形优美
	垂　柳	可达 18m	落叶	花期 3 ~ 4 月	果期 4 ~ 5 月	喜光，生长迅速
	玉　兰	10 ~ 15m	落叶	花大，白色有清香	–	喜光
	冬　青	可达 12m	常绿	花紫色、红色有香气，花期 5 ~ 6 月	果红色，果期 9 ~ 10 月	果实供鸟类食用
灌木	山胡椒	可达 8m	叶表深绿光亮	黄花有微香花期 4 月	果黑色，果期 9 ~ 10 月	稍耐荫湿
	栀　子	可达 2m	常绿	花白色有浓香	–	–
	牡　荆	1m 左右	落叶	花白色至浅蓝色、花冠小	–	–
草本地被	车前草	约 0. 2m	多年生宿根草本	花小，白色，周年开花	结椭圆形蒴果，顶端宿存花柱	穗状花序高约 0. 15 ~ 0. 3m
	马齿苋	0. 25 ~ 0. 3m	一年生肉质草本	花黄色、花期 6 ~ 8 月	果期 7 ~ 9 月夏秋两季采收	种子细小
	除虫菊	1m	卵形三角形或卵状椭圆形	花小，黄色、芳香，花期 9 ~ 11 月	果期 10 ~ 11 月	–
吸引鸟类	川雉鸡、白胸苦恶鸟、凤头麦鸡、金斑行鸟、山斑鸠、云雀、白头鹎、灰椋鸟、白颈鸭、画眉、白腰文鸟、黄雀、黑头蜡嘴雀、黑尾蜡嘴雀					

表 6-11　以抑螺作用为主的芳香植物群落模式——季相分析表

季相	春(4 ~ 5 月)	夏(6 ~ 8 月)	秋(9 ~ 11 月)	冬(12 月 ~ 翌年 3 月)
叶	绿色(金钱松、垂柳、玉兰、冬青、山胡椒、栀子、牡荆)	绿色(金钱松、垂柳、玉兰、冬青、山胡椒、栀子、牡荆)	金黄色(金钱松)、绿色(垂柳、山胡椒、冬青)	绿色(冬青、栀子、山胡椒)
花	白色(玉兰、栀子、车前草)、紫红色(冬青)、淡红色(冬青)、黄色(山胡椒)	紫红色(冬青)、淡红色(冬青)、白色(栀子、车前草)	白色(栀子、车前草)、黄色(除虫菊)	白色(车前草)
果	–	–	红色(冬青)、黑色(山胡椒)	红色(冬青)
其他	花有芳香(玉兰、山胡椒)	花有芳香(冬青)	花有芳香(除虫菊)	–

从表 6-11 可以看出，该抑螺植物群落层次丰富、季相变化明显，四季有花观，秋冬有果赏，有些树种的果可以吸引鸟类，特别是为地上鸟类寻食，如钉螺造成了地面鸟类栖息寻食的生态位，使群落的抑螺功能也得到了强化。

2. 模式二(表 6-12、表 6-13)

主要建群优势种乔木：香樟、侧柏、桂花、山槐、桃树

伴生灌木：盐肤木、荚蒾、栀子

草本地被：益母草、香薷、紫苏、川藿香

吸引鸟类：川雉、白胸苦恶鸟、凤头麦鸡、金斑行鸟、山斑鸠、珠颈斑鸠、云雀、白头鹎、灰椋鸟、白颈鸦、画眉、白腰文鸟、黄雀、黑头蜡嘴雀、黑尾蜡嘴雀。

表 6-12　以抑螺作用为主的芳香植物群落模式二

类别	名　称	高　度	观赏价值			其他
			叶	花	果	
乔木	香　樟	可达 50m	常绿	花小，黄绿色、初夏盛开	–	枝叶茂密、冠大荫浓；寿命长
	侧　柏	15～20m	常绿	花期 3～4 月	果期 9～10 月	喜光，稍耐荫，寿命长
	桂　花	可达 15m	常绿	花有乳白、黄、橙红等色，极芳香，花期 9～10 月	果期翌年 3～4 月	喜光，稍耐荫
	山　槐	3～8m	落叶	花美丽，初为白色，后变黄色，花期 5～6 月	果期 8～10 月	生长快
	桃　树	4～5m	落叶	花粉红色，先叶开放，花期 3～4 月	果期 6～9 月	喜光，耐寒，不耐水湿，生长较快
灌木	盐肤木	2～8m	落叶	花小，白色花期 7～8 月	果扁圆形橘红色果 10～11 月成熟	耐寒，耐瘠薄喜温暖湿润
	荚　蒾	可达 3m	落叶	花白色、芳香、花期 4 月先叶开放	核果矩圆形，鲜红色	耐半荫、耐寒
	栀　子	可达 2m	常绿	花白色，花大香浓烈，花期 5～7 月	果熟期 9～11 月果实卵形黄色褐色	喜光不耐寒喜酸性紫色土
草本地被	益母草	0.3～1.0m	叶灰绿色，上、中、下部叶形各异	花淡红或红紫色，夏季开花，花期 6～9 月	小坚果长圆状三棱形，淡褐色、果期 9～10 月	宜生田埂、草地、荒坡喜温暖湿润
	香　薷	0.1～0.5m	一年生草本	花小，淡红色、花期 7～10 月	小坚果长椭圆形，果期 12 月到翌年 2 月黄褐色	生长在河谷、山地、田边、溪边较潮湿处
	紫　苏	0.6～1.7m	一年生草本	花紫红色或粉红色，花期 8～11 月	小坚果近球形，红色，倒卵形至椭圆球形，棕色果期 9～12 月	–
	川藿香	0.5～1.5m	多年草本	花淡紫蓝或紫红色、花期 6～9 月	小坚果卵状长圆形，褐色、果期 9～11 月	喜温暖湿润

表 6-13　以抑螺作用为主的芳香植物群落模式二——季相分析表

季相	春(4~5月)	夏(6~8月)	秋(9~11月)	冬(12月~翌年3月)
叶	绿色(香樟、侧柏、桂花、山槐、桃树、盐肤子、荚蒾、栀子)	绿色(香樟、侧柏、桂花、山槐、桃树、盐肤子、荚蒾、栀子)	绿色(香樟、侧柏、桂花、栀子)、红色(荚蒾)	绿色(香樟、侧柏、桂花、栀子)
花	白色(山槐、荚蒾、栀子)、黄色(山槐)、粉红色(桃花)	黄绿色(香樟、桂花、山槐、桃花、荚蒾、栀子)、黄色(山槐)、淡红色(益母草、香藿)、淡紫色、红紫色、紫红色(紫苏、益母草)	乳白色(桂花)、金黄色(桂花)、橙红色(桂花)、淡紫色或紫红色(紫苏)	粉红色(桃花)
果	-	黑褐色(栀子)	红色(荚蒾)、淡褐色(益母草)	-
其他	花有芳香	花有芳香(栀子)	花有芳香(桂花)	-

从表6-13上可以看出模式二中筛选的乔木组成的植物群落具有抑螺杀菌作用；林下的灌木选择的种类，大部分具有气味的芳香植物，具有驱虫、杀菌、抑螺作用；灌木林中的草本植物大部为唇形花科具有浓郁香味的中草药类植物，也具有杀菌、驱虫、抑螺作用，同时模式二构建在黑龙滩观光旅游区的湖边和岛屿，长年春、夏、秋、冬随季节变化，花红树绿，盛夏万紫千红，都具有极强的观赏性。

3. 模式三(表6-14、表6-15)

主要建群优势种乔木：马尾松、木荷、山桐子、黄槐、龙柏

伴生灌木：山梅花、金银花、迎春

草本地被：车前草、蒲公英、马齿苋、香根草

吸引鸟类：川雉鸡、白胸苦恶鸟、凤头麦鸡、金斑行鸟、山斑鸠、云雀、白头鹎、灰椋鸟、白颈鸭、画眉、白腰文鸟、黄雀、黑头蜡嘴雀、黑尾蜡嘴雀。

表 6-14　以抑螺作用为主的芳香植物群落模式三——分析表

类别	名　称	高　度	观赏价值			其他
			叶	花	果	
乔木	马尾松	可达60m	常绿	花期10~11月	球果10~11月成熟	喜光、耐瘠薄在第四纪堆积物上生长良好
	木　荷	可达30m	老叶入秋呈红色	花白色或淡红色，肥大芳香、花期5~7月	果期9~11月	阴性树种
	山桐子	可达15m	落叶乔木	花、黄绿色，有香气	浆果球形红色	喜光、沟边生长
	黄　槐	5~7m	落叶	花黄绿色或深黄色，全年开花5~6月及9~11月为盛花期	荚果条形全年结果	阳性，耐半荫
	龙　柏	可达4m	常绿	花细小，淡黄色，春天开花	浆质球果	阳性树种，有特殊的芳香气味

（续）

类别	名 称	高 度	观赏价值			其他
			叶	花	果	
灌木	山梅花	可达3~5m	落叶灌木	花白色，花期5~7月	果期8~9月	喜温暖、耐寒耐热
	金银花	可达6m	落叶灌木	初开花为白色，2天后变为黄色，芳香，花期5~6月	果实球形浆果，成熟后蓝黑色，果期8~10月	耐旱、耐寒、耐瘠薄
	迎 春	0.4~0.5m	落叶	花黄色，先叶开放，花期2~4月	-	喜光、稍耐荫、较耐寒
草本地被	车前草	20~60cm	多年生草本	花绿白色，花期6~9月	蒴果椭圆形，果期6~9月	阳光充足的开阔地生长
	蒲公英	可达25cm	多年生草本	头状花序，花黄色、花期早春及晚秋	瘦果顶生白色冠毛，花果期4~10月	生长在山坡、田野、山溪、林缘、湿地
	马齿苋	高25~30cm	一年生肉质草本	花黄色，花期6~8月	果期7~9月	喜温向阳、耐干旱和抗热。田间路旁生长
	香根草	高1~2m	多年生草本	圆锥花序		具有浓郁檀香味、根系发达、耐干旱和渍水

表6-15 以抑螺作用为主的芳香植物群落模式三——季相分析表

季相	春(4~5月)	夏(6~8月)	秋(9~11月)	冬(12月~翌年3月)
叶	绿色(马尾松、木荷、山桐子、黄槐、龙柏、山梅花、金银花、迎春)	绿色(马尾松、木荷、山桐子、黄槐、龙柏、山梅花、金银花、迎春)	绿色(马尾松、龙柏)、红色(木荷)	绿色(马尾松、龙柏)
花	白色(木荷、山梅花)、淡红色(木荷)、红色(木荷)、黄绿色(山桐子、黄槐)、深黄色(黄槐)、淡黄色(龙柏)、鲜黄色(蒲公英)	白色(木荷)、淡红色(木荷)、黄绿色(山桐子)、深黄色(黄槐、迎春)	黄绿色(黄槐)、深黄色(黄槐)、鲜黄色(蒲公英、马齿苋)	黄色(迎春)、黄绿色(黄槐)、深黄色(黄槐)
果	褐色(黄槐)、白色(蒲公英)	褐色(黄槐)	褐色(黄槐)、蓝黑色(金银花)、红色(山桐子)、白色(蒲公英)	褐色(黄槐)
其他	花有芳香(木荷、山桐子、金银花)	花有芳香(木荷、山桐子)	-	-

从表4-14可以分析得出，抑螺作用的模式三有木荷的色叶、山桐子鲜红色的浆果球形果实，初夏开花，芳香四射，入秋则红果串串下垂，极为美观；再加上全年开花的黄槐，冬季郁郁葱葱的马尾松，使得该植物群落一年四季的景观效果良好。该模式植物群落中散发的挥发性物质和花的芳香气息，对钉螺起到良好的抑制作用。

三、以减碳增氧功能为主的抑螺群落设计

(一)减碳增氧的森林与应对气候变化的作用

森林在稳定全球气候、减缓温室效应方面发挥着重要作用。在陆地植物与大气之间 CO_2 交换中，90%以上是由森林植物来完成的。因此，森林是大气 CO_2 的重要的吸收源。森林又称之为陆地生态系统中最大的碳储库，它储存了全球陆地生态系统90%以上的碳。科学研究表明：森林每生长1m³的蓄积量，平均能吸收1.83t CO_2，释放1.62t O_2。森林植物的碳含量约占生物量干重的50%。发展和推广抑螺防护林是减少 CO_2 排放和提高丘区森林生态系统 CO_2 吸收固定的技术之一。营造丘区山地抑螺防护林是增加防护林种森林生产力以便增加土壤的碳输入的森林碳减排的主要管理措施。森林碳截存潜力是非常巨大的(表6-16)。在四川丘区血吸虫繁衍区，营造起抑螺防护林屏障，是提高区域性森林减碳潜力的首要选择，就是通过新造林建立起新的抑螺林，其次是通过保育措施，使其构建成一个稳定的土壤碳库，达到有效抑螺。因此选择和发展固定 CO_2 能力高的抑螺树种是构建抑螺植物群落的首要工作。

表6-16　土壤的估计碳截存潜力

土地使用	年碳截存潜力(GtC/年)
农田	0.40～0.80
放牧地	0.01～0.30
灌溉土壤	0.01～0.03
退化土壤	0.20～0.40
森林土壤	0.40～1.20

刘华和雷瑞德(2005)总结了不同森林类型的平均碳含量(g/g)：辽东栎0.4761，白桦0.5008，山杨0.4859，油松0.5030，侧柏0.5030，华北落叶松0.5097，红皮云杉0.5111，青海云杉0.5212，栎林0.4991，杉木0.4930，火炬松0.5448，马尾松0.5446，刺槐0.42，杨树0.51。针叶树种构建的森林类型平均含碳量比阔叶树种构建的森林类型有较高含量。此外，根据肖复明等(2007)的研究结果表明，毛竹林的年固定有机碳量为9.94t/hm²，是杉木林的1.39倍，说明毛竹是一个固碳能力较强的树种。

(二)以减碳增氧功能为主的抑螺植物

能以减碳增氧功能的植物一般具有调节气温、调节湿度、吸收太阳辐射、杀菌、杀虫等作用(表6-17)。它们对抑螺防护林的小生境的形成具有十分重要的作用。

表6-17　常见具有减碳增氧功能的抑螺植物

序号	名　称	类　别	高　度	主　要　功　能	乡土/外来
1	枫　杨	落叶乔木	可达30m	调节温湿度，吸收太阳辐射、杀菌	乡土
2	香　椿	落叶乔木	可达30m	调节温湿度，吸收太阳辐射、杀菌	乡土
3	玉　兰	落叶乔木	10～15m	调节温湿度，吸收太阳辐射、杀菌	外来
4	银　杏	落叶乔木	高达40m	调节温湿度，吸收太阳辐射、杀菌	乡土
5	苦　槠	常绿乔木	可达20m	杀菌、防风	乡土
6	麻　栎	落叶乔木	可达25m	杀菌、防风	乡土
7	枫　香	落叶乔木	可达40m	杀菌、抑虫	乡土
8	榉　树	落叶乔木	可达30m	杀菌、抑虫	乡土
9	黄连木	落叶乔木	可达30m	杀菌、抑虫	乡土
10	毛　竹	常绿乔木	可达20m	杀菌、抑虫	乡土

(二)以减碳增氧抑螺为主的群落设计

以调节和改善减碳增氧的抑螺为主的植物主要从两大方面考虑：一方面是具有良好的防护林效益；另一方面是具有减碳增氧调节气温、湿度、吸收太阳辐射比较好，同时调节和改善了群落的小生境，具有良好的抑螺作用。

结合四川丘陵山地特点，考虑疫区治理的需求，根据对当地的乡土植物及调节和改善抑螺生态环境中的作用和对减碳增氧功能的树种筛选对比分析，总结出了以下两种模式。

1. 模式一

主要建群优势种乔木：枫香、枫杨、香椿、苦槠、麻栎、青冈栎(表6-18、表6-19)

伴生灌木：檵木、圆叶鼠李、山莓、老鼠矢

草本地被：车前草、马兜铃、野菊花

吸引鸟类：川雉、白胸苦恶鸟、凤头麦鸡、金斑行鸟、山斑鸠、珠颈斑鸠、云雀、白头鹎、灰椋鸟、白颈鸦、画眉、白腰文鸟、黄雀、黑头蜡嘴雀、黑尾蜡嘴雀、锡嘴雀、金翅雀。

表6-18 以减碳增氧为主的抑螺植物群落模式——分析表

类别	名 称	高 度	观赏价值			其他
			叶	花	果	
乔木	枫 杨	可达30m	落叶	花期5月	果两端具翅，果期9月	喜光、不耐荫、速生树种
	香 椿	可达35m	春季嫩叶紫红色	白花、芳香、花期5～6月	蒴果卵圆形，果期9～10月	对有毒气体抗性较强
	苦 槠	可达20m	常绿	花期5月	坚果褐色，果期10月	喜光、也能耐荫、寿命长
	麻 栎	可达25m	落叶	花期3～4月	果期9～10月	喜光树种、生长迅速
	枫 香	可达40m	深秋叶色红艳	花期3～4月	果期10月	喜光
	青冈栎	可达20m	常绿，有变色叶，下雨叶变色，雨后又变绿色	花黄绿色，花期5月	果期10月	中性喜光
灌木	檵 木	可达12m	落叶	花白色，花期5月	果期10月	—
	圆叶鼠李	可达2m	落叶	花期春、夏	—	—
	山 莓	1～2m	落叶	花白色，花期4～5月	果成熟时红色，果期5～6月	荒地上先锋植物，果实可吸引多种鸟类和动物
	老鼠矢	5～10m	常绿	花白色		
草本地被	车前草	约0.15m	多年生宿根草本	花小、白色、周年开花，花期6～9月	结椭圆形，蒴果，果期6～10月	穗状花序抗菌强
	马兜铃	多年生缠绕草本	叶三角形，卵状，披针形或卵形	花白色、花被斜喇叭状，花期7～8月	蒴果近球形果期10月	全株有香气杀菌，排毒
	野菊花	1m	卵状三角形或卵状椭圆形	花小、黄色、芳香，花期9～11月	果期10～11月	杀虫、杀菌

表 6-19　以减碳增氧为主的抑螺植物群落模式——季相分析表

季相	春(4～5 月)	夏(6～8 月)	秋(9～11 月)	冬(12 月～翌年 3 月)	备注
叶	绿色(枫杨、苦槠、麻栎、枫香、青冈栎、檵木、圆叶鼠李、山莓、老鼠矢)、紫红色(香椿)	绿色(枫扬、苦槠、麻栎、枫香、青冈栎、檵木、圆叶鼠李、山莓、老鼠矢、香椿)	绿色(苦槠、老鼠矢)红色(枫香)	绿色(苦槠、老鼠矢)	叶杀虫(枫杨、香椿)
花	白色(香椿、檵木、山莓、车前草)、黄绿色(青冈栎)	白色(香椿、车前草、马兜铃)	白色(车前草)黄色(野菊花)	白色(车前草)	花杀虫(野菊花、车前草)
果	红色(山莓)	红色(山莓)	红色(香椿)褐色(苦槠)	–	果吸引鸟类(山莓)

从表 6-20 可以看出，模式一构成的群落树种丰富、乔灌草比例和常绿与落叶比例适中，从抑螺林功能的角度看，构成树种中有杀虫、杀菌能力比较强的树种，如枫杨、香椿等；这些树种都是眉山市乡土树种，适应性都比较强；构成树种中还有减碳增氧、调节气温、湿度、吸收太阳辐射能力较强的树种，如香椿、枫杨等。

从观赏价值的角度看，挑选的灌木和地上草本，体现当地自然的丛林景观，无论是观花、观叶、观果，还是观秋冬季落叶的群落景观都是具有较强的观赏性，更主要的具有杀虫、杀菌和减碳增氧的功能。

2. 模式二

主要建群优势种乔木：银杏、榉树、黄连木、苦槠、玉兰、石栎、杨梅(表 6-20、表 6-21)

伴生灌木：马醉木、野山楂、扁担杆子、金樱子

草本地被：半枝莲、墨旱莲、蒲公英

吸引鸟类：川雉、白胸苦恶鸟、凤头麦鸡、金斑鸻、山斑鸠、珠颈斑鸠、云雀、白头鹎、灰椋鸟、白颈鸦、画眉、白腰文鸟、黄雀、黑头蜡嘴雀、黑尾蜡嘴雀、锡嘴雀、金翅雀

表 6-20　以减碳增氧为主的抑螺植物群落模式二

类别	名　称	高　度	观赏价值			其他
			叶	花	果	
乔木	银　杏	达 40m	叶心形、入秋叶金黄色，10 月下旬至 11 月落叶	花期 4 月上旬至中旬	果期 9 月下旬至 10 月上旬	生长缓慢寿命长
	榉　树	达 30m	秋叶变褐红色	花期 4 月	果期 10～11 月	树形优美叶色季相变化丰富
	黄连木	达 30m	早春嫩叶红色入秋叶又变成深红或橙黄色	花淡绿色或紫红色、花期 3～4 月，先叶开放	果初为黄白色后变红色至蓝紫色，果期 9～11 月	生长较慢寿命长
	苦　槠	达 20m	常绿	花期 5 月	坚果褐色，果期 10 月	喜光、也耐荫、寿命长

（续）

类别	名 称	高 度	观赏价值			其他
			叶	花	果	
乔木	玉 兰	10～15m	落叶	花大，白色有清香、3月先叶开放	-	喜光
	石 栎	15～20m	常绿	-	-	喜光、稍耐荫
	杨 梅	可达15m	常绿	花期4月	果深红、紫色果期6～7月	喜阴
灌木	马醉木	可达4m	常绿、叶倒披针形或披针形	总状花序，密生壶状小花，花冠白或白绿，花期1～3月	蒴果球形，褐色，果期7～9月	耐荫，溪边种植，杀虫、杀菌全株有毒
	野山楂	达1.5m	落叶	花白色，花期5～6月	果红色或黄色，果期8～10月	果实可食用，吸引动物采食
	扁担杆子	达4m	落叶	花淡黄色，花期6～7月	果鲜红色或橙红色，果期9～10月	生长在溪边、河边、荒山坡、入秋叶绿果红
	金樱子	长达5m	常绿蔓性	花大，花冠白色，芳香，花期5月	果红棕色或黄红色，成熟呈淡黄色或黄褐色瘦果，果熟期9～10月	生长于山野、田坎、溪畔，解毒，杀菌杀虫
草本地被	半枝莲	0.15～0.35cm	多年生草本	轮伞总状花序，花冠唇形，蓝紫色，花期5～10月	小坚果褐色，扁球形，果期6～11月	生于溪边、池塘边的浅水中
	墨旱莲	0.1～0.6m	叶片皱，蜷缩卷曲	头状花序，花期7～9月	瘦果棕色或浅褐色，果期9～10月	-
	蒲公英	0.1～0.25m	叶根生	花鲜黄色，花期早春及晚秋	瘦果顶生白色冠毛，果期春秋	杀虫、杀菌
吸引鸟类	川雉、白胸苦恶鸟、凤头麦鸡、金斑鸻、山斑鸠、珠颈斑鸠、云雀、白头鹎、灰椋鸟、白颈鸦、画眉、白腰文鸟、黄雀、黑头蜡嘴雀、黑尾蜡嘴雀、锡嘴雀、金翅雀					

表6-21 以减碳增氧为主的抑螺植物群落模式二

季相	春(4～5月)	夏(6～8月)	秋(9～11月)	冬(12月～翌年3月)
叶	绿色(银杏、榉木、苦槠、玉兰、石栎、杨梅、马醉木、野山楂、扁担杆子、金樱子)红色(黄连木)	绿色(银杏、榉木、苦槠、玉兰、石栎、杨梅、马醉木、野山楂、扁担杆子、金樱子、黄连木)	绿色(苦槠、石栎、杨梅、马醉木、金樱子)、黄色(银杏)、褐红色(榉树)、深红色(黄连木)、橙黄色(黄连木)	绿色(苦槠、石栎、杨梅、马醉木、金樱子)
花	淡绿色(黄连木)、紫红色(黄连木、半枝莲)、紫白色(马醉木)、白色(野山楂、半枝莲)、鲜黄色(野菊花)	白色(野山楂)、淡黄色(扁担杆子)	鲜黄色(蒲公英)	淡绿色、紫红色、白色(玉兰)

（续）

季相	春(4～5月)	夏(6～8月)	秋(9～11月)	冬(12月～翌年3月)
果实	白色(蒲公英)	深红(杨梅、野山楂)、紫色(杨梅)、白色(杨梅)、黄色(野山楂)	黄白色(黄连木)、红色(黄连木、野山楂)、蓝紫色(黄连木)、褐色(苦槠)、黄色(野山楂)、鲜红色(扁担杆子)、橙红色(扁担杆子)、棕色(墨旱莲)、浅褐色(墨旱莲)、白色(蒲公英)	-
其他	杀虫(蒲公英、马醉木)、杀菌(黄连木、银杏)、花有芳香(玉兰)			

从表6-22分析可以看出，模式二的组成树种从功能和观赏价值上与模式一都比较类似。如抑螺能力较强的乡土植物的利用；调节气温、湿度、吸收太阳辐射能力、减碳增氧能力较强的树种都是采用外来与乡土适应性强的植物，实施乔、灌、草搭配，常绿、落叶树种搭配组合；观花、观果、观叶等植物的综合配置；杀虫、杀菌树木的配置等，这两个模式都有相通之处。因此，模式二和模式一是可以两个相互替换，综合应用、相互融合的抑螺群落模式配置，这对于整个钉螺治理区或林业血防实验区内的不同功能、不同模式群落的综合应用提供了很好的治理基础。

第七章　山丘型抑螺防病林培育技术

森林培育学(silviculture)是研究营造和培育森林的理论和技术的科学。山丘区抑螺防病林培育技术秉承传统造林学、森林培育学的一般原理和方法，钉螺孳生生境各异，配置模式不同，抑螺防病机理不同，培育技术也不同，森林培育的各个技术环节上都有其特殊之处。但抑螺防病林即秉承了其他林种培育的共性，但在植物选择和配置上又有特殊的要求。

其一，即他感植物优先的原则；其二，在湿地营造的林分要控制灌草层的生长；其三，在林木宽度不足时，强调灌草层与乔木层的空间配置群落结构，达到抑螺、阻螺功能，但在农区进行抑螺防病林建设仍要考虑经济产出，在没有退耕还林补贴的情况时，抑螺林的经济产出至少不低于农业产值，否则很难完整的达到抑螺防病林技术要求，因此，抑螺防病林在肩负一般防护林功能的同时，在树种选择、培育技术、空间结构上、经济产值上均有更高的技术要求。

第一节　山丘区抑螺植物选择

抑螺防病林起源于江滩、湖滩，其作用机理在于杨树生长对生境的改变，后期的研究成果表明，阻断人畜接触，通过农林间作对钉螺的影响更为明显，依此可以看出，凡是能改变钉螺适生的条件的植物均可称为抑螺植物，江滩、湖滩由于雨季有2～5个月水淹条件，这大大制约了植物种类，已有的研究成果显示：目前所推广的树种仅限于杨树、柳树、枫香、益母草几个植物材料，其他的枫香、水松、落羽杉、池杉等树种仍有可能适应生长，但仍需进一步试验。山丘区没有长时间的水淹条件，适生的植物材料种类众多，可以说在该气候带适生的植物均可在山丘型疫区生长，均可作为抑螺植物，但山丘区可用林地资源有限，构建的林带宽度较窄，生境改变抑螺受限，因此山丘抑螺防病林建设对植物材料和空间配置上有特殊要求，在生境控螺不足，就要加强他感植物的对钉螺影响，弥补环境宽度的不足，因此，对山丘而言，抑制植物特指具有异味或毒性的一类植物。尽管从抑螺防病林机理上能看出筛选抑螺植物的条件，但实际上抑螺植物选择还更多地依靠钉螺孳生的生境类型。技术上首先要求抑螺防病，没有效果的不能选择；其次，要求能反映立地状况，与立地条件相适应；再次，要求能满足复合生态系统产业替代的能力，直接具有经济性。树种选择，一是对抑螺防病技术的掌握问题，二是对社会经济情况熟悉问题，三是对资源树种的了解问题。掌握了这三点，就能选好抑螺植物材料。

一、山丘型抑螺植物资源

一些学者对山丘区经济树种、湿地植物都进行了很好的研究，包括山丘疫区的木本植物区系。何飞等在前人研究的基础上系统总结了四川盆地西缘湿性常绿阔叶林区的木本植物区系，该区木本植物丰富，有111科440属1559种，317亚种、变种和变型，其中蕨类植物1

科1属1种；裸子植物8科18属30种；被子植物102科421属1845种。该区440属可划分为14个分布区类型和19个分布区变型，区系成分复杂；植物区系起源古老，珍稀濒危树木和特有木本植物繁多；热带成分稍多于温带。

表7-1 四川盆地西缘湿性常绿阔叶林区珍稀濒危树木概况

植物名称	科名	生活型	保护级别	资源状况
桫椤 *Alsophila spinulosa*	桫椤科	常绿小乔木	Ⅰ	渐危
银杏 *Ginkgo biloba*	银杏科	落叶乔木	Ⅰ	稀有
金钱松 *Pseudolarix kaempferi*	松科	落叶乔木	Ⅱ	稀有
篦子三尖杉 *Cephalotaxus oliveri*	三尖杉科	常绿灌木	Ⅱ	渐危
福建柏 *Fokienia hodginsii*	柏科	常绿乔木	Ⅱ	稀有
穗花杉 *Amentotaxus argotaenia*	红豆杉科	常绿乔木	Ⅲ	渐危
红豆杉 *Taxus chinensis*	红豆杉科	常绿乔木	Ⅰ	濒危
南方红豆杉 *T. chinensis* var. *mairei*	红豆杉科	常绿乔木	Ⅰ	濒危
巴山榧 *Torreya fargesii*	红豆杉科	常绿乔木	Ⅱ	稀有
珙桐 *Davidia involucrate*	蓝果树科	落叶乔木	Ⅰ	稀有
光叶珙桐 *D. involucrate* var. *vilmoriniana*	蓝果树科	落叶乔木	Ⅱ	稀有
伯乐树 *Bretschneidera sinensis*	伯乐树科	落叶乔木	Ⅱ	稀有
连香树 *Cereidiphyllum japonicum*	连香树科	落叶乔木	Ⅱ	稀有
香果树 *Emmenopterys henryi*	茜草科	落叶乔木	Ⅱ	稀有
杜仲 *Eucommia ulmoides*	杜仲科	落叶乔木	Ⅱ	稀有
木瓜红 *Rehderodendron macrocarpum*	安息香科	落叶乔木	Ⅱ	渐危
白辛树 *Pterostyrax psilophylla*	安息香科	落叶乔木	Ⅲ	渐危
鹅掌楸 *Liriodendron chinense*	木兰科	落叶乔木	Ⅱ	稀有
峨眉拟单性木莲 *Parakmeria omeiensis*	木兰科	常绿乔木	Ⅱ	濒危
峨眉含笑 *Michelia wilsonii*	木兰科	常绿乔木	Ⅱ	濒危
厚朴 *Magnolia officinalis*	木兰科	落叶乔木	Ⅱ	渐危
圆叶木兰 *M. sinensis*	木兰科	落叶小乔木	Ⅲ	渐危
西康木兰 *M. wilsonii*	木兰科	落叶小乔木	Ⅲ	渐危
水青树 *Tetracentron sinensis*	木兰科	落叶乔木	Ⅱ	渐危
梓叶槭 *Acer catalpifolium*	槭科	落叶乔木	Ⅱ	濒危
金钱槭 *Dipteronia sinensis*	槭科	落叶小乔木	Ⅲ	稀有
华榛 *Corylus chinensis*	桦木科	落叶乔木	Ⅲ	渐危
银叶桂 *Cinnamomum mairei*	樟科	常绿乔木	Ⅲ	濒危
楠木 *Phoebe zhennan*	樟科	常绿乔木	Ⅲ	渐危
领春木 *Euptelea pleiospermum*	领春木科	落叶乔木	Ⅲ	稀有
红豆树 *Ormosia hosiei*	豆科	常绿乔木	Ⅱ	渐危
青檀 *Pteroceltis tatarinowii*	榆科	落叶乔木	Ⅲ	渐危
紫茎 *Stewartia sinensis*	山茶科	落叶灌木	Ⅲ	渐危
银鹊树 *Tapiscia sinensis*	省沽油科	落叶乔木	Ⅲ	渐危
红椿 *Toona ciliate*	楝科	落叶乔木	Ⅱ	稀有
筇竹 *Qiongzhuea tumdinoda*	禾本科	混轴草本	Ⅱ	稀有

何飞等(2003)系统研究了四川省有野生果树资源及其分布，四川省有野生果树资源37科72属825种(含变种、变型 和亚种)(表7-2)，基本的果实类型有蓇葖果、蒴果、瘦果、坚果、翅果、浆果、柑果、核果、梨果、聚合瘦果、聚合浆果、瘦果类聚花果和核果类聚花果等13种类型；野生果树垂直分布范围在海拔400～4500m，主要集中分布于盆周山地，生境条件严酷的川西北高原区种类最少。

表 7-2 四川野生果树资源性状数量关系

类型	乔木类	小乔木或灌木类	藤本类	总计
常绿类	40	112	18	170
落叶类	110	419	126	655
总计	150	531	144	825

资源植物则是指某种或某一类具有开发利用价值的植物，包括经济植物。不同学者对资源植物的分类系统不同，吴征镒(1983)系统是按植物的用途将植物资源分为五大类，即食用植物资源、药用植物资源、工业用植物资源、保护和改造环境用植物资源和植物种质资源。该资料是在攀西地区总结的，但很多物种在高海拔地带，都有湿性常绿阔叶林的常见种类，具有广布型与代表性。

对于人们的短期利益与长远利益而言，重大经济价值植物、珍稀濒危植物、能源植物、珍贵用材树种等都是需要在生态建设中采用的树种，一则强化生态保护，二则繁荣生态产业。目前，能源树种及其资源培育受到国家高度重视，在抑螺防病林技术许可范围内，需要在疫区大范围种植。从上述材料可知，山丘疫区抑螺植物资源极其丰富，可供选择的余地很大。

二、四川盆地湿地植物资源

钉螺生存之地多为水陆交错带，其环境指示植物多具湿生性，因此了解该区域内湿地植物种类，对钉螺的环境调查与识别具有很重要意义，为方便查询，本文以仁寿县试验示范区的调查数据为基础，结合相关资料，系统地分析了四川盆地内所属湿地植物资源，及其科属种(表 7-3)，限于篇幅，不细详列其生态和生物学特性及图片。

表 7-3 四川盆地湿地维管束植物名录

科 名	种 名
一、蕨类植物	
1 石杉科 Huperziaceae	蛇足石杉 *Huperzia serrata*
2 木贼科 Equisetaceae	散生木贼 *Equisetum diffusum* 犬问荆 *Equisetum palustre* 笔管草 *Equisetum debile* 问荆 *Equisetum arvense* 草问荆 *Equisetum pratense* 节节草 *Equisetum ramossisimum*
3 莲座蕨科 Angiopteridaceae	福建观音莲座蕨 *Angiopteris fokiensis*
4 紫萁蕨科 Osmundaceae	华南紫萁 *Osmunda vachelii*
5 碗蕨科 Dennstaedtiaceae	边缘鳞盖蕨 *Microlepia marginata*
6 凤尾蕨科 Pteridaceae	井沿边草 *Pteris multifida* 中华凤尾蕨 *Pteris sinensis* 溪边凤尾蕨 *Pteris excelsa*

（续）

科　　名	种　　名
7 铁线蕨科 Adiantaceae	白垩铁线蕨 *Adiantum leveillei* 铁线蕨 *Adiantum capillus－veneris*
8 水蕨科 Ceratopteridaceae	水蕨 *Ceratopteris siliquosa*
9 铁角蕨科 Aspleniaceae	水鳖蕨 *Sinephropteris delavayi* 长叶铁角蕨 *Asplenium prolongatum*
10 鳞始蕨科 Lindsaeaceae	鳞始蕨 *Lindsaea cultrata*
11 苹科 Marsileaceae	苹 *Marsilea quadrifolia*
12 满江红科 Azollaceae	满江红 *Azolla imbricata* 细叶满江红 *Azolla filiculoides*
13 槐叶苹科 Salviniaceae	槐叶苹 *Salvinia natans*
二、种子植物	
1 三白草科 Saururaceae	三白草 *Saururus chinensis* 鱼腥草 *Houttuynia cordata* 裸蒴 *Gymnotheca chinensis*
2 蓼科 Polygonaceae	齿果酸模 *Rumex dentatus* 刺果酸模 *Rumex maritimus* 扁蓄 *Polygonum aviculare* 多茎扁蓄 *Polygonum aviculare* var. *vegetum* 习见蓼 *Polygonum plebeium* 两栖蓼 *Polygonum amphrbium* 水蓼 *Polygonum hydropiper* 软茎水蓼 *Polygonum hydropiper* var. *flaccidum* 无辣蓼 *Polygonum pubescens* 大花蓼 *Polygonum macranthum* 尼泊尔蓼 *Polygonum nepalense* 酸模叶蓼 *Polygonum lapathifolium* 竹叶小蓼 *Polygonum minus* 楔叶蓼 *Polygonum minus f. trigonocarpum* 稀花蓼 *Polygonum dissitiflorum* 蚕茧草 *Polygonum japonicum* 愉悦蓼 *Polygonum jucundum* 长鬃蓼 *Polygonum caespitosum* var. *longisetum* 蓼子草 *Polygonum criopolitanum* 桃叶蓼 *Polygonum persicaria* 黏液蓼 *Polygonum viscosum* var. *robustum* 东方蓼 *Polygonum orientale* 小箭叶蓼 *Polygonum sieboldii*
3 藜科 Chenopodiaceae	藜 *Chenopodium album* 土荆芥 *Chenopodium ambrosioides*

（续）

科　　名	种　　名
4 毛茛科 Ranunculaceae	茴茴蒜 *Ranunculus chinensis* 石龙芮 *Ranunculus sceleratus* 扬子毛茛 *Ranunculus sieboldii* 禺毛茛 *Ranunculus cantoniensis* 毛茛 *Ranunculus japonicus*
5 金鱼藻科 Ceratophyllaceae	金鱼藻 *Ceratophyllum demersum*
6 睡莲科 Nymphaeaceae	莲 *Nelumbo nucifera* 睡莲 *Nymphaea tetragona* 芡实 *Euryale ferox*
7 杨柳科 Salicaceae	川三蕊柳 *Salix triandroides* 垂柳 *Salix babylonica* 棉毛柳 *Salix erioclada* 新紫柳 *Salix neowilsonii*
8 胡桃科 Juglandaceae	枫杨 *Pterocarya stenoptera*
9 苋科 Amaranthaceae	莲子草 *Alternanthera sessilis* 空心莲子草 *Alternanthera philoxeroides*
10 虎耳草科 Saxifragaceae	鸡眼梅花草 *Parnasia wightiana* 黄水枝 *Tiarella polyphylla* 虎耳草 *Saxifraga stolonifera*
11 十字花科 Cruciferae	豆瓣菜 *Nasturtium officinale* 细子蔊菜 *Rorippa cantoniensis* 弹裂碎米荠 *Cardamine impatiens*
12 景天科 Crassulaceae	景天 *Sedum erythrostictum* 佛甲草 *Sedum lineare* 凹叶景天 *Sedum emarginatum*
13 豆科 Leguminosae	田皂荚 *Aeschnomene indica*
14 水马齿科 Callitrichaceae	沼生水马齿 *Callitriche palustris*
15 大戟科 Euphorbiaceae	地锦 *Euphorbia humifusa* 泽漆 *Euphorbia helioscopia* 山靛 *Mercurialis leiocarpa* 铁苋菜 *Acalypha australis* 裂苞铁苋菜 *Acalypha brachystachya* 尾叶铁苋菜 *Acalypha acmophylla*
16 凤仙花科 Balsaminaceae	水金凤 *Impatiens noli – tangere* 黄金凤 *Impatiens siculifer*
17 千屈菜科 Lythraceae	千屈菜 *Lythrum salicaria* 圆叶节节菜 *Rotala rotundifolia* 节节菜 *Rotala indica* 多花水苋 *Ammannia multiflora*

（续）

科　　名	种　　名
18 菱科 Trapaceae	四角刻叶菱 *Trapa incisa* 四角矮菱 *Trapa natans* var. *pumila* 丘角菱 *Trapa japonica* 菱 *Trapa bispinosa* 越南菱 *Trapa bicornis var. cochinchinensis*
19 柳叶菜科 Onagraceae	假柳叶菜 *Ludwigia epilobioides* 水龙 *Jussiaea repens* 台湾水龙 *Ludwigia X taiwanensis* 柳叶菜 *Epilobium hirsutum* 小花柳叶菜 *Epilobium parviflorum* 长籽柳叶菜 *Epilobium pyrricholophum* 光滑柳叶菜 *Epilobium amurense*
20 小二仙草科 Haloragidaceae	轮叶狐尾藻 *Myriophyllum verticillatum* 穗状狐尾藻 *Myriophyllum spicatum*
21 伞形科 Umbelliferae	红马蹄草 *Hydrocotyle nepalensis* 天胡荽 *Hydrocotyle sibthorpioides* 中华天胡荽 *Hydrocotyle javanica* var. *chinensis* 肾叶天胡荽 *Hydrocotyle wilfordii* 积雪草 *Centella asiatica* 大苞芹 *Dickinsia hydrocotyloides* 水芹菜 *Oenanthe japonica* 少花水芹 *Oenanthe benghalensis* 中华水芹 *Oenanthe sinense*
22 唇形科 Labiatae	水薄荷 *Mentha haplocalyx* 半枝莲 *Scutellaria barbata* 活血丹 *Glechoma longituba* 夏枯草 *Prunella vulgaris* 白花假糙苏 *Paraphlomis albiflora* 针筒菜 *Stachys oblongifolia* 甘露子 *Stachys sieboldii* 西南水苏 *Stachys kouyangensis* 荔枝草 *Salvia plebeia*
23 紫金牛科 Myrsinaceae	朱砂根 *Ardisia crenata* 江南紫金牛 *Ardisia faberi* 紫金牛 *Ardisia japonica*
24 龙胆科 Gentianaceae	獐牙菜 *Swertia bimaculata* 荇菜 *Nymphoides peltatum* 水皮莲 *Nymphoides cristatum*

（续）

科 名	种 名
25 报春花科 Primulaceae	重楼排草 *Lysimachia paridiformis*
	伞叶排草 *Lysimachia triantaloides*
	过路黄 *Lysimachia christinae*
	显苞过路黄 *Lysimachia rubiginosa*
	腺药珍珠菜 *Lysimachia stenosepala*
	小叶星宿菜 *Lysimachia parvifolia*
26 旋花科 Convolvulaceae	蕹菜 *Ipomoea aquatica*
27 马鞭草科 Verbenaceae	过江藤 *Phyla nodiflora*
	红紫珠 *Callicarpa rubella*
	珍珠枫 *Callicarpa bodinieri*
28 夹竹桃科 Apocynaceae	萝芙木 *Rauvolfia verticillata*
	乳儿绳 *Trachelospermum cathayanum*
	络石 *Trachelospermum jasminoides*
	紫花络石 *Trachelospermum axillare*
29 萝藦科 Asclepiadaceae	朱砂藤 *Cynanchum officinale*
	轮叶白前 *Cynanchum verticillatum*
	白前 *Cynanchum glauceacena*
	华萝藦 *Metaplexis hemsleyana*
30 玄参科 Scrophulariaceae	石龙尾 *Limnophila sessiliflora*
	宽叶母草 *Lindernia nummularifolia*
	母草 *Lindernia crustacea*
	陌上菜 *Lindernia procumbens*
	康西母草 *Lindernia kiangsiensis*
	长蒴母草 *Lindernia anagallis*
	泥花草 *Lindernia antipoda*
	紫萼蝴蝶草 *Torenia violacea*
	西南蝴蝶草 *Torenia cordifolia*
	光叶蝴蝶草 *Torenia glabra*
	弹刀子菜 *Mazus stachydifolius*
	通泉草 *Mazus japonicus*
	水苦荬 *Veronica undulata*
	虻眼 *Dopatrium junceum*
	石龙尾 *Limnophila sessiliflora*
31 狸藻科 Lentibulariaceae	挖耳草 *Utricularia bifida*
	圆叶挖耳草 *Utricularia striatula*
	少花狸藻 *Utricularia exoleta*
	南方狸藻 *Utricularia australis*
32 爵床科 Acanthaceae	水蓑衣 *Hygrophila salicifolia*
	板蓝 *Baphicacanthus cusia*
33 车前科 Plantaginaceae	大车前 *Plantago major*
	车前 *Plantago asiatica*
	平车前 *Plantago depressa*

（续）

科　名	种　名
34 茜草科 Rubiaceae	薄柱草 *Nertera sineusis*
35 忍冬科 Caprifoliaceae	水马桑 *Weigela japonica* var. *sinica* 接骨草 *Sambucus chinensis*
36 菊科 Compositae	戴星草 *Sphaeranthus africanus* 钻叶紫苑 *Aster subulatus* 鼠麴草 *Gnaphalium multiceps* 旋覆花 *Inula japonica* 鳢肠 *Eclipta prostrata* 狼把草 *Bidens tripartita* 鬼针草 *Bidens bipinnata* 马兰 *Kalimeris indica* 辣子草 *Calinsoga parviflora* 田褥菊 *Cotula semisphaerica* 石胡荽 *Centipeda minima*
37 水鳖科 Hydrocharitaceae	黑藻 *Hydrilla verticillata* 罗氏轮叶黑藻 *Hydrilla verticillata var. roxburghii* 龙舌草 *Ottelia alismoides* 海菜花 *Ottelia acuminata* 水鳖 *Hydrocharis dubia* 水筛 *Blyxa japonica* 无尾水筛 *Blyxa aubertii* 有尾水筛 *Blyxa echinosperma* 八药水筛 *Blyxa octandra* 苦草 *Vallisneria natans* 亚洲苦草 *Vallisneria asiatica*
38 泽泻科 Alismataceae	泽泻 *Alisma orientale* 窄叶泽泻 *Alisma canaliculatum* 野慈姑 *Sagittaria trifolia* 慈姑 *Sagittaria trifolia* var. *sinensis* 矮慈姑 *Sagittaria pygmaea*
39 雨久花科 Pontederiaceae	水葫芦 *Eichhornia crassipes* 雨久花 *Monochoria korsakowii* 鸭舌草 *Monochoria vaginalis*
40 眼子菜科 Potamogetonaceae	眼子菜 *Potamogeton distinctus* 马来眼子菜 *Potamogeton malaianus* 龙须眼子菜 *Potamogeton pectinatus* 小眼子菜 *Potamogeton pusillus* 微齿眼子菜 *Potamogeton maackianus* 菹草 *Potamogeton crispus* 鸡冠眼子菜 *Potamogeton cristatus* 蓼叶眼子菜 *Potamogeton polygonifolius* 浮叶眼子菜 *Potamogeton natans*

（续）

科　名	种　名
41 茨藻科 Zannichelliaceae	角果藻 *Zannichellia palustris*
42 鸭跖草科 Commelinaceae	聚花草 *Floscopa scandens* 水竹叶 *Murdannia triquetra* 裸花水竹叶 *Murdannia nudiflora* 鸭跖草 *Commelina communis* 饭包草 *Commelina bengalensis* 大苞鸭跖草 *Commelina paludosa*
43 谷精草科 Eriocaulaceae	老谷精草 *Eriocaulon senile* 白药谷精草 *Eriocaulon cinereum* 谷精草 *Eriocaulon buergerianum*
44 天南星科 Araceae	菖蒲 *Acorus calamus* 石菖蒲 *Acorus tatarinowii* 金钱蒲 *Acorus gramineus* 尖尾芋 *Alocasia cucullata* 大薸 *Pistia stratioides*
45 浮萍科 Lemnaceae	紫萍 *Spirodela polyrrhiza* 四川紫萍 *Spirodela sichuanensis* 品藻 *Lemna trisulca* 浮萍 *Lemna minor* 三脉浮萍 *Lemna trinervis* 无根萍 *Wolffia arrhiza*
46 灯心草科 Juncaceae	小灯心草 *Juncus bufonius* 翅茎灯心草 *Juncus alatus* 笄石菖 *Juncus leschenaultii* 灯心草 *Juncus effucus* 野灯心草 *Juncus setchuensis*
47 莎草科 Cyperaceae	香附子 *Cyperus rotundus* 粗根茎莎草 *Cyperus stoloniferus* 毛轴莎草 *Cyperus pilosus* 碎米莎草 *Cyperus iris* 扁穗莎草 *Cyperus compressus* 畦畔莎草 *Cyperus haspan* 水莎草 *Juncellus serotinus* 球穗扁莎 *Pycreus flaridus* 砖子苗 *Mariscus umbellatus* 短叶水蜈蚣 *Kyllingga brevifolia* 水葱 *Scirpus tabernaemontani* 萤蔺 *Scirpus juncoides* 水毛花 *Scirpus triangulatus* 类头序藨草 *Scirpus subcapitatus* 茸球藨草 *Scirpus asiaticus* 百球藨草 *Scirpus rosthornii* 藨草 *Scirpus triqueter*

（续）

科　名	种　名
47 莎草科 Cyperaceae	野荸荠 *Eleocharis plantagineiformis* 荸荠 *Eleocharis tuberosa* 牛毛毡 *Eleocharis yokoscensis* 龙师草 *Eleocharis tetraquetra* 透明鳞荸荠 *Eleocharis shimadai* 稻田荸荠 *Eleocharis japonica* 刚毛荸荠 *Eleocharis valliculosa* 紫果蔺 *Heleocharis atropurpurea* 水虱草 *Fimbristylis miliacea* 宜昌飘拂草 *Fimbristylis henryi* 扁鞘飘拂草 *Fimbristylis complanata* 拟二叶飘拂草 *Fimbristylis diphylloides* 两歧飘拂草 *Fimbristylis dichotoma* 畦畔飘拂草 *Fimbristylis squarrosa* 复序飘拂草 *Fimbristylis bisumbellata* 结壮飘拂草 *Fimbristylis rigidula*
48 禾本科 Gramineae	光头稗子 *Echinochloa colonum* 稗 *Echinochloa crusgalli* 无芒稗 *Echinochloa crusgalli* var. *mitis* 西来稗 *Echinochloa crusgalli* var. *zelayensis* 宿穗稗 *Echinochloa crusgalli* var. *persistentia* 旱稗 *Echinochloa crusgalli* var. *hispiduta* 孔雀稗 *Echinochloa crusgalli* var. *crus－parvonis* 水稻 *Oryza sativa* 甜茅 *Glyceria acutiflora* ssp. *japonica* 罔草 *Beckmannia syziachne* 千金子 *Leptochloa chinensis* 虮子草 *Leptochloa panicea* 芦苇 *Phragmites communis* 双穗雀稗 *Paspalum paspaeoides* 牛鞭草 *Hemarthria altissima* 扁穗牛鞭草 *Hemarthria compressa* 看麦娘 *Alopecurus aequalis* 棒头草 *Polypogon fugax* 菰 *Zizania caduciflora*

三、山丘抑螺植物材料研究进展

抑螺植物材料在本项研究中是指对钉螺有杀螺或驱螺的植物材料，这些植物材料的灭螺和驱螺效果主要应体现于：生长过程中的分泌的他感物质，更为主要的是这些植物（不同生物器官、不同发育程度）凋落物（水浸物）以及它们有效成分的提取物。

迄今为止，大约已有1000余种植物被用于灭螺活性试验，并筛选出一些对钉螺具有较强毒杀作用或对钉螺繁衍有抑制作用的植物。但这些灭螺植物主要用于杀灭分布在欧洲、非洲及美洲地区的几种水栖型钉螺(Biomphalaria glabrata 和 Bulinus trancatas)，而对分布在我国及亚洲地区的水陆两栖钉螺的杀灭作用研究较少。

据 Guo 对分布在我国的500种植物的研究发现，有20种植物对钉螺有强烈的毒杀效果，於凤安等的研究则表明这些植物如长时间作用于钉螺(一个汛期)，很低的有效成分浓度也可使钉螺的多种生理生化指标显著地发生变化。

糜留西等人对武汉地区20种含皂甙类低毒药用植物进行了室内灭钉螺活性筛选实验。筛选出的盾叶薯蓣(*Dioscorea zingiberensis*)、禾叶山麦冬(*Liriope graminifolia*)和竹节香附(*Anemone raddeana*)3种植物对钉螺具有较好的毒杀效果。实验还表明了皂甙类提取物浸泡钉螺24h，其灭螺效果比较差，而48h后才显示出较强的灭螺效果，由此说明皂甙类成分对钉螺的杀灭作用较为缓慢。

在自然状况下，植物的生长对其周围的生物存在不同程度的生长促进或抑制作用，甚至引起某些生物个体的死亡，植物的这种他感作用广泛存在。El－sany 等发现豚草(*Ambrosia meritima*)对河滩钉螺的繁衍有显著的抑制作用。於凤安等人也发现枫杨(*Pterocarya stenoptera*)、益母草(*Leonurus artemisia*)、问荆(*Equisetum arvense*)、酸模叶蓼(*Rumex acetosa*)、打碗花花(*Calystegia hederacea*)、紫云英(*Astragalus sinicus*)等植物对钉螺有很强的抑制作用。

不同植物所含对钉螺的化感物质不同。如商陆属植物(*Phytolacca dodecandra*)的果实中含三萜式皂甙类物质、香根菊属植物(Baccharis trimera)中含二萜类物质、豚草属植物(*Ambrosia maritime*)、白樟科(*Warburgia ugandensis*)植物中含倍半萜类物质、栗如树(*Anacardium occidentale*)的坚果壳中含烯基酚类物质、蓼属植物(*Polygonum senegulense*)叶子中含黄酮类物质等。

国内一些学者对黄果茄、桉树、麻疯树、夹竹桃、喜旱莲子草、血水草的提取物进行试验研究，证明这些植物材料的提取物对钉螺较强的杀螺作用。

在植物抑螺材料的筛选方面大戟科植物值得关注：据报道该科具有抑螺作用的植物有：巴豆(*Croton tiglium*)、蓖麻(*Ricinus communis*)、大戟(*Euphorbia pekinensis*)、狼毒大戟(*Euphorbia fischeriana*)、铁海棠、变叶木、乌桕、油桐等；具杀菌活性的有红桑、红穗铁苋菜(*Acalypha hispida*)、印度铁苋菜(*Acalypha indica*)、石岩枫(*Mallotus repandus*)、山麻杆(*Alchornea cordifolia*)等，既能杀虫又能杀菌的有泽漆(*Euphorbia helioscopia*)、麻疯树(*Jatropha curcas*)、地锦草(*Euphorbia humifusa*)、佛肚树等均材料的提取物均具有较强的毒性作用，不仅对钉螺有明显的钉螺有毒杀，而且对其他的虫害、病毒都有很强毒性。该科植物即有乔木、灌木、草。这些植物大多有较广的用途，如麻疯树、油桐、乌桕，巴豆均是高品质油料植物，海棠、变叶木又是传统的观赏植物。

值得一提的是冯新港对96种植物抑螺材料抑螺材料中筛选出夹竹桃和香樟有较强效果，这为山丘林业血防的树种选择提供重要的技术支持。

以上分析表明，具有抑螺作用的植物材料众多，选择哪些植物材料作抑螺防病林推广还需进一步研究试验，它不仅与抑螺效果有关，同时与其生态学特性，经济价值有关。

第二节 植物抑螺实验进展及典型抑螺植物

林业血防工程启动以来，山丘区营造较多的抑螺植物树种和草本植物主要有桉树、香樟、红椿、枫杨、夹竹桃、核桃、益母草、香根草，但从目前的资料查询，仅有桉树、香樟、益母草经过室内试验。现作重点介绍：

一、材料和方法

抑螺植物一般通过查阅相关文献，首先必须进行室内试验。根据相关资料，确定植物种类、器官，一般选择植物生长繁盛时期原功能器官，但普遍认为枯落物直接作于地表，其本身的抑螺物质及其代谢产物对钉螺有直接影响，大多要将枯落物作为功能材料进行比较试验。其试验方法，多以活螺为对象，通过不同时间钉螺死亡率、或以 LC50 作为药效评价指标：LC50(Lethal Concentration 50)，表示杀死 50% 防治对象的药剂浓度。对于钉螺灭螺试验，植物材料多以水浸物、粗提物、精提物分步进行，水浸物效果是开展精提物的依据，粗提物效果是深一步开展植物抑螺剂的基础，清水和氯柳胺、五氯酚钠多为对照，进行效果比对。

(一)植物材料准备

按季节采集植物各器官(根皮、茎皮、叶、花、果)样品，即可用新鲜材料，但必须测其含水率，以便换算成干粉重量，或直接晒干，原干粉试验。

(二)活螺准备

活螺多采用野外收集，有条件时可饲养钉螺。一般野外收集钉螺暂时转入 23℃温室饲养，以 7 ~8 旋成螺为主，用逸幼法剔去阳性螺，于无氯清水中喂养备用。

(三)灭螺活性的测定

水浸法：将采到植物材料(根皮、茎皮、叶等)清、切碎，按相当于干重的比例浸入适量的无氯清水中，分别配成不同浓度梯度的：5%、1%、0.5%、0.1%、0.05% 的处理溶液；选取健康钉螺，每 20 个装入一个尼龙网袋中，分别将各组(5 袋/组)钉螺浸入盛有 2000ml 不同浓度水溶液的玻璃缸中，另设 1μL/L 氯硝柳胺水溶液处理和无氯清水饲养为对照。实验在温度控制在 23 +1℃条件下进行。分别于处理 1、2、3、4、5 天后，将各处理中的钉螺随机取出 1 袋，用无氯水冲洗数次，再放入清水中静置 1 天，然后作存活检查：开厣爬行者为活螺，余下的用敲碎和解剖卸刺的方法，鉴别死活。实验重复 3 次，取其平均值作为实验结果。

提取物试验：将植物材料中的有毒成分，选用合适浸提取，进行药物提取，提取粗品，按浓度比例进行灭螺试验，方法同水浸物。

二、植物抑螺试验效果比对

国内就多种植物的灭螺效果作过很多研究，为便于了解和资料查询，作者对此收集了国内的研究成果，因其试验方法各有差异，以下将分别列出：

(一)常见抑螺植物杀螺效果

1. 血水草生物碱(罂粟科血水草属)(彭飞等，2003)

取血水草的根与根状茎提取生物碱，配置成 5 个浓度梯度，分别为 1.25mg/L，2.5mg/L，5mg/L，10mg/L，20mg/L，48h 浸杀的死亡率分别为 28%，33%，45%，55%，72%，99%，72h 浸杀的死亡率分别为 55%，63%，79%，84%，92%。

2. 羊蹄甲(杨艳燕，2002)

5 种浓度(200、400、600、800、1000mg/L)在 24 ~120 h 时间段浸杀灭螺实验结果表明

(1)水提取物。剂量一效应方程为：$y_{水} = 44.62X_{水} - 37.18$($r = 0.9790$)，$y$ 为使用该剂量 96 h 后钉螺死亡率的估计值，括号内 r 是相关系数，半数致死剂量：LD50 = 89.95mg/L。

(2)正丁醇提取物。剂量一效应方程为：$Y_{正}=69.14X_{正}-129.77(r=0.9398)$，其中 y 为使用该剂量 96h 后钉螺死亡率的估计值，括号内 r 是相关系数，半数致死剂量分别为：LD50 =39.38mg/L。

3. 银杏外种皮(陈盛霞等，2007)

(1)干粉。24h 浸杀：LC50 为 7.72mg/L，LC90 为 34.22mg/L。

(2)外种皮水提取物。24h 浸杀：LC50 为 3.02mg/L，LC90 为 5.75mg/L；48h 浸杀：LC50 为 1.7mg/L，LC90 为 4.17mg/L；72h 浸杀：LC50 为 0.85mg/，LC90 为 2.19mg/L。

(3)石油醚提取物(主要成分为银杏酸)。24h 浸杀：LC50 为 0.65mg/L，LC90 为 5.5mg/L；48h 浸杀：LC50 为 0.072mg/L，LC90 为 0.85mg/L。

(4)石油醚提取物+槟榔碱。24h 浸杀：LC50 为 0.26mg/L，LC90 为 0.56mg/L。

4. 槟榔碱(陈盛霞等，2007)

24h 浸杀：LC50 为 9.12mg/L，LC90 为 32.26mg/L；

48h 浸杀：LC50 为 1.91mg/L，LC90 为 15.85mg/L。

5. 盾叶薯蓣(崔天义等，1998)

制剂(含皂甙)，含有效成分 25%，按有效成分含量计算剂量，其 15mg/L 剂量浸泡 72h 杀螺效率达到全效，浸泡 48h 的 LD50 为 8.6mg/L。

6. 麻风树籽

(1)水提物：48h 浸杀：LC50 为 45.6mg/L；72h 浸杀：LC50 为 26.1mg/L(杨忠等，2003)。

(2)乙醇提取物(优于水提物)：24h 浸杀：LC50 为 53.7mg/L；48h 浸杀：LC50 为 25.3mg/L。72h 浸杀：LC50 为 11.6mg/L(徐明星，2008)。

(3)麻风树素(甲醇浸出液)：24h 浸杀：LC50 为 3.4mg/L(徐明星，2008)。

7. 喜树碱(珙桐科)(尹蔚琳，2009)

200、400、800mg/L 在第 4 d 均达到 80 以上的灭螺效果，而 50、100mg/L 效果不明显。半致死浓度 LC50 为 189.6mg/L。

8. 商陆(Phytolacca acinosa)(李桂玲，1998)

商陆总皂甙(乙醇提取)，24h 浸杀：LC50 为 75.3mg/L，LC90 为 182.8mg/L，在 125mg/L 的商陆总皂甙灭螺效果最佳。

9. 乌桕叶(乙醇提取物)(罗坤水，2009)

对 11 种乌桕叶灭螺活性作进一步对比分析可知，以蜈蚣桕、赣丰 1 号、大鸡爪 3 个品种灭螺活性较好。2g/L 的蜈蚣桕、赣丰 1 号、大鸡爪提取物，处理 24 h 钉螺死亡率均为 20%；处理 48 h 钉螺死亡率分别为 80%、70%、80%；处理 72 h 钉螺死亡率均为 90%；处理 96 h 钉螺死亡率为 100%。3g/L 的蜈蚣桕、赣丰 1 号、大鸡爪提取物，处理 24 h 钉螺死亡率分别为 30%、20%、30%；处理 48 h 钉螺死亡率分别为 90%、80%、80%；处理 72 h 钉螺死亡率就达 100%。而其他品种灭螺效果明显略差一些。

10. 茶皂素(张楚霜等，1995)

茶皂素 12.5mg/L，茶皂素Ⅱ，Ⅲ 5.0mg/L，浸杀钉螺的效果均为 100%。喷杀成螺所需浓度较高，效果也稍差。

11. 吉祥草(冯玉文，2006)

使用吉祥草的原粉和汁液，在浓度 17.5mg/L 浸杀 72h 钉螺死亡率达到 86.0%，浸杀

120h 死亡率达到 100%；使用纯度 46.76% 的 RC－Ⅰ(属甾体化合物)浓度为 10mg/L 浸杀钉螺 144h 其死亡率达到 84.4%，结果显示 RC－Ⅰ成分具有较强毒杀钉螺活性。

12. 大蒜籽水浸液(严志春等，2007)

(1)自然浸杀法，7 天浸杀。

浓度 0.5%：成螺死亡率 86%，幼螺 96%；

浓度 0.7%：成螺死亡率 100%，幼螺 100%。

(2)袋装浸杀法，7 天浸杀。

浓度 0.1%：成螺死亡率 50%，幼螺 63.3%；

浓度 0.3%：成螺死亡率 100%，幼螺 100%。

13. 富贵草(王莹莹等，2007)

(1)原粉。

24h 浸杀：LC50 为 42.28mg/L；

72h 浸杀：LC50 为 7.2mg/L；

120 浸杀：LC50 为 4.2mg/L；

168h 浸杀：LC50 为 3.17mg/L。

(2)乙醇提取物(配置成浓度为 1.4mg/L 的溶液进行浸杀实验)

24h 死亡率：36.7%；

48h 死亡率：73.3%；

72h 死亡率：96.7%；

96h 死亡率：96.7%；

120h 死亡率：100.0%。

14. 黄果茄(原粉)(魏风华等，2001)

共设 7 个浓度梯度，最大浓度是 4.32mg/L，其钉螺浸杀死亡率分别为：

24h 死亡率：96.7%；

48、72h 死亡率：100%。

15. 大黄(蓼科)(王行可等，1998)

配置成 5 个浓度梯度 5%，3%，1%，0.1%，0.01%，浸杀 24h 死亡率分别是 30%，22%，26.7%，13.3%，10%，浸杀 48 死亡率分别是 100%，89%，96.7%，53.3%，33.3%，浸杀 72h 死亡率分别是 100%，100%，93.3%，86.7%，56.7%。

16. 喜旱莲子草(原粉)(杨建明等，2005)

配置成 3 个浓度梯度的水浸液，分别是 0.01g/L，0.1g/L，1g/L，浸杀 24h 的死亡率分别为 33.3%，83.3%，96.6%，浸杀 48h 的死亡率分别是 46.6%，83.3%，96.6%，差于夹竹桃灭螺效果。

17. 绞股蓝(葫芦科)水煮液(侯金华，2006)

配置成 5 个浓度梯度，分别为 62.5mg/L，125mg/L，250mg/L，500mg/L，1000mg/L，250mg/L 水煮液在连续 5d 的浸杀中，钉螺死亡率分别为 0，40%，43.3%，73.33%，96.67%，250mg/L 水煮液在连续 5d 的浸杀中，钉螺死亡率分别为 0，46.67%，80%，86.67%，100%。250、500 和 1000mg/L 的溶液具有 40% ~100% 的灭杀效果。

(二)重点植物灭螺效果比较(冯新港，2000)

1. 5种植物提取液，钉螺死亡率为92.8%～100%

油菜(种子，乙醇提取为主)，浓度100mg/L，钉螺死亡率100%；
知母(根茎，乙醇提取)，浓度100mg/L，钉螺死亡率100%；
决明(种子，乙醇提取)，浓度100mg/L，钉螺死亡率100%；
鱼眼菊(全草，乙醇提取)，浓度100mg/L，浓度100mg/L，钉螺死亡率100%；
土茯苓(根，稀乙醇提取)，浓度100mg/L，钉螺死亡率92.8%。

2. 40种植物提取液浓度500mg/L或1000mg/L，钉螺死亡率为51.9%～100%

(1)500mg/L：
槟榔 Areca catechu(果实，100%乙醇+10%酒石酸)，钉螺死亡率100%；
香椿 Toona sinensis(叶，石油醚+乙醚+乙醇)，200mg/L，100%；
牛膝 Achyranthes bidentata(根茎，95乙醇提取)，钉螺死亡率96.7%；
防己 Sinomenium acutum(茎，乙醇)，200mg/L. 96.2%；
香附子 Cyperus rotundus(根茎，乙醚)，88.5%；
雷公藤 Tripterygium wilfordii(茎，95%乙醇)，200mg/L，81.1%；
较剪兰 Belarecande chinensis，鸢尾科射干(根茎，乙醇+甲醇)，钉螺死亡率80.5%；
刺黑珠 Berberis Sargentiana(茎，硫酸冷渍液)，钉螺死亡率79.3%；
茜草 Rubia cordifolia(茎叶，95%乙醇+乙醚)，77%。
(2)100mg/L：
苍耳 Xanthium sibiricum(果，50%乙醇)，66.7%；
苦楝 Melia azedarach(树皮，95乙醇)，66.6%；
奇蒿 Artemisia anomala(全草，石油醚脱脂+95%乙醇)，钉螺死亡率56%；
黄独 Dioscorea bulbifera(块、茎，95乙醇)，52.2%。
(3)1000mg/L：
远志 Polygala tenuifolia(根，50乙醇)，100%；
龙胆 Gentiana scabra(根茎，50乙醇)，100%；
半夏 Pinellia ternate(块茎，50乙醇)，93.3%；
乌头 Aconitum carmichaeli(块根，50乙醇)，92.4%；
刺黑珠 Berberis Sargentiana(茎，硫酸冷渍液)，钉螺死亡率89.7%；
酸膜叶蓼 Polygonum lapathifolium(全草，50乙醇)，88.9%；
白术 Atractylodes macrocephala(根茎，50乙醇)，79.3%；
侧柏 Biote orientalis(叶枝，乙醇)，77.8%；
圆叶鹿蹄草 Pyrola rotundifolia(全草，50乙醇)，69%；
紫金牛 Ardisia japonica(全草，50乙醇)，69%；
大青 Clerodendron cyrtophyllum(叶，50乙醇)，66.7%；
元宝草 Hypericum Sampsonii(全草，50乙醇)，66.7%；
何首乌 Polygonum multiflorum(茎，50乙醇)，65.6%；
何首乌 Polygonum multiflorum(根，50乙醇)，62%；
毛冬青 ilex pubescens(根皮，50乙醇)，63%；
威灵仙 Clematis Chinensis(根，50乙醇)，62%；

地榆 Sanguisorba officinalis(根，50 乙醇)，62%；

徐长卿 Pycnostelma paniculatum(全草，50 乙醇)，60%；

泽泻 Alisma plantago(块根，50 乙醇)，60%；

北柴胡 Bupleurum Chinense(根，50 乙醇)，60%；

龙葵 Solanum nigrum(全草，50 乙醇)，59.2%；

郁金 Curcuma aromatica(块茎，50 乙醇)，58.6%；

枸橘 Poncirus trifoliata(果，95 乙醇)，55.2%；

白鲜 Dictam nus dasycarpus(根皮，50 乙醇)，51.9%；

草麻黄 Ephedra sinica(茎，50 乙醇)，51.9%；

梅 Prunus mume(果，50 乙醇)，51.7%。

(三)植物与其他成分配伍

1. 天南星与链霉菌配伍

天南星与链霉菌稀释液配伍灭螺具有明显的协同效应，是单一成分同等浓度杀螺效果的 4～5 倍，相当于单一成分 1% 浓度的灭螺效果，其配伍比夹竹桃与链霉菌的配伍效果更好。

2. 枫杨颗粒剂(枫杨＋玉米淀粉＋明胶)

枫杨颗粒灭螺剂具有药效持续时间长的特点，在春、秋气温为 20±5℃ 时，药效期可达 20～30 天。但随着时间的延长，其对钉螺的毒杀效果呈明显下降趋势。

与枫杨混合配制水浸液的植物也均为新鲜植物，乌桕、池杉、羊蹄等的灭螺作用已有报道用这些混合水浸液处理钉螺 240h 后，2.5% 的枫杨叶分别和 2.5% 的具有灭螺作用的植物羊蹄全株、乌桕叶、池杉叶混合水浸液的灭螺效果与 5% 的纯枫杨叶水浸液处理 240h 的效果相当，分别为 100%、96.7%、93.3%；而 2.5% 的枫杨叶与 2.5% 的樟树叶或青蒿全株混合水浸液灭螺效果虽然显著低于 5% 纯枫杨叶水浸液，但也达到 80% 以上。

(四)山丘区几种典型植物抑螺效果分析

1. 赤桉(*Eucalyptus camaldulensis*)(洪清标等，2001)

桉树的枝叶、枯落物、叶片挥发物、根系分泌物及林下表土的水溶物中都含有能够抑制林下其他植物、动物和微生物生长的物质，如蓝桉(*E. globules*)能产生对黄瓜有抑制作用的物质。从桉树体内分离得到的水溶性化感物质主要有阿魏酸、香豆酸、绿原酸、咖啡酸、巨桉酸、没石子酸、季豆酸等酚酸类化合物，挥发性化感物质有蒎烯、均烯、非兰烯和桉树脑等。这些物质能够抑制桉树林下的植物和动物生存，使得桉树林下植被稀少，草本层不发达，土壤表层裸漏、干燥，物质循环减慢，不适于钉螺生存和繁殖，调查表明桉树林下无钉螺分布，桉树化学物质抑螺机理有待进一步深入研究。据试验水提剂：

(1)赤桉叶子水提剂：48h 浸杀：LC50 为 0.72%，72h 浸杀：LC50 为 0.24%。

(2)赤桉乙醇提取物：48h 浸杀：LC50 为 16.9mg/L；72h 浸杀：LC50 为 12.1mg/L。

(3)桉油：48h 浸杀：LC50 为 46.5mg/L(指每升溶液种所含桉油的重量)；72h 浸杀：LC50 为 42.0mg/L。

2. 夹竹桃(*Neriumindicum* Mill. cv *paihua*)(陈全胜，2000)

全株有毒。燃烧枝叶之烟雾具剧毒，有毒成分富含多种强心甙，主要存在于叶、茎皮和根中，目前已分出 20 多种，系由洋地黄毒苷元(digitoxigenin)、夹竹桃甙元(oleandrigenin)、乌沙甙元(uzarigenin)、欧夹竹桃甙元(adynerigenin)、奈利甙元(nerlagenin)等与不同的糖组成，其中主要有欧夹竹桃甙丙、葡萄糖尼哥甙、龙胆二糖夹竹桃甙 A 等。此外，还含孕菌烯醇酮甙(pregnenolone gincoside)、孕甾烷(pregnane)、欧夹二烯酮A(neridienone A)、糖醇白坚皮醇(L—(+)—bornesitol)和橡胶肌醇(damhonitol)、鸡蛋花素(Plumericin)以及黄酮、三萜、甾醇等。其树皮水提物和树胶有灭昆虫和灭螺作用，用夹竹桃叶的水提物和乙醇提取物分离精制，对椎实螺的毒性比标准灭螺药氯硝柳胺大14倍，也优于灭螺药安果和甲拌磷。夹竹桃强心总甙，配置成3个浓度梯度的水浸液，分别是0.01g/L，0.1g/L，1g/L，浸杀24h的死亡率分别为16.6%，33.3%，96.6%，48h的死亡率分别是53.3%，96.6%，100%。

表7-4 枫杨叶水浸物灭螺效果

器官	水浸液浓度(%)	死亡率(%)			
		60h	120h	180h	240h
根皮	1	10	23.3	43.3	63.3
	5	19.8	46.7	82.5	100
	10	30.3	80	92.4	100
茎皮	1	3.3	10	36.3	56.7
	5	10	23.3	56.1	93.3
	10	26.4	60	79.2	100
叶	1	3.3	13.3	33.3	56.7
	5	6.7	20	59.4	100
	10	16.5	43.3	69.3	100
凋落物	1	0	0	3.3	6.7
	5	0	0	6.7	10
	10	3.3	6.7	10	16.7
五氯酚钠溶液	5×10^{-9}g/L	90	100	100	100
清水对照 water		0	0	0	3.3

3. 枫杨(*Pterocarya stenoptera*)(陈全胜，2000)

枫杨叶有毒，含水杨酸、内酯、酚性成分；种子含脂肪油枫杨为含水杨酸、内酯、酚性成分及大量抗坏血酸；据王万贤等试验；枫杨各器官水浸物均有杀螺效果。

用枫杨叶水浸液处理钉螺60、120、180和240h(表7-4)，钉螺死亡率随处理时间的延长而增高，即使是低浓度(1%)的枫杨各部的水浸液，处理时间长达240h时，钉螺死亡率也能达50%以上。用枫杨的不同部位(根皮、茎皮、叶)为材料制作的水浸液均有明显的毒杀致死作用。其中以枫杨根皮水浸液灭螺效果最好，茎皮、叶水浸液稍有差异。是否与秋季植物体内贮藏物质向根部转移有关，尚需进一步实验证明。枫杨树下凋落物(主要是枯萎的枝叶)水浸液对钉螺的毒杀作用很小，即使在较高的浓度(10%)时，经较长时间(240h)的处理，钉螺死还不到20%，其原因还需进一步探讨。

4. 樟树(*Cinnamomum camphora* (L.) Presl.)(黄敏，2009)

樟树是亚热带地带性植物，在我国疫区均有分布，近年来，由于香樟作为城市绿化树种备受园林人士关注，特别在仁寿紫色土疫区，当地百姓也较喜欢栽植该树种。香樟为樟科常绿乔木。树势高大雄伟，树冠广圆形，全株具樟脑香气，小枝绿色，根、木材、枝、叶均可提取樟脑、樟油，油的主要成分为樟脑、松油二环烃、樟脑烯、柠檬烃、丁香油酚等。樟脑供医药、塑料、炸药、防腐、杀虫等用，樟油可作农药、选矿、制肥皂、假漆及香精等原料；通过GC/MS方法，对樟树嫩叶、老叶以及枯叶挥发油的成分和抗氧化性能进行了研究，分析鉴定了其中含量占95%以上的31个化合物。结果表明：嫩叶中以Copaene(28.55%)、石竹烯(25.81%)和α-石竹烯(12.69%)为主要成分；老叶挥发油以芳樟醇含量最高(78.30%)；枯叶挥发油主含石竹烯(38.64%)、芳樟醇(19.36%)、L-樟脑(18.69%)和α-石竹烯(17.66%)。三种挥发油均有抗氧化能力，清除ABTS自由基能力大小依次为：老叶、枯叶、嫩叶；脂质体系清除能力大小依次是：枯叶、老叶、嫩叶。叶含挥发油，其主要成分是樟脑(camphor)(54.54%)，还有1,8-桉叶素(1,8-cineole)和少量α-松油醇(α-terpineol)，β-蒎烯

(β-pinene)，α-蒎烯，牻牛儿醛(geranial)，α-水芹烯(α－phellandrene)，樟烯(camphene)，龙及(borneol)，橙花醛(neral)等。用叶的水浸物3个浓度梯度，分别为0.1%，0.5%，1%，浸杀5天，0.5%～1%的樟树叶水浸液可达到90%以上明显的杀螺效果，但效果不及夹竹桃叶水浸物。

5. 其他抑螺植物的灭螺效果试验(表7-5)

博洛回 *Macleaya cordata*(Willd.)；喜旱莲子草 *Alternanthera philoxcroides*；大黄 *Rheum palmatum L*；黄果茄 *Solanum xanthocarpum* Schrad. et Wendl；富贵草 *Pachysandra terminalis*；一把伞南星 *Arisaema erunescens*。

表7-5　几种植物抑螺试验结果比较

<table>
<tr><td colspan="2">植物名称</td><td>48h LC50</td><td>48h LC90</td><td colspan="3">1%水浸液处理72h死亡率</td></tr>
<tr><td colspan="2">博洛回</td><td>茎0.11%</td><td>2.41%</td><td>茎：100</td><td colspan="2">叶：96.7</td></tr>
<tr><td colspan="2">一把伞南星</td><td>块茎0.107%</td><td>0.716%</td><td>块茎：100</td><td colspan="2">叶：90</td></tr>
<tr><td colspan="2">大蒜籽自然浸杀法</td><td colspan="5">浓度0.5%：成螺死亡86%，幼螺96%；浓度0.7%：成螺100%，幼螺100%</td></tr>
<tr><td colspan="2">富贵草原粉浸杀LC50</td><td colspan="5">24h：42.28mg/L；72h：7.2mg/L；120浸杀：LC50为4.2mg/L</td></tr>
<tr><td colspan="2">富贵草提取物1.4mg/L</td><td colspan="5">死亡率24h：36.7%；48h：73.3%；72h：96.7%；96h：96.7%；120h：100.0%</td></tr>
<tr><td colspan="2">黄果茄提取物</td><td colspan="5">原粉4.32mg/L死亡率24h：96.7%；48、72h均为100%</td></tr>
<tr><td>大黄</td><td>浓度</td><td>0.01%</td><td>0.1%</td><td>1%</td><td>3%</td><td>5%</td></tr>
<tr><td rowspan="3">死亡率(%)</td><td>24h</td><td>10%</td><td>13.3%</td><td>26.7%</td><td>22%</td><td>30%</td></tr>
<tr><td>48H</td><td>33.3%</td><td>53.3%</td><td>96.7%</td><td>89%</td><td>100%</td></tr>
<tr><td>72H</td><td>56.7%</td><td>86.7%</td><td>93.3%</td><td>100%</td><td>100%</td></tr>
<tr><td colspan="2">喜旱莲子草(原粉</td><td>浓度</td><td>0.01g/L</td><td>0.1g/L</td><td>1g/L</td><td></td></tr>
<tr><td colspan="2" rowspan="2">死亡率(%)</td><td>24h</td><td>33.3%</td><td>83.3%</td><td>96.6%</td><td></td></tr>
<tr><td>48h</td><td>46.6%</td><td>83.3%</td><td>96.6%</td><td></td></tr>
</table>

第三节　山丘区抑螺植物选择与配置标准

对于山丘区而言，因适生的植物种类繁多，但农、林用地矛盾极为突出，要达到抑螺效果，在树种选择及模式配置上均有特殊的要求，以达到植物抑螺效果。

一、抑螺乔木树种选择标准

适生性；这是共用条款，看似简单，但要经多树种试验，例如川中石灰性紫色土，多年还未选出较理想的树种，极耐干旱，又要适合宜弱碱性(石灰性)，近年该类土壤用于栽植巨桉，普遍反映生长不良。目前的仁寿试验示范区的该类土上营造红椿和栾树效果较满意，3年生红椿胸径达9cm，树高达9.5m，栾树胸径也相似，但分支较矮，树高略低。

经济产值高：山丘区人多耕地少，抑螺林多在农耕地或农林交错地带，血防林营造多要占用耕地或影响作物生长，因此抑螺林要在疫区的实施，其经济产值或利润均不低得低于农业产值。

他感作用；山丘区适生植物种类还多，用于造林的土地较少，抑螺林宽度和面积很难达到生态控制的标准和要求；因此只有选择具较强他感作用，以弥补抑螺林带宽度的不足。

耐水湿；钉螺多分布于沟渠、河滩，这里水分条件充足，地下水位较高，因此植物要较强耐水湿能力，对于多湿的土壤环境。

低草本层盖度：草本层是钉螺生存最为直观的生境特征，特别是高水湿条件显得特别重要，因此在这类环境造林要求成林后，林下草本层种类尽可能少，盖度尽量低，其林下草本盖度不高于20%，对于他感强烈的植物如巨桉对其他植物有排它性，而相对较弱他感植物，其栽植密度可高性，这和水土保持、水源涵养林的乔、灌、草复层结构的要求相反。

二、抑螺草本选择标准

适生性；对于所选择的草本植物必然适生，否则难于在新的环境立足。

宽生态幅：对于植物而言，宽生态幅即意味着对环境有较强的适应性，可在环境异质性大区域定居。

群落优势：通过前期的管护，最终能形成抑螺植物群落，即该群落必须具有极强的竞争能力；

多年生植物：在由于劳动力成本的提高，在疫区不可能对所栽植草本进行长期管护，当然也不可能每年栽植，因此所选择的草本除前2~3年人工管护，重点清除其他杂草，使该草本群落成为优势群落后，其他草本很难入侵。

他感作用；栽植对其他植物有化感的植物，即对可限制其他植物的生长与发育，确定引进草种植物的群落优势，另一方面也可对钉螺起到杀螺和驱螺功效。

极高的盖度：群落生长稳定后，要求地表在草被覆盖下照度接近为0，导致钉螺因长期在无光而不适合生存。加之其丰富的草根及地上植物对钉螺运行的阻滞，减缓钉螺活动，达到控螺要求，据推测麦冬、肾蕨、青蒿可能满足该条件，但还需试验证实。

有一定经济价值；没价值的植物很难在疫区栽植和保存，因此能产生经济价值的草本是一个难点，有价值的植物较多，但能进入市场，产生效益的植物并不多，这涉及产品的加工和市场培植。但不能栽植以地下茎为产品的植物如党参、庶薯蓣等，因为栽植于道路、沟渠边草本植物不允许对其挖掘。

全部满足上述条件的草本目前还未发现，但1、2、3项是基本条件，必须满足，后面4项必须满足1~2项。经过在四川仁寿县的试验、筛选，紫云英和紫花苜蓿因竞争能力弱，最终不能替代其他杂草而失败。香根草在试验区表现最好、益母草生长良好、过路黄和麦冬生长正常，有望替代其他杂草，还需要时间考验。

三、抑螺林模式配置要求

——纯林模式：适合于成片造林区，至少不低于5排树种，栽植后林下草本地下草本盖度不高于20%。

——乔灌草模式：适合带状区，可栽植1~3排树种，但必须配置抑螺灌木和草本植物。

——灌草模式：可造林宽度在5m内，该模式多用于农耕区，过高的乔木因光胁地而不受欢迎。只能栽植一些灌木或树体不太高的经济林木，但因栽植地太窄，可栽植的树木仅1~3排，很难发挥抑螺效果，因此必须配置抑螺草本。

——草本模式：一些田边，土边、田埂及沟渠，可栽植地太窄，或不能栽植林木，这些地段只能配置抑螺草本。经过试验，山丘区可选择的草本主要为香根草、益母草或麦冬。

四、抑螺防病林配置技术要点选择

抑螺防病林类型不同，反映了立地不同，这个立地一方面是自然立地，一方面是反映经济社会需要的立地。立地不同，树种选择不同，自然立地要求选择耐水湿的树种，而经济社会立地需要选择经济价值与潜在社会价值的资源树种。并且水系供应相对良好时，适当考虑经济林树种，利于繁荣疫区林业经济。并且，农林矛盾突出，基于林业不得直接占用农业土地，并且还通过自身的生态效应来造成农业减产，具有占地区与“影响区”二元格局，其调节方式就是选择耐荫的作物与药材，并且这些作物在强光下难以生长。山丘疫区不同类型抑螺防病林树种选择材料与技术要点见表7-6。

表7-11 山丘疫区不同类型抑螺防病林树种选择材料与技术要点

类型	常见树种	技术要求
沟边护坡固水林	桉树；马尾松；枫杨；构树；花椒；杂交竹；梨树；枇杷；油橄榄；杨树；水杉；柳杉、慈竹；香樟；钓樟；桢楠；德昌杉木；杉木；李子；油桃；柏木；马尾松；青冈；藏柏；油樟；油橄榄；红椿	农林复合型时采用低灌木护坡，在沟系狭窄时乔木固水，乔木树种影长太大而影响农作物；缓坡选择经济树种，陡坡选择用材树种
河岸护坡固水林	慈竹；花椒；枫杨；桤木；慈竹；杨树；中华红叶杨；黄葛树；柏木；马尾松；湿地松；青冈；藏柏；桉树；油樟；油橄榄；红椿	陡岸选择乔木，用于生态防护、环保林；缓坡可选择经济资源树种，用于生态产业。农田边缘时选择耐水湿树种直接生长于河漫滩，或竹类向河心倾斜。河流狭窄时选择，直立乔木树种，避免选择竹子、灌木类
河滩固碳持水林	杂交竹；枫杨；杨树；桑树；石榴；桉树；核桃；香樟；楠木；钓樟；润楠；慈竹；黄葛树；红椿；油樟；油橄榄；核桃；红椿	油料类树种适宜选择在干性地区，如凉山彝族自治州；用材类树种适宜选择在湿性地区，如德阳、绵阳、眉山、雅安、成都等地
田间护埂林	杨树；银桦；慈竹；柑橘；柚子；水杉；桑树；石榴；桉树；核桃；香樟；楠木；钓樟；润楠；慈竹；黄葛树；红椿；油樟；油橄榄	平原地区适宜选择大乔木树种作为田埂栽植树种，浅丘适宜选择灌木类经济树种栽植；深丘适宜选择经济灌木树种栽植
路渠防护林	桉树；杨树；黄葛树；夹竹桃；桉树；核桃；香樟；楠木；钓樟；润楠；慈竹；黄葛树；红椿；油樟	平原地区一般选择栽植乔木树种；浅丘小道外侧可选择竹类，陡壁处选择直立乔木；小道可直接排水沟内栽植乔木树种；深丘选择陡壁上选择竹类，内侧岩壁下选择直立乔木
渠上护埂林	桉树；杨树；柏木；核桃；马尾松；桤木；枫杨；云南松；红椿；香椿；慈竹；麻竹；杂交竹	一般选择公益林或用材林树种；在农田中较大的渠，可选择用材乔木或环保乔木树种，或经济树种，并选择水草作为林下配置材料
渠上护坡林	德昌杉木；花椒；枫杨；桤木；柏木；马尾松；湿地松；柑橘；茶；油桃；核桃；油橄榄；枇杷；杨树；桉树；梨树；油樟；红椿	干性地区选择油料树种，湿性地区选择用材树种；湿性地区都选择乔木树种，干性地区缓坡选择乔木，陡坡选择灌木树种
塘上护坡林	麻竹；花椒；梨树；桃树；柑橘；慈竹；柏木；桤木；油橄榄；枇杷；杂交竹；石榴；雷竹；红椿；香椿	选择小乔木或灌木树种，保持水土即可；湿性地区选择竹类、经济水果类，干性地区选择经济水果类、油料类
田上护坡林	桉树；茶；柑橘；雷竹；慈竹、麻竹；杂交竹；杨树；德昌杉木；水杉；柳杉；柏木；马尾松；桤木；红椿；香椿；核桃；油橄榄；石榴	湿性地区选择乔木用材树种与经济水果，干性地区选择灌木树种，经济水果和油料树种

（续）

类型	常见树种	技术要求
下湿田改造	猕猴桃；桑树；杨树；桉树；黄葛树；香椿；石榴；柑橘；茶	湿性地区选择用材林、经济水果；干性地区选择油料和水果
庭院经济林	核桃、黄杨、桉树、柏木、马尾松、水杉、柳杉、慈竹、杂交竹、麻竹、栀子花；桂花；银杏	珍稀濒危、珍贵用材、竹类、水果、林木花卉、风景园林、油料树种

第四节 典型抑螺防病林培育技术

在分析地形和水文特点，降雨与径流的时空分布的基础上，从森林与水相互关系的角度，把森林资源定向培育划分成水源涵养林与水土保持林防区、水土保持经济林区、多种形式森林并存区、平原防护林区、低洼地及河流入海口生态保护区 5 个不同区域(李秀芬等，2003)。依照类型与功能来培育抑螺防病林才能分门别类依照各自的技术要求与模式特点来培育。森林培育技术精准化是定向培育发展的新趋势(张鹏等，2008)；森林的培育间伐(foster thinning)是在抚育间伐基础上发展起来的一种新的经营理念(吴宝林，崔永鹏，2010)。抑螺防病林培育首先在森林分类的基础上进行，可划分重点生态公益林、一般生态公益林和商品林，分别采取不同的培育模式，并以景观斑块为最小培育单元，保持斑块的完整性、多样性同时兼顾森林物种的多样性。

一、种植园培育抑螺防病林

山丘区土地垦殖强度较大，抑螺防病林建设基本上从耕地开始或者荒草地。这就需要做到两点，第一点重视抑螺防病林培育的技术环节，并精准化，符合定向培育的要求，用产业导向，走种植园式现代林业的道路；其次，重视立地系统高效利用，低密度就从农林复合经营开始，高密度就培育间伐，把抑螺防病林培育活动作为一种土地高效利用方式。

种植园培育乔木树种，即 ЛигнихуЛьтУр 法(张连第，1968)，是一种新的、非常精细的培育树木的方法，最终目的是要在短期内获得最大量的木材。该法要求采用已育成的粗大匀整的苗木造林，第一年通常在行间种植农作物。在培育树木的全部期间内，林分要经常整地、多次施肥、灌溉及进行其他抚育措施。意大利、法国及南斯拉夫、德国、奥地利、英国、匈牙利等都是在种植园培育森林，桉树、柳树、澳洲金合欢等阔叶林，其余部分为针叶林。ЛигнихуЛьтУр 法培育森林在很多方面都符合抑螺防病林建设的要求，适宜在抑螺防病林建设中采用这种方法。传统造林都是在荒山上造林，都是大规模整地、挖坑、植苗、抚育，最终培育成熟森林，基本上属于毁林造林，缺乏种植园培育森林的条件。最早采用 ЛигнихуЛьтУр 法培育森林的是彭镇华等(1992)在滩地进行的抑螺防病林建设，本身具有耕地河漫滩造林并进行农林复合经营，以耕代抚的种植园基础。

(一)种植园培育森林的理论基础

种植园法培育森林具有十分深刻的理论基础，本身基于森林生态系统自身过程与功能认识加强，系统论也逐渐深入到森林培育学，使得森林动态过程与水文功能认识受到普遍重视，更注重系统整合、土地高效利用与培育目标的综合统一，来构建森林培育技术。

森林培育的第一个理论基础就是定向培育，本身要求培育目标与生态遗传相适应，培育模式需要确保培育目标的最大化，基本概括就是“适地适树适结构适模式”。

第二理论基础就是系统科学思想引入到森林培育学。从古代到现代，人们对森林的认识从“木丛曰林”，近现代才把森林看做一个群落，近年来生态学进一步发展，则把森林看成一个复杂的系统。对森林的认识走过了一个由简单到复杂，由个体、群落到系统的过程。森林培育学虽然以生态学作为其理论基础的核心，但是生态学科已经引入的系统科学并未自然而然地传入森林培育学，系统思想在森林培育学科的大多数研究人员中仍然感到陌生(刘勇等，2008)。系统科学思想引入到森林培育学就是不单纯把森林看做一个群落，而是当做一个系统，首先由生物与非生物组成，体现了生物与非生物的平衡与非生物生态承载力的高效利用与建立效率的问题；其次是农业、林业、渔业、牧业、新兴工业、旅游业等都与森林培育相联系，形成一个复合生态系统。

第三理论基础是土地利用度的把握及其协调的问题，即适度理念。森林与立地构建一个平衡系统，立地资源度、林分结构度，种质资源度，以及经营模式相约束，建立一个高效系统，就是实现各种度的有机统一与协调。

(二)抑螺防病林 ЛигнихуЛьтУр 法培育的优势

种植园培育森林的 ЛигнихуЛьтУр 法是充分掌握立地承载力在决定森林生长速度与产量上的关键作用，直接用种植园好地植树造林，提高造林地本身的资源度；用良种壮苗来直接栽树，提高森林成林速度，并在栽植后进行林下套种，进行农林复合经营，提高资源度，来抚育幼林，提高成林速度；并依据阶段性培育目标的来培育间伐，逐渐培育不同径级的用材。彭镇华等(1992)在长江下游滩地进行抑螺防病的农林复合系统建立时就选择壮苗栽植，复合经营，加速成林速度，6 年生杨树林达到 16. 90m。种植园森林培育法适宜抑螺防病林培育技术，是基于以下三点：

第一，疫区土地垦殖强度大，耕地造林存在土地基础和政策支持；

第二，钉螺孳生的立地都是水分条件良好的河边、湖边、滩地、渠边、林缘、田缘洼地等，规模化与基地建设的立地条件良好；

第三，抑螺防病机理自身或者技术要求利于建设不同径级培育目标的用材林，或者结合农业土地需要和高效利用问题建立复合经营的系统，或者片林或者间作。

单纯营林抑螺防病在幼林期发现并无灭螺效果，需要构建农林复合系统促进灭螺(刘晓洪等，2006)；一些凉山彝族自治州的“烂包田”，即地下渗水，成林了土壤湿度依然很大，且光照强烈，林下依然是草丛，钉螺孳生的隐患未除，需要复合经营，用土壤干扰抑螺防病，也需要种植园法培育抑螺防病林。

(三)种植园法培育抑螺防病林的技术步骤

种植园法培育抑螺防病林需要先林地清理、再整地、再植苗，最后复合经营，共四个步骤。这些步骤简单是建立在种植园本身立地条件较好，森林培育简单，但技术性很强，需要掌握好立地及其培育目标，精准化做好定向培育的每一环节(表 7-12)。

1. 林地清理

钉螺孳生地的地下水位浅，通气良好，中等肥沃的砂壤土适宜速生树种生长。造林前整地包括清理林地、排水、清除杂草、深翻地、改善土壤物理化学性能。在长江中下游滩地需要机耕、化学毁芦除草，并建设沟路工程以疏水排水，经历水改旱，再进行造林(彭镇华等，1992)。山丘区栽植桉树林不经历林地清理与疏水排水，直接导致桉树风倒严重，连根拔起或者弯曲倒伏。林地清理时需要在耕地或水田基础上挖排水沟，降低地下水位，再行造林。此时，表层土壤水分少，桉树生长时能多长根，树体稳固。在山丘疫区，存在一定的坡度，排水沟需要沿着等高线进行，进行横向疏水排水。

表 7-12 长江下游滩地种植园法培育抑螺防病林的技术步骤

技术步骤	技术要领
①机耕、化学毁除芦、草	在滩地上建立林农系统，首先要进行机耕深翻，一般深度约 30～40cm，以除去芦苇和杂草。这样一方面为林木生长和实行间种创造良好的土壤条件；另一方面，因毁除了芦草、平整了土地，消除了低洼积水，并将钉螺埋入土层深处，从而改变了钉螺的孳生环境，起到了良好的灭螺效果。在毁芦除草方面，还小面积试用了除草剂草甘膦，主要用于地势较低，沟渠边围等难以机耕的死角地区，毁灭芦草效果彻底，且不受地形限制，对机耕毁芦是很好的补充
②沟路工程	试区内一定要搞好路沟配套工程，做到“路路相连、沟沟相通、林地平整、雨停地干”，因而减少了人畜接触疫水机会，同时也能降低滩地地下水位，消除洼地积水，减少了表层土壤湿度，创造了利于林农生长而不利于钉螺孳生的环境，起到林茂粮丰和灭螺等多重效果。同时可把钉螺由面压缩到线，集中到沟内，易于消灭
③树种选择	由于滩地为冬陆夏水状态，水成为滩地树种选择的主要限制因子。在对沿江地区作了广泛调查的基础上，选择了耐水性较强、生长较好的杨树、柳树优良品系及池杉、乌桕、枫杨等树种进行栽植。又因滩地类型不同，土壤状况也有一定差异，这样不同滩地树种安排有所区别，湖滩土壤较为黏重，以杂交柳、池杉为主栽树种；江、洲滩土壤多表现砂性，主栽树种为 726963 等杨树优良品种。在沟、套等较大水面边围栽培对钉螺有抑制作用的枫杨、乌桕等树种，以有效杀灭螺源地的钉螺
④造林要用大苗、穴适当、深栽植	由于滩地高程较低，每年水淹时间 2～3 个月左右，汛期淹水深度可达 3m 以上，且淹水多在高温 7 月，林木生长旺盛期间。因此，滩地造林一定要选用大苗壮苗，如杨树树高 4.5m，柳树、池杉、乌桕、枫杨、水杉等树高要在 3～3.5m 以上，这样才可能汛期苗木不被水淹没顶，一般要在汛期最高水位时，尚有 1m 左右树梢露出水面，以保证苗木成活。栽植穴的大小根据土壤情况而定，土壤较黏，穴需较大，口径可为 1m×1m，土壤若砂性较强，穴可适当减小。栽植深度以地下水位来定，若地下水位高，穴可浅些；地下水位低，穴的深度一般为 0.8m，以扩大根系的容积范围，促进林木生长。同时，滩地风力较强，深栽也增强了抗风倒能力。另外，在栽植时，还应培土紧实并略呈馒头形，以防凹陷，形成新的螺源地
⑤窄株宽行、顺水栽植	滩地上造林，尤其是江、洲滩，宜采用大行距。如杨树 3m×10m，3m×12m，柳树、池杉 3m×(9+3)m 等，并且行向与水流方向一致。这样首先便于间种，延长间种年限；其次利于防洪泄洪；其三因宽行栽植，林内温度增加，土表风速增大，加剧了林木蒸腾，加快了土壤水分蒸发，使土壤湿度降低，从而改变了钉螺生境，不利于钉螺孳生；其四，大行距顺水流，使汛期林内水流速度明显大于芦、草丛内水的流速，从而使钉螺即使在汛期也难以在林内滞留
⑥林农间种	林农间种是兴林灭螺的一项关键措施，林农复合生态系统的建立，大大提高了光、热、水、土等自然资源的利用率，不仅可以获得较高的林木长期收益，而且可使群众获得一定的短期收益(如油菜 120kg/亩，净收益约 100 元)，提高了群众的积极性，群众自愿连年精耕细作，这样每年翻垦土壤，既消灭了芦草，又将钉螺翻上埋下，从而起到彻底毁芦和灭螺效果；其次，间种还可起到以耕代抚作用，促进了林木生长；另外，复合体系的建立，使单位面积蒸腾作用明显增强，从而使地下水位显著降低，造成不利于钉螺孳生的环境

2. 整 地

山丘区造林整地相对简单，土壤松软，泥沙含量低，栽植穴挖取容易。整地时栽植穴需要深挖、挖大，在传统栽植穴上需要加大规格，一般是 30cm×40cm×40cm，需要扩大在 60cm×60cm×60cm，在凉山彝族自治州需要更大，可能延伸到 70cm×80cm×80cm。长江下游滩地造林时栽植穴 1m×1m，黏性增大，地下水位高增大（彭镇华等，1992）。山丘区耕地长期浅种，并缺乏翻耕，岩层浅，为紫色砂岩，需要深栽植加大深层土壤的改良力度，提高林木生长发育的后续潜能。树大根深，栽植坑下岩层深度决定了树木的高度；绝对不能用作物式的所谓的定向培育思维，浅层施肥农业的森林培育思维来误导林业，可以施肥。抑螺防病林本身土壤水分好，林木生长快，需要深栽植来增加稳固性与抗风能力。意大利杨树主要在农地上培育，栽植坑深 80～100cm（张连第，1968）。利用剪短插条获得的移植。

3. 苗木定植

苗木定植时需要上底肥，回填土，再植苗。底肥施用农家肥或化学肥料。苗木选择时选择壮苗，滩地造林一定要选用大苗壮苗，如杨树树高 4.5m，柳树、池杉、乌桕、枫杨、水杉等树高要在 3～3.5m 以上，这样才可能汛期苗木不被水淹没顶，一般要在汛期最高水位时，尚有 1m 左右树梢露出水面，以保证苗本成活（彭镇华等，1992）。杨树苗造林，移植苗规格必须是高不低于 5m，直径 2.5～4.5cm 的大苗（张连第，1968）。山丘区抑螺防病林营造时，需要选择壮苗，杨树地径在 5cm 以上，桉树地径在 2cm 以上，以加快生长速度，避免水淹；在渠边造林、滩地内部造林时，需要选择一级苗，并能抵抗当年丛生的杂草。滩地栽植密度较大，如杨树 3m×10～12m，柳树、池杉 3m×(9+3)m 等，并且行向与水流方向一致（彭镇华等，1992）。栽植密度依照设计而定，一般依照培育目标的要求确定适宜的定植密度，如先密植 2m 或 2.5m 间距，然后成材后逐渐培育间伐，先培育小径木，再培育大径木。或者直接大密度栽植，直接培育大径木，或者间作套种，发挥作物经济效益。

4. 复合经营

苗木栽植后，进行农林复合经营，林下种植作物或蔬菜，以耕代抚。长江下游滩地套种灭螺，促使除草松土与栽植前翻耕土壤，直接灭螺。全部工作如挖伐根、整地、栽植、施肥、幼林抚育、在行间播种或栽植农作物，农作物抚育等，必须是机械化；在行间种植农作物是有益处的，第一年种植马铃薯、西红柿、菜豆角、小麦及混合饲料，第二年同样种植上述作物及黑麦，第三年种植作物或混合饲料，第四年种混合饲料；许多情况下，行间农作物比田间农作物高产（张连第，1968）。山丘区在抑螺防病林建立时，初期都进行了农林复合经营，并且这些林分都是从耕地起源的；间作玉米、胡豆、油菜等，还有林下套种益母草的，尽管地块小，但反映了这种土地高效利用系统的群众基础。山丘区，片林与农田块状混交成规模，几乎构成了长江上游小山小水小农耕背景下抑螺防病林体系的一个特色。在小流域尺度上，这种片林复合经营系统非常完善，并且之间有发达的沟渠排水送水系统，是一个农业、林业可进可退、可攻可守的兵家必争之地，具备建立现代林业基地的基础条件，也有农业规模化与高产稳产的水利条件。对于抑螺防病林林与兴林抑螺复合生态系统经营管理都有很好的群众实践基础。

（四）种植园法培育抑螺防病林生态系统经营管理问题

还需要探讨一点，那就是种植园法培育抑螺防病林经营管理问题。

首先是施肥问题。国外，种植园施肥用量较大。南斯拉夫杨树种植园，每公顷年施肥 150～200kg 钾盐、150～250kg 20% 的氮肥，造林后第七年氮肥量增加到 400～500kg；每轮伐期内施磷肥 1～2 次（视土壤中含 P_2O_5。多少而定）。意大利在种植园培育树木，施肥量标准比农作物施肥量增加 20%～30%（张连第，1968）。抑螺防病林本身在水肥充足并且存在输入性水分供应的地带，不用施肥，管理仅仅需要日常管护性质的活动即可，即防火防盗禁牧等。并且缺乏后续产业、加工业拉动的，以及现代林业基地建设的合作社组织协调与企业订单、合同，抑螺防病林经营管理为空谈。

其次是结构调整的问题。尽管缺乏长效动力，但抑螺防病林的生态系统管理维持问题事关抑螺防病效果，需要引起重视。但在种植园培育森林的过程中，农林复合系统作物培育时需要耕作，松土除草，把这些有机物覆盖在林木根部，以耕代替林木抚育，增加物质输入；并培育间伐，即选择能使用的林木采伐，把不能用的或需要保持森林的保留，一则可以继续农林复合，二则可以补栽植苗，培育后续森林。对于密植成林的，需要采取培育间伐的思路，根据径级成材状况及时采伐，并继续培育。传统抚育间伐目的是砍伐不成材或生长差的，保留好的，而培育间伐是保留差的，采伐好的、以供直接利用，并补栽培育后续森林。

复合林带下作物的时序调控主要指间作物的种类、间作物的时间和不同种群的更替时序。一般来说，造林初期，间种矮秆农作物或蔬菜比较合适。3 ~4 年后，上层林木闭郁度增加，林下间作药材。选择适合林缘生态环境的中草药品种如桔梗、黄芪，在林下间种的效果就很好。当上层林木达到定的年龄(7 ~8 年)以后，树冠层已经全部郁闭或接近郁闭，林木根系所占领的空间越来越大，这时继续以林药间种后进行林草间种(史旭民等，2011)。种植园抑螺防病林培育时可采用作物品系调整与逐渐优化的方法来提高复合经营效益。

二、油果经济型抑螺防病林培育技术

油果经济林与用材林不同，本身依靠种实生产来发挥经济效益，并且还有抑螺防病功能。其培育需要考虑钉螺孳生的生态因子控制，并入侵式进入钉螺孳生生境的途径改变钉螺孳生适宜的水热因子。油果类型经济林本身主要依靠生殖产量来实现经济效益，而生殖器官高产稳产离不开强烈的光照与充足的水肥匹配，需要立地资源与空间实现良好的优化配置，提高结构与资源匹配度的适宜性，最终提高生殖调控度的标准。油果类经济林培育需要遵循生殖特性优先或生殖规律决定的原则，在立地选择、改造，树种选择与配置，经营措施把握上都需要寻求科学性、合理性与可行性。并且改造式与建立式的经济林基地也适宜借鉴种植园法培育森林。结合 ЛигнихуЛьтУр 法用材林培育与彭镇华提出的滩地农林复合系统建立技术，我们提出基于带状水平沟的油果类经济林培育方法。

(一)立地选择与改良

在多种类型林分、不同立地类型都可培育抑螺防病林时，就存在立地选择的问题。土壤肥沃、坡度平缓、光照良好的阳坡和半阳坡立地适宜作为油果经济林栽培基地。仁寿县花椒基地就是选择丘区水田上方的缓平坡作为经济林基地，这些立地疏水、排水，利于生殖器官发育。水分充足时利于营养器官发育而不利于生殖器官发育，就是生产中的徒长现象。这种缓坡地需要采用带状沟来改良立地，形成水分蓄积的带，并且呈现等高线水平状。这种措施似乎是蓄水，不利于生殖器官发育，实际上是保蓄深层地下水源，也利于农林复合与间作。

方家镇花椒基地附带有养鸡设施，形成独具特色的林禽模式，并且这种局部积水现象利于生长鸡喜食的草类与栖息的环境湿度。方家镇选择纵向开带，3m ×2m 株行距，2. 5m 树高，结合树体管理的培育模式，局部地方还选择了半夏、玉米、蔬菜等间作模式，代表了疫区经济林培育的典范。立地改良上，尽管疫区降水不多而集中，也造成一些洪涝灾害，但冬春干旱是不可小觑的。用良好的措施来保蓄水分，利于克制冬春干旱。

(二)树种选择与配置

山丘疫区油果经济树种很多，并且在光照配置上，三江流域与大渡河流域光照稍差，但水分充足；雅砻江安宁河流域水分欠缺但光照充足，在发展油果类经济林上各有优势。适生树种主要有花椒、梨、桃、杏、柑橘、柚子、枇杷、桂圆、荔枝、杧果、石榴、葡萄、猕猴桃、李子等水果或香料；木本油料树种有麻疯树、核桃、油橄榄、乌桕、油桐等，并且生产中本身很具规模。现有条件扎实，例如攀西地区核桃、麻疯树、油橄榄经济林规模很大，果桑、枇杷、石榴、杧果、桂圆、葡萄、椪柑、花椒等规模也很大；三江流域与大渡河流域则柑橘、枇杷、花椒、梨、桃、猕猴桃等，木本油料有油桐、乌桕、山桐子等。

油果类本身开花结实与高产稳产对立地资源的高效利用是基于科学合理的结构配置，再好的树种品种结构配置不合理，也不会有较高的产量。油果类经济林密度配置一般要求较高，总体来看，合理稀植利于确保开花结实的合理的光照和水分配置，能优化生态资源利用的度。麻疯树栽植密度很多，有 3m×3m、2.5m×2.5m、3m×4m，基于不同经营技术可进行树体管理与农林复合经营。花椒栽植都采用 3m×2m 宽窄行，并且垂直方向复合经营，利于疏水抑螺防病。梨园采用水平沟带状栽植，3m×3m 株行距，并通过逐级复合经营品种调整的方式迎合建植初期郁闭度的变化。在经济林抑螺功能还未建立时通过人为干扰来阻断钉螺生活史灭螺。油桐、核桃乔木类树种利于大密度稀植，可采用 15m×15m 株行距，进行带状水平沟上侧栽植(间距 1.5m)，沟上侧进行作物种植，以迎合郁闭度变化时的灭螺效果与土地高效利用。或者核桃、油桐在路渠外侧栽植，并结合高密度桑树、构树(1m×1m，渠两侧双行，或无渠仅有路时单行)等灌木树种搭配，构建林灌林带，并通过修建、采集来控制灌木生长高度，并保持在 2.5m 以下水平，方便采集。

(三)栽植技术

经济型抑螺防病林建设时，需要挖大坑，栽植穴深度要够，灌木栽植时 60～80cm 深度，乔木栽植需要土层深厚，土质疏松，栽植穴也保证在 80cm 以上深度，其生长速度快，利于早成林。必要时回填土加入石块或石砬，便于下层疏松透气，提高根系发育的土壤空隙，面上再填土，施底肥，再植苗。钉螺孳生的土壤黏性重，不保水还不透气，需要多施农家肥来增加土壤有机质含量，并增强保水保墒能力。

垂直方向宽窄行栽植时，利于疏水抑螺防病，而带状水平沟栽植存在水沟，开辟了钉螺孳生的新生境，在钉螺输入时，能在这些生境中孳生，形成钉螺孳生地。但窄行栽植郁闭后能降低沟渠温度，使得钉螺难以孳生；并通过以耕代抚措施，10 月至翌年 6 月少雨季节向渠内堆积秸秆与农业剩余物，多余的 7～9 月刚好用于树根与农作物覆盖保墒，腐烂还田也不利于钉螺孳生。乔木类核桃、油桐、山桐子栽植时，都在核桃林带上侧 1.5m 处开沟，遮阴充分；并且桑树、构树沿渠栽植，能更好地提高土地利用效率和营造低温抑螺生境。

(四)经营管理

经济性抑螺防病林经营管理有两个目的，一个是保证抑螺防病效果，二则保证高产稳产，实现培育目标。其经营管理时需要从抑螺生境营造的具体技术措施入手，并提高土地利用效率与产量提高要求。灌木类经营管理需要从水肥、除草松土、树体管理上调整，满足经济林生长发育的土壤资源水平提高与结构度优化需要。种实培养类的树种高产需要庞大的冠幅，其培育需要修剪呈几种树形，如不同杆高的摘心形、低位平台型、主干型树体，用适量的一级枝来支撑冠幅，并较低的经营密度来确保通风透光，加之水渠蓄水保墒，农林复合以耕代抚，能在结构优化与资源提高上相互协调，提高生殖调控的水平。

把经济林及其复合经营系统作为一个系统整体，并把水文输入和肥料输入也计算在内，通过经营措施增加自然输入物质的截留，尽可能减少人为输入成本，减少培育目标以外的物质输出，则系统整体上提高投入产出度，降低成本，提高劳动生产率和土地利用效率。具体措施如下：

(1)运用农林复合经营模式，增加空间与资源利用效率，以耕代抚、覆草免抚，促进林木生长，提高综合效益，如仁寿县方家镇的花椒林禽模式。

(2)运用生草覆盖技术，优化系统内物质循环利用格局，降低林地抚育与物质输入成本，提高产出效率。

(3)运用林灌结合形式，在渠系两侧或一侧配置，通过灌木经营来达到乔木经营的目的，即高密度灌木来抑制草本生长，并获得经济收益，乔木直接施肥来保证自身的肥力需求。

这种通过系统结构优化配置来提高系统内物质利用效率的技术措施不但抑螺防病，还能提高抑螺防病林生态系统服务水平，是生态经营技术，本身通过低碳减量循环的经营模式来保障抑螺防病经济林经营的效果。

(五)经济型抑螺防病林的培育模式

以水平宽窄行沟边栽植为主的带状水平沟式农林复合经济林培育模式如图7-1，本身仅仅适用于灌木树种，乔木树种则需要用单行水沟上侧而农林复合经营技术(图7-2)。本模式的基本特点：①低密度稀植，使得冠幅充分发育，良好采光；②农林复合经营，以耕代抚，把农业剩余物全部用于根部覆盖，增加土壤有机质含量，并有增加肥力输入的价值；③带状水平沟积水技术，沟内集水蓄水，并位于林冠下方，低温，钉螺无法孳生；④长期作物调整与种植，能形成台状地，更利于蓄水保肥与土地高效利用。

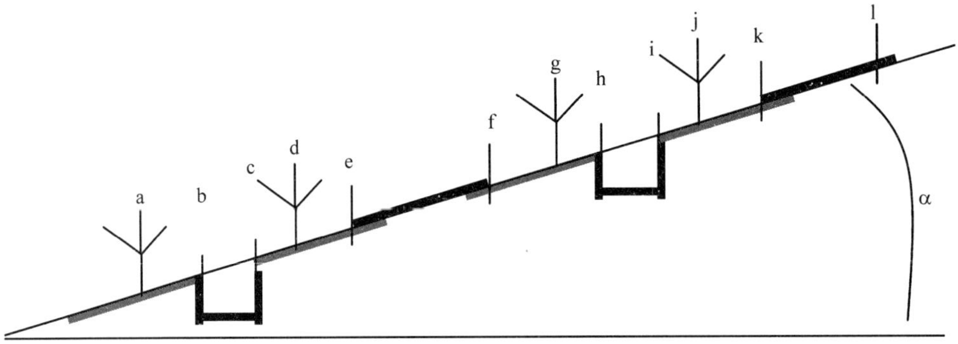

图7-1　以水平宽窄行沟边栽植为主的带状水平沟式农林复合经济林培育模式图

(a－b间距0.75m，b－c间距0.5m，c－d间距0.75m；d－e间距0.75m，e－f间距1.5m，f－g间距0.75m；g－h间距0.75m，h－i间距0.5m，i－j间距0.75m，i－k间距0.75m，k－l间距1.5m。紫色线为农林复合区，灰色线为经济林区，黑色线为水沟，浅绿色

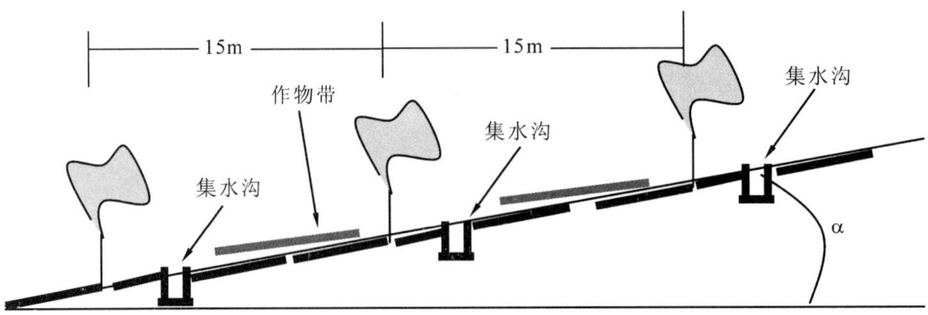

图7-2　单行乔木＋水沟＋农作物的农林复合经营培育模式

为花椒树；呈现为单行经济林 + 排水沟 + 单排经济林 + 农林复合宽带形式，总体上可描述为宽窄行农林复合经济林模式。这种模式的雏形为罗江县农家乐附近的梨园建设模式，是新农村建设与抑螺防病林建设成果，总面积 800 亩；但具体描述时以中江县花椒林模式为框架，3m×2m 株行距，中间套种马铃薯。总体技术集成要素：①罗江县梨园的带状梨园栽植的带状水平沟；②花椒林栽植的宽窄行；③中江县花椒林与马铃薯间作系统但是垂直间作的，综合为上述理想模式）。

该模式乔木之间间距 15m 左右，栽植坑距离水沟 1.5m，水沟位于栽植上方位置，两树之间红色部分为作物生长带。为了提高土地利用效率，在与树线相一致的一行栽植豆科饲料植物，并平茬经营，秸秆还田，一般栽植双行，1m 间距，50cm 株距。等高固氮植物篱栽植能充分利用林下空间，不但有拦蓄作用，还能很好提高经济效益，具有系统自肥功能。

三、生态防护型抑螺防病林培育技术

山丘疫区抑螺防病林培育也需要在森林分类的基础上进行，可划分重点生态公益林、一般生态公益林和商品林，重点公益林都是在疫区陡坡地带，如“V”字形陡坡河岸，丘顶与低中山上部的水源涵养林，以及丘面边坡陡峭地带的水土保持林。这些立地特殊地带，森林并不主张经营砍伐，只需要强化保护，以封山育林的方式来维持森林的自然结构。

（一）块状公益性森林的封山育林式培育森林

封山育林是利用森林演替规律，借助自然力，配合人工营林措施，达到恢复森林目的的一种造林方式（龚辉文，1992）。

疫区森林斑块在现有基础上，封山育林，必要地带退耕还林，逐渐提高景观规模化水平：

——扩大有林地面积，封育森林能逐渐内部优化结构，边缘地带扩大自然恢复面积，并能逐渐扩大疫区森林面积，尤其是沟坡、山脊地带，人为干扰解除时，如禁牧、禁采、禁挖、禁垦时，干扰立地森林都能得到恢复，提高了疫区森林质量与景观效果。

——丰富了林分树种，疫区关键地带封山育林，减少人为选择性采伐或采集部分物种，增加了自然恢复的进程，丰富了物种多样性。

——提高了保持水土能力，山林封育，减少人为干扰活动，能保持水土，增强水源涵养与地力维护水平。

——投入产出比高，山林封育，降低森林培育的投入，而生态功能、抑螺防病效果增强了，直接提高了林业的投入产出比。

——增加了森林自身抗灾能力，封山育林提高林分自身的稳定性与可持续性，自调控与自组织能力提高了，森林自身健康与抵御极端天气事件的能力增强了。

——保护、繁衍了森林动物，人为活动与动物在复合生态系统中占据同样的生态位，禁止人为干扰，动物种类增加了，数量增加了，繁荣了动物多样性。

——增加了农牧业收入，疫区封山育林保持了林地水土，使林区细水长流，大幅度地降低了旱涝灾害，保护了水利设施，燃料、饲料、肥料大量增加，山清水秀，风调雨顺，增加了农业发展的后劲与软实力。

封山育林途径：①全面封山育林，一般在低山中山或大面积丘顶适宜全面封山育林；②封补结合，封育与补栽补植结合，提高森林恢复进程，对一些钉螺孳生地带进行先补栽，后封育，或者对一些陡坡地，先补栽，后封育；③封造结合，在一些自然森林间隙的大块示宜林地，进行造林，尤其是坡度大于 25°的坡耕地，造林后封育。

(二)带状河岸路渠抑螺防病林培育

山丘疫区带状抑螺防病林培育时需要考虑几种因素，第一树高能达到20m以上，能形成$60\sim100m^2$以上的冠幅；第二，狭窄时可选择竹类植物，匍匐式形成隧道，利于郁闭遮阴与降温增湿；第三，农田经营因素对林带宽度、树种选择的约束，如农田附近时适宜选择灌木树种，而不适宜选择乔木树种。带状河岸路渠抑螺防病林培育时需要注意以下几点：

(1)平坝地区，林带行数与河流、路渠宽窄有关。道路狭窄时，选择竹类与乔木树种搭配的结构模式，一则提高风景美，二则提高垂直资源利用率；道路宽阔时，适宜选择高大树冠的乔木，珍贵林木、珍稀濒危与用材林都较为适宜，林下栽植饲料灌木，如桑树、构树等。河流宽时(大于10m)，栽植大规模的杨树、桉树、水杉、枫杨、桤木等乔木林，并且宽度在河漫滩(最大洪水位)以上3～5m处，即包括部分缓冲带。河流较狭窄时(小于10m)，栽植竹类植物，如慈竹、杂交竹、麻竹等，并结合地方珍稀濒危与乡土树种，栽植桢楠、香樟、钓樟、大叶樟、楠木等树种，形成大乔木+竹类灌木的群落。路渠也可选择营造核桃、油桐、山桐子等木本油料植物作为抑螺防病林，但下部需要栽植豆科植物或桑树来增加渠面郁闭度，通过降温增湿来达到路渠灭螺效果。

(2)“V”字形河岸，或路渠两侧或一侧坡度大时，林带行数不受到限制，直接栽到上部缓冲带的位置或农业用地、人居为限制因素。山丘疫区雨季降水集中，且土壤黏性大，岩石缝隙与缓坡处都是以栽树。河岸与路渠两侧栽植乔木树种，如桉树、杨树、水杉、枫杨、桤木等。也可选择核桃、油桐、山桐子等油料木本植物栽植。

(3)田间渠埂，行数仅限于窄带双行，需要考虑饲料植物、水果植物，如柑橘、柚子、花椒、枇杷等，还有桑树、构树等。目的一则提高田坎土地利用效率，二则提高生态防护效益，三则提高渠面郁闭度，最终通过降温增湿营造渠面抑螺生境。

四、生态环保型抑螺防病林培育模式

和很多农村一样，山丘疫区也面临着普遍的环境污染，主要包括人畜粪便与污水排放、农田污水排放，这些污染物最终都进入了水系，即河流与沟渠。需要营建林草结合抑螺林带，来达到清理污染物、净化水体、抑螺防病的效果。

(一)湿地饲料草类清洁健康模式

路渠、沟渠本身是元素富集之地，便于采集饲料，湿地饲料草本植物选育已经获得初步效果，香根草、巴茅等适宜在渠边生长，并且克隆繁殖，利于对钉螺生境进行一次性生态位替代，并长期收割，依次栽植，永续利用。多次利用、收割，提高生产力，污染物净化快，环保效果好。

(二)湿地饲料灌木清洁健康模式

饲料桑树、构树、伏楝树等都适宜作为饲料树种，还有大量的豆科植物灌木，适宜作为饲料，形成固氮饲料植物篱，在路渠林带下栽植。通过灌木经营与收获，来调整高度，保持对渠面的郁闭即可。速生灌木萌生能力强，多次采收生产力高，对污染物净化能力强。

(三)湿地边缘乔木清洁健康模式

在城市郊区污染物汇集之所，需要栽植高生产力的杨树、桉树、桤木、枫杨等来吸收富集的元素，以达到治理污染的目的。

五、生态风景型抑螺防病林培育模式

在中心城市边缘地带或者公益性园林单位及其农家乐，都适宜采用生态风景式的抑螺防病林模式。此类模式形成需要中心城区城市森林建设的带动。

杨树模式：西昌市在几条进城道路绿化上，都普遍采用杨树作为绿化的主要材料。

黄葛树模式：在绵阳市高新区，原为有螺区，后建设为高新区，采用黄葛树作为抑螺防病林模式。

德昌杉木模式：德昌县中心城市绿化都采用了德昌杉木作为边坡美化树种，形成渠上方大规模的德昌杉木绿化美化林。

小叶榕模式：小叶榕多作为绿化树种。目前直接采取大苗栽植的方式，快速成林，迅速发挥绿化效果。

六、路渠与河流森林廊道培育及其管理

在水文干扰较为频繁的河岸，渠岸，水分供应相对较为充足，林分耗水并不能彻底根除钉螺孳生的水分维度范围，此时需要用积温，钉螺发育的积温限制来解释林分的抑螺机理。发挥林带的降温减光增湿功能，在水文相对稳定的河渠、湖海库塘周围构建森林廊道，促成河流湿地与林带的统一。在城乡一体化背景下，建立水系森林廊道，构建林水相依的乡村抑螺防病林系统。

(一)疫区水系森林廊道建设类型

山丘疫区水系较为发达，自然河流众多，人工湖泊、沟渠、路渠发达，水系森林廊道建设实质上是两侧林带建设，但林带需要考虑与水系融为一体。其树种可能因为水系类型而有所不同。

(1)乔林模式：通过单纯的林带建设来达到路渠与河岸水系森林廊道的建设目的，如杨树林、枫杨林、桤木林等。

(2)乔灌模式：通过林木与饲料灌木结合，构建乔灌型抑螺防病林，适宜路渠两侧。

(3)林草模式：在路渠两侧适宜栽植林草模式，森林创建水系森林廊道，饲料草类吸纳污染物，并制造郁闭渠面。

(二)水系森林廊道更新

(1)乔林模式更新：带内轮伐更新：适用于宽度在20m以上的宽林带。于林带一侧首先伐去林带宽度的一半，在采伐后的迹地上进行造林，待营造的新林长成时，再伐去林带内保留的另一半树木，随后进行造林。

带侧造林更新：适用于宽度在10m以下的窄林带。即在林带一侧新造林带，待新林带起防护作用时，再砍去原有林带。此法由于更新后的林带与原林带位置有所变动，所以又称滚带法。

隔带轮伐更新：林网内有多条主带，有计划地隔一带伐一带，在伐除林带迹地上及时造林，待新林带起防护作用时，再伐去保留林带，进行更新造林。

(2)林灌模式更新：灌木通过采集饲料与平茬技术来更新。

(3)林草模式更新：草本通过饲料收获来保持更新。

(三)更新技术要求

(1)保持一定的郁闭度，可采取逐径级培育疏伐的方式来更新，在最大个体时再选择皆伐重新造林方式恢复森林廊道。

(2)依照钉螺孳生情况选择更新方式，无钉螺孳生隐患时，进行采伐更新，钉螺孳生隐患强烈时，不适宜采伐。

(3)更新方式选择需要林业部门依照卫生部门的临时调节政策与流行情况通报、会商来确定，并用文件形式确定。

(4)林业部门协同卫生部门，能检查抑螺防病林森林廊道的状况，并督导土地经营者完善与建设，技术检验以渠面、河边是否郁闭为准。

七、生态保护型抑螺防病林的培育

疫区自然保护区需要结合地带性生态多样性保护区建设、完善与管理，用国家财政转移支付方式，支付给相应级别管理处或管理局，作为保护区抑螺防病林管理的费用，负责防火、防盗、禁牧、禁垦殖、禁采集等各类形式的人为干扰。收购土地经营权，逐渐形成以国有土地为范围的自然保护区管理方式。

(一)封山育林措施

通过绝对禁止人为干扰的封山育林措施来培育疫区自然保护区的森林，提高森林的抑螺防病功能。通过全面封育、封补、封造结合，培育规模扩大、质量提高、生物多样性丰富、抗旱减灾能力提高的疫区生态保护系统。

(二)景观修复与经营权回购措施

通过生态补偿来获得土地经营权回购，在连接处或关键景观破碎处，把土地经营者经营权通过补偿金发放形式收回，逐渐扩大自然保护区的规模和面积，连通破碎景观，提高疫区森林生态系统的生态多样性保护与地域自然灾害的能力。

第五节　典型抑螺植物培育

一、巨　　桉

巨桉是较典型的他感植物，其水浸物不仅对钉螺有灭杀作用，而且的自然生境中，对其他植物也有较强的排他性，这种排他性一方面因其桉叶油的挥发所致，另一方面是因为他较强的生态位，对环境资源具有较强的利用能力。桉树是目前南方发展面积最大的速丰林，种植即可达到抑螺效果，又能取得很好的经济效益。但栽植桉树必须“科学规划、适地适树、良种壮苗、集约经营、平衡施肥”。既可达到桉树速生丰产又能使林地可持续经营，在第四纪黄壤栽植较好，但的坡度较大的地块栽植要谨慎，必须维持好生态环境和地力的可持续性。

林地选择：要遵循“适地适树”的原则，结合桉树生长特性和品种，选择土壤质地适中，酸性、微酸性土壤(pH 值 4～6.0 为宜)。避免选择盐碱地、陡坡(坡度 40°以上)、高山(两广及福建海拔 600m，相对高度 300m 以上)、石山、多年生竹林地等不适宜桉树生长。

修路：要根据地形、坡度及周围环境、农田情况，多选择半山腰线路较好，可防止水土淹埋农田，减少纠纷，方便上下坡施肥、种植、砍伐等。路面要成龟背状或向内侧倾斜以利排水，山谷聚水处路面要适当加高或做涵洞，避免雨水冲刷和毁坏。

炼山：炼山一定要彻底，报当地县或市森林防火指挥部批准。开好防火带，砍除大的杂灌木，晒干了再火烧；或开好防火带后，火烧后把地径大于 2cm 的杂灌木伐除，有萌芽力的要用草甘膦加 2 钾 4 氯 30～40 倍液等喷涂(伐根催腐技术)使其枯死。

整地方式：目前山地造林常采用带垦后挖穴或先挖大穴种植到抚育施肥时坑带，带宽 100～150cm，穴规格 60cm×40cm×40cm，既防止水土流失又不影响幼林生长。高强度机耕整地虽然林木前期生长不错，但成本投入大，水土流失严重，维护持续地力不利。

密度选择：一般采用宽行窄株，宽行利于光合作用透光透气；窄株，利于种间竞争及施肥抚育管理。根据培育目的(小径材、中径材、大径材）不同，各地选择密度不同，目前常用株行距为1.5m×4m；1.8m×4.0m；2m×4m；2.1m ×3m，密度1250～1667株/hm^2(地瘦种密，地肥种疏些)；从目前调查显示以4m×3m较好，可减少初期投入，同时有利于培育大径材。

整地规格：挖大坑60cm×40cm×40cm，保证深度不低于35cm，抚育时通带翻垦宽100～150cm；带垦后挖坑相同或挖50cm×50cm×40cm。

基肥施放：关键是管理好民工，要按质按量，肥料尽量均匀施放到每一个树坑；肥种搭配要合理，最好做到测土配方施肥，即根据土壤肥力情况选择肥料品种和搭配。目前在广东、广西山地造林基肥表现最好的配方是：①钙镁磷肥400～500g ＋ 俄罗斯复合肥100～150g；②经沤制或高温消毒的干鸡粪1000g＋进口复合肥100～150g；③合格的桉树专用肥33%～46%(氮15%～18%、磷10%～15%、钾8%～15%覆混肥）250～300g。施放方法是先回土为坑的1/2，放基肥和表土混合搅拌至回土2/ 3，上面再回表土1/3（约10～15cm)覆盖。

苗木选择：坚持适地适树适种源适无系性与良种壮苗的原则。所选的品系一定要是良种，最好在当地有小试(引种）或中试过，在当地生长不错，抗性强(抗病抗风耐寒）的品系，目前适应性广、表现较好的无性系有尾巨桉DH32229、DH32222、DH32225，巨尾桉广林9，巨桉、赤桉优良无性系等。

苗木装卸及管护：选择近林地较清洁、近水源且交通便利的地方卸苗，要按畦摆放，每$1m^2$摆300～400株为宜。卸车后要及时淋水并把粘有泥土的叶片冲洗干净，及时种植。

种植时间与方法：种植时间一般在3～5月为造林最佳时间，此时阴雨天气，温度适宜，植后雨水多很适宜桉树生长，6～9月造林虽也可以，但植后雨水少，生长恢复慢，入冬后气温低，生长期短，生长差、易受冻害。种植方法是要剥袋或脱管(轻基质网袋苗可不剥袋），挖一小坑垂直把苗放入坑内，根系不能碰到基肥，以免使幼苗根部接触肥料而影响成活，育苗土团覆盖3～5cm，松土并踩实，种植时还要注意舒根和压紧，使幼苗根部能与土壤紧密结合，以利于苗木根系吸水尽快恢复生长，如碰到较干旱的天气又必须造林的，可把苗木靠坑的一侧种植，目的是容易吸收原土中的水分提高成活率。

抚育与施肥：抚育追肥是造林成败的关键，幼林生长受杂草和水肥影响很大，一般生长3～4月后基肥消耗差不多了，苗高已达60～100cm，不及时抚育和追肥就会使幼林“断奶”，杂草丛生，生长受挫。效果好的配方为：①俄罗斯复合肥200～300g ＋ 尿素100～150g；②挪威或芬兰复合肥200g ＋尿素100～150g；③合格国产复合肥300～350g。

进口复合肥相对较好。缺硼的地方可添加硼砂15～20g/株或稀土1～2g/株。如是挖坑种植的，第1次抚育最好能扩带，带宽100～150cm，翻垦20cm深(不用打碎），再在树周围挖一施肥沟50cm×20cm×20cm，如原来带垦的，除草后挖施肥沟50cm×20cm×20cm追肥即可，追肥后要覆土。要加强用工管理，防止偷工减料或偷卖肥料，保证每株树都均匀有肥，监督一定要到位。第2年、第3年的3～4月还要各抚育追肥1次，有条件的第4年最好还要抚育追肥1次，每次比第1年追肥稍多100～150g。因各地气候、土质、所种桉树无性系不同，每次追肥最好能做到测土配方施肥，平衡施肥是高产稳产的关键，是将来造林保持林地可持续发展、经营的方向。

病虫防治：重点防治白蚁危害。

二、柑 橘

柑橘属于芸香科的柑橘亚科，为常绿小乔木。中国多在长江以南诸省栽培。柑橘包括了柑、橘、橙、柚、柠檬等品种，橘皮中还含有硫胺素、核黄素、挥发油、黄酮类柑橘花、叶、果皮都是提取香精的优质原料，柑橘果皮中香精油含量可高达3%，但柑橘虽为强烈异位植物，是否对钉螺有杀螺或驱螺功能还有待试验，但柑橘作为四川盆地重要经济林发展树种，在抑螺防病林建设中具有重要地位，因此本文作重点介绍。

因地制宜，选用良种 ：根据当地的自然地理条件并结合市场经济效益，种植柑橘。

合理规划，高标准建园：根据柑橘喜欢荫蔽，湿润环境，建园应注意以下几点：①丘陵山地坡度应在25°以下，土层深厚、心土结构松软、易透水、气的砂土壤为佳。若土壤理化性状较差应进行改土。②夏秋日照强烈且干旱，不宜选西向建园，若因条件限制，则应建立防护林带。③应选水源充足又无山洪冲刷或积水的地点建园。

科学规划：因地制宜，划分小区，并合理设计园间道路，作业道及排洪系统，防护林的营造，建筑物的安排等进行科学配置规划。

修筑梯田：为保持水土，同时便于管理操作，必须修筑等高水平梯田。其方法主要是清理场地，测定基点和等高线(可土法上马)。梯田的宽度应根据山坡度而定，如20°~25°的台面宽应3.5~4，坡度越小，台面越宽。

栽植：挖大穴，施大肥。定植穴深宽0.8m×0.6m，然后施入过筛的城市垃圾，每穴1~2担或其他禽畜粪，杂草青料并加0.5~1.0kg石灰，与心土拌匀后回填入穴；为防下沉，回填土应比土面高10~20cm。

定植要选经过嫁接的一年生良种壮苗，并尽可能带土移植，适当修剪过多的树冠枝条。我区定植最适时期为春季2~3月春梢尚未抽发之时。灌水方便的果园，也可在晚秋定植，有利于翌年早发。芦柑及脐橙每亩可植50~60株，采取密株距宽行距方式为好。定植后应灌足定根水，并立支架以防大风摇动，影响成活。定植后20~30天恢复生长，每半个月施稀薄的腐熟人粪尿一次，以促生长，并经常防治病虫害，统一放梢，培养良好树冠。

抓土改，加速土壤熟化：土壤管理目的在于熟化土壤，创造有利柑橘生长的水、肥、气、热条件。其主要办法有：①柑橘幼龄期进行深翻，扩穴，增施有机肥料，如垃圾，作物秸秆，绿肥及禽畜粪等。②幼龄期于行间套种豆科等绿肥作物，并在适当时期将绿肥、秸秆开沟压埋。③树盘覆盖：除用绿肥外，还可用作物秸秆、树叶等材料，可起到保湿，稳定地温，增加有机质等作用。

科学施肥：以有机肥为主，化肥为辅，其比例以3∶1为适当。要根据柑橘生长结果的需要和各种肥料的性质，合理搭配使用。一般柑橘对氮磷钾三要素需要量比例为1∶0.5∶0.7。此外还应补充缺乏的微量元素；幼龄树以促进生长扩大树冠为目标，应以氮肥为主，并以少量多次为好。1~3年生的施肥量，年均每株每年可施纯氮0.2~0.5kg，从少到多逐步提高。施用时间可掌握在每次梢抽发之前。成年结果树栽培目的在于促进多抽梢，多结果，并保持梢果平衡，达到丰产优质。施肥主要抓四个时期，即：春芽萌发期施用促梢壮花肥，以氮为主，配合磷钾，施用量占全年20%，具体是每亩人粪尿30担，尿素7.5kg；幼果生长期以氮为主，配合磷肥，占全年施肥量10%；秋梢期施以速效与迟效肥结合，即每亩施优质人粪尿30~40担，加腐熟饼肥50kg，加尿素10kg，肥量占全年35%，在新梢自剪后，根外追肥二次；采果前后施基肥，仍以速效与迟效肥结合，肥量占全年35%。以厩肥计算，每亩施60~

80 担，并结合施石灰 50 ~ 100kg。

合理整形修剪：

(1)幼龄树的整形：苗木剪顶定干，培养矮干多分枝苗木。在夏季新梢老熟后，离地面 20 ~ 25cm 处剪顶使其分生主枝；抹芽控梢，在剪顶后新梢萌芽时开始抹除零星早发的新梢，至每株有 5 ~ 6 芽梢时停止抹芽，待新梢长至 5 ~ 8cm 时选留生长健壮，分布均匀的新梢 3 ~ 4 个作为主枝，其余都抹掉，主枝长过 18cm 时截短，让其发新梢，以后依次类推，逐渐培养成圆头形丰产树冠。

(2)结果树修剪：根据不同品种生长结果习性进行修剪。芦柑树势强，直立，多在树冠上部外围结果，故除修剪内部过密的细弱枝外，树冠外围的枝条应少剪，而美国脐橙树冠内外枝条均可结果，且以短果枝结果较高，故修剪宜轻，一般以短截为主，以促发较多粗壮短枝(结果母枝)。

按季节修剪：

春梢：生长好的可成为翌年结果母枝或夏秋梢基枝。故修剪应去弱留强，去密留匀。

夏梢：徒长性较强，扰乱树形，且抽发太多会加重生理落果，故应抹除或长至 15 ~ 20cm 时短截，使之抽生 2 ~ 3 枝秋梢成为结果母枝。

秋梢：生长充实，成为结果母枝百分率高，故不加修剪，但过密者应疏除一部分。

冬梢：生长不充实徒耗养分，应及早抹除。

根据植株树势和结果情况修剪法：对生长正常的稳产树，修剪程度要轻，仅剪除病虫害枝，交叉荫蔽枝，适当控制夏秋梢数量。大龄树，因其结果多，夏秋梢抽生少，则修剪宜轻，以删除为主结合短截的方法。培养生长良好的春夏秋梢成为翌年结果母枝。对小龄树，由于结果少树势强，各次梢都较粗壮，故修剪应较重，采用短截结合疏删，减少翌年的花量，为下一年丰产打下基础 。

三、枫　　杨

枫杨(*Pterocrya stenoptera*)属胡桃科，是一种生长快速的用材树种，同时也是公认的抑螺植物。种子含油 28.83%，可供工业用油。其树体高大，姿态优美独特可作行道树、庭荫树、公路绿化及固堤护岸防风树，同时还可用于保护环境，对有害气体抗性极强，且可吸滞粉尘，比较适合作工厂绿化；作为经济用林，枫杨木材色浅、质轻、少翘裂、易加工，可作家具、茶叶箱、火柴杆，树皮可提取栲胶，纤维可制麻袋、绳索、造纸，树皮和叶可作药用或制成农药，可用于解毒、杀菌及灭钉螺等，果实可作饲料或酿酒，种子可榨制工业用油，其苗木还可用作核桃的嫁接砧木，可见枫杨全身都是宝，作为用途广泛的速生树种。枫杨生长迅速，生长比杉木无性系造林平均树高要增大 30%，10 ~ 15 年可以成材，且木材纹理细致，是家具、胶合板、纤维板及造纸等的工业原料用材。在安徽，20 年生枫杨每亩出材产值可达 2000 多元，防护林造林 5 年就可初步起到防护作用。此外，开发枫杨的药用价值前景也十分广阔，利用枫杨制成的生物制剂用于农作物病虫害防治已见报道。

(1)适应范围：枫杨是我国长江中下游地区广泛分布的一种重要的乡土树种，天然分布的海拔高度多为 500m 以下，但在南部的四川、云南、广东、广西等省区可达到 1000m。适应性强，喜光、耐湿、喜温暖湿润环境，能耐贫瘠土壤，在酸性至微碱性土壤上均可生长，主根明显，侧根大部分集中于土壤表层，适宜在河岸、溪滩、堤岸、水渠两旁栽植，四川中部和南部江河溪沟两岸的疫区普遍生长良好。江西南部河滩地，坡耕地上生长良好。

(2)采种育苗：选择 18～20 年生的优良母树，于 9 月上中旬采集树冠中上部外围的饱满种子晾晒至种子含水率达 15% 时层积沙藏；第二年 3 月中旬播种，每亩播种量 3～4kg，5 月和 7 月中上旬各施复合肥一次，当年苗高可达 1.5m 以上。

(3)造林抚育：造林宜选在低湿处以砂壤土为主的立地上，栽植季节：以早春栽栽为好。但也可直播造林。幼龄期要注意修枝，一般保留树冠的三分之二，枫杨根蘖能力很强，可进行平茬或利用伐根萌芽培育造林，此法高径生长相对较快。

(4)造林方法：枫杨为阳性深根树种，不耐蔽荫，要求湿润，但以不能生长在终年积水之处，土层薄，干燥之处，生长不良。宜于丘陵、平原和水网地区，作为四旁绿化树种。

(5)栽植方法：栽植穴 60cm×60cm×50cm、穴底可放置有机肥和磷肥，适当深栽。

(6)抚育管理：枫杨有较强的发枝能力，需适当修剪下枝，注意培育干形。幼树，采取陆续分次，修除树冠基部 1～2 级大枝，其后酌情修除，片状林分，在郁闭前，要进行抚育。

枫杨萌蘖能力较强，伐后可以萌芽更新，对萌芽条，每兜选留健壮 1 支培育。

四、椿　　树

品种：我国香椿约有十余个栽培品种，大体上可分为红椿和绿椿两大系列。作为木本蔬菜，以选择红椿系列为优，如红香椿、褐香椿、黑油椿、红油椿、红芽绿等品种。而绿椿系列，树干通直，宜作为速生用材树种。

(1)采种：香椿 5～6 月开花，果实 10～11 月成熟，果实成熟时红褐色，此时可采果取种。应选择 15～30 年生的高大健壮母树采集种子，晾干选净的种子千粒重 15g，发芽率 40%～50%。

(2)育苗：播种育苗在 2～3 月进行，温水浸种催芽，每亩播种 3kg，可产苗 10000～15000 株。可采取埋根和留根的方法育苗，每亩可产苗 2 万株左右。1 年生苗高超过 1m，即可出圃造林。此外，根蘖苗也可用于造林。农民在进行四旁绿化时，就常常挖出大树旁的根蘖苗进行栽培，成活率很高。

(3)造林：大穴整地，50cm×50cm×50cm，裸根起苗，早春造林。用材林的初植密度为株行距 2～3m；菜用林的初植密度为每亩 240～300 株。

(4)管理：幼林要除草松土 1～2 次。菜用林要矮化修剪，促进枝萌发。由于香椿生长迅速，栽植当年，若培育春芽就要进行矮化。可采取摘方式进行矮化，使树高保持在 1m 左右。香椿在栽植的第二年，便可采收椿芽，3 年以后可形成一定的产量，一般每年每株可产鲜椿芽 3kg 左右。5 年后，可轮流对植株进平茬，每次 1/3，平茬时保留树桩 30cm，以促进生长更多的萌发枝。菜用香椿林，每年每亩要施用有材 3～4t，每次采摘椿芽后要追施混合肥，以保证椿树对营养的需求，以生产优质椿芽。若培育用材树种，就不能平茬矮化，要培育主干。

五、花　　椒

花椒耐干旱，最不耐涝，遇较干旱的气候花椒叶片萎蔫，加以灌溉或下雨均能恢复正常生长；如果短期集水或洪水冲淤(24h)就会造成花椒树死亡。花椒属浅根性树种，根系发达适应性很强，土壤厚度在 30cm 以上的地段和地块均可以广泛栽植，花椒根系强大，地上部分生长健壮，生长发育优良，4 年达丰产高产，可持续高产 15～20 年。

造林密度：花椒每亩栽植 100 株左右，株行距 3m×2.2m 或 3.3m×2.0m 。

整地、打窝、施肥。首先对造林地段、地块除尽杂草也就是 7 月至 8 月 20 日前，按照造林密度定点打窝，窝大见方60cm，深40cm每窝底部施堆肥25～50kg，每窝施油枯0.1kg，过磷酸钙0.25kg，将堆肥油枯磷肥混合泥土拌匀，回填于窝内，让其充分腐熟，经雨水沉积，保持回填的窝子地面与原地面相平，各基地乡镇在整地、打窝结束后应立即向产业办报告，产业办将组织对整地、打窝进行验收，验收合格的顺序作为供应种苗的顺序。

造林时间及栽植技术：造林以9月下旬到10月上旬为花椒栽植的最佳时期，栽植后当年就迅速伸展新根，造林翌年苗木随地温增高而进入加速生长，促进早生、快发，为提早开花结果，进入丰产期奠定良好而坚实的基础。

土壤管理与间作抚育：花椒根系浅，杂草与花椒苗的争水、争肥能力相当强，椒农的经验是"花椒不锄草，当年就枯老"，所以造林后到郁闭前保持林地内无杂草，在收麦子前的4～5月除一次草，除草时将窝子堆成高堆，防积水或淤泥，7～8月除草第二次，那么我们的经验是：在种植花椒的地段和地块采用以耕代抚的办法，就是冬季以间种胡豆、豌豆、绿肥，夏季以花生、黄豆实行林内间作，一是经过间作镇压杂草；二是为农民增加收入；三是一年两次间作豆类作物每亩相当于给花椒地内增施30kg左右的纯氮，提高土壤肥力，促进花椒生长早实、丰产高产。

六、核　　桃

核桃是一种重要的油料果树，既是营养丰富的食品，又有很大的医药效用，与枫杨同科，其叶具强烈的异味，是目前血防工程较为理想的经济林木。

生态习性：

温度：核桃属于喜温树种，适宜生长的温度范围及无霜期是：年平均温度9～16℃，极端最低温度是-25～2℃，极端最高温度38℃以下，无霜期150天以下。

光照：核桃喜光。进入结果期以后更需要充足的光照条件，全年日照时数要在2000h以上，才能保证核桃的正常生长发育。如低于1000h，核壳、核仁均发育不良。栽培中，从园地选择、栽植密度、栽培方式及整形修剪等，均必须考虑采光问题。

土壤：核桃喜疏松土质和排水良好，在地下水位过高和黏重的土壤上生长不良。而在含钙的微碱性土壤上生长最佳。核桃喜肥，要求土壤肥沃、有机质含量高。

水分：核桃耐干燥的空气，而对土壤水分状况却比较敏感，土壤过旱或过湿均不利于核桃的生长与结实。所以，山地核桃园需采取水土保持工程措施，而在平地则要解决排水问题。

品种选择：选择当地综合性状表现突出的辽-1作为主栽品种，中林系列和礼品-2作为授粉品种，香玲、川核系列等。

整地：定植穴要求长、宽各80cm，深100cm，回填表土，边回填边踏实，有条件的可每穴施入腐熟的有机肥20～50kg，但要注意将肥与土壤混匀再回填，避免造成烧根。回填后灌水沉坑，沉坑2～3天后用表土将坑填平。

栽植：栽植前要进行苗木筛选，选择根系完整、组织充实、顶芽饱满、无病无伤的优质壮苗。栽植时要求横竖成行。苗木栽植深度与该苗原土印相平。首先在定植穴中央挖30cm见方小坑，把苗木摆放在中间，栽时要使根系舒展，均匀分布，边填土边踩实，并将苗木轻轻摇动上提，避免根系向上翻，使根系与土壤相互密接，将土填平踩实，打出树盘，充足灌水，待水渗完后培土踏实。水利条件差的地区可采用泥浆法栽植，即定植穴中央挖30cm见方小坑，坑中灌水一桶，填土搅泥浆(泥浆稀稠以苗木插入后不倒为宜)，苗木插入后向上轻提，舒展根系，栽植深度同上，培土踏实，嫁接苗定植后2～3年即可挂果，4～5年即可进入丰产期，而实生苗需 8 ~ 10 年方能挂果，15 年才能进入丰产期。目前，密植园以 3m × 2m (亩栽 111 株) 为宜，一般用地可 3m × 4m，4m × 5m，其密度大小取决于立地好坏及管理强度，核桃为雌雄同株异花果树，且同一植株上雌花与雄花一般不同时盛开，故要求不同植株间进行授粉。因而，只有成片栽植的核桃园才能获得丰产。核桃以秋季(9 ~ 11 月)或萌芽前定植最为适宜，在栽植前可先挖大穴(长、宽、深各 80cm)分层压入有机肥、磷肥、泥土，然后定植于穴上，浇足定根水，并用杂草覆盖树盘，以利成活。栽后要及时定干，防干旱死苗等。

(1)抚育管理：核桃园进行深耕压绿或压入有机肥是提早幼树结果和大树丰产的有效措施，深耕时期在春、夏、秋三季均可进行，春季于萌芽前进行，夏秋两季在雨后进行，并结合施肥将杂草埋入土内。应从定植穴处逐年向外进行深耕，深度以 60 ~ 80cm 为宜，但须防止损伤直径 1cm 以上的粗根。核桃幼树生长较慢，行间土地可间作豆科作物或绿肥。成年果园每年 4 ~9 月用除草剂除草 2 ~3 次，于秋冬中耕 1 次。

(2)施肥：主要于春秋两季进行，结合深施有机肥进行园地深翻熟化、培肥土壤，夏季适时除草和树盘松土，增加土壤透气性，促进生长发育，提高产量和品质；雨季注意排水，尤其是山地丘陵核桃园在 6 ~ 10 月雨水集中，降水量大时应及时排出过多雨水，防止山洪水冲毁果园及水土流失，搞好水土保持工程。有条件的地方，每年 2 ~5 月干旱季节进行浇水，防止干旱或灼伤，促进枝梢生长和开花坐果。每年秋季施用基肥，以有机肥为主，幼树每株施 20 ~ 30kg，初果期每株施 50 ~ 100kg，盛果期大树每株施 150 ~ 200kg；施肥方法用环状、半环状、条状、穴状均可，但最好用穴状施肥法，即在树冠滴水线外挖 4 ~ 6 个直径 30cm、深 40cm 的洞穴，施入肥料盖土后浇水，这种方法既省工、省力，施肥效果又好。追肥每年进行 2 ~3 次，第 1 次在开花前，以氮肥为主，促进萌芽生长；第 2 次在盛花期进行叶面施肥，即在全树 60% ~70% 的花开放时，喷施 0. 50% 的尿素、0. 20% 的硼砂、0. 30% 的硫酸锌和 0. 20% 的磷酸二氢钾 1000 倍液，以促进开花整齐、授粉授精、提高坐果率；第 3 次在 6 月幼果快速生长期，以磷肥、钾肥为主，目的是促进果实发育，减少落果，提高产量和品质。

(3)要及时疏除部分雄花花序核桃是雌雄同株异花植物，雌花着生在结果枝顶端，雄花着生在同一结果母枝的基部或雄花枝上，靠风力传播花粉后让雌花受精。但长期的科学研究证明，在核桃树雄花序和雄花发育过程中，需要消耗大量树体内贮藏的营养，尤其是在雄花快速生长和雄花大量开花时，消耗更为突出。故生产上在核桃雄花序发育和开花过程中，采取人工剪除或喷施“核桃化学去雄剂”，疏除 1/3 ~ 1/2 雄花序，均能减少树体养分的无效消耗，促进树体内水分养分集中供应开花、坐果，因而能大幅度地提高产量和质量。

(4)灌水：核桃喜湿润，耐涝，抗旱力弱，灌水是增产的一项有效措施。在生长期间若土壤干旱缺水，则坐果率低，果皮厚，种仁发育不饱满；施肥后如不灌水，也不能充分发挥肥效。因此，在开花、果实迅速增大、施肥后以及冬旱等各个时期，都应适时灌水。

整形修剪：

(1)修剪时期：休眠期间修剪核桃有伤流现象，故不宜进行修剪；其修剪时期以秋季最适宜，有利于伤口在当年内早愈合。幼树无果，可提前从 8 月下旬开始，成年树在采果后的 10 月前后，叶片尚未变黄之前进行为宜。

(2)幼树整形：核桃树干性强，芽的顶端优势特别明显，顶芽发育比侧芽充实肥大，树冠层性明显，结合此特性，以采用主干疏层形为宜。其整形方法为：干高 50 ~ 80cm(若当年幼苗不够高，可待苗木生长 1 年后再整形)，定植当年不作任何修剪，只将主干扶直，并保护好顶芽(若顶芽损坏，可先选一壮芽代替)，待春季发芽后，顶芽将向上直立生长，将其作为中心干，顶芽下部的 5 ~6 个芽将萌发侧枝(其余芽不能萌发)，5 ~6 月选分布均匀生长旺的 3 ~4个侧枝为第 1 层主枝，将其余新梢全部抹去。第 2 年按同样的方法培育第 2 层主枝，第 2 层保留 2 ~3 个主枝(与第 1 层相距 60 ~80cm)，第 3 年选第 3 层主枝，保留 1 ~2 个主枝，与第二层相距50 ~70cm。1 ~4 年主枝不用修剪，可自然分生侧枝，扩大树冠。一般 3 ~4 年成形，成形时树高 3 ~5m 左右。

(3)结果树修剪：核桃进入结果盛期，树冠仍在继续扩大，结果部位不断增加，容易出现生长与结果之间的矛盾，保证核桃达到高产稳产是这一时期修剪的主要任务。因此在修剪上应经常注意培养良好的枝组，种好辅养枝和徒长枝，及时处理背后枝与下垂枝。从结果初期开始，就应有计划地培养强健的结果枝组，不断增加结果部位。防止树冠内膛空虚和结果部位外移。进入盛果期后，更应加强枝组的培养和复壮。培养枝组可采用“先放后缩”和“去背后枝，留斜生枝与背上枝”的修剪方法。徒长枝在结果初期一般不留，以免扰乱树形，在盛果期可培养为枝组，乱向枝要及时控制，以免影响骨干枝和结果母枝。下垂枝多不充实，结果能力差，徒耗养分，应根据具体情况处理。

(4)丰产树形：核桃丰产性较好的树形为主干疏层形和多主枝自然圆头形。主要类型有：

主干疏层形：干高 1.20 ~1.50m，第 1 层 3 大主枝，层内距 10 ~20cm，主枝基角 70°，每个主枝上有 3 ~4 个 1 级侧枝，第 2 层两大主枝，每 3、4 层主枝着生在中心杆上，第 1、2 主枝相距 80 ~120cm，树高 5 ~6m。此树形树冠大，产量高，寿命长。

多主枝自然圆头形：主杆高 1.20 ~1.50m，没有明显的中心杆，主枝自然分层排列，全树 2 ~3 层，共有 5 ~8 个主枝，每个主枝不相互重叠，每个主枝上分别着生 2 ~3 个一级侧枝，树高 5m 左右。此树形修剪量轻，成形快、结果早、有利于幼树早产、丰产。

防治病虫害：

核桃的病虫害相对较少，常见的有腐烂病、溃疡病、天牛、尺蠖、介壳虫几种，防治方法是：冬季及时剪除病虫枝、干枯枝集中烧毁，并做好清园工作，减少病虫源；早春至初夏幼虫孵化时喷600 倍的氧化乐果液，可防治天牛、尺蠖、介壳虫等害虫；秋末用刀刮除感病树皮，并涂抹 100 倍福美砷液，可防治干腐病、溃疡病等病害。①核桃溃疡病可采取清除病枝落叶，刮除树干基部粗皮，涂抹 5 ~10 波美度石硫合剂或 50% 甲基托布津等方法进行防治，再于 7 ~8 月喷 2 次 50% 退菌特 800 倍液，可使病株率降低到 1% 以下。②核桃举肢蛾主要为害果实，采取树下开垦耕种，清除残枝落叶为基础，摘拾黑果为主要措施，树冠喷药为应急手段的综合防治方案。即采果后至翌年 5 月中旬翻耕、扩盘、清园；6 ~8 月摘拾黑果，集中销毁；6 月上旬至 7 月中旬成虫羽化期在重灾区选用 50% 的杀螟松 1000 ~1500 倍液或敌杀死 3000 倍液树冠喷药。③云斑天牛主要以蛀干危害，可人工捕捉成虫为主，并及时用药塞虫孔，砸死卵和幼虫，8 月树上喷 40% 杀虫净 500 倍液，防治率可达 90% 以上。

适时采收：核桃的适时采收非常重要。核桃要充分成熟才能采收，过早外层青皮不容易剥离，种仁不饱满，出仁率低。果实充分成熟的标志是：果皮由青绿变黄，部分果皮自行开裂或脱落，内部种仁硬化，果壳坚硬，呈现黄白色，这时才是果实采收的最佳时期。采收后将带青皮的果实堆放在预先准备好的场地上，堆高 50cm 左右，盖上草席或稻草等，遮阴堆沤 2 ~5 天后用木棍等剥去青皮，放入石灰水或漂白粉液中漂白，阴干或晒干后分级包装销售。

七、夹竹桃

夹竹桃(*Nerium indicum*)以扦插繁殖为主。扦插在春季和夏季都可进行。春季扦插，取生长健壮的枝条作插穗，并把插穗基部浸入清水中 10 天左右(注意每天换水)，温度控制在 20 ~ 25℃，待发现浸水部位有不定根发生时扦插。注意遮阴和提高空气相对湿度。夏季扦插，取插条在水中泡养 20 ~ 30 天，注意换水，生根后取出扦插，注意遮阴。

并喷水提高空气湿度，缓苗后逐渐增加光照时间和强度。夹竹桃也可行压条繁殖，先将压埋部分刻伤，埋入土中或用栽培基质包裹伤 2 个月左右可发育出完整根系并剪离母体移栽。

养护夹竹桃应做到以下几点：

修剪：春季进行整形修剪，去徒长枝、纤弱枝、病虫枝，并对内膛过密枝进行疏剪，使枝条分布均匀，树形保持丰满。另外，夹竹桃全株有剧毒，人畜误食有危险，故应避免在井边及饮水池附近种植。

病虫害少，仅在高温多湿季节嫩枝和花枝易发生蚜虫，可用 40% 氧化乐果乳油 2000 倍液。25 % 亚胺硫磷乳油 1000 倍液喷防。

八、香根草

形态特征：密集丛生，茎叶紧韧、挺直，叶片光洁，叶层高 1. 0 ~ 1. 5m，成熟时株高一般在 1. 5 ~ 2. 0m。叶宽 0. 6 ~ 1. 0cm，叶长 70 ~ 100cm。香根草于秋季抽穗扬花，但极难结实。圆锥花序预生，直立，紫色，穗长 15 ~ 40cm。分枝多数，轮生、细弱。无柄小穗均两性，形窄，腹扁，无芒，两性花，雄蕊 3，羽状柱头 2。须根发达，可深达 2 ~ 3m，有檀香味。越冬时，自然休眠，并于翌春重新萌发出新的分蘖，继续生长发育。由于香根草一般不结实，因而不能进行有性繁殖。但它具有较强的再生能力，通过常靠分株或分蘖繁殖。

生态习性：虽然香根草是一种典型的热带植物，对气候条件的适应范围较广，但它可在年降雨量为 300 ~ 6000mm、气温为 - 12 ~ 50℃的地区生长。香根草对土壤要求不严，在非常贫瘠、紧实、强酸性或强碱性的土壤中都能生长。香根草既耐旱又耐涝，在连续干旱几个月的情况下能保持生长，在部分茎叶被水淹的条件下也能生长发育。香根草的适应性广，抗逆性强，易种植，易成活，易管理，极少受病虫侵害。

栽培技术：

(1)种植：可每 2 ~ 3 株栽植，香根草对磷肥需求较高，施磷肥可促进早生块发和加速分蘖。香根草很耐旱，南方地区一年四季都可种植。但为了保证成活率，最好是在早春雨季3 ~ 5 月间种植。栽植：至少 2 行，行距 30cm，株距 25cm，第三年可形成封闭的植物墙(根部连为一体，对钉螺运动和泥沙有阻挡作用)种后 10 天左右开始返青生长，成活率一般可达 95% ~ 100% 。

(2)管理：香根草一般无需复杂的管理，定植成活后即能较快生长分蘖，即使遇秋旱天气，也无需淋水。但为促进“生物篱笆”的尽早形成，应及时追肥。移栽的第一年至少应追肥 2 ~ 3 次，可分别在生长旺季的 5 ~ 9 月间进行。条件允许时，可在每年春秋各刈割一次，春季刈割促进香根草早春的萌发，秋季刈割能增加美观度，并注意在抽穗之前进行，以减少养分损失。

香根草他感选择性：

香根草提取物对水稻纹枯病菌、香蕉炭疽病菌、番茄早疫病菌、黄瓜枯萎病菌和葡萄炭疽病菌5种植物病原真菌的抑制作用。室内抑菌试验采用菌丝生长速率法测定了石油醚和乙酸乙酯萃取物对植物病原菌的抑制作用。结果表明，两部分萃取物对上述5种病原真菌均具有较好的抑制作用，其中对水稻纹枯病菌的抑制效果最好，EC50值分别为1.844和3.470mg/mL。室外盆栽试验结果显示石油醚萃取物在浓度为0.025g/mL时对水稻纹枯病菌保护防治效果达到66.70%，治疗防治效果为14.16%。该研究为该植物抑螺效果提供了理论依据。

第八章　典型林业血防流域治理模式

自2006年林业血防工程实施以来，在四川省林业厅领导及中国抑螺防病林中心的指导下，四川省各工程实施区坚持“以林为主，生态防螺”方针，抓住林业血防工程这一大好时机，发展地方产业，带领疫区群众脱贫致富，创造了优良的抑螺防病林模式，这些丘区抑螺防病林新模式推动了我国林业血防工程的发展。

第一节　山丘区抑螺防病林模式

山丘型抑螺防病林可依照生境布局来划分，模式依照生态功能进行归类。基于每种抑螺防病林都具有各自特色的功能，因此在林业三生态理论的指导下参照防护林空间布局与结构配置(杨玉坡，1998)技术，将血防林分为：生态产业、生态防护、生态美学、生态环保、生态多样性保护等5种抑螺林类型。

(一)生态产业抑螺防病林模式

山丘型疫区多属经济欠发达地区，抑螺、防病虽维系疫区人民群众的生命、财产安全，但该区仍存在生活基本保障和经济发展等现实问题，因此构建抑螺防病林时，既要考虑抑螺防病，还需考虑区域的产业发展和人民群众增效增收体制问题，两者不可偏废。抑螺防病是基础，经济发展是保障，这就决定了抑螺防病林的性质是生态产业型。结合产业发展，需对抑螺林进行经营管理，如施肥、结构调整、除草、采收等，以确保基本功能发挥的增效性和稳定性。生态产业抑螺林涉及范围较广、土地类型众多：可细分庭院抑螺林(如中江的核桃林)、河岸抑螺林(主要包括如杂交竹林、慈竹林、桉树林)、护坡抑螺林(如德昌杉木、花椒、柑橘、茶、油桃)、下湿田改造(猕猴桃、桑树、葡萄、石榴等)、田坎护埂抑螺林(常见的有桉树林、柑橘-茶园、雷竹林等)、路渠抑螺林(桉树林)等。四川疫区多为农区，林业血防工程没有类似退耕还林的经济补偿的条件下，只能作好科学规划，充分利用土地资源，在土地结构和树种选择方面多下工夫，重点以经济林、速丰林为主，走区域成片推进模式，在发展过程中可引进业主，进行强制经营管理，以促进产业结构调整，最终实现抑螺防病、经济增收的目标。四川几个疫区县在这方面进行了很好的探索，成为抑螺防病林的生态产业典型。如绵阳罗江县梨园、眉山市花椒、桉树、竹林，德昌县果桑，蒲江县的柑橘等产业模式在抑螺防病的同时，取得良好的经济效益。

(二)生态防护抑螺林模式

山丘型疫区多为水土流失区，水土流失导致区域内冲沟发育、水系乱流，水土流失所形成的冲沟侵蚀、坡面细沟侵蚀以及由泥沙堆积形成的冲积扇、河漫滩均促进了钉螺栖息生境的发育及发展。因此疫区的水土流失治理也是防治钉螺孳生的重要措施之一，发挥森林水土保持的功能即是维护土地生产力的根本，也是抑螺防病林建设的需要。因此在疫区的水土流失区内对坡度较大，经营管理较困难的坡地、坡坎，要营造以防护功能为主的抑螺防病林，可选择的树种主要为：夹竹桃、黄葛树、桉树林、慈竹林、柏木林、香樟、楠木、马尾松栎类混交林、构树、桑树、枫杨等阔叶林，桤木林、杨树林、银桦林等形成混交林；分布于河岸缓冲坡、沟溪缓冲坡、渠埂、田坎缓冲坡等地抑螺林主要发挥护坡、护坎作用；在水沟、河岸两侧能形成封闭的森林廊道和林下形成抑螺枯落物聚集地，使钉螺无法生存，即使有输入，也无法完成生活史。典型事例是金堂县一条河流上侧为人工沟渠，两侧为桤木、枫杨林，沟渠两侧及其内部无螺孳生，而在林缘阳光入射的草丛中却发现大量的菜螺。生态防护型抑螺防病林在封山育林或封育保护条件下，能很好地发挥护沟、护埂、护渠、护岸、护坡等功效，该类抑螺防病林可按防护林的方式管理。

(三)生态美学(ecological aesthetics)抑螺林模式

交通方便或离中心城镇较近的疫区，一些已发展为城市规划的公园，对于较大范围的洼地、湖泊周边区域可打造的湿地公园。这些地段的抑螺防病林不仅具有基本防护功能，抑螺防病林的生态系统强调生态审美体验的参与性，并结合生态审美协调工业生产、人民生活和生态可持续发展的林业血防具有美学价值，包括了较多的园林树种构成的景观是城市森林的组成部分，并纳入了城市管理。这部分治理有较充足的资金保障，构建较容易。绵阳市高新区的钉螺分布区多已被高楼大厦所取代，其间廊道如道路、沟渠、河道两岸，树种以黄葛树、小叶榕为主；西昌市邛海湿地是钉螺密度较大的区域，被改造为湿地公园后，钉螺密度大为降低，树种以黄葛树、杨树和亚热带观赏树种，德昌县在城周河岸上缘缓冲地带，布设有黄葛树林、德昌杉木林、桢楠、银杏、栀子花、黄杨等，这类疫区的抑螺林了更多生态美学功能，是城市景观的重要组成部分。这种城市公园和抑螺防病林生态系统是城市居民共享的景观。是美学与生态学在景观建造上相互和谐互补的试验场所。因此，应大力提倡和发展。

(四)生态环保抑螺林模式

一些钉螺孳生区也是环境污染的重点地带，并且生活排污、工厂排污也污染了河流、库塘，该处布设的抑螺防病林具有了生态环保功能。一些河漫滩在水边河岸林便具有污染物吸纳功能，如仁寿县椰江河两侧的慈竹、杂交竹林带；西昌市邛海旁边一个沼泽地边缘的杨树林带，能防治污染物进入，具有吸纳污染物和净化淡水的功能；路旁水渠栽植桉树、杨树、竹林等能直接吸纳降水和水流中富集的 N、P 元素，对农田排水具有二次吸收利用作用。渠埂与田交错，并从高位沟渠向低位汇集，富集 N、P 元素的水流需要用林草结合来吸收利用，并作为饲料收割，利于疫区的生态环保与河流污染治理。

(五)生态多样性保护抑螺林模式

山丘型疫区位于亚热带常绿阔叶林带，但土地垦殖强度大，森林破坏严重，残存的森林景观小，无法促成区域地带性生态多样性保护，实现南北生态多样性廊道连接。需要在疫区现有风景区、自然保护区基础上，宏观布局与规划，结合水灾严重的形势，构建生态功能型的生态多样性保护区，进行封育管理，发挥其沟系、河流、湖泊周边水陆交错抑螺防病的功能，构建生态保护抑螺林。疫区生态保护区概念是不同于在传统上生物多样性自然保护区概念，重视生物多样性的生态系统过程的保护途径，是在科学发展观系统观指引下抑螺林生态功能的扩展。现有四川疫区自然保护区有 15 个，平均面积为 23195. 87hm^2，平均每个县 1 ~2 个，总体 1. 5 个/县，普遍面积偏小，无法完成该区域生态多样性保护区的功能与布局要求，因此利用好抑螺防病林建设的有利时机，建立适度规模的多样性区，保护好湿地生物的植物资源。

上述 5 种模式基本能概括山丘型疫区的抑螺防病林类型，据此可合理布局和构建抑螺防病林屏障，在构建过程中要充分借鉴已有的林业技术，并针对疫区的特殊性，在植物材料选择、模式配置的空间结构上设计有针对性的技术措施，达到抑螺防病之目标，形成林业血防安全屏障。目前林业已从传统的实物性产品功能转化多功能，其服务功能的价值随着人民意识提高而得到增值。林业生态工程网络体系的点、线、面的合理布局与协调，生态产业、生态保护与生态文化相互作用，使森林的作用表现为环保功能、美学功能、防护功能、产业功能与保护功能。同时具有抑螺防病的能力。抑螺防病林因所营建地点、立地的不同，发挥的功能各异：流域源头营建水源涵养林；溪流、沟渠、河道两侧防护林；盆谷、洼地生态改良林；山边、山脚经济用材林(彭镇华，江泽慧，1995)。所提出的五种模式充分考虑了疫区生态与环境问题，以钉螺孳生生境改造为核心，以群落替代为主要手段，改善疫区环境为最终目标的建设思路是山丘型林业血防的基本策略。以造林、营林为主，在山丘型疫区形成多层次、多类型、多功能的流域治理模式，从而达到改善钉螺孳生环境，防止血吸虫病的目的(彭镇华，江泽慧，1995)。从林业生态建设高度，提出了适合于山丘区的血防林的建设模式，使得生态工程网络体系理论、林业三生态体系理论与防护林理论，都充实到疫区的林业血防林建设模式中，彻底巩固了林业血防的地位与发展的可持续性。

第二节 山丘型疫区农林复合经营模式

农牧的有机结合将人类不能直接利用的农副产品转化为各种畜产品、肥料，产生多途径的能量流和物质流，这是农林结合所不能做到的。在畜牧业生产中，家畜可以将采食的营养物质中的16% ~19%转化为畜产品，而将能量的19% ~31%随粪尿排出体外。而家畜本身在生命活动中只消耗全部能量的33%，即农牧两者在营养物质的转化关系上，既相互依赖又相互限制。因此，建立多类型、多功能、多效益、低投入、高产出的农林牧生态系统，是疫区发展的一条基本途径(顾凤岐，袁洪亮，2010)。在山丘疫区，血吸虫病流行、钉螺种群爆发与生产与生活方式落后有关，是区域发展滞后的表现；水利设施缺乏，水土流失严重，地弃而不管，土地开发过度，生态安全失调、失序的恶果。在这种人口密度大、经济落后的形势下追求生态安全阈值度的满足与生态结构度的优化，必然难以实施。只有与经济结合、与产业结合，优化农、林、牧、副、渔比例，形成多产业的复合系统和良性循环系统，林业血防才会被疫区群众所理解、赞同和推行，最终实现生产方式和产品结构的优化。坚持以林为主，推行农林复合、林牧、林禽的有机结合，最终实现控制血吸虫病流行的目标。不能简单地追求生态结构度优化，构建疫区的血防屏障，而是需要把这一目标作为疫区长远目标，把生产方式优化作为短期目标、采取科学而实用技术，以满足我国疫区阶段性发展的要求。

农林复合经营模式主要取决于经营目标、组成和功能，据此，可分为四大类，即林 - 农复合型、林 - 牧(禽)复合型、林 - 渔复合型和特种农 - 林复合型。一般而言，各类农林复合经营模式都在一个区域共存，而差异在于结构比例问题，并且与自然地理条件紧密相关。

(一)适度优化生产方式与抑螺防病林生态系统的理性认识

优化疫区生产方式，其出发点是提高土地精耕细作程度，提高土地利用效率，用最少的土地生产最多的产品，对耕地相关水系及其附近钉螺孳生生境形成一定的干扰度，阻断钉螺的生活史。同时，调节用地类型，把适宜钉螺孳生的土地利用方式向林地、鱼塘、城镇用地转化，就能降低钉螺孳生的风险。坚持这种适度的生产方式优化策略利于协调疫区生态经济与社会发展，利于以人为本，利于妥善处理当前疫区发展中的经济社会与生态防治之间的矛盾。

钉螺是血吸虫的唯一中间寄主，把钉螺控制作为血防的科学途径与指示指标。山丘区需要把钉螺孳生的生态位替代为水文干扰一般的森林生态系统或者过度干扰的水生生态系统即可。在疫区，需保持的生态系统主要有这两种，前者是各种类型、各种功能的抑螺防病林，后者是水田、鱼塘、河流、水库、海、湖泊等。在这些生态系统边界，即水陆交错带、农林交互带，其构建的各类抑螺防病林生态系统，需要发挥其阻螺、固螺、滤螺、驱螺、杀螺、控螺(蒋俊明等，2009)作用，阻止钉螺种群的扩散与传播。森林生态系统与水生生态系统直接限制了钉螺的就地繁殖与生活史完成，这样钉螺只能孳生在旱地生态系统水分充足的边缘地带，即农林间隙或交互带。旱地利用一般有两季或多季，频繁种植与除草、施肥等生产活动直接干扰了钉螺生活史的关键时期，如交配、产卵、卵发育、休眠等而阻断发育。进行适度阻断，人为除草、松土、翻耕、播种等生产活动能直接促成钉螺消失。在区域尺度上，适度干扰生产方式是从生态－经济－社会复合生态系统优化上调整生态位，使钉螺保持在不能孳生的森林、水体中；而旱地可通过提高复种指数和优化生产技术，增加干扰强度和频度来灭螺。

生产方式优化的核心是土地高效利用，基本途径是复合生态系统管理，无论是旱地、水田，还是森林生态系统，都需要依照生态学规律、林业血防构建原则进行模式优化。掌握了疫区复合生态系统适度优化技术后，应重点对生产或生活方式进行生态防治的设计。在山丘区，复杂的丘区地貌和纵横交错的河道网，星罗棋布的湖、塘、堰的生境下，支离破碎的农耕地的自然环境与生产模式背景下，构建的林业血防屏障包括疫区所有的林带、片林。山丘区片林下的林－粮间作、林－油间作、林蔬间作提高了复种指数，提高对旱地的干扰强度，进而抑制了钉螺；林禽、林牧、林渔模式一则提高了林地利用效率，二则完善了交互带或交错带的营养系统，增加了钉螺的天敌。这几种模式有广泛的群众基础，也有丰富实践经验，较易在疫区推广，但必须具上一定的规模，方能满足市场经济发展的需要。在产业链上上，种植业、养殖业与加工业、销售网络必须是一个连续体，通过加工、销售拉动生产，社会需求满足成为生产方式优化和复合高效生产模式的驱动力。

(二)疫区农林复合经营模式

农林复合经营模式的类型通常根据农林复合经营的经营目标、组成和功能的不同，可将其分为五大类，即林－农复合型、林－牧(禽)复合型、林－渔复合型、特种农－林复合型、庭院林业模式(费世民，2006)。一般而言，各类农林复合经营模式都在一个区域共存，而差异在于结构比例问题，并且与自然地理条件紧密相关。

1. 农林间作模式

对于位于具有水源涵养和水土流失严重的山丘区，对于坡地较大的旱地、水湿地，在无特别作物种植需要时，可考虑退耕还抑螺防病林建设。在幼林进行农林复合可以提高抑螺防病功能(刘晓洪，2006)，而成林还进行农林复合经营，则能提高林地经营效率，则相当于以耕代抚技术，即通过林地间作代替抑螺防病林的抚育。对于农林间作而言，需要从两个尺度上进行分析，一个尺度是基于单一地块(667m^{2}左右)上农林间作；一个尺度是基于小流域尺度上的片林与农田的间作形态。

四川盆地浅丘区的农林间作结构主要组分是树木与农作物，具体组成(表8-1)具体农林结构有：

(1)片林－农作物模式：位于丘顶，片林的组成：柏木纯林，桤柏混交林(其结构是乔、灌、草和乔、草层次结合)和马桑灌木林(其结构是灌 - 草结合)。这种结构是该区充分利用土地资源的主要方式，同时起到固土保水作用，是疫区抑螺防病林和水土林的重要组成部分，也是该区的用材薪柴的主要来源之一。

(2)林带 - 农作物：位于丘坡，这种类型是该区长期坡地农业生产的结果，台土与台土形成了梯状陡坡坎，不易用于农业生产，为了固土保水，植树种草，有效地利用了这部分土地，提高了土地的利用率和生产力。此类也是钉螺孳生地带(草坡)、水土流失较为明显部分，林带对于滞流固土起着十分重要的作用，其生态过程是通过阻滞上方来水，发挥了隔离和抑螺的作用。根据坡坎的宽窄，形成两种不同形式的林带，坡坎宽的(5 ~ 10m)，林带是呈多行，主要林带类型有：慈竹纯林或与樟楠混交林，桤 - 柏混交林，栎 - 柏混交林，川柏纯林，藏柏与栎类混交林等，林分层次形成乔、灌、草结合，起滞流固土防垮塌的作用；坡坎较窄的(1 ~ 2m)，林带呈单行，主要以川柏芭茅等为主，起防塌固土作用。

(3)农田林网 - 农作物：位于平坝，它是该区面积最大的类型，是“四旁”绿化的主要部分，对于改善农田小气候起到主要作用，也是该区用材的来源之一。它充分利用了“四旁”的空闲地，促进了农业、林业的发展，美化了环境。主要类型：桑树林网、桤木/千丈林网、柏木/刺槐林网、李/樱桃林网、香椿林网、桉树林网等。农田林网有效地把钉螺阻挡于河岸附近，避免向陆地扩散或连通，并能就地抑螺。

表 8-1　不同类型农林复合系统组成成分

种 类	混　林	林　带	林　网	间　作
树木	川柏、藏柏、桤木、刺槐、慈竹	川柏、藏柏、桤木、青杠、慈竹	千丈、桤木、杨树、香椿、柏木、李、樱桃、刺楸、桉树	柑橘、梨、香椿、杜仲、黑杨
灌木	马桑、黄荆、火棘、野蔷薇	马桑、黄荆、胡枝子、钩子、胡颓子、李、蔷薇	黄荆、胡椒子、桑树等	桑树等
草本	莎草、白茅、茇草、蓑草、黄茅等	莎草、白茅、黄茅等	白茅等	
农作物	小麦、玉米、红苕	小麦、玉米、红苕、胡豆	水稻、油菜	小麦、红苕、豌豆、蔬菜

(4)林农间作：分布较为零散，丘顶、丘坡、丘麓均有，与农作物间作。这种类型反映了浅丘农区的农林争地矛盾的特点，由于该区人多地少，以农业生产为主要的目的，在抑螺防病林经营管理中充分考虑了粮食生产的重要性，又需要要发展林业生产、发挥森林保持水土，抑制钉螺的作用，由此而产生的一种两者兼顾的类型。在丘顶，退耕造林地实行幼林与农作物间作和果农间作；在丘坡，桑农间作(大行桑)，果农间作；在丘麓，主要桑园中的小行桑农间作，果园中的果农间作，庭院中的分层次间作等。

在疫区，还需要在种植制度上需要提高复种指数，即通过冬夏连作强度干扰钉螺生活史，使得钉螺发育过程受到多重阻断，可有螺田地成为无螺区。在山地丘陵区，农田复种指数合理化后，耕作效益和产值都有较大变化。

从表 8-2 可知，各复种方式的总产值，以 A_6 19662. 50 元/hm^2 为最高，A_2 7614. 00 元 / hm^2 为最低。纯收益，以 A_6 12154. 90 元/hm^2 为最高，以 A_{10} 4152. 50 元/hm^2 为最低，其顺序是 $A_6 > A_5 > A_7 > A_9 > A_3 > A_8 > A_1 > A_4 > A_2 > A_{10}$。产投比，以 A_5 3. 80 为最高，以 A_{10} 1. 87 为

最低。总产值与无机肥价值比，以 A_{10}24.67 为最高，A_{10}6.23 为最低。总产值与有机肥价值比，$A_8$90.90 为最高，以 $A_3$16.62 为最低。劳动生产率，以 $A_5$25.20 元/(人·天)为最高，以 A_{10}13.25 元/(人·天)为最低。

表 8-2　各复种方式的经济效益

项　目	总产值（元/hm²）	纯收益（元/hm²）	总产值与总投入比	总产值与无机肥价值比	总产值与有机肥价值比	劳动生产率［元/(人·天)］
小麦/玉米/红薯(A1)	11017.30	6468.50	2.42	9.87	52.46	16.69
小麦－红薯(A2)	7614.00	4588.50	2.52	11.07	70.50	16.92
小麦/西瓜/红薯(A3)	14227.50	7443.90	2.10	12.47	16.62	14.59
小麦－棉花(A4)	11244.00	5634.00	2.00	8.81	43.58	14.99
小麦－花生(A5)	15120.00	11137.50	3.80	24.67	67.20	25.20
小麦/西瓜/蔬菜(A6)	19662.50	12154.90	2.62	11.60	19.55	19.00
蚕豆/西瓜/红薯(A7)	14699.00	8810.30	2.50	17.27	19.86	17.82
蚕豆/玉米/红薯(A8)	10635.00	6949.30	2.89	13.71	90.90	20.26
蚕豆－棉花(A9)	12147.00	7526.30	2.63	14.02	72.30	20.25
油菜/玉米/红薯(A10)	8946.00	4152.50	1.87	6.23	42.00	13.25

在四川仁寿疫区，形成了水稻－油菜、油菜－番薯(或玉米)的种植制度，在播种、除草、施肥、收割、垦覆，再播种、除草、施肥、收割，形成间歇性、高强度干扰钉螺生存的土壤，直接多环节阻断钉螺生活史，使得钉螺密度在复种条件下降低。

农林间作调整了林业产业结构，提高林业产业比重，并通过作物耕种来抚育林木生长，实现农业和林业的双丰收，进而提高农民生产抚育的积极性，增加土地产值。但间作类型、林种选择、配置比例方面均有严格的技术要求，若在考虑作物耐荫性或林带间距、宽度适当时，其间作效益会有较大提高，并呈现正偶联；若作物搭配不适当，会影响作物产量，林木生长虽有一定产值，但单位面积产量作物与林木之间呈现负偶联。

无论从小尺度地块上的农林间作，还是小流域尺度上的片林、林带、林网与耕地作物间作模式，都需要科学合理地进行间作，这种高效的农林复合种植，一则提高了林木的效益；二则遏制了钉螺生存，构筑了无螺区。

2. 林渔复合模式

山丘地区降水量适中，但光照不足，云雾天气多，空气湿度大，坡度大，水土流失严重，使得地表水产生溢流，并向洼地蓄积，容易形成集水池。山丘地区沟谷较多、区内低洼湿,、特别是下湿田可结合灭螺、蓄水修建鱼塘，在鱼塘周边栽植抑螺植物，形成高效的林－渔复合抑螺群落模式。水网型地区兴林抑螺林的经营模式中，林－渔模式也是其中重要一类，并且把饲料桑树、鱼塘很好结合起来(彭镇华，江泽慧，1995)。而在山丘地区，林－渔模式具有更为独特的林水相依内涵，其生态过程反映了山与林、林与水的内在联系，森林涵养水源、鱼塘蓄水养鱼。山丘地区林渔模式构建了区域颇具特色的产业类型。据调查，林渔模式存在 3 种类型(图 8-1)：其一是峡谷型，其二是浅丘型，其三是河岸型。

(1)峡谷型：在低山丘陵地区，低山峡谷内因山体陡峭，采光较差，且山地涵养水源能力强，水田和耕地采光差，且积水明显，有效地块狭小。适宜培育涵养水源林，而在峡谷出口向阳地带，建设鱼塘，就阻断钉螺的迁移，并用抑螺林林带环抱，鱼塘周围栽植林木为慈竹、麻竹、绵竹、桉树、梨树、润楠、柚子、柑橘、墨西哥柏、川柏木、枫杨、构树、桑树，而以竹类植物居多。

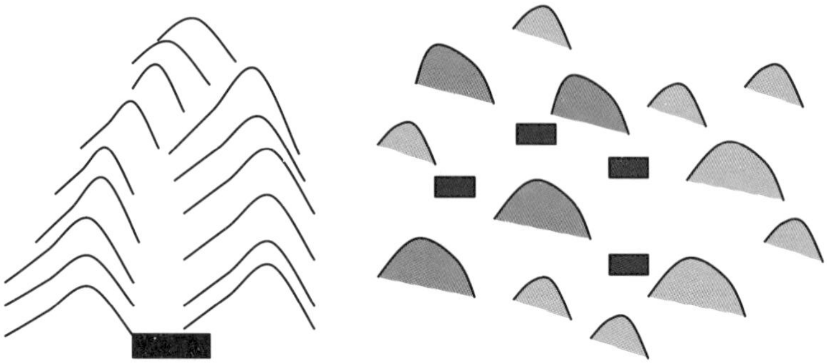

图 8-1　四川山地丘陵区林渔结合模式

（左图：峡谷型；右图：浅丘型；黑色方块为鱼塘）

(2)浅丘型：在丘体环抱中央，浅丘地区地表水发达，并向谷底中央汇集，缺乏输出系统，具建设鱼塘得天独厚的条件。在浅丘环抱周围开辟鱼塘，丘顶或丘体上部以防护型森林为主，而在中部考虑发展经济林和林下种植，如森林蔬菜、经济水果、香料植物等，而下部则为水田，排水后汇集在鱼塘中。鱼塘周围也需要栽植林木，一般为慈竹、麻竹、绵竹、毛竹、苦竹、桑树、构树等，并需要保证呈环形带状四周不遮光，保证塘面适宜鱼生长发育的温度。

(3)河岸型：在地形平坦的坝区，或河滩地带，河流较浅，地下水极为发达，可在河岸建设抑螺林带，而旁边设置鱼塘(图 8-2)，这样也可确保鱼塘四季水分充盈，并用抽水机或引水渠及时换水，确保水质清洁、水源常新、氧气充足，为鱼苗的健康生长提供了良好的环境。护岸林为抑螺防病林，需要依照技术标准来构建，并且能保证鱼塘良好的通风性。研究表明，不同类型林带对鱼塘内的光照、植物表面温度、气温和水温等环境因子均有明显的调节作用，鱼塘内风速与水中的溶氧含量呈正相关关系；林－渔复合经营模式的组建存在 5 种不同林带类型，鱼塘埂堤上沿顺风方向设置 2 条复合林带最为适宜。对鱼塘内的环境因子的影响最小，既不影响鱼塘内的通风，又不影响鱼塘内水中的溶氧量，可增加物种的多样性，根据各种鱼类对食物、水位深度的适应度，配置不同种类，如草鱼、鲫鱼、甲鱼等，形成鱼塘内的复合养殖结构，当然鱼塘系统内可适当养鸡，利用鸡粪养鱼，形成良性立体种养殖结构提高产量和经济效益，并发挥护堤和减灾的作用(徐福元等，2001)。

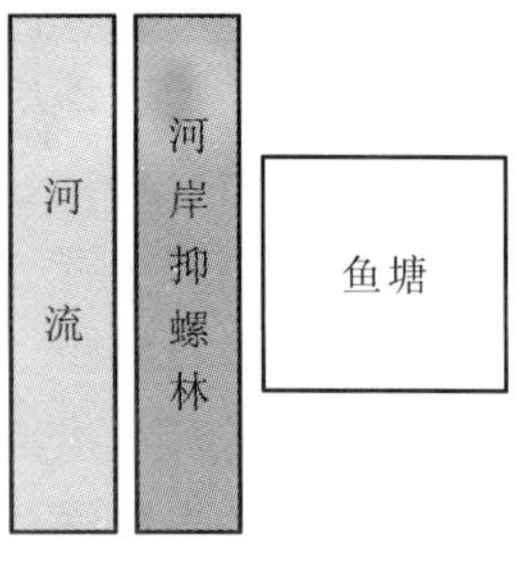

图 8-2　河岸型鱼塘结构组成

一些低湿地块本身不适宜农业生产，特殊是下湿田，这些地块集水太重，无法排洪，长期水体资源利用效率不高，并诱发了钉螺地孳生，开挖成鱼塘后，长期的淹水环境不适宜钉螺孳生，尤其是林渔复合时，塘埂上栽植林木，并以适宜宽度，能保证鱼塘周围塘壁上始终保持较低的温度，不适宜钉螺发育和生活史完成。钉螺发育钉螺孳生的光照为 5×100～15×100lx、土壤湿度为 20%～40%、林底植被覆盖度为 40%～70%(王万贤等，2009)，鱼塘缺乏水浪，无法形成光照强烈、河漫滩式的水陆交错带，仅仅是下部湿润而上部干燥。

在山地丘陵区，因地制宜的鱼塘建设能提高土地经营效益，根源在于生态防护林自身的水源涵养成本较低，并且得天独厚，并结合塘周以林木栽植，能适度遮阴抑螺，其高效性主要是稳定水源，并且四季都可以进行生产，水源稳定、积温适宜是渔业定向培育解决的关键技术。山丘地区的鱼塘很少能做到四季蓄水，其水源多受季节性地表水的限制，冬季鱼塘失水而干塘，低产低效。在构建抑螺防病林体系后，森林涵养水源、保持水土的功能完善后，可蓄洪增枯。同时林网的遮阴可大大减少塘内水分蒸发，抑螺林的森林生态系统的生态过程作用，可增加鱼塘在冬季的蓄水量，进而达到全年不间断养殖。低山丘陵区与水网型和湖沼型湿地不同，鱼塘建设需要依照山体和丘陵布局，选择适宜的积水位，一则水分高效利用，二则确保相对稳定的水源；并需要塘边植树，构建林带，若能与水土保持林、水源涵养林集中连片为最好。

疫区地表水发达，林渔联合固水，低碳减量循环，复合科学发展观的要求，还能有效发挥生物防治功能，抑螺防病，更主要的是有可观的经济效益，改善人类的肉食结构。鱼塘不主张水泥硬化。处于亚热带的四川盆地降水丰富，水源稳定可靠，气温较高，且年际和昼夜气温变幅较小，冬季水温之暖更是同纬度地区不能相比，适宜养殖的温水性鱼类繁多，并能终年摄食生长(张隐农，1983)。

3. 林－禽(牧)模式

疫区林－禽、林－牧模式都是传统小农经济模式，局限于自己庭院附近林盘的利用，如养鸡、养鸭，畜牧业主要是圈养。在凉山彝族自治州部分地区，存在“跑山鸡”散养的形式，桉树牧羊，规模化与专业化都很弱，处于一种自给自足自发状态。

(1)林－鸡模式：

在抑螺防病林建设过程中，一些重点抑螺防病林区，可进行林下规模养鸡；疫区光照不足，水分充足，适宜利用散射光进行生草生产，补充了养鸡饲料，而鸡粪回田提高了土壤肥力，增强了系统承载力，并调节了水肥不和谐的疫区林业矛盾。成片的抑螺林建设，为规模养鸡提供广阔的空间，林内的散养或圈养，可定期更换养殖场地，场地的轮换，其一，可减少鸡长期定点养殖的疾病孳生；其二，可增加可食植物资源数量，同时也为新饲料草本生长提供了时间；其三，可对不同的地块进行施肥，即减少种植成本，同时也促进了林木的快速生长和成材。在养殖时，要对养鸡周期进行限定，及时调换养鸡场所，使得集约化养殖的禽业转变为生态绿色的林禽综合发展模式。轮牧形式促成禽场能及时进行休养，通过自然静养来进行免疫与消毒处理，减少疫病发生的风险。在仁寿县方家镇，花椒地内养鸡已经获得规模发展，并且形成了专业的设施，即在花椒林建设鸡舍，散养与集中喂养相结合。

案例中江县南山桉树鸡模式，在桉树林下养殖成群肉鸡，提高了桉树林下空间高效利用率，成为立体经济产业模式的典范。林下养鸡促进了桉树生长，养殖区内桉树生长速度较大，达到10cm胸径，13m高(3年)，而外侧均一性较差，胸径普遍在8cm，平均高为9m。桉树林下养鸡对地表草本植物有抚育功能，具有免抚作用，对照之下，未养桉树林草本相对发达，高度盖度较大。中江桉树林下养鸡直接促进了产业结构调整，不但降低了桉树林抚育成本，促进了桉树生长，成为土地高效利用与产业替代的典型模式，并促成了生态、经济、社会三大效益的统一。罗江县杨树林下养鸡，桃园养鸡，德昌县的石榴园养鸡(农户散放，不成规模)。仁寿县的慈竹林养鸡，尽管还不成规模，但指明了疫区抑螺防病林高效利用与立体经营模式的方向。

(2)林 - 羊模式:

传统畜牧业是自然林分中散养，完全靠天吃饭，造成了自然生态系统的大量破坏与生物多样性的损失。传统畜牧业在彝区藏区的少数民族地区，以及部分汉族地区已得到适度控制，并鼓励集约化养殖，并采取绿色生态的养殖方式。

冕宁县桤木林林下养羊已经成为重要的畜牧业准生态化发展的重要途径。简阳柏木林下养羊也是疫区血防中产业替代的重要途径。

(3)林 - 鸭模式:

鸭子天生与钉螺形成营养食物链关系，并且在自然生态系统中，野鸭可能是湿地生态系统食物链的重要环节。在生态失衡时，人工饲养鸭子能直接参与钉螺防治区食物链，能对钉螺起到灭杀作用。在抑螺防病林建设中，林鸭模式多集中于水分富集的湿地，如池塘、河流、稻田，这很好地利用湿地中合理资源，是适度完善或平衡生态系统的一种成功策略。在疫区饲养鸭子的模式很普遍，但需要分类管理，分类型确定养殖规模，建立技术标准来定位林 - 鸭复合系统的经营性和可持续性，逐渐提升生态饲养的专业化水准。河岸林或池塘抑螺防病林都在鸭子饲养过程中发挥了生态防护功能，确保血防安全；并为鸭子栖息，集中喂食提供良好的生长环境，利于提高产量。在林禽系统中，这种人 - 林 - 禽的产业化模式也是一种人与自然和谐相处关系的体现，“湿地兴林抑螺，人工养鸭防病”，是一种疫区产业化的一种科学模式，是特定条件下人与疫区灾害磨合适应的产物。眉山市东坡区存在钉螺孳生区域的鸭子养殖，在林缘河岸完善了钉螺孳生生态系统食物链，用天敌进行生态防控。

4. 庭院林业模式

庭院林业，主要指农民利用庭院和房前屋后的隙地、自留地及其相连的沟河、池塘边种植的树木，以改善居住环境、解决用材、薪材，生产果品、花卉苗木和增加经济收益的林业生产活动(周松涛，1987)。庭院林业是一种立足庭院空间自然资源，利用家庭劳力，广泛开发林、竹、花、果、药、菜等的庭院经济(沈承权等，1993)。四川低山丘陵区经济林资源丰富，房屋建筑依山傍水，村、乡、舍间道路纵横交错，适宜构建城乡一体化背景下的“人 - 宅 - 田”林盘美景，并改善人居环境，并方便、经济。在调研中看到，疫区基本上都是“潜在”四合院式，一房一坝，道路相连，并且厕所都是内置的，还有养猪圈棚，部分农户有沼气池。

(1)庭院林业范围和要求:

根据林业生态建设的总体要求，结合抑螺防病林建设技术规程与血防规划要求，依照庭院村庄分布和结构特点，庭院绿化范围为房屋四周旱地、农田和林地之间，除必要园地以外的可绿化用地；建筑密集的村庄建筑物四周与耕地、农田以及林地之间的可绿化用地，包括范围内的道路、河流、沟渠两旁绿化。

——前院要栽植较为低矮观赏性较强的经济林树种，以保证房屋的通风和采光；

——房屋两侧以竹类和乔木经济林树种为主，并利于观光休闲；

——后院配以高大乔木树种，尽可能选择常绿、无环境危害，主干突出的用材树种，或者利用自然植被，改造为庭院林业型；

——房屋、村落相对较近距离的河岸、道路都需要进行抑螺防病型庭院建设；

——必要的工程措施可以采用，如流水暗道与蓄水池工程、生态厕所工程。

(2)庭院林业建设模式:

庭院林业存在不同类型，如以林为主类型、林果类型、林木种养加工结合类型、经营花卉类型，建设时需要因地制宜、合理规划，集约高效，方便快捷，自给自足。

——庭院经济式抑螺防病林建设模式：

调查发现，庭院绿化树种主要选择经济树种，如柑橘、慈竹、麻竹、绵竹、毛竹、苦竹、润楠、花椒、樱桃、梨树、柚子、核桃、枫杨、桉树、柳树、水杉、柳杉、墨西哥柏、川柏、楝树、香椿等，并配以林下种植，如蔬菜、香料、粮油等作物。房前稀植，房后密植，两侧密植，配以林下耕作时稀植。

——道路风景林式抑螺防病林建设模式：

人居与村道、乡道相连接的道路两侧，珍贵用材、珍稀植物、重大经济价值植物的栽植，如核桃、油茶、润楠、水杉等，并高位栽植灌木，低位栽植乔木，建设生态隧道。

——水岸抑螺防病林建设模式：

在河岸、池塘岸边，依照立地条件，设置合理的林带宽度，栽植经济性、风景性、抑螺性俱佳的森林，如慈竹、杂交竹、绵竹、桑树、构树、杨树、枫杨、乌桕、油桐、银杏、川柏等，或者樱桃、梨树、柑橘、柚子、枇杷、花椒等。适度密植，并能积极开展林下经营，如林禽、林粮、林油、林渔、森林蔬菜等。

——人居生态改造工程抑螺防病建设模式：

人居环境所处的水井和沟渠，钉螺极易孳生，人畜粪便集是血吸虫的重要载体，目前急需改造三项内容：

第一，为疏水暗沟和蓄水池建设，房屋出水管道和周围积水疏水沟需要用暗沟，黑暗和低温钉螺无法发育，及时清理泥土；还需要在生态厕所旁修建蓄水池，把人居集水全部收集，以供旱季庭院经济性活动所需，确保四季有蔬菜。

第二，建设养畜一体的生态厕所，可采用普遍的三格式生态厕所（魏海春等，2010），把人畜粪便集中储存，并腐化 2 年，逐年利用，并把蓄水池安排在厕所旁边（井式），并能方便取水灌溉。

第三，建设引水安全井，血防规划中把疫区引水安全作为血防的重中之重，需要在庭院林业中建设安全水井，依照相关技术标准建设。

（3）庭院抑螺防病林管理和利用：

调查表明，疫区庭院林业能满足蔬菜、休闲、经济、薪材、用材、风景美化、环境改善、水源涵养、水土保持等功能，而在管理上需要因地制宜，依照功能而灵活处理。

对于饮用水源相关的森林需要集中保护，禁止任何人为活动，保障水源涵养功能和饮水安全。

对于水岸林、路旁林、庭院林可进行林禽复合经营，并及时抚育，疏伐剔枝，采笋育竹。在水塘边可以饲养鸭子、天鹅、白鹤等经济珍稀鸟类以及牛、羊等牲畜，需要清理粪便和保持水土。依照血防规划，禽类和牛羊粪便需要进入生态厕所，才能进入耕地中使用。也可进行间作，进行必要的以耕代抚。

5. 特种农林复合型

这种复合经营模式以生产特种产品为目的，它由林木混交型、林－药间作型、林－食用菌结合型、林木－资源昆虫结合型等复合系统组成。特种农林复合型经营也以林下立体林业为主体，其本身在结构维持和功能提高上存在增益作用。特种农林复合型，这种复合经营模式以生产特种产品为目的，它由林木混交型、林－药间作型、林－食用菌结合型、林木－资源昆虫结合型等复合系统组成。特种农林复合型经营也以林下立体林业为主体，并且其本身在抑螺防病林结构维持和功能提高上存在增益作用。

(三)区域农林牧副渔复合系统特征

区域尺度上，农林牧副渔复合系统模式在农业、林业、牧业、渔业实现了小流域尺度上间作林牧(禽)、林渔模式和加工业，即实现原料生产后续加工、包装与销售问题。疫区农林牧副渔都存在加工问题，农－林(牧－副－渔)＋加工模式是土地利用生产的基本模式，也是生产与生活方式在区域尺度上的典型表现。

四川省统计年鉴表明，2008 年疫区农林牧渔业总产值 1548.16 千亿元，其中农业总产值 624.66，占到 40.3%；林业总产值 43.81，占到 2.8%；牧业总产值 810.21，占到 52.3%；渔业总产值 43.02，占到 2.8%；农林牧副渔服务业总产值 26.5 千亿元，占到 1.7%。从土地利用上分析，农业用地与牧业用地比重较大，并且养猪等都是耕地生产畜牧业原料。但林业是生态发展的主力，其本身产值很低表明其产业化水平较低，另一方面也是林业用地比例本身较低有关。疫区基本上都为低效的柏木林、云南松林或稀树灌木林，其生态效益也未受到产值估算的计量。从 1980～2008 年四川疫区农林牧副渔总产值变化趋势来看，农业与林业总产值是下降的，牧业与渔业产值是上升的，线性拟合表明，$y_{农} = -0.0117x + 23.945$ ($r^2 = 0.9441$)；$y_{林} = -0.0006x + 1.2322$ ($r^2 = 0.3749$)；$y_{牧} = 0.0108x - 21.106$ ($r^2 = 0.9467$)；$y_{渔} = 0.001x - 1.9887$ ($r^2 = 0.9499$)。但可能受到以下因素的影响：①畜牧业耗费农业饲料，部分生产在系统内部循环；②林业产品价值低而销售困难，影响了生产积极性，弃而不管或疏于管理；③牧业和渔业市场价格上升；④退耕还林周期慢影响产值核算；⑤加工环节缺乏影响林业原料的进一步增值实现。

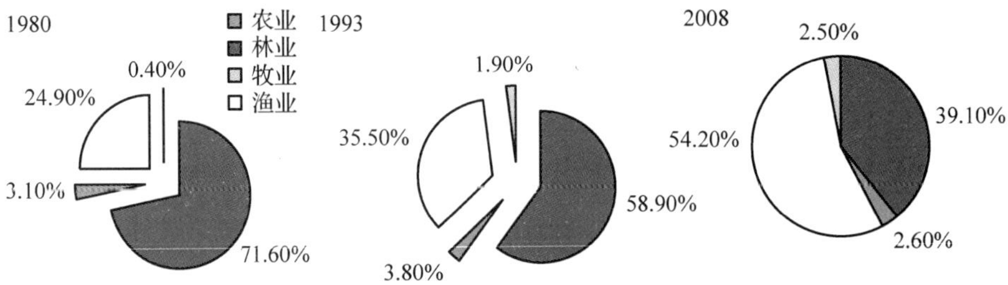

图 8-3　四川省山丘疫区 1980、1993 年与 2008 年农林牧副渔产值结构

从饼形图可看出，农林牧副渔产业结构在发生变化，从高农业低林业牧业渔业的 20 世纪 80 年代产业结构特征走向了 2005 年前后低农林业、牧业和渔业持续走高的状态(图 8-3)。农业产值从 1980 年 71.6% 经历 1993 年的 58.90% 到 2008 年的 39.1%；林业从 3.8% 经由 3.1% 到 2.6%；牧业从 24.9%、35.5% 到 54.2%；渔业从 0.4%、1.9% 到 2.5%。忽略产值的影响因素，疫区土地利用方式呈现渔业、禽牧业增加而农业、林业减少的趋势转变；但从林业行业发展来看，林业行业退耕还林工程、天然林资源保护工程不但保护了林地，还增加了坡耕地向林地的转变，林业产值下降可能是用材林产量下降所致。暗示，疫区林地面积在增加，且忽略鱼塘面积，则林业用地与农业用地面积呈现权衡关系。其变化的基本特征是，农业用地减少、林业用地增加、渔业用地增加、牧业集约化程度增加，复合效益增加，表明区域农林复合系统内部循环模式已经建立(种－养－加)。科学发展观要求的低碳减量循环模式已经具备了一定的基础，从区域农林复合上已经初步实现了资源高效利用与系统循环，并复合低碳减量化的要求，构筑了区域一体、就地加工的农林复合区域模式。

(四)山丘型农林复合经营模式特点

与长江下游滩地相比，长江上游山丘地区农林复合经营模式独具特色，它是基于山丘地区地块狭窄，缺乏水网和湖沼地区的大平原特性。这种农林复合经营模式特色主要体现在以下几个方面：

(1)山丘区庭院林业相对发达；

(2)山区片林主导的农林间作较为普遍；

(3)山丘区林禽极为发达，基于河流、池塘、水田众多，即使是单纯的池塘或者河流养鸭，也要与抑螺防病林搭配；

(4)山丘区林渔模式反映了林渔共生相互促进的特性，具有水资源优化配置的复合高效性；

(5)山丘区木本油料树种丰富，能源林发达。

山丘区的这些农林复合经营模式具有典型的山地区域特色、是长期适应区域生产条件与自然地理特点的产物，是山丘型疫区人民长期与环境相互磨合的结晶。山丘疫区农林复合系统结构、模式都与片林、林带有关，其林带类型与作物选择都围绕着疫区农林业生产现状相关联。解析这种生产方式与生活方式，是优化抑螺防病林模式的基础，有利于可持续推进疫区林业血防事业。疫区地表水发达，林渔联合固水，低碳减量循环，还能有效发挥生物防治，抑螺防病等功能，产生较好的经济效益。

农林复合经营模式需要考虑森林自身在复合系统中的角色和地位，明晰森林系统与农系统二者之间的互惠共赢关系，而不存在权衡关系，而是相互增益的模式，是一种正偶联关系。这是界定农林复合系统合理与否的判定标准。

第三节　山丘型疫区抑螺防病典型优化防治模式

血吸病疫区抑螺防病林建设为农业产业结构调整、林地利用与保护以及水土流失控制上提供了机遇，对血吸虫病流行控制与钉螺孳生生境改造方面发挥积极作用，必将在用高效的生态产业来节约土地，用生态产业的观点看待抑螺防病体系建设，符合“生态建设产业化”的思路；在区域科学发展战略优化开发格局基础上，通过社会统筹来反哺生态保护，也是符合“生态建设、保护社会化”的科学发展观理论，疫区抑螺防病系统维持与管理离不开经济林建设与产业化模式。

一、竹—渔—乡村旅游发展模式

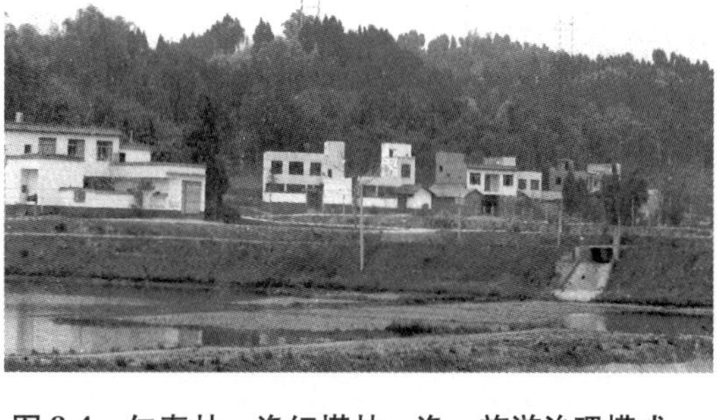

图 8-4　仁寿林－渔红塔林－渔－旅游治理模式

仁寿县红塔村属典型浅丘地貌类型，境内主要是白垩纪或侏罗纪紫色砂岩、页岩发育的棕泥土，位于 213 国道边，距县城仅 7km，为典型血吸虫疫区。2003 年该村部分土地实施退耕还林工程，从浙江引种栽植麻竹，4 年后，该部分竹子生长良好、发笋数量多、个头大，这种成功的现实激发了大地干部和群众栽植麻竹的热情，2006 年以后的几年，在国家林业血防工程项目的扶持下，该村已发展了 7000 多亩麻竹林。竹林成林后，该区域的农村景观有了较大改变；为改变钉螺适生环境营造抑螺竹林和发展地方经济，该乡镇又对下湿田进行改造，引进业主，开挖鱼塘，发展渔业，随着经济的发展和农村环境旅游景观的改善，当地政府已开始着手打造乡村旅游之乡。

据调查，麻竹目前对当地经济、生活方式的改变是巨大的。其主要特点：坡地全部造林，水田改造为鱼塘，道路及村庄结合新农村建设，发展乡村旅游业，其生态景观有根本的改观，成了乡村别墅区，户户有新房，家家有园林。目前其竹业、渔业已成为该区域的主要经济来源。首先：麻竹既有较高的经济产值，又是一种景观绿化园林材料。麻竹适生性较强。能在pH值4.5～8的土壤均能生长良好，可栽植于江河两岸、荒滩、荒坡、房前屋后、田边地角。麻竹单笋重量可达5kg以上，成年竹直径可达20～25cm，竹高可达25m，栽植前两年发笋较少、生长较慢，从第三年开始进入迅速生长期，产笋量和竹秆直径迅速提高，栽植后第四年进入丰产期，其鲜笋亩产达2000～3000kg，目前竹笋产值达6000元以上；竹材主要作纸浆材，竹材产值在600～1000元，目前该镇正在积极引进企业，对竹材进行高附加值加工；由于麻竹叶和笋壳较大，目前该疫区已将它们加工成食品包装盒，折合各项收入，麻竹的亩产值已达1万元以上；均有销售商收购，当地老百姓已从传统农业生产者(农民)转变为土地综合利用的管理者，经济收入的增加使当地群众有了更高的发展要求，目前该村正在着手乡村旅游开发，可以说林业血防工程促进了疫区的经济、生态文明面貌的根本转变。该模式以退耕还竹为主，将易生长钉螺生长的农田环境变成产值更高的鱼塘生境，极大地压缩了钉螺适生环境，使钉螺生境破碎化，农业耕作的减少也降低了人畜感染血吸虫的几率。它很好地解决了环境抑螺与产业发展的问题，但还有待完善，应加强道路和沟渠抑螺林与景观绿化的建设，解决好钉螺分布的小生境。

二、花椒产业发展模式

该模式建立于仁寿县方家镇疫区。花椒(*Zanthoxylum bungeanum*)为芸香科花椒属灌木，是一种传统的调料经济作物，特别是在成渝地区有极大的市场发展空间，花椒在四川北部至川西大渡河的大小金川地区有广泛分布。该镇干部将农民土地按商议价统一承包，土地尽量集中成片，由镇政府联系企业，或个人进行招商引资。业主与乡镇签订土地承包合同，解除了业主面对各家各户的难题，乡镇政府成了中间人和双方的承保人。业主在承包土地后，在地方政府的引导和农业、林业血防相关国家项目的扶持下，成片发展花椒，实现了对农村产业结构调整。并成立花椒协会，负责技术培训与指导、重点组织市场销售，保证了产品的畅销。花椒栽植第二年开始挂果，第四年达到丰产，据实地调查：花椒栽植密度有3m×2m，3m×3m，4m×3m，单株亩产量最高可达30kg，鲜椒亩产量在1000～2000kg，按目前市场价12元/kg计算，其产值1万元以上，目前以幺麻子食品公司已进到该镇投资建厂。

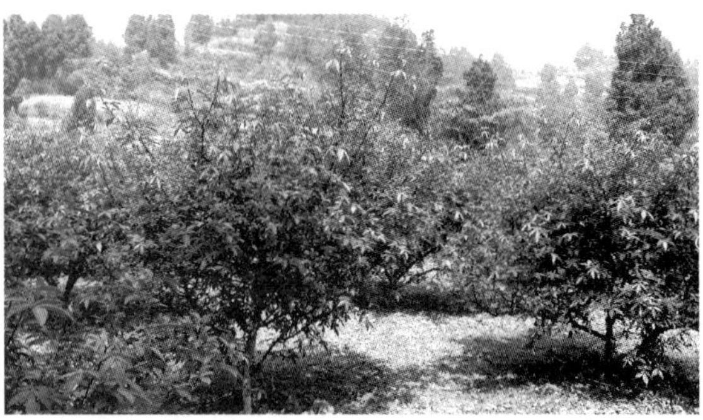

图8-5 仁寿方家花椒产业发展模式

建立种植园和加工厂，促进了花椒产业的大发展，目前该疫区已发展9000多亩，并呈快速放大趋势，该区农户在花椒第一二年时间种药材：如沙参、半夏等，以耕代抚，提高了土地利用率和产值，降低了前期投资成本，为了减少投资成本，减少化肥施用量、并确保花椒产品生态安全，多数业主利用花椒林下发展养殖业、为花椒提供农家肥，同时也解决了农家肥的环境污染问题。该疫区在促进经济发展的同时，彻底改变钉螺的适生生境，其抑螺机理：花椒不耐水，因此在管理上要求开沟排水，改变了钉螺的适生生境，达到了环境控螺的目标，同时花椒枝叶、果均有强烈的刺激味，对钉螺有驱螺和杀螺作用。

三、竹业发展模式

该模式在四川疫区发展较普遍，面积也较大，比较成片集中的有眉山东坡区，主要栽植产量较高的杂交竹为主，多数为业主承包经营，国家的林业血防工程给予一定扶持，经营产品主要以竹材为主，亩产量在 2～3t，产值在 1000 元左右，因面积大，林下可养生态鸡；芦山县抑螺防病林栽植的主要是本地慈竹，产量较杂交竹低，但因竹材纤维较好，单价略高于杂交竹，因为是乡土竹种，耐寒和抗冻能力较杂交竹、麻竹强，风险要低一些，但芦山主要以各家各户为主，经营管理不及业主经营好，其产量不稳定；蒲江县林业血防工程以发展笋用雷竹为主，目前全县已发展 7000 多亩. 雷竹是一种优良的笋用竹种，具有八大优势：①出笋早。在所有的竹笋品种中，雷竹出笋最早，一般在 3 月初，若采用早出技术，春节前就有雷笋出土。②出笋期长。春笋 3 月初至 4 月底出笋，秋笋 10～12 月出笋。③产量高，效益好。雷笋亩产可达 3000kg，亩产值达 1 万多元。④笋味鲜美，营养丰富。雷竹笋含蛋白质 2.74%、脂肪 0.52%、糖 3.54%。⑤连年出笋，产量稳定，个体粗大，壳薄肉肥。⑥成本低，用工少。肥料投资只需 5% 左右，培养管理用工每亩只需 20 个劳动日。⑦周期短，见效快。新造林第 2～3 年就有收入。第 4 年可成林，第 5 年达高产。⑧适应范围广，海拔 2500m 以下的丘陵缓坡均适宜栽培，而且一年种竹，永续利用，该模式因产值高在血防疫区极有推广前景。

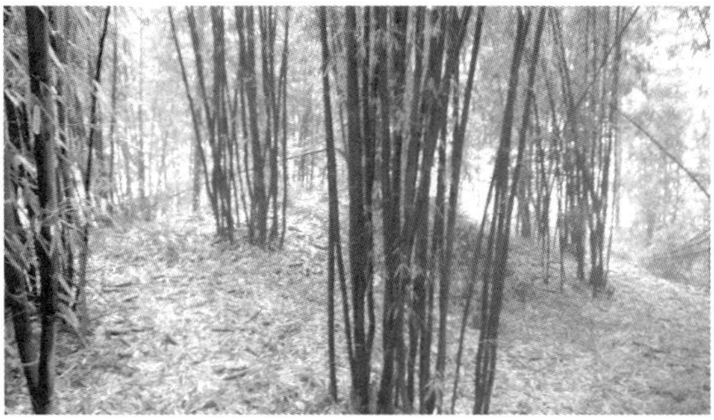

图 8-6　芦山县抑螺防病竹林林下景观

竹林大多栽于河滩、河岸，形成了相对封闭的河滩阻螺林。该模式主要以生态抑螺为主，调查显示，竹林成林后，林下灌草基本被消灭，如图 8-6 可见，加之较厚的枯落物层，使钉螺失去了庇护生境，竹林作为抑螺林一般带宽均超过 10m，形成相对较宽无螺林带，阻断了钉螺迁徙和基因交流，作为河岸抑螺林也成功地阻止了外流域钉螺经河道的输入。

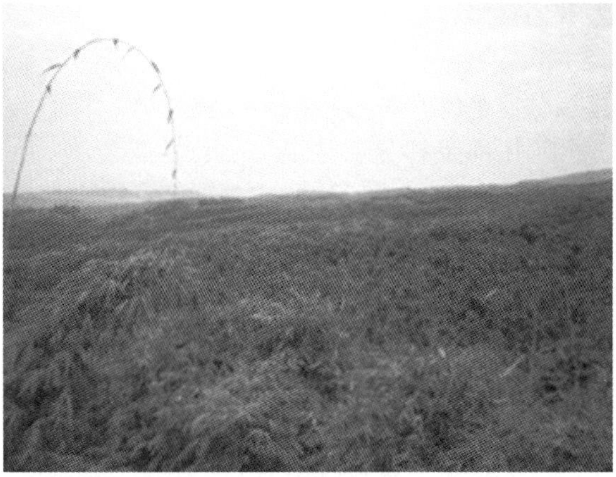

图 8-7　东坡区 1 万亩杂交竹抑螺林

四、速丰林－养殖产业模式

该模式在四川血吸虫疫区规模较大。四川盆地内主要为巨桉，以纸浆材为经济产品，凉山彝族自治州的西昌市安宁河谷及云南疫区主要发展直杆蓝桉，以叶为经济产品(提取桉叶油)。桉树具有速生丰产，并具有很强烈的化感作用，能直接促成钉螺的孽杀。桉树能源林可用作生活能源、生物制碳、生物制气、桉叶油提取等，还能用作木材生产纸浆与木材。桉树在蒲江、中江、罗江、德阳、仁寿、芦山等县市均有较大规模。在凉山彝族自治州桉树产业极为发达，规模相当大，主要人工种植于安宁河谷低山丘陵的坡麓地段。此外，桉树还在河岸林、护渠林、护路林、庭院林业中广泛种植，不但发挥了抑螺防病功能，还培育了生物能源产业与用材林模式。

眉山市的东坡区和仁寿县的巨桉林发展较成规模，大多以业主承包土地形式经营，巨桉生长快，最适合于酸性土生长。第四级老冲积黄壤是一种肥力较差，钉螺易繁衍的一种土壤类型，多数树种生长不良，但桉树在该类土壤上生长特别适应，就技术管理上要适当施用复合肥，如龙正镇的倒石桥流域，林业血防工程实施后，部分低效林改造成巨桉林，很好地解决了林业血防与林业产业的结合。据调查倒石桥 2009 春季改造后，半年生长达 4.5m，如图 8-9。多数巨桉林在 6～7 年可采伐，产值在 10000 元/亩，疫区桉树林搞养殖的也极普遍，并且在取得较好经济效益的同时，抑螺效果极好，据 2010 年仁寿县疾控中心的对比调查显示：龙正镇石顶村营造巨桉林后，与 1990 年(造林前)相比，有螺面积百分率下降 97.80%。如中江县巨桉林下生态养鸡，既保证了鸡肉品质具有野山鸡的品味，同时也为桉树林施了肥，两者相得益彰，优势互补。在河滩和河岸，多以杨树为主，中江县沿凄江(涪江一级支流)两岸栽植了大量杨树作为抑螺防病林，形成了以杨树为主的林－禽、林－药模式，减少人畜直接接触河水的几率。特别是林禽模式，即充分利用郁闭林分下昆虫、小动物及杂草多的特点，林内山上放养或建围栏，养殖鸡、鸭、鹅等家禽，降低了饲料成本。该模式充分体现了林禽共生、林禽互促的特点：林下为禽类动物提供生存环境，禽类食用林中的草虫，也减少了林木病虫源；禽类促进林木的成长，实现了林"养"禽、禽"育"林的林禽互利共生良性循环。林地郁闭后，林内仍有一定的散射光，空气新鲜，环境清洁，林下空气湿度大，林荫使禽类生长更快、更健康，既减少人工建造饲养房舍的成本，也降低了饲养成本，又符合绿色消费观念。林下养殖的禽肉蛋适口性明显提高；林下养禽解决了以往的"人禽争地"问题。在一般情况下，每亩可投放 60～100 只禽类，每年可养 3～5 茬，且养殖

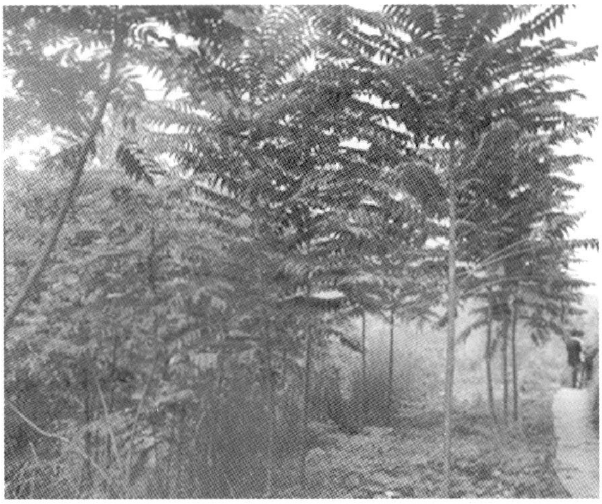

图 8-8　石炭性紫色土红椿－香根草模式

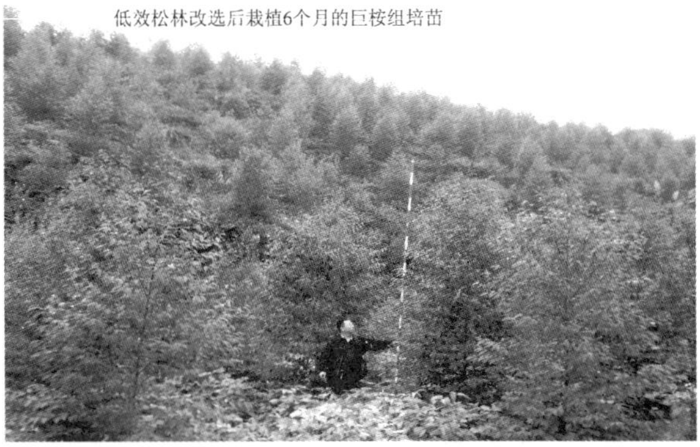

图 8-9　第四纪黄土栽植 6 个月后巨桉的生长现状

技术简单，该模式使林内草本盖种和种类极大降低，达到了生态控螺之目标。建议：在农田较少沟谷区，将整个流域纳入林业范畴，栽植速生丰产林，以小流域为封闭单元，发展林下养殖，这种更大范围的种养结合模式，即达到了规模经营，更重要的是便于管理，进行流域内散养，使这些家禽更具有野山禽的品味、肉质更鲜美，同时可降低单块围栏建造的材料成本和人工成本。该模式投入少，对林木的管理方便、简单，且灭螺效果较好，促进了疫区林业产业的发展。

五、水田改旱地经济林发展模式

农田是山丘区钉螺分布面积最大，密度较高、人畜最易感染的土地利用类型，钉螺主要分布于农田田坎与农田接合处，而血吸虫尾蚴则流行于水体，人畜接触后立刻进入皮肤，并感染上血吸虫病。因此农田灭螺很难处理，比较传统的方法是水改旱，相对旱作，稻谷产值要高一些，也是农村不可缺少粮食作物。水改旱抑螺效果很好，改后种什么是一个难解决的问题，水果产值较种水稻高，但因水果贮存时间短，市场不稳定，存在较大的潜在风险。林业血防工程实施以来，各疫区政府积极引导，将钉螺分布较集中的田块进行退田还果树。果树目前主要有梨、石榴、火棘。由于引进业主，加之林业血防工程及农田水利工程的多资金渠道的结合，使退田还果树取得很好的经济效益，罗江万安镇芒江村以“科研院所＋种植基地＋专合组织＋农户”的运作模式种植了 8000 多亩翠冠梨、金蜜西瓜、樱红李梨等，走上了一条旅游观光农业的路子，助农增收。翠冠梨亩产在 2000kg 左右，出售的价格每千克在 7.0～9.0 元之间，亩产值上万元。“有了钱，房子修好了、路也修好了，不下田了，钉螺没了，血吸虫病也没有了”这是疫区农民最直观的回答。退田还果树，四川以蒲江、罗江、西昌等地发展面积较大，有了规模，就有了销路。规模经营和公司加农户及专业合作协会是退田还果树实施的有效管理模式，该模式在疫区有极强的推广价值。

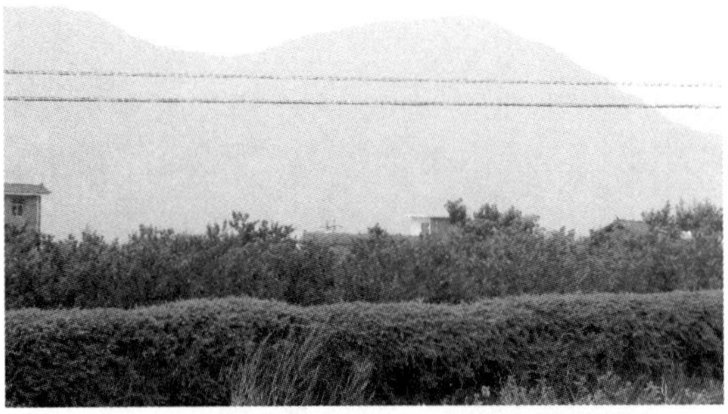

图 8-10　西昌火棘－石榴抑螺防病林

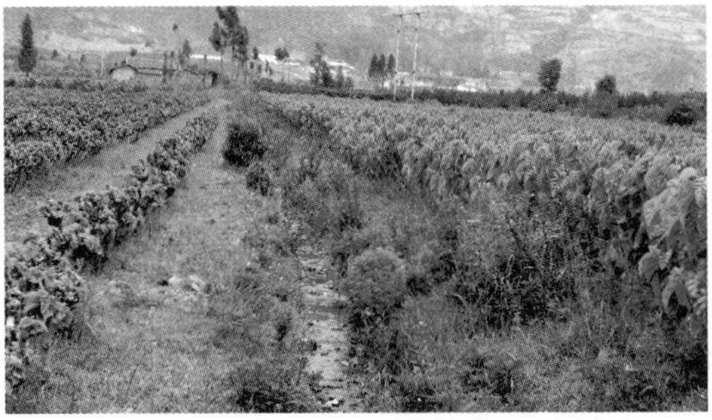

图 8-11　西昌油橄榄抑螺防病林

六、林茶种植模式及其产业化效益

成都市蒲江是四川省重点疫区，钉螺分布的范围宽，密度大。主要原因地于该区第四纪老冲积黄土所占面积较广，土壤黏重，加这地势较平坦，区域内水系发达，土层长期积水导致钉螺及血吸虫的泛滥。茶叶作为一种著名的保健饮品，它是古代中国先民对世界饮食文化的贡献。山茶属于山茶科，为常绿灌木或小乔木植物，植株高达 1～6m。茶树喜欢湿润的气候，适宜于酸性土壤生长，其适生生境与钉螺具有同一性，均分布于我国长江流域以南地区。茶喜湿、喜酸性土壤，特别是在多雾天气品质最好（如黄山茶、名山蒙顶茶、峨眉山竹叶青等），说明茶对光照要求不高，低丘平坝地区通过林茶混交可适度遮阴，调节温度，提高空气湿度，增加土壤有机质和养分，改善茶树小气候环境。这样一来，既提高茶叶产量，又降低茶叶粗纤维含量，使得茶叶柔嫩清香，提升茶叶品质。

林茶混交是一种高效的复合经营，高郁闭的树冠和高强度的管理(除草、施肥、排水)使钉螺适生生境条件被彻底改变，进而降低了钉螺数量，达到抑螺防病之功效。目前，蒲江县结合林业血防工程和退耕还林工程，发展林茶混交已达 4 万多亩，取得了较好的经济效益。目前推广主要的模式为：茶－樱花、茶－桂花树、茶－银杏混植模式，据调查测算：每亩茶地里混交 30 株樱桃树，每亩茶地樱桃收入 1800 元，茶叶纯收入可达 3000 元，较传统单纯的种植业相比，其经济产值得到很大的提升，桂花、银杏均是很好的园林绿化树种，近几年需求量较大，价格高，当地老百姓测算：每亩茶地混植 30 株 1～5cm 桂花苗，3 年后每亩可增收 2700 元左右，每年每亩可增收 900 元左右，林茶模式也很好为当地旅游业的发展，开辟了林中茶园采摘、观赏制茶过程、品茗、购置新茶等旅游项目，具有很好的经济、社会和生态效益。

七、桑树产业发展模式

桑树属桑科桑属，为落叶乔木。高 16m，胸径最大至 1m，我国称为桑梓之国，可见桑树在我国历史中的重要性，原产我国中部，有约四千年的栽培史，栽培范围广泛，东北自哈尔滨以南；西北从内蒙古南部至新疆、青海、甘肃、陕西；南至广东、广西，东至台湾；西至四川、云南；以长江中下游各地栽培最多。垂直分布大多在海拔 1200m 以下。桑树耐寒，可耐－40℃的低温，耐旱。也可在温暖湿润的环境生长。喜深厚疏松肥沃的土壤，能耐轻度盐碱(0.2%)、抗风，耐烟尘，抗有毒气体。根系发达，生长快，萌芽力强，耐修剪，寿命长，一般可达数百年，个别可达数千年。桑树目前品种较多，按用途分为饲料桑和果桑。抑螺防病林建设中，桑树作为抑螺模式在凉山彝族自治州安宁河谷的西昌、德昌发展较好，规模较大。桑树是否具有他感抑螺效果还有待试验证实。但通过种植、经营管理等措施的生境抑螺是肯定的。西昌市因光照条件好，桑叶质量好，产量高，大力发展蚕桑产业，在疫区成片栽植桑树(图 8-14)。目前，桑树拥有量桑树 2.2 亿株；养蚕 11.3 万张，蚕茧总产量 12.5 万担。

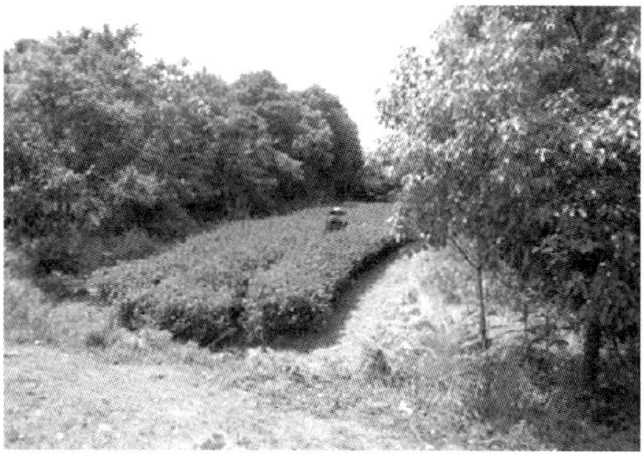

图 8-12 蒲江林－茶复合抑螺防病模式

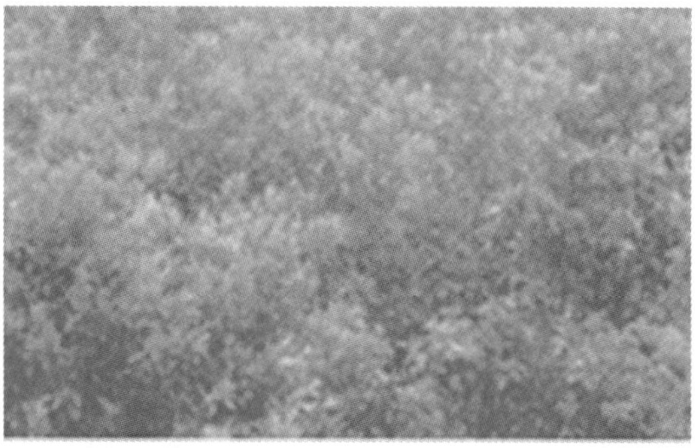

图 8-13 蒲江柑橘抑螺林

德昌县桑树发展较快，已从传统的栽桑养蚕，扩展至果桑产品，目前已有一家桑果加工公司入住该县，选育的德昌果桑品种，桑果产量在 2t 以上，产值可达 1.2 万元。德昌县田埂、地埂成了果桑发展的理想地类(图 8-15)。

桑树全身是宝，枝条是种植食用菌的理想材料，桑叶中蛋白质含量高达 20% 以上，是理想的蛋白饲料，可养蚕、养种、养牛等，其林下可养殖家禽。桑树栽植于田埂地坎不仅有一定抑螺效果，同时可护埂、护坎，更重要的是可取得较好的经济效益，目前的主要问题是过于分散，规模经营尚缺，但随着对桑树利用方式的重新认识，桑树必将是抑螺防病林建设过程最理想的抑螺植物材料。

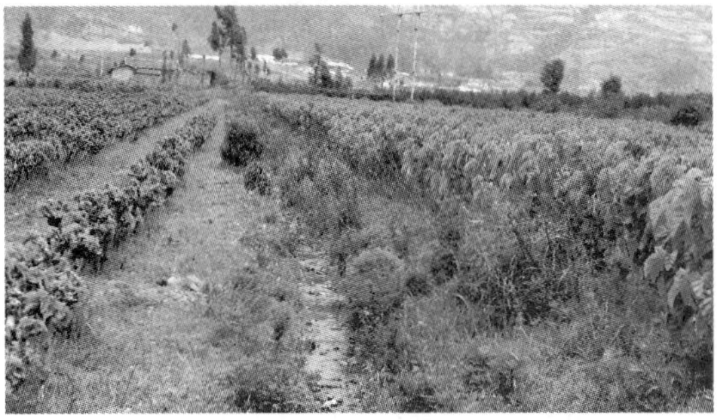

图 8-14 西昌蚕－桑抑螺防病林模式

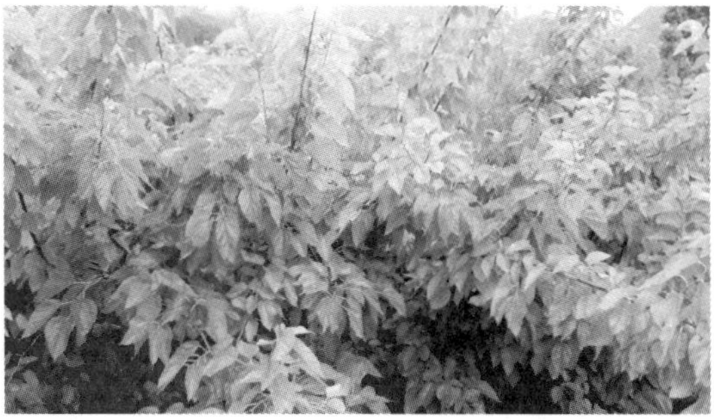

图 8-15 德昌果叶兼用桑产业模式

八、核桃产业发展模式

核桃，原产于近东地区，又称胡桃、羌桃，与扁桃、腰果、榛子并称为世界著名的“四大干果”。核桃其营养价值高，市场需要量大，在退耕还林工程和血防工程建设中备受关注，从发展面积和区域看，核桃是所有果树品种发展最多的，其主要原因在于耐贮存，缓解了疫区群众对市场销售的担忧。

核桃与传统抑螺植物枫杨叶同科，其叶和树汁均具有强烈的刺激味，其提取物均具毒性，是抑螺的理想树种，据介绍其最高产量可达 500kg，但要经营管理到位，品种选择合理，核桃单产 250～300kg 还是比较现实，按目前市场 35 元/kg 单价计算，其产值仍上万元。云南疫区，核桃是林业血防工程的主打树种，也是云南高原山地抑螺防病林试验示范区建设的重点树种(图 8-16)。但核桃对光照条件较高，目前四川盆地内发展核桃主要解决两个问题：其一是品种的合理筛选(图 8-17)，目前市场良种较多，选择适宜于当地立地条件的品种成为关键，当然因其嫁接的种苗贵，防止假苗；其二，病虫害问题，因盆地内湿度大、光照不足，加之管理技术跟不上，核桃病虫害还较严重，这两点制约了核桃产业在盆地内的发展。

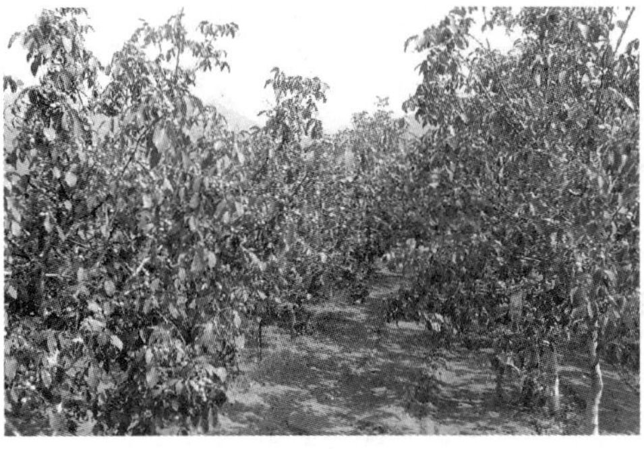

图 8-16 仁寿核桃抑螺病林

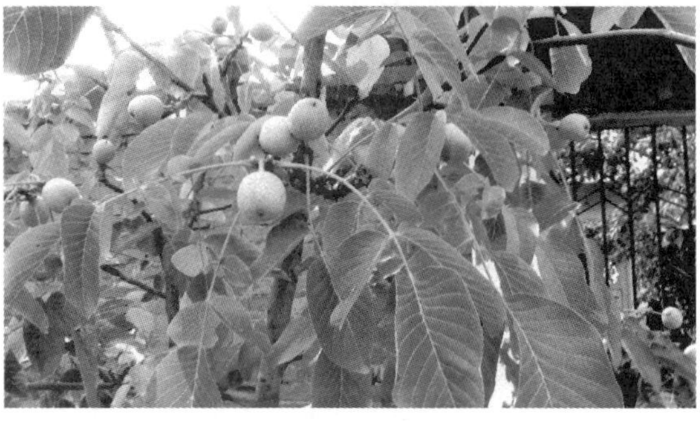

图 8-17 中江庭院矮化核桃(3 年)

九、湿地公园发展模式

邛海位于四川省凉山彝族自治州西昌市，属更新世早期断陷湖。其形状如蜗牛，南北长

11.5km，东西宽5.5km，周长35km，水域面积31km^2；西昌邛海湖盆周边地区共有4个乡22个村196个村民组，其地势由平地、阶地向梯地过渡，历来是血吸虫病的重流行区。

西昌邛海周边地区三种主要地貌类型即梯地、阶地、平地。平地地区地势平坦，经济条件较好，交通较方便，家畜传染源数量相对较少，防治工作相对较易，相应地，其感染率较低；而梯(阶)地地形较复杂，经济贫困，交通困难，动物宿主多，灭螺困难，且梯形田埂在防止田水流失的同时，也为钉螺提供了良好的栖息环境，所以感染率较高。而且，在梯(阶)地地区，其汇水地形和环山堰的数量较多，这两种地貌环境是钉螺适宜的孳生地，如有耕牛放牧，其牛粪较多，经雨水冲刷流入沟渠后更成为人畜感染的环境。

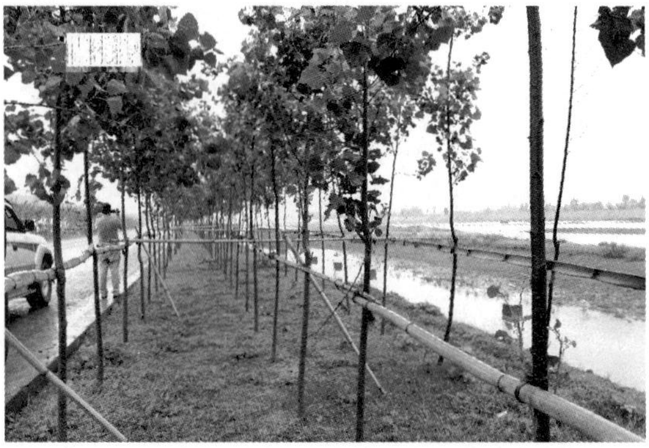

图8-18 西昌公路杨树抑螺景观林

邛海周边地势平坦，水源充足，为钉螺生长提供了良好栖息环境。同时邛海又是著名风景旅游区，为了使旅游环境更安全，西昌市充分依托邛海多湿的环境打造湿地公园。具体做法是：整治和硬化道路，开沟沥水，沟渠硬化，并沿湖、沿路(图8-18)、沿沟(图8-19)营造园林绿化树种，这样即美化了环境，同时也完全改造了钉螺适生环境，可见有螺环境的湿地即是经济发展的产物，也是城市发展的必然，是血吸虫综合防治的典范。特别是道路和沟渠两旁的绿化是山丘区抑螺防病林的样板工程。当然在整个工程建设中，林业血防资金仅占少部分，因其投资巨大，在大的区域范围目前还很难推广，但为相似疫区提供优化模式。

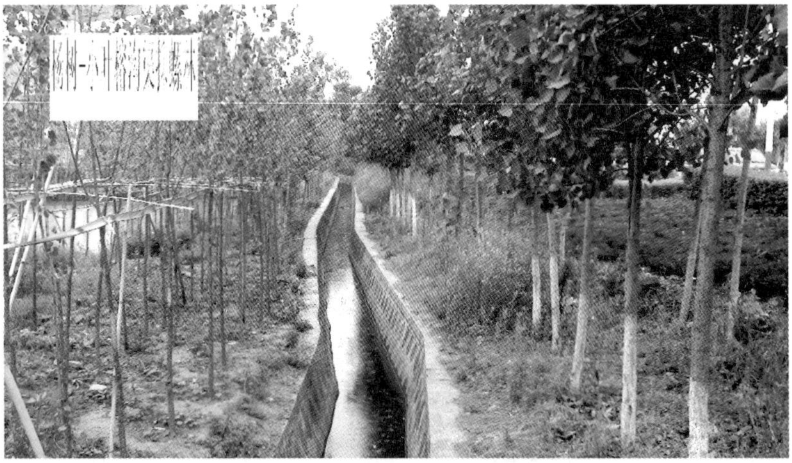

图8-19 西昌沟渠小叶榕－杨树抑螺林

第九章　山丘区试验示范区建设范例

第一节　四川山丘区试验示范区建设

一、建设规划

(一)立项背景

“十一五”期间，由中国林科院作为技术支撑单位，在安徽、江苏、云南、湖南、湖北、江西、四川7个省建立8个不同类型的试验示范区，均属国家科研基础平台项目，其中“长江上游山丘抑螺试验林示范区建设”属三个山丘型项目之一(图9-1)，建设地点位于四川省眉山市仁寿县境内，建设规模为5000亩，四川省林业科学研究院为建设单位，四川省仁寿县为协建单位，建设期限为3年，即2008年1月至2010年12月。

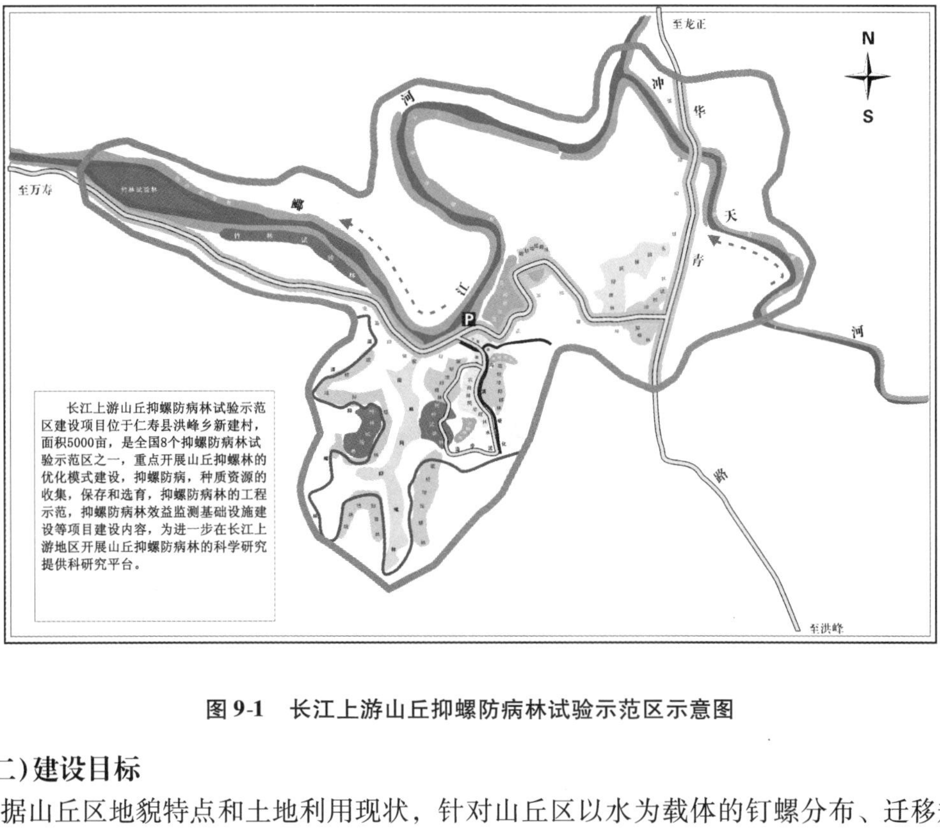

图9-1　长江上游山丘抑螺防病林试验示范区示意图

(二)建设目标

根据山丘区地貌特点和土地利用现状，针对山丘区以水为载体的钉螺分布、迁移规律和血吸虫传播特点，坚持“预防为主，标本兼治，综合治理”的原则，以流域、沟系为治理单元，以提高抑螺防病效果和发展山区农村经济为目的，以兴林、抑螺、防病综合治理为手段，开展抑螺植物材料调查与选育、抑螺防病林模式构建与优化配置试验以及抑螺新材料研发与应用，科学布局抑螺防病林体系，与血防工程技术、血吸虫防治技术有机结合，与林业生态工程、水利辅助工程、新农村建设以及农村产业结构调整有机结合，进行技术组装集成、整体示范，建立适合山丘区特点的综合、高效的林业血防试验示范区，从根本上改变钉螺孳生环境，降低钉螺密度，有效压缩钉螺面积，切断人畜接触疫水途径，降低人畜血吸虫病感染率，控制血吸虫病的传播和蔓延，实现兴林、抑螺、防病、利民、富民的林业血防辅助工程目标；通过试验示范区建设，形成山丘区综合配套的抑螺防病林建设技术体系与技术标准，巩固和提高山丘区林业血防辅助工程质量和建设成效，为山丘区林业血防辅助工程提供科学、高效的示范样板，促进山丘疫区资源环境与经济社会全面、协调和可持续发展。

（三）建设内容

（1）抑螺防病林造林技术与优化模式建设示范：开展山丘区不同立地类型抑螺防病林营造技术试验，开展抑螺防病林密度控制、水平结构配置、立体结构配置技术试验；进行优化模式及其构建技术示范，建立不同模式示范林；建立模式和技术应用示范区。

（2）抑螺防病林植物材料收集保存与选育示范：通过调查，收集引进并保存适合山丘区不同立地类型需求的具有抑螺、抗旱、保土等综合性能的优良植物材料，在此基础上，通过栽培试验，选育并扩繁具有抑螺效果好，又具有明显经济效益的树种、草种，使繁育园或保存圃成为抑螺植物材料的种质库和基因库。

（3）抑螺防病工程技术示范：开展阻断防病的工程措施建设，包括防护道工程、隔离栏工程和低洼地改造等工程。

（4）抑螺防病效益监测：按不同立地和生境差异性和多样性合理布置与建立监测点和监测样地，形成山丘区抑螺防病效益监测体系；购置室内外监测设备；建立监测用房；定期进行野外监测点和监测样地调查与测定、室内解剖分析，动态监测抑螺防病林的抑螺效果、生态功能、经济效益等，进行科学评价。

（四）建设规模

（1）新建抑螺防病林植物材料收集保存与繁育圃6.67hm^2，收集各类抑螺植物材料100份以上，选育出优良抑螺材料20种。建立繁殖圃3.33hm^2，为相似疫区提供种苗；建立优良抑螺试验林23.33hm^2。

（2）建立抑螺防病林造林技术与优化模式建设示范区300hm^2，其中，新造优化模式示范林238.67hm^2，低效林改造模式示范61.33hm^2。

（3）新建防护道工程林道1.5km，步道10km，下湿田改造工程100hm^2；沟渠硬化工程1km，排灌沟渠整治5km，整治河道工程2km；布设隔离栏4km。

（4）建立河道、沟渠相应的监测样地，购置并安装相应自动气象监测设施、购置相应的实验设施设备。

二、示范区的概况

（一）自然社会环境

仁寿县地处四川盆地西南部，介于东经103°55′~104°30′，北纬29°38′~30°21′，县境似榕叶状，东西宽50km，南北长75km，幅员总面积为391.4万hm^2；县政府驻地文林镇（东经

104°7′52″，北纬29°59′56″)，距成都市约100km、眉山市40km；属低山丘陵地貌类型。地势西北高、东南低，二峨山(龙泉山脉)由东北角走向西南纵贯县境西北部，于平地崛起，并将县境分成东南、西北两大部分，形成三种地貌类型。二峨山西北部，属成都平原的边缘地带，地势平缓多坝，占全县辖区面积的10.25%；二峨山东南部，属丘陵区，因切割程度的差异，可分为浅丘和深丘，丘陵区占全县辖区面积的70.14%；二峨山区长约60km，宽约20km，海拔600～988 m，相对高差200～500 m，山区占全县辖区面积的19.61%。岷江、沱江夹于县境两侧，县内无过境大河，有自然河流五条(龙水河、清水河、通江河、鲫江河和越溪河)源于县内，但流量少，枯洪水位变化大。全县季节性溪沟344条，总长11741km，流域面积2222.34km^2，年均径流量9.896亿m^3。全县计有大、中、小型水库157座，总蓄水5亿m^3。其中大型水库黑龙滩，水面23.6km^2，蓄水3亿m^{3}以上，干、支、斗渠共51条，灌溉面积达107万hm^2，其中中心试验示范区属洪峰水库灌区，干渠有7km长经过示范区，是该区域钉螺扩散的主要通道。

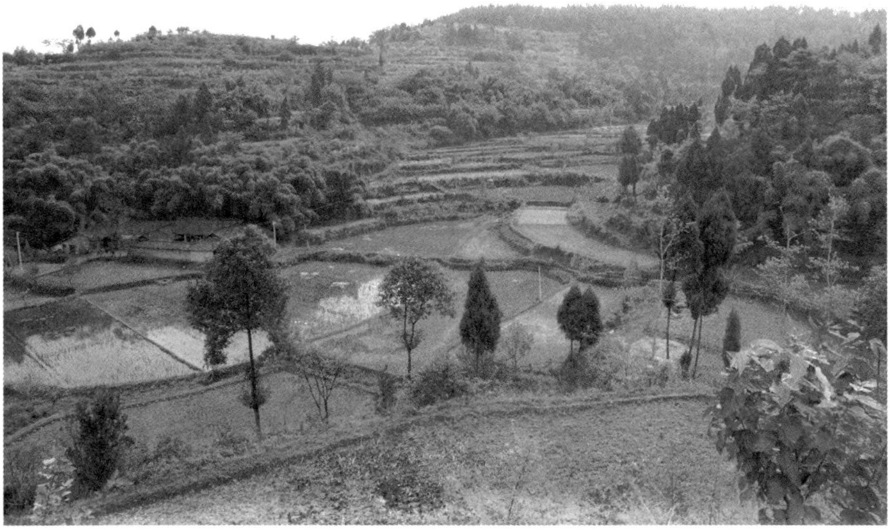

图9-2　四川紫色丘陵区土地分布格局

区域属亚热带季风性湿润气候。受太平洋季风和北方冷空气团控制和影响，具有冷热四季分明，冬无严寒，夏无酷暑，春多干旱，秋雨绵绵的特点。累年平均气温17.4℃，全年气温以7月最高，为26.5℃，1月最低，为6.8 ℃，全年极端最低温为－3.8℃，总正积温6360℃，≥10℃的积温为5532.8℃；全年无霜期310天左右，最长356天，最短282天。历年平均降雨量1009.6 mm，最低765.6 mm，年际间变幅644.6 mm。虽然雨量较为充沛，但是在季节上分配不均，并呈现干半年、湿半年的特点。累年平均蒸发量1355.7 mm，以4～8月为最大，月蒸发量超过150.0 mm，3月和9月次之，亦大于100 mm，特别是在3～6月平均降雨量只有296.2 mm的情况下，蒸发量却高达620.7 mm，故易发生春旱和夏旱。历年平均日照1196.6 h，年日照率27%，太阳总辐射89千卡/cm^2，日照时数和总辐射为全国低值区。

仁寿复杂的土壤母质，包括了从三叠纪至第四纪的各个地质岩层，形成了多种类型的土壤。紫色砂页岩占全县土壤母岩的86.9%，第四系黄色老冲积和新冲积，洪积物仅占5.7%，三叠系和自流井群占7.4%。二峨山西侧土壤以老冲积黄壤和紫色土为主，土壤深厚微酸。

示范区包括了所有土类，钉螺在所有土类中均有分布；森林的垂直分布梯度不明显，地带性植被为常绿阔叶林。由于垦殖指数高，原生植被已全部被人工植被所替代，主要的林分类型为柏木林、马尾松林、马尾松－油茶混交林、竹林及四旁树，但按优势建群种分为马尾松和柏木两个片区，马尾松主要分布于山地黄壤和老冲积黄壤地区，柏木林分布丘陵的钙质紫色土地区，以慈竹为主的竹林主要分布于四旁，桉树、桤木、杨树等速生树种主要栽植于水分条件较好的田边地坎，溪沟河流两岸。

全县辖区总面积 3913997hm^2，林业用地面积 680087hm^2，占辖区面积的 17.37%；非林业用地面积 3233910hm^2，占 82.63%，非林业用地中，耕地 1209311hm^2，占辖区面积的 30.9%，四旁树占地 312256hm^2，占辖区面积的 7.98%，其他地类 1712391hm^2，占辖区面积的 43.75%。近年由于各级对林业工程的重视，全县先后实施退耕还林工程 20.25 万 hm^2，天保工程常年管护面积 54.8 万 hm^2，生态公益林建设面积 6.91 万 hm^2，其中，人工造林 0.72 万 hm^2，飞播造林 1.7 万 hm^2，封山育林 4.49 万 hm^2，林业血防工程至 2006 年启动以来共实施 0.435 万 hm^2；全县辖区共有 22 个镇、38 个乡、1102 个村、9201 个社，2005 年年末总人口达 155.96 万。

（二）血吸虫病历史与现状概况

仁寿县是全省血吸虫病重度流行县之一，流行历史悠久，1924 年美国寄生虫病教授福斯特（Faust）和梅伦奈（Meiener）著《日本血吸虫病之研究》，记载仁寿为血吸虫病流行地区。解放初期血吸虫病调查资料显示，龙正镇花龙村 7 组（匠头坝）共有村民 47 户，其中患血吸虫病的 42 户，因血吸虫病死亡人数 90 余人，全家死绝的 15 户。新中国成立以后，历届县委、县政府班子对血防工作均加强领导、高度重视、精心组织，经过全县广大干部、职工和疫区群众几十年的不懈努力，全县血防工作取得了一定的成绩，疫情有所下降。2005 年省血防领导小组确定全县血防重点村 61 个，一类村 12 个，二类村 20 个，三类村 29 个；病人数 30321 人，慢性病人 30192 人，晚期血吸虫血病人 129 人，当年未发生急性血吸虫病人，病牛 219 头。历史钉螺面积 23858.445hm^2，已治理钉螺面积 11485.005hm^2，待治理钉螺面积 12373.440hm^2。历史钉螺面积 23858.445hm^2，历史血吸虫病人 30321 人，历史晚期血吸虫病人 129 例，其钉螺面积和血吸虫病人在全省分别排列第一和第二位。全县最高人群感染率 6.77%（1977 年），最高村感染率 62.5%（龙正镇花龙村）。

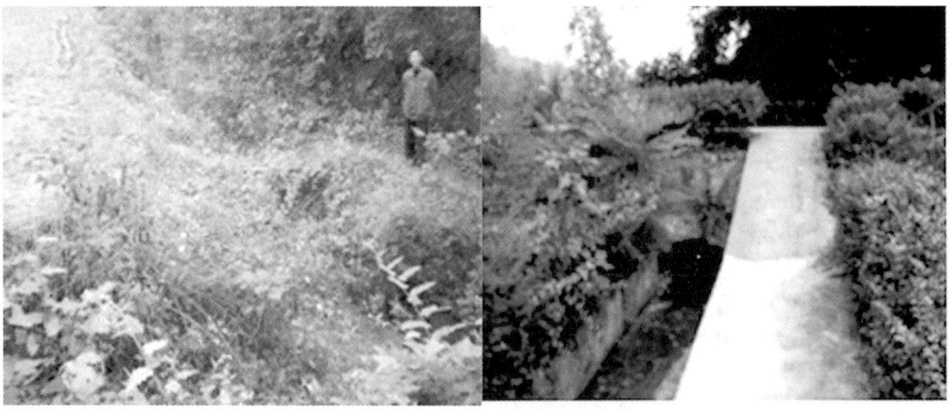

图 9-3　试验示范区排洪沟治理前后景观

（三）项目乡镇社会经济条件

项目试验、示范点选择在仁寿县鳜江河流域，包括龙正镇的卓家、石顶、骑龙、冲天、东方红、增产村等6个村，洪峰乡的新建、茨竹、美满、净土4个村，涉及两个乡镇2个，总面积162万hm^2，2005年年末人口达4.566万人，耕地面积40710hm^2，农业人口4.83万人，农村劳动力2.11万人，粮食产量达2945.5万kg。

该试验、示范属典型的山丘型血吸虫病分布区，该示范区血吸虫病疫情状况（表9-1）。

表9-1 实施区血吸虫疫情及钉螺分布面积

乡（镇）	村	人口（人）	耕牛（头）	历史病人数	有螺面积（m^2）	历史晚期血吸虫病人（个）		
						总数	死亡	存活
龙正镇	卓家	1369	12	760	528931	3	0	3
	石顶	1400	11	435	484822	2	0	2
	骑龙	1209	9	481	100005	0	0	0
	冲天	802	11	36	64032	0	0	0
	东方红	2096	9	668	19540	2	1	1
	增产村	1226	22	13	90712	3		3
	小计	8102	74	2393	1288042	10	1	9
洪峰乡	新建	1465	7	14	38573	0	0	0
	茨竹	1499	6	48	113	0	0	0
	美满	2371	46	1937	100	12	8	4
	净土	1933	8	247	27374	8	8	0
	小计	7268	67	2246	66160	20	16	4
合　计		15370	141	4639	1354202	30	17	13

三、螺防病示范林建设情况

示范林建设面积为300hm^2，建设地点主要分布于仁寿的龙正镇和洪峰乡，抑螺防病林主要沿鳜江河两岸分布。因为农区，建设小班较多，在龙正镇区域较分散，大面积造林主要以生长快、抑螺效果好的无性系巨桉为主，在沿河两岸多营造竹林（慈竹和杂交竹），在洪峰乡境内相对集中成片。

根据山丘区钉螺分布及土地利用特点，丘区抑螺示范林可分为4种林分类型：

（一）河渠护岸抑螺防病隔离林带

河滩、沟边是钉螺重点分布区，但可造林用地较少，因此其抑螺林的建设目标是构建隔离林带，减少人畜接触水域的机会，因该地类水分条件好，在优选抑螺效果好的植物材料的同时，也应考虑经济价值高、生长快的树种，如桉树、梁山慈竹、杂交竹等，在邻近农田、渠边的地块可营造低矮灌木（如夹竹桃）或草本（如香根草）。河滩抑螺林：重点打造了鳜江河（从龙正镇东方红桥－原万寿乡政府）及冲天河，共计22km，沿河两岸以补植方式构建河流抑螺林带，补植了慈竹、桉树、杂交竹林和枫杨等树种。

渠道抑螺林带：建设地段为洪峰水库灌溉渠（新建2、3地段），共计6km，其中1km为夹竹桃林带，5km香樟林带。

（二）农田抑螺林网

农田抑螺林：山丘区的田边、土坎、小的沟渠及道路构成了丘区的农田林网，其中林地所占比例较少，但阻挡钉螺传播有着重要作用，但由于这区域是主要农作区，因 此为减少光胁地影响，抑螺材料主要以低矮乔木、灌木为主，如柑橘，土边土坎还可种植一些抑螺草本植物，如香根草。主要林分模式为柑橘林(不知火)，主要模式：不知火林；不知火－香根草。

(三)坡面示范林建设与布局

坡面示范林指坡中部的水渠至谷底的旱地区域。林地类型主要为农耕地和部分低效林地。这些坡地可结合退耕还林，进行抑螺树种改造，更换为适应天保项目建设需求的抑螺材料，如巨桉、香樟等，这一方面可提高抑螺效果，另一方面可显著增加农民经济收入。坡地抑螺林设计原理，针对实施区的土壤特点，本项目重点推广栽植香樟(石灰性土壤)、桉树(酸性土壤)作为推广示范树种，两个树种具有较强挥发物质。

(四)村庄多功能抑螺林

村庄是人口集中居住的地带，人为活动频繁，污染物排放较多。农村住宅四周的林盘(较多的是竹林)是农村多功能林的主要组成。但由于长期的利用导致林地退化、生产力下降、林相不整齐，加之树种单一，不注重景观配置，林分残次，景观效果差。因此该地类营造抑螺林植物选择上以芸香科和樟科植物为主要抑螺树种，一方面抑螺、一方便美化环境。主要模式慈竹－香樟混交林、慈竹－天竺桂混交林、柑橘林等。

四、试验林实施情况

要求营造面积23.3hm^2。为探讨疫区适生的抑螺树种，并为下一步的深化抑螺防病林建议基础平台，因此试验林栽植抑螺树种、比较其生长量，评价其适生性。为山丘区抑螺林营造提供技术支撑。按项目实施的情况，共有5大试验内容：

(1)滩地试验林：地点位于龙正镇、洪峰乡区鲰江河滩，为一江心洲，该试验区栽植的是杂交竹，少量为臭椿等，面积4.6hm^2。栽植时间为2008年春季，目前长势良好，已开始砍伐。该试验林建设主要为水汽和二氧化碳能量塔的监测提供均匀下垫面。另一竹种试验区，先后引进：绵竹、麻竹、苦竹等10余品种，栽植时间2009年春节，但遇当年夏季2次洪水淹没，目前保存极小。教训，在地点选择时太靠河滩，不能预见到当年洪水发生的偶然性，当然，若栽植的第一年若没有洪水的发生，这该试验地所引进的竹种能完全成活后，并保存下来。因为该地段洪水淹没并持续时间仅1~2天，完全成活后，竹子能经受该类洪水的考验，所以，在今后的造林过程中应加强对洪涝灾害的防范。

(2)松林抑螺林改造：马尾松、国外松林是长江中上游老冲积黄壤的主要林分类型，由于土壤酸化、黄化等原因，其土壤肥力极差，因此生长于该土壤类型的松林生长缓慢、经济效益低下，为提高农民营造血防林积极性，在达到抑螺效果的同时，增加农民收入，为此，本项目拟选择较典型的马尾松、国外松林3.33hm^2 进行改造。更换耐酸能力较强、生长快、抑螺效果更好的巨桉进行换种改造，以带状改造为主，结合地力培育，以提高林地产值，探讨该林分类型的低改技术及抑螺林配置技术。定于2009年秋季实施，重点改造为抑螺效果好、生长快的巨桉为主。

(3)慈竹抑螺林改造：慈竹主要分布于房前屋后，是四川境内分布面积最大的竹种，但由于长期的掠夺式采伐，导致地力和品种退化。本项目拟改造1.33hm^2 低效慈竹林，主要通过整地、施肥、除桩、林分结构调整等技术措施，对慈竹林进行复壮，最终形成具可操作性的实用技术，试验方案：①密度调控；②施肥试验：伐桩施肥；③复壮试验：去老竹兜；施有机肥和新土。

实施地点位于中心示范区(洪峰水井湾河滩至洪峰渠内所的竹林)，实施面积：25hm^2。

（4）抑螺树种选择试验：采用先进的培育模式，进行科学化种植，每个模式必须根据立地情况，进行培土、施肥，挖穴。

该试验地为石灰性紫色土，在该类土壤类型区还选择出合适的速生树种，近几年，不少农户在该类土壤上栽植无性系巨桉组培苗，但普遍生长不好，为选择出该类适生且生长迅速的抑螺树种，以便于大面积推广示范。为此，该试验示范区建设，以选择适合该类土壤，且易推广的树种为主，本试验共筛选了香樟、红椿、臭椿、栾树、巨桉6个树种作为重点试验树种，采用4个重复，小区面积为2亩，在试验示范区，还试验了其他几个林分模式：枫杨林、苦楝林、核桃林、绵竹竹林、香樟－益母草。

（5）农田抑螺林网试验林：农田林网包括田埂、沟渠等土地类型，是钉螺的重点分布区，因受土地限制，可利用栽植抑螺植物的只有田埂、田边和排洪沟等呈条状的地块（廊道），因宽度不够，不能栽植过多的乔木树种，因此灌草抑螺植物的栽植成为关键。

本试验主要利用中心示范区内田埂和沟道构建了：柑橘/桑树－香根草模式、柑橘/桑树－益母草模式；香根草－益母草组合模式、巨桉－小叶女贞－益母草模式等。

柑橘－麦冬模式、柑橘－过路黄模式；但除虫菊、紫云英、紫花苜蓿因生长不良，或竞争能力差，目前生长较弱，表现极差。

五、重点试验示范模式

与长江下游滩地相比，山丘疫区血防林建设起步较晚，一些林业血防工程建设都是基于块状“烂包田”钉螺集中孳生地的治理，如广泛栽植杨树、桉树、枫杨、柏木、桤木等树种，部分山丘区还栽植核桃等经果林作为抑螺防病林。显然，一些水渠、路渠、河岸、林缘、田缘等生境还不能得到有效治理，往往成为钉螺匿藏生境，是山丘区综合治理的顽结。山丘区一些路渠，干渠，田埂等缺乏建设模式；在村级尺度上，路渠、河岸、干渠、田埂等生境成为山丘区林业血防工作的重点治理地带。其重点试验示范模式主要有以下几类：

（一）乔木林模式

（1）香椿模式：对下湿田进行退田还林；坡耕地退耕时栽植。

（2）桉树模式：退耕还林在渠上、田上、沟上坡地栽植。

（3）湿地松模式：退耕还林栽植，在渠上坡面栽植。

（4）香樟模式：退耕还林栽植，在渠上坡面栽植。

（5）栾树模式：退耕还林栽植，在田上坡面栽植。

（6）核桃模式：沟渠边退耕还林。

（7）枫杨模式：沟渠边退耕还林。

（8）杨树模式：道路沟渠栽植。

（二）灌木林模式

（1）柑橘模式：田埂、河岸、耕地栽植。

（2）柚子模式：田埂、屋旁栽植。

（3）桑树模式：田坎、沟渠、四旁栽植。

（4）构树模式：田坎、沟渠、四旁栽植。

（5）小叶女贞模式：路旁、渠旁栽植。

（6）夹竹桃模式：渠旁、路旁栽植。

（7）黄杨模式：屋边路旁栽植。

（8）枇杷模式：庭院经济。

（9）梨树模式：鱼塘上方栽植。

(10)慈竹模式：沟系上方、河岸坡面栽植。

(11)杂交竹模式：中坝江心洲栽植。

(12)绵竹模式：河漫滩及其上缘缓冲区栽植。

(13)血皮菜模式：田坎、田埂栽植。

(三)草本模式

(1)益母草模式：田埂栽植。

(2)香根草模式：田埂、渠埂、田边、坡坎栽植。

(3)麦冬模式：田坎、路旁栽植。

(四)乔灌模式

(1)桉树+小叶女贞模式：路旁栽植。

(2)楠木+小叶女贞模式：路旁栽植。

(3)楠木+夹竹桃模式：庭院栽植。

(4)桉树+桑树模式：沟渠上田坎栽植。

(5)桉树+夹竹桃模式：沟渠边栽植。

(6)香椿+夹竹桃模式：沟渠边栽植。

(7)桉树+慈竹(绵竹)模式：路旁栽植。

(8)桉树+构树模式：路旁坡坎沟渠栽植。

(9)枫杨+构树模式：沟渠路渠栽植。

(10)乌桕+构树模式：路渠边坡坎栽植。

(五)乔+草模式

(1)臭椿+香根草模式：路旁栽植。

(2)枫杨+香根草模式：沟渠、沟系两侧栽植。

(3)香樟+益母草模式：田上丘面耕地间作系统栽植。

(4)栾树+益母草模式：田上丘面耕地间作系统栽植。

(5)桉树+香根草模式：路旁、渠上栽植。

(六)灌草模式

(1)桑树+香根草模式：坡坎栽植。

(2)构树+香根草模式：坡坎栽植。

(3)柑橘+麦冬模式：田埂栽植。

(4)桑树+麦冬模式：田埂栽植。

(5)柑橘+姜模式：河岸、路渠两侧耕地栽植。

山丘疫区钉螺孳生生境水分条件相对很好，抑螺防病林模式本身需要提高林分配置的垂直结构度，即培育复层林来提高林分生产力，增强对水分耗用与N、P元素的吸收利用，在发挥抑螺防病功能时再发挥经济功能与环保功能。同时，复层结构能增加林下散射光的利用效率，并通过灌木密植来提高林分改造地表生境的效果。

六、支持系统建设

对于一个疫区而言，其钉螺孳生生境治理主要是下湿田改造，沟渠硬化等物理工程辅助的抑螺防病林建设，治理方式主要通过较高经济价值的经果林来替代传统农业产业；或者通过退耕还林政策来带动陡坡地与下湿田林业血防工程建设。综合治理需要工程配套技术，并提供抑螺防病林建设的支持系统。

(一)抑螺植物种质资源收集与繁育圃建设

保存圃建设地点位于仁寿县黑龙滩镇打锣山，面积为10hm^2。目前收集了以核桃、桉树、桤木为主的抑螺乔木。繁育圃建设地点：仁寿县文宫苗圃，通过对该苗圃的改进，整治，生产部分抑螺苗木，为该区域提供一定数量的抑螺植物材料。目前基本完成了苗圃整地、改造建设，并开展了臭椿、香椿、红椿、巴豆、翅夹木的育苗技术试验。

（二）配套工程建设

主要通过道路整修、沟渠硬化、土壤改良和隔离栏建设，达到改造疫区环境的目的，建设内容包括：排灌沟渠整治 5000m、步道 10000m、林道 1500m 物篱隔离栏 1500m，林道 400m，水泥步道 1500m，U 型槽 1200m 的建设任务。

（三）监测工程

建设内容完成了：6400 光合仪、土壤压力膜仪和 LI－7500 碳通量和三维风速仪的购置并安装，并运行正常。

（四）科研微缩基地建设

随着项目的实施，因土地使用权属各农户，一些试验设计不能按预期实施，为了保证项目主体目标的完成，项目组与业主合作，建立了一个 $2hm^2$ 科研微缩基础平台（图 9-4），该基地位于项目所在的龙马镇，属低丘地貌，为血吸虫区重点疫区。其土地利用类型多，富具代表性，因土地使用权为一业主长期拥有，能保证试验试材稳定性。该基地位于仁寿的龙马镇，为小丘区，同时也是钉螺分布的重点疫区，对钉螺分布的重点区域 ：排水沟、田边及渠边，主要通过栽植的抑螺植物构建生物埂生物篱；坡地上选择适合该区域产业发展的树种（乔木、经济林）进行集中培育，为下一步抑螺植物的筛选、评价提供材料和野外试验平台，在低湿平坦地段，四周修建可控沟，在控制地段内栽植各种抑螺植物（主要为灌草），为钉螺的田间抑螺效果提供平台。该基地集中了山丘区林业血防工程建设的主要模式，是一个微缩试验基地。项目区试验等 15 个树种抑螺树种，但目前部分树种生长不良，目前已完成了该示范区的硬件建设（控制沟、道路整治、田形土形整治），并栽植了臭椿、巴豆、香椿、杜仲、厚朴等树种。开展沟渠抑螺植物替代的试验示范，同时建立一个可控试验区，重点探讨抑螺灌草的抑螺野外放养试验，试验试材设计为 30 个品种。

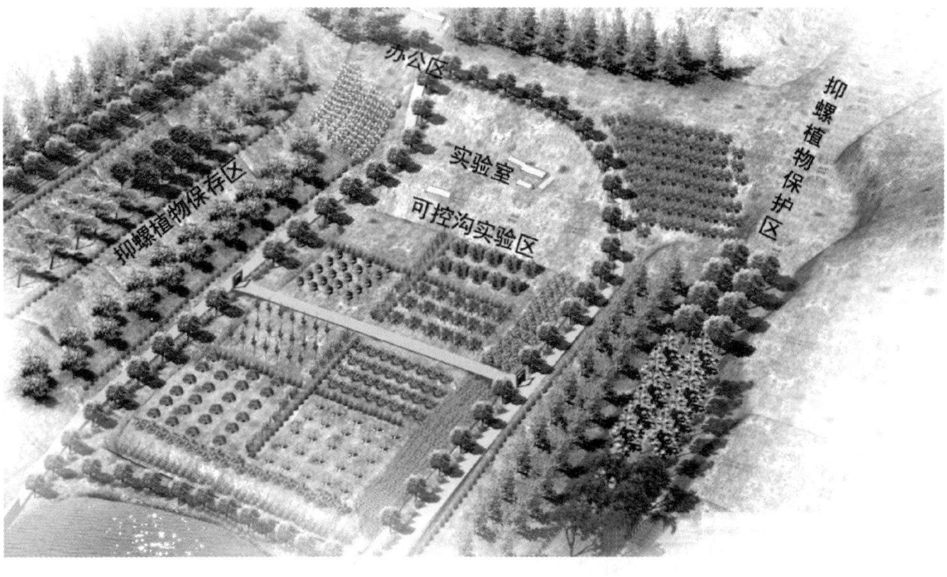

图 9-4　四川紫色浅丘区林业血防综合试验基地效果图

第二节 小流域综合治理试验与示范

一、试验依据

(一)小流域试验理论依据

小流域抑螺防病体系试验主要依据小流域综合治理与林业血防理论，通过掌握钉螺孳生的水陆交错带、农林交错带特性，运用系统整合、分类管理的思维，对小流域集水区范围内的水系、道路、森林生态系统、人居、农田等进行符合抑螺防病技术要求的建设。

从系统论上考虑，小流域是一个开放系统，水分完全依靠外界输入，在内部降水配置时森林、水库、农田等各类土地利用类型发挥不同的功能，而瞬时截留降水和洪涝防控上，库塘和森林发挥了巨大的作用；并且协调的水文活动能确保农林牧副渔生产协调与持续，从降低人为投入性的高熵活动，而形成了生态环保减量循环的低碳生产与生活方式，构建小流域尺度上林水、林农协调的生产方式。

从技术上，需要依照抑螺防病林自身通过耕作营林抑螺灭螺、林木耗水低温抑螺灭螺、鸭禽捕食抑螺灭螺、水渠硬化和沉螺阻螺、林渔稳定水域灭螺抑螺、人居环境改造抑螺灭螺、林禽抑螺灭螺、田埂管理和利用抑螺灭螺等技术组装和合理运用，达到小流域总体抑螺防病的目的。

同时，植被恢复相关理论可能是示范区建设的指导思想，如灵活运用生态学原理、最小风险最大收益原则、适地适树适结构适模式原则、生态经济社会相结合原则等，用这些理论来安排建设技术模式，在高效性、生态性、持续性和稳定性上能符合定向培育的基本要求，并在技术上符合抑螺防病林建设要求。

从以科学发展观为核心理论的生态马克思主义观点来看，社会需求决定了经济生产，经济生产受制于自然生态，生态 - 经济 - 社会全面协调与稳定持续都受制于自然生态系统；以人为本，人的社会性需求是第一位的，衣食住行必须满足，这是根本利益，不受任何意志而转移；人与人、人与社会、人与自然和谐相处，并且和谐世界观也是生产与生活方式协调优化的产物；人的发展决定了生态 - 经济 - 社会复合体的格局，人的发展水平决定了生态经济社会复合生态系统现状，或者通俗地说，自然生态系统是人的发展塑造的。依照该理论，需要在抑螺防病林建设时充分考虑农林牧副渔生产，并用抑螺防病林技术来改善农林牧副渔生产技术，使林业血防工程成为区域发展的动力。

(二)规划指导依据

在依照上述指导思想基础上，对示范区内人口状况、县域产业布局与生态规划进行翔实调研，并在先进农林牧副渔生产技术了解基础上，对各门类具体抑螺防病技术要点和建设技术有明确的理解，并能灵活运用到规划和建设中来，符合各类土地经营者的根本利益。

坚持国家天然林资源保护工程与退耕还林工程的精神，适度退耕、适度扩耕、适度改耕，尽可能满足土地经营者的生产发展、生活富裕和生态良好，确保经营者权益，并鼓励其在不损失经济利益前提下的生态建设，并主张产业建设或调整产业结构为主，生态为辅，鼓励其履行生态保护义务。

严格依照《国家血防规划》、《林业血防工程规划(2006 ~ 2015 年)》、《四川省血吸虫病综合治理重点项目规划(2009 ~ 2015 年)》、《山丘型“抑螺防病林”营造技术规程》，以及相邻地区与其他地区相关的技术标准和规程，还有林业行业防护林建设技术标准和规程，城市森林建设技术标准和规程，园林行业技术标准和规程。

严格依照防护林合理布局要求，水源涵养林、水土保持林、固坡护岸林优先保障，森林廊道优先保障，人居绿化优先保障。

在小流域抑螺防病林体系建设与综合治理中，需要突出生产美，以珍贵用材、珍稀林木、重大经济树种为载体，构建抑螺防病林，并把抑螺防病林管理与薪炭林建设相结合，综合管理和综合利用。

（三）小流域综合治理的生态－经济－社会复合理论

新建村土地经营权比较复杂，存在私人承包经营土地、集体所有土地与国家所有土地，并且在一些公共设施，如河流、提灌工程、沟渠工程、森林资源、电力设施、道路设施等都存在经营权不明而管理复杂的社会经济政策背景。小流域综合治理的需要在充分认识到这些管理权属及其意愿处理方法，进行全面沟通与协调。需要严格遵照土地经营权有关规定对小流域境内示范区建设涉及的土地进行分类管理，例如沟渠、河道、道路为公共设施，其两侧森林便归集体所有，需要保护而不得随意砍伐和破坏。私人承包经营土地，不分宽窄、不分坡度、不分远近，也不分钉螺孳生严重性，都需要与依照经营者意愿进行抑螺林建设，充分尊重土地经营者的经营权利与意愿。部分农户出门务工，其土地经营权出租，或者儿女出门工作，仅有老人等，各类人群其对抑螺林建设的态度不同，需要充分调研与思想动员，这都在示范区建设之前做了详细的工作。

抑螺防病是抑螺林建设追求的生态效益，并且具有外部性，属于公共利益。传统血防林建设的生态经济理论认为的经济性来结合生态功能，通过林业经济自身的生态功能兼容性，来确保血防安全这一全面生态效益的实现。需要在抑螺林经济效益基础上，寻求经营者意愿来增强抑螺防病林建设的模式选择，增强人本性，提高简单科学技术应用的难度与效应，充分尊重土地经营者自身的权益进行小流域不同权属血防林体系的建设。重视土地经营相关的经济理论的社会性，存在这样几个内涵：第一，尊重土地经营者的意愿就是重视普通土地经营者的参与性，表明疫区土地经营模式选择是经营者自身自主决定的结果，是接受了血防林经济生态效益的结果；第二，尊重土地经营者自身对示范区建设中所涉及的经济技术与社会动因的认识水平，并在科技人员与土地经营者互动中寻找结合点，充分表明社会发展工作者深入群众与生产实践与人民群众鱼水之情的党国宗旨。

二、试验示范内容

和江河滩地相比，山丘区的抑螺防病林建设更为复杂和困难，具体表现为：其一，地形破碎，空间异质性明显；其二，土地类型多样；其三，土地精贵、多为农地，造林用地极少；其四，人口众多，属于易感染区。科学合理的抑螺防病林建设必然依托现有的农林牧副渔生产条件，合理布局，优化调整，立足完善，重在实效。根据和尚沟小流域尺度上生态条件与社会经济情况需求，处理钉螺孳生生境的道路、沟渠（二者相伴）、田埂、草坡、人居、坡耕地等，其建设模式主要分为几类进行分别描述。

（一）天然次生林保护

新建3队现有天然次生林面积很大，基本上构建了发达的抑螺防病林体系，其中耕地基本上绝大多数退耕，只留有水田。部分人居在庭院林业系统内进行蔬菜种植，村旁存在少量旱地。其天然次生抑螺防病林体系可分为马尾松林、柏木林片区，其分布在四个沟系上部，是高一台位的森林系统，规模大，人为干扰少，是水源涵养林与水土保持林(若存在人工干扰也存在水土流失)。新建 3 队天然次生抑螺防病林体系及其立地状况见表 9-2。

表 9-2 仁寿新建 3 队小流域各沟系抑螺防病次生林分布特征与林分状况

林分类型	功能与分布	立地特点	林分状况	管理现状
慈竹林	和尚沟口左侧河岸护岸林	坡度 20°，南坡向，山体下部，土层下部深厚，上部瘠薄	郁闭度 0.9，H = 7.8m，H = 5.2m，林下灌草稀少，C = 5%，H = 0.2m	竹叶焚烧灭螺，其他干扰无
	水井湾沟口右侧村道外护岸林	坡度 10°，南坡向，山体下部，土层下部深厚	郁闭度 0.8，H = 4.5m，H = 7m，林下灌草稀少，C = 5%，H = 0.2m，斑块间隙灌草发达(C = 95%)，林分伴生有苦楝、乌桕、枫杨、构树、柏木、臭椿等	曾人为耕作，现弃耕，其他干扰无
	水井湾右侧中坡护坡林	坡度 30°，北向坡，中坡位，土壤厚度 30～50cm	郁闭度 0.7，伴生树种有柏木、青冈、桉树、古树等，灌草高度 2.5m，盖度 60%	退耕还林为桉树
	水井湾右侧上坡护坡林	坡度 5°，上坡位，第二台顶部，土壤厚度 50cm	郁闭度 0.8，灌草盖度 5%，高度 1.2m	人为采笋取竹、收集薪材等
	和尚沟上部右侧丘顶水土保持林	坡度 0～5°，无坡向，上坡位顶部，土壤厚度30～50cm	郁闭度 0.7，灌草 10%，高度 1.3m，伴生树种为马尾松、楝树等	薪材采笋取竹
柏木林	和尚沟口左侧河岸上缘缓冲区水土保持林	坡度 30°，南坡向，中坡，土层 30cm 以下	郁闭度 0.5，H = 10.5m，H = 12.5m，林下灌草发达，C = 90%，H = 1.2m	仅有少量砍伐与林下干扰
	水井湾右侧水土保持林	坡度 45°，东坡向，下坡面，土壤厚度 30cm 以下	郁闭度 0.5，灌草发达(C = 70%，h = 1.2m)，伴生有青冈、构树等，旁边有台状耕地，现有退耕还林，栽植了桉树	无人为干扰
	水井湾右侧中坡护坡林	坡度 25°，东向坡，中坡位，土壤厚度 40cm 左右	郁闭度 0.4，中间退耕地恢复为桉树，伴生树种有慈竹、构树、柑橘、楝树等，灌草盖度 60%，h = 3.2m	早期耕作，现弃耕还林
	水井湾右侧中坡护坡林	坡度 35°，东坡向，中坡位，土壤厚度 30cm 以下	郁闭度 0.4，灌草 4m，盖度 50%，伴生有慈竹、构树、楝树、桉树等	桉树为弃耕地退耕还林
	和尚沟上部左侧护坡林	坡度 30°，上坡位，北向坡，土壤厚度 30cm 以下	郁闭度 0.4，灌草 60%，h = 2.5m，伴生树种有楝树、马尾松等	薪材获取片林
	和尚沟右侧下部水土保持林	山丘下部帽子部位，坡度 20°，北向坡	郁闭度 0.6，灌草 30%，高度 1.6m，伴生树种慈竹、楝树等	薪材获取片林
	和尚沟上部水土保持林	坡度 30°，上坡位，土壤厚度 40cm 左右	郁闭度 0.7，灌草盖度 70%，高度 1.5m，伴生树种为马尾松、桉树等	薪材获取片林
	茶子林沟丘脊两侧水土保持林	坡度 25°，东西坡向，中下坡，与沟谷田地紧邻	郁闭度 0.7，灌草盖度 60%，伴生树种有马尾松、慈竹、楝树、麻栎等	薪材获取片林
	青冈林沟丘脊两侧水土保持林	坡度 25°，东西坡向，中下坡，与沟谷田地紧邻	郁闭度 0.7，灌草盖度 60%，伴生树种有马尾松、慈竹、楝树、麻栎等	薪材获取片林
	新建 3 对外侧人居农田分布高程上部柏木林	沿着丘脊两侧分布，下部与柏木林相连	郁闭度高，林下灌草发达，伴生树种有桉树、慈竹、楝树、麻栎等	水源涵养林

（续）

林分类型	功能与分布	立地特点	林分状况	管理现状
青冈林	水井湾右侧下坡水土保持林	坡度40°，北坡向，下坡，土层30cm以下	郁闭度0.7，伴生有柏木、马尾松、枫杨、苦楝等，灌草一般（$C=50\%$）	无人为干扰
	水井湾左侧水土保持林	坡度20°，西坡向，下坡，土层50cm左右	郁闭度0.7，伴生树种柏木，灌草盖度85%，$h=2.5$m	耕地边缘片林
马尾松纯林	水井湾右侧丘脊水土保持林	坡度0～5°，无坡向，第一丘台顶部，土层50cm以下	郁闭度0.6，d=12cm，h=12m，灌草发达（$C=90\%$，$H=2.2$m）	早年存在耕种，现已弃耕
	和尚沟中上部水土保持林	坡度15°，中上部坡，南坡向，土壤厚度40cm左右	郁闭度0.5，马尾松$d=12.5$cm，$h=11.5$m；灌草盖度80%，高度1.5m	行走或获取薪材猪草
	茶子林沟丘脊用材林	坡度15°左右，东西坡向，丘顶及其两侧分布	郁闭度0.7，林下灌草发达，高度2.5m，盖度50%	用材林
	青冈林沟丘脊用材林	坡度15°左右，东西坡向，丘顶及其两侧分布	郁闭度0.7，林下灌草发达，高度2.5m，盖度50%	用材林
	新建3对外侧人居农田分布高程上部马尾松林	沿着丘脊两侧分布，下部与柏木林相连	郁闭度高，林下灌草发达	水源涵养林
桉树林	水井湾右侧丘脊水土保持林	坡度5°～10°，无坡向，耕地土层肥厚，上坡位	人工林，栽植密度3m×3m，$d=15$cm，$h=10$m，林下灌草一般（$c=50\%$，$h=0.5$cm）	
	和尚沟上部水土保持林	坡度0～5°，上坡位，第二台丘顶，土壤厚度50cm以上	郁闭度0.8，灌草稀少，盖度5%，高度1.3m	耕地退耕还林
	和尚沟左侧上坡位水土保持林	坡度25°，上坡位，第一台上部，土壤厚度50cm以上	桉树栽植时间段，还为灌木状，灌草盖度90%，高度1.8m	耕地退耕还林
	和尚沟上部水土保持林	坡度5°，上坡顶部，东坡向，耕地退耕还林，土壤厚度50cm以上	郁闭度0.5，桉树$d=6.5$cm，$h=8.5$m；灌草高度0.5m，盖度65%	薪材与猪草获取，用材林
	和尚沟上部左侧丘顶用材林	坡度0°，上部丘顶，退耕还林，土壤厚度40cm左右	桉树$d=10.5$cm，$h=13$m；灌草高度0.8m，$h=80\%$	用材林
	和尚沟上部右侧丘顶用材林	西向坡，坡度20°，上部丘顶，土壤厚度40～50cm	郁闭度0.7，灌草高度1.5m，盖度30%	用材林
	和尚沟顶养猪场用材林	坡度10°，南向坡	郁闭度0.2，灌草盖度40%，高度2.4m	用材林

（续）

林分类型	功能与分布	立地特点	林分状况	管理现状
马尾松混交林	水井湾丘顶水土保持林	坡度5°，土厚30～50cm	郁闭度0.6，灌草少(c=20%，h=1.4m)，伴生树种为慈竹	获取猪草和薪材
	和尚沟上部左侧沟底水土保持林	坡度30°，坡位上部沟系侧，南坡向，土壤厚度在50cm左右	郁闭度0.5，灌草盖度80%，高度1.5m，伴生树种有柏木、楝树、青冈等	获取猪草和薪材
	和尚沟中部水土保持林	坡度15°，北向坡，土壤厚度50cm，中部坡位	郁闭度0.5，灌草盖度80%，高度1.5m，伴生树种为慈竹	获取猪草和薪材
	和尚沟中下部水土保持林	坡度20°，中下部坡，西坡向，土壤厚度30～50cm，桉树为退耕还林	郁闭度0.4，灌草60%，高度1.5m，伴生树种有桉树、柏木、楝树等	薪材林
	和尚沟左侧中上部水土保持林	坡度15°，中坡，东向坡，土壤厚度30cm左右	郁闭度0.5，灌草盖度80%，高度0.8m，伴生树种为桉树、青冈栎林，其中桉树为退耕还林栽植幼林	耕地退耕，薪材获取
	和尚沟中上部村道两侧片林相间用材林	坡度10～15°，西坡向，中上坡，土壤厚度30～50cm	郁闭度0.5，马尾松d=12cm，h=11.5m；桉树d=7.5cm，h=9.5m；灌草盖度60%。沟谷中耕地退耕为桉树林，把山脊上马尾松纯林连接起来，形成斑块混交的马尾松－桉树混交林	薪材林、用材林
	和尚沟上部水土保持林	上坡位，0，无坡向，桉树为退耕还林	郁闭度0.6，灌草高度0.5，盖度40%，伴生桉树成林和幼林	薪材、用材
农林间作系统	水井湾左侧坡面台地护坡林	台地地，西向，耕地存在耕种	桉树补栽，原有枫杨、构树、柑橘分布在坎边，郁闭度0.3，灌草一般(c=40%，h=2.3m)	耕作干扰，打猪草
楝树林	水井湾右侧护坡林	坡度20°，坡位中部，土壤厚度30～50cm，北坡向	郁闭度0.7，伴生树种有青冈、柏木、慈竹，灌草高度2.5m，盖度90%	人为干扰稀少
构树林	水井湾上坡田边护坡片林	坡度25°，南向坡，上坡位，土厚50cm以下	郁闭度0.5，灌丛高度3.0m，盖度50%，稀伴生树种有柏木、楝树、马尾松等	人为打猪草
	和尚沟左侧下部水土保持林	坡度40°，中下坡位，土壤厚度30～40cm，东向坡	灌草盖度70%，高度1.2m，构树高度3.5m，伴生树种为乌桕	人为打猪草，获取新碳材

（二）人工森林完善

新建3队小流域林地开垦高度偏大，山体上部紫色土与岩石出露，并且坡度偏大，水土流失后造成土层逐渐丧失而石漠化。丧失了水土保持能力而造成了沟系中泥沙雨季而草丛茂盛，利于钉螺孳生。而这些瘠薄地带排水沟与地间坡面上草丛中也是钉螺孳生之地。从水文上考虑，则小流域水源涵养功能降低，降水时雨水全部倾泻而下，或直接在田中沟渠中形成季节性积水地，也利于各类生境的钉螺孳生。森林垦殖高度过大造成降水截留功能降低，从而使得地表水发达，而培育了钉螺孳生的生境。在上缘森林线附近，至缓坡地带(25°以下，第一台)，坡耕地退耕，栽植香根草护坡。

新建3队抑螺防病林人工构建斑块及其分布见表9-3。

表 9-3　仁寿县新建 3 队抑螺防病林人工构建斑块及其分布状况

林分类型	分　布	完善内容
①桉树林	和尚沟口左侧上部退耕还林、青冈林沟右侧上部退耕还林、茶子林沟左侧中部偏上坡桉树退耕还林、和尚沟顶部桉树退耕还林、水井湾台地农林复合桉树退耕还林	对一些大块马尾松林、柏木林、慈竹林间隙进行景观修复，确保峡谷沟系茶子林沟、青冈林沟上部山林系统完善与规模扩大，一些儿女进城的农户都保留了竹林深处有人家的农家生活院落以及庭院林业，而坡耕地全部退耕还林
②香樟林	新建三队鲫江龙正至万寿村道两侧栽植香樟树、和尚沟左侧人家户路旁栽植香樟树、茶子林沟口人家户栽植香樟树、水井湾够顶人家户庭路旁屋旁都栽植香樟林	庭院林业本身包含村道道路、水系、庭院周围地带，抑螺防病林体系建设时考虑珍贵用材与珍稀濒危树种保护需要，香樟是山丘地区的乡土珍贵树种，进行了大量的栽植，完善原有相对以慈竹为主的庭院林业系统
③香椿林	水井湾下部下湿田改造栽植森林蔬菜香椿林、水井湾上部坡耕地退耕地带栽植香椿林，并与桉树、樟树、臭椿、构树、桑树混交	补充了造林树种，改变了现有森林以柏木、马尾松、桉树、慈竹、楝树为主体的局面，丰富了森里蔬菜的内涵
④辐射松林	在和尚沟左侧上部、茶子林沟左侧上部都栽植有辐射松林，规模小	丰富了树种组成
⑤小叶女贞林	在龙正至万寿村道、新建 3 队交汇处，栽植桉树小叶女贞行道防护林、香樟小叶女贞行道防护林	丰富了农村景观组成，园林树种也可适宜下乡，新农村也可以花果飘香、风景宜人
⑥慈竹林	在水井湾上部坡耕地上，栽植了几株慈竹，中部也存在慈竹退耕还林地	完善了规模化景观修复系统，并对发扬了传统竹林普遍的竹笋类森林蔬菜内涵

在道路、河岸、渠岸、田边等地带，都存在因为耕作、流水和行走而开垦、除草和耕作，本身土壤裸露，容易造成水土流失。并且都存在洼地积水和库塘沟渠积水问题，河岸还存在长期稳定的水文干扰，杂草容易丛生，都是钉螺孳生生境。这些地带需要栽植抑螺防病林，来达到降温除湿，改造生境而抑螺灭螺的目的。

(三)人居庭院林业完善

和尚沟小流域人居自身也占有不同程度大小的土地面积，并且绿化观念不强，排水沟明显，水田、鱼塘等湿地距离房屋较近，尤其是水源，容易遭受钉螺入侵和血吸虫污染。示范区建设中，直接与村民协商，协助人居绿化，在原来依托自然竹丛杂灌做背景基础上，补栽补植润楠、桉树、香椿、竹类、柑橘等(表 9-4)，并合理开展原来林分的改造和利用，增加郁闭度，改造低洼地带，消除钉螺孳生生境。人居绿化还能减少太阳直射，提高人为活动的适宜性，提高人与自然和谐度。

表 9-4　仁寿新建 3 队小流域各沟系人居庭院林业树种组成

人户	人居绿化树种	新栽种类	利用方式
人家户 1 (最高)	慈竹，桢楠，桉树，大叶樟，柑橘	桢楠 桉树 大叶樟	绿化、薪材、木材、遮阴
人家户 2 (路口)	棕榈，柚子，樱桃，慈竹，桢楠	桢楠	绿化、薪材、木材、遮阴

（续）

人户	人居绿化树种	新栽种类	利用方式
人家户3（鱼塘路编）	夹竹桃，桢楠，梨	桢楠	绿化、木材
人家户4（和尚沟口）	慈竹	无	薪材、采笋、遮阴
人家户5（小商店对面）	桢楠，核桃	桢楠	遮阴
人家户6（小商店）	水杉，柳杉，慈竹，杂交竹，栾	无	薪材、木材、绿化、遮阴
人家户7（路口旁边）	川柏，慈竹，枫杨，柚子	无	木材、薪材、绿化、遮阴、采笋
人家户8(顶部另侧)	柑橘，梨，柚子，葡萄，桑树，樱桃，核桃，枇杷，慈竹，鸭子，乌桕	无	薪材、绿化、遮阴、采笋、水果生产、禽蛋生产
人家户9	慈竹，香樟	香樟	遮阴、薪材、笋子
人家户10(和尚沟右侧顶)	慈竹，乌桕，构树，柑橘，梨，枇杷，桉树，柚子，马尾松，柏木	无	用材、遮阴、水果生产
人家户11(和尚沟左侧顶)	柚子，花椒，桉树，柏木		花椒生产，遮阴，水果生产

村庄是人口集中居住的地带，人为活动频繁，污染物排放较多。农村住宅四周的林盘(较多的是竹林)是农村多功能林的主要组成。但由于长期的利用导致林地退化、生产力下降、林相不整齐，加之树种单一，不注重景观配置，林分残次，景观效果差。因此，该地类营造抑螺林植物选择上以芸香科和樟科植物为主要抑螺树种，一方面抑螺、一方便美化环境。主要模式慈竹－香樟混交林、慈竹－天竺桂混交林、柑橘林等。

而实际上，庭院林业本身也是一些自然小农经济混合作业，如林禽，林下养鸡、林缘养鸭在疫区极为普遍。但专业化不够，规模化不够，但分布范围很广，能补充食物链，弥补生态失衡，起到杀灭钉螺的作用。

(四)田埂和渠埂生境改造

田埂和渠埂的数量很大，为田间便道，其本身的为积水低洼地带与水渠两侧，季节性水分充足，是钉螺孳生的关键地带。而田埂自身作用主要是便道，采取一些措施灭螺难度大，本身为输入系统的线状廊道旁，繁生风险最大，并且受到外界影响最大，如其他地带通过水运输送进来。这种农林、农田之间交错地带是山丘地区抑螺灭螺难度最大的地带。一方面通过规模化农业来减少和提高田埂质量，并加强田埂管理；另一方面，避免沟系硬化，促成沟系自然化，很多沟渠都是自然沟系的人工化。在生态恢复中，逐渐增加上体上部水源涵养林，完善水土保持林，调整产业结构，沟渠田埂孳生风险逐渐降低，加之层层阻隔，钉螺本身孳生机会很低。

但长期以来，田埂生境的利用却促成了钉螺的孽杀，干扰了土壤，在孵化、交配、产卵季节干扰土壤，使得钉螺难以顺利完成生活史。在和尚沟示范区中，田埂、渠埂利用方式多种多样，其景观模式类型非常多样(表9-5)。

表9-5　仁寿新建3队抑螺防病林试验示范区建设的田埂综合利用技术模式

林带类型	抑螺群落	建设	功能
①灌木栽植	构树	单独	固坎+抑螺+饲料
	桑树	单独	固坎+抑螺+饲料
	柑橘	单独	固坎+抑螺+水果
	柚子	单独	固坎+抑螺+水果
	益母草	栽植	抑螺
	桑树+益母草	益母草补植	抑螺+饲料+固坎
	柑橘+胡豆	柑橘补栽，胡豆种植	抑螺+水果+蔬菜
	柑橘+牛皮菜	柑橘补栽，并套种牛皮菜	抑螺+蔬菜+水果+固坎
	裸埂	除草	灭螺
	胡豆	栽植	蔬菜+灭螺
	香根草	20cm间距，1.2m高	阻隔钉螺
	桑树+香根草	分别为3m间距和30cm间距	固坎+抑螺+隔螺
	臭椿+香根草	20cm多行	固坎+抑螺
	夹竹桃+豌豆	3m间距	固坎+抑螺+蔬菜
	豌豆	密植	抑螺+蔬菜
	油菜	密植	抑螺+油料
②渠埂	香根草	栽植，30cm间距	隔螺草带
	大叶樟+香根草	30cm间距	护坡抑螺
	枫杨+香根草	栽植香根草	固坎+抑螺
	构树+香根草	栽植香根草	固坎+抑螺+饲料
	桑树+香根草	栽植香根草	固坎+抑螺+饲料
③田埂硬化	水泥硬化	示范区建设，1m宽	行走
	便道踩踏	自然	行走

(五)农林复合模式

在一些水陆交错带、农林交错带进行复合经营，能促进空间与水肥高效利用，直接消除钉螺繁生生境。通过林分地下水分改造和地表耕作干扰来消除钉螺孳生生境，以达到土地高效利用和钉螺孳生的目的。

1. 林渔模式

示范区有池塘4处，其中两个鱼塘在养鱼，一个为蓄水库，三个池塘都具有各自特色的模式特点(表9-6)。

表9-6　仁寿新建3队抑螺防病林试验示范区建设的林渔一体技术模式

名称	林分类型	景观格局	功能	水文特点
下部鱼塘1	梨树	池塘+田地	养鱼	山下积水，冬季有水
上部鱼塘1	慈竹+油菜	池塘+人居	养鱼	夏季积水养鱼，冬季干枯
上部鱼塘2	桉树	池塘+田地	蓄水	夏季积水蓄水，冬季水少
上部鱼塘3	柑橘、香樟	池塘+人居+花果园林	养鱼蓄水	冬季有积水，依靠径流集水

池塘蓄积了富余的地表水，降低了水土流失和地表水泛滥的概率，整体上降低了钉螺孳

生生境数量和质量，抑制了钉螺种群繁衍。并且，山丘地区形成了地表水利用与生产生活方式相一致的生产与生活模式，“竹林－人居－鱼塘”模式是山丘地区长期适应多雨水湿环境的产物。

2. 林禽模式

禽类集中饲养，空气污浊，容易感染瘟疫，造成重大经济损失和环境灾难。高效林禽模式能提高林分效益和禽蛋饲养效益，并且是一个可持续开放系统，具有高效性和稳定性的特点。在和尚沟小流域中，竹林养鸡很普遍，池塘渠系养鸭也很普遍，但冬季调研时仅看到竹林养鸡模式(表 9-7)。

表 9-7 仁寿新建 3 队抑螺防病林试验示范区建设的林禽技术模式

林禽名称	经营户	特 点	备 注
慈竹＋鸡	中坝桥头	人居慈竹林下，用窗纱围栏，养殖鸡，连通河边，鸡吃饲料，围栏中活动，能补充青草、钉螺、昆虫等河边生物	需要改变养殖地点，坡度太大，河边需要栏水养鸭，而养鸡需要在水土保持有保障的条件下饲养
慈竹＋鸡	人家户 7	慈竹林下养鸡，慈竹胸径很大，竹林养鸡促进了竹类更新复壮，笋子产量增加	注意水土保持，外侧最好用石块或砖头加强防护
慈竹＋鸭	人家户 3	慈竹林下拉网聚鸭，慈竹林下鸭子散养，而旁边池塘水田“鸭稻共栖”	注意散养场围栏，水土保持，竹子霉腐并严重，需要补栽大乔木耗水降温降湿

调查表明，笼养鸡舍内部慈竹平均胸径为 6.98cm($n=120$)，相邻围栏处外侧慈竹胸径为 6.41cm($n=73$)，“鸭稻共栖”慈竹胸径 6.10cm($n=118$)，而河岸便无人饲养的慈竹平地林带平均胸径为 4.90cm($n=78$)，并且统计上几者之间差异都达到了显著水平($p<0.05$)。实际上，笼养鸡舍内慈竹胸径最大，其次是围栏外侧紧邻部位，再次为水田养鸭子的慈竹林，最小为河岸无人养殖的慈竹林。这组数据表明，慈竹林下集中饲养或散放鸡鸭提高了慈竹的生长量，利于慈竹生长发育，提高生态功能。林禽模式实际上提高了慈竹林空间利用效率，并具有复合效益，即避免了粪便到处“飞”(粪便还林)，还降低了散放鸡鸭场所的温度，利于降低呼吸消耗，提高竹林与鸡鸭生长的效益。而现有取得试验结果可能存在立地差异、管理程度的影响，可能河岸带慈竹林长期无人管理也是总体胸径偏小的原因。但林禽模式本身的科学复合高效性需要得到重视，这在疫区钉螺天敌补充与产业替代中至关重要。

3. 农林间作系统

农林间作系统是利用林木与作物在空间资源利用上的互补性而设计的人工控制农林系统，本身具有互补性和高效性特点(表 9-8)。新建 3 队示范区新栽植乔木林因初建植期生长量小，林下空间大，农民珍惜土地，补植作物。而随着乔木生长加速，林下空间相对充足，但光照资源却逐渐减少，现有的农林间作模式难以维持。需要逐渐调整种植作物种类，选择耐荫性蔬菜或作物进行种植较好，也可对乔木树种进行处理，建立可持续农林间作系统。薪炭林是疫区农户必须考虑的基本生活物资，农林间作利于收割薪材，确保水土保持林和水源涵养林的安全。研究也表明，抑螺防病林建设初期农林复合经营对钉螺孽杀十分重要，并且成为幼林时期管护抑制钉螺繁生的必要阶段性措施(刘晓洪，2006)。而抑螺防病林间作系统可持续性问题则需要考虑到片林管理与块状混交间作系统的综合效益问题，这一点在产业结构调整带动下有很好的维持机制，片林保护和高效利用，如林禽、林渔模式。

表 9-8　仁寿县新建 3 队抑螺防病体系示范区农林间作模式

模式类型	树种	作物	规格	林木生长
模式①	香椿	油菜	香椿 2.5m 间距，油菜密植	D2.9cm；H2.3m
模式②	大叶樟	玉米	大叶樟 3m×3m，玉米密植	D2.7cm；H2.1cm
模式③	香椿	胡豆	香椿 3m×2m，胡豆密植	D4.6cm；H4.1m
模式④	桉树	玉米	桉树 4m×3m，玉米密植	D5cm；H5.2m
模式⑤	大叶樟	益母草	大叶樟 3m×3m，益母草 30cm 间距	D1.7cm；H2.1m

4. 经济林模式

在一些峡谷深陷，农业采光条件差、地表水发达的沟系，适宜退耕还林，栽植经济树木，以乔木为主体，调整农业产业结构，提高林业产业比重，一则降低耕作劳动强度，二则调整土地利用格局和产业结构，进而在小流域尺度上提高森林比重，整体改善水文环境，降低钉螺孳生生境比例，进而达到抑螺防病目的。

(1)经果林：柑橘林，新建 3 队仅有两户人家门口有柑橘林，是项目建设期间安排在门口田地中，为水田退耕的产物(沟口)，另一个为庭院林业(沟顶)。

(2)森林蔬菜：笋用林，笋用林主要以慈竹、杂交竹为主体，在水土保持林中极为普遍，但经营不好，庭院林业中的慈竹林和观测站中的杂交竹林都可以采集食用笋。在上缘水源涵养林中也栽植有绵竹、杂交竹。

香椿林，在小流域中水田、旱地中栽培有香椿，并且数量很大，春芽作为森林蔬菜，能用作经济林木。

5. 农业耕作方式

新建 3 队小流域存在两类农业用地，一类是耕地，主要栽植番薯、小麦、玉米等，一类是水田，种植水稻和油菜。除了沟渠洼地积水，容易孳生钉螺外，田地冲击红壤也能蓄积水分，在农林边缘间隙地带容易产生钉螺。需要增加复种指数，提高土壤强度干扰频度，消灭钉螺孳生生境(表 9-9)。

(1)田地利用：和尚沟小流域田地利用方式表明，水稻、小麦、番薯、油菜等是主要的种植作物，并且旱地和水田都存在两季耕作，这种轮作可能与钉螺孳生的生活史相互冲突，并通过土地强度干扰而促成了钉螺灭绝。

表 9-9　仁寿县新建 3 队抑螺防病体系示范区不同作物种类复种灭螺技术模式

作物种类	种植季节	抑螺方式	存在问题与风险
水稻	夏季秋季	长期水淹而钉螺无法定居	边际地带水陆交错特性，如田埂，适宜少量钉螺孳生，可在旱季补种，干扰生活史而促其灭绝
小麦	冬季春季	土壤强度干扰，干扰生活史，促其局部生境种群灭绝	旱地种植，也有水田冬季种植小麦的，红壤或紫色土区土壤蓄水能力极强，耕地边缘草丛土表浅层水发达，容易孳生钉螺，而耕地内部则干扰过大，钉螺容易灭绝
番薯	夏季秋季	旱地无法种植水稻而种植番薯	耕地边际草丛地带需要隔离钉螺，示范区用香根草来完成物理隔离，香根草能编制草帽

（续）

作物种类	种植季节	抑螺方式	存在问题与风险
油菜	冬季春季	水田种植油菜或旱地种植油菜	在无地下水出露地带，无钉螺孳生，一般在地边沟渠阴暗处存在孳生风险，但数量极少，冬季和春季地表水缺乏，钉螺处于休眠状态
胡豆	冬季春季	田埂或小块地种植	无孳生危险，边际存在小股风险

和尚沟小流域田地复种方式如下：

水田利用或复种模式：冬季油菜、夏季水稻；

耕地利用或复种模式：冬季油菜、夏季番薯或玉米；

（2）畜牧业方式：新建3队小流域畜牧业方式主要是生猪饲养，饲养生猪时结合生态厕所，形成了蓄粪、灭虫一体化。生猪饲养也是土地经营和营林的一个推力，使得该小流域生态系统物质循环与能量流动能够高效循环，如肥料输入、生猪输出、粮油输出，形成了一个经济社会生态复合开放系统，并且相互影响。

6. 粪便处理系统和利用方式

寄生虫病是一类常见的人畜共患病病原，一般在牲畜和人体内同时寄生，粪便是卵蕴含的源头。只有杀灭虫卵，才能避免寄生虫泛滥，减少人畜感染的概率。对人畜粪便需要进行专门处理，用沼气式厕所进行寄生虫卵灭杀，然后粪便才能进入田地，作为农家肥使用。

血吸虫防治规划中有关人畜粪便管理的规定，即：

第十五条　血吸虫病防治地区县级以上地方人民政府卫生、农业主管部门组织实施农村改厕、沼气池建设项目，应当按照无害化要求和血吸虫病防治技术规范，保证厕所和沼气池具备杀灭粪便中血吸虫卵的功能；

第十六条　县级以上人民政府农业或者兽医主管部门在血吸虫病重点防治地区应当引导和扶持养殖结构的调整，推行对牛、羊、猪等家畜的舍饲圈养，加强对圈养家畜粪便的无害化处理，开展对家畜的血吸虫病检查和对感染血吸虫的家畜的治疗、处理；

第十七条　禁止在血吸虫病防治地区施用未经无害化处理的粪便。

生态厕所是疫区居民必备的基础设施，也是改善生活条件和生产方式，发展生态农业的必然举措。据调查，和尚沟示范区几户人家都有生态厕所，但功能还是不够完善，即环保功能很好，而缺乏新旧粪便隔离设置，人畜粪便即时使用，杀灭螺卵功能不明显。一般而言，山丘地区，生态厕所与田间地头的沤粪池合伙使用，才可能具有杀卵功能，即粪便从蓄粪池中出来而后进入田间地头的沤粪池，经过沤肥后才能进入使用阶段，但处理时间都相对较短。

调查表明，我国血吸虫流行区卫生厕所类型主要是三联式沼气池卫生厕所和三格化粪池卫生厕所，政府投入资金是血吸虫病流行地区农村改厕工作资金的主要来源，在我国血吸虫病流行的农村地区，政府主导，组织资金、施工和管理，农民个人参与农村卫生厕所的建造和施工，是血吸虫病流行地区农村建造卫生厕所的中要模式（魏海春等，2010）。这种卫生厕所没有概括出疫区厕所的实质，结合农村厕所的普遍形式，需要把这种厕所称之为生态厕所，环保而生态，是推动生态农业的基本工具，更是疫区源头上抑螺防病、消灭人畜共患病的根本措施。

7. 生活能源利用模式

在林业中，林木自身承担了农村居民取暖和做饭的基本能源的重担，而且薪炭林也是重要的林种。但农村中薪炭林培育状况和利用状况却知之甚少，基本上是对水源涵养林和水土保持林进行管理，或利用农业剩余物来维持生活能源需求。由于疫区分布在长江中上游流域，热量相对充足，冬季温度相对较高，取暖很少，仅仅是做饭耗费。而因为新碳材对抑螺防病林造成的破坏或维持评估还无法估算，即不了解薪炭材砍伐促进了抑螺防病林管理，还是抑制了森林发育，即正负效应不明。实际上，疫区水源涵养林需要休养而不是砍伐，水土保持林也是如此，但竹类例外。可用的薪炭林不多了，只能来自于庭院林业，即房前屋后森林管理和农业剩余物利用。随着城乡一体化进程加快，农村环境改善与生活生产方式改善加快，人居面积会逐渐加大，庭院林业规模加大，薪炭林、蔬菜、水果、休闲、遮阴等功能都能容纳进来。加之电力彻底改善了疫区的能源状况，生活能源仅仅是炒菜，也可用电磁炉替代或生物燃气炉替代，进行炖煮和炒菜作业。除了电力外，其基本的能源材料是薪炭林。从疫区抑螺防病林管理来看，需要薪炭林为目的的管理活动，并促成抑螺防病林体系的维护，降低管护投入。

(1)薪炭林培育：选择耐砍伐的萌生能力强的竹类、栎类作为薪炭林树种，进行经营，获得干材和枝叶作为薪炭材。这些在和尚沟小流域很普遍，桉叶油、樟叶油都需要剔枝取叶，枝条为剩余物作为薪炭材。

(2)森林管理剩余物：庭院林业管理的剩余物，主要是竹类，本身在无经营时反而退化，其管理剩余物能用作薪炭材。这些在和尚沟小流域很普遍。

(3)农业剩余物：玉米、胡豆、油菜、水稻种植时秸秆可用作薪炭材。这些在和尚沟小流域很普遍。

节能灶、生物燃气炉是现在疫区普遍使用的能源设备，仁寿县主要使用的是前者，而生物燃气炉还未推广，农户还缺乏使用的经验。生物燃气炉自身做饭很简单，用薪材直接制备燃气，用作做饭，简便易行，需要大力推进和试验示范。

三、小流域综合示范区

本项目重点小流域试验示范区建在仁寿县洪峰乡新建村，主要包括3条沟：和尚沟、水井湾、猫儿沟。三条沟流域面积略为2000亩，水井湾居中，和尚沟头居 并在底部与水井湾相连，呈“M”型，水井湾右侧为猫二沟，山与之相隔。三条沟外边与公路相垂直相接，鳜江河与公路基本平等，两者为河岸带，窄的河岸带多为竹林，地势较陡，宽的地方多为农田。地势变化：鳜江河最低，向上依次为河岸带、公路(龙正镇至万寿)，农田、坡地、至山中部，为第三级阶地、地势平坦，为老冲积黄土，但在邻水井湾一侧为紫色丘陵，在该地段洪峰水库灌渠沿阶地内侧山边分布，第三级阶地以上为紫色丘陵。目前除山沟里和第三级阶地上有农田外，其于旱地基本为抑螺防病林，区域内有：三个堰塘(一个分布于和尚沟中部，一个在猫儿沟中上段、第三级阶地上一个)，人工鱼塘一个，位于第三级阶地。钉螺主要沿水分布，即河岸带、农田、水沟、房前屋后，灌渠，集中分布于区域内的灌溉区是钉螺的重要扩散源，这决定了该三条区域内钉螺重点分布于灌溉渠至鳜江河之间的所有土地类型。山顶的水粪池、蓄水池周边几米内均有钉螺出现，在林地内的部分积湿地段也出现钉螺。可以说钉螺分布的所有类型均在三条沟内找到，可谓钉螺无处不在。为便于比较，三条沟在治理方案上作各有特点。水井湾进行了重点综合治理，猫儿沟综合治理程度中等(主要清理河沟、栽植了河道抑螺林－夹竹桃、柑橘)，和尚沟仅在田埂栽植了柑橘，治理强度极弱。

水井湾治理前钉螺数量分布极大，沟系不健全，水路不畅，一条进沟路为泥道，四处垮塌、道路窄，在雨于极难行走。为会便于治理：项目组在充分论证基础上，进行了以林为主的综合治理。具体做法是：

(1)先清理水路，清沟除沙，去湾留直，从底脚硬化一条水沟至山顶，全长772m，并在部分排水不畅的下湿田内新开排水沟，并进行了硬化200m；水沟建设使水路畅通，基本解决了排水不畅的问题；包括碎石路面和公路建设。

(2)便道建设：为了解决疫区行道难问题，项目组从沟底沿山修建水泥步道(宽1m，总长2800m)并与公路相连，形成了疫区环形步道，并沿这些步道配置了道路抑螺植物篱，特别是疫区内的香根草带即美化了环境。起到阻断螺运行，减少人畜接触之基本目标，同时对道路、边坡启到了固定作用，使疫区破碎景观得到了根本性变化；为便于耕作和栽植田埂抑螺林网，对小流域内田埂进行加固加宽，并栽植了柑橘－香根草，柑橘－益母草、柑橘－麦冬等抑螺带。

(3)农村住宅整治：对林盘老住林进行了改造，并栽植楠木、天竺桂、小叶女贞等绿化树种；清理了房前屋后沟渠，并配合当地饮水改造、厕所改造、沼气建设等工程对疫区居民点环境进行了综合立体建设，使农村居住条件得到了实质性变化；体现了林业血防与新农村建设目标的相似性和相容性。

(4)河岸带：包括鲫江河及支流冲天河段，重点在两岸构建了以慈竹为主的河岸抑螺林带，形成相对水路通道封闭的林带，对人、畜、钉螺进行阻断、隔离，同时对河岸起到固岸护坡功能，减少了山体坡面泥沙进入河道数量，使河水常年维持清洁，改变河道景观，原来杂草丛生的河滩变成了一条绿色景观观赏带。

(5)该小流域的坡地，渠边、堰塘都根据各自特点，构建了相应的抑螺林，试验林。山变得更清，水变得更绿。

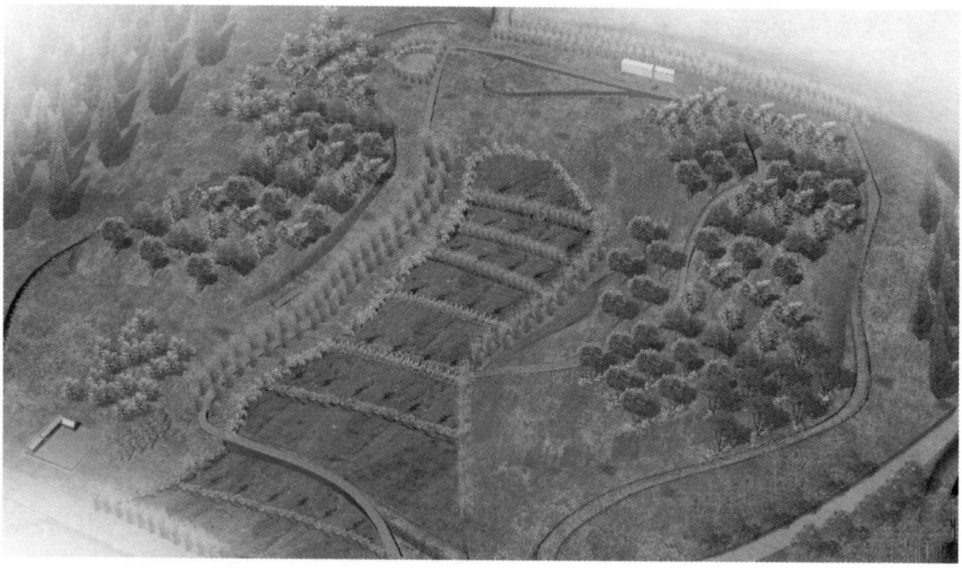

图9-5 水井湾林业血防工程综合治理建设景观效果

水井湾的治理充分体现了综合治理思想，但因时间紧、资金不足，加之工程初期老百姓的不理解，在工程的实施上还有不足之处，但以林为主，配套工程相结合的小流域治理的林业血防工程建设在抑螺方面成效极为显著。据仁寿县疾控调查显示，水井湾和猫儿沟其有螺面积百分率下降 96.24%，平均密度下降 68.67%。但治理强度较弱的和尚沟、非森林覆盖区，历史钉螺分布在沟渠。本次调查结果，沟渠钉螺与 2004 年全国第三次血吸虫病流行病学调查结果相比较，有螺面积百分率无变化，平均密度下降 33.98%，有螺环境类型扩大了田地。

四、小流域综合治理的认识总结

(一)经验总结

依照小流域综合治理和抑螺防病林体系建设理论和原则，进行造林和生态系统修复，改变生产与生活方式，进而提高小流域环境整体的水文协调和优化配置能力；从生态学角度优化生态结构度、经济供给度和社会需求度，提高小流域尺度上生态－经济－社会发展的协调能力、稳定性和可持续性。结构优化和协调的目的在于利用林木生物低熵系统的低碳低温效应，来涵养水源、保持水土、改造人居、特色产业、复合经营、能源供应等方面的优势和多功能性，利用林木综合效能和生产生活方式优化来达到抑螺防病，根治血吸虫的目的。

(1)复合生态系统结构优化是抑螺防病林体系建设和综合治理的基础。钉螺孳生区基本上都是农业发达，土地垦殖强度大，农林、林水矛盾突出地带。这些地区生态系统已经成为经济社会发展的重点和优化地带，自然生态系统已经演变为生态－经济－社会复合体，成为复合生态系统。但山丘地区复合生态系统界面太多，沟系发达，森林破坏比重大，水陆交错带、农林交错带都是钉螺孳生生境，但农林交错带为季节性地表水发达，而水陆交错带为河溪水流相对稳定。抑螺防病林体系建设重点在于农林交错带季节性地表水地带，这在存在农业生产的地带是极为困难的。需要优化生态－经济－社会复合生态系统的结构，提高生态系统的水文调控能力：一则降低农林交错带的夏季地表水，减轻农林间隙的钉螺孳生生境适宜度(高温积水－低碳湿润)；二则提高山体自身水文含蓄能力，促成冬夏水分协调，持续稳定供应林木生长和天地耕作。优化途径有两点：一则水源涵养、水土保持和人居庭院地带规模化(扩大和集中)，二则是各类森林提高质量、提高生态效率。

新建 3 队小流域抑螺防病林体系建设和综合治理就是立足于规模化(集中连片)和补植增效，对山体上部耕地全系退耕，与原有的柏木林连为一体，在山体 2/3 以上地带构建水源涵养林、水土保持林、人居绿化林，确保夏季对降水截留和水土含蓄，降低沟系的沟蚀和细沟侵蚀和地表水乱流；并降低复合系统温度，减少因中长期气候变化的风险，提高流域内水分的稳定性，其要点在于夏季地表水减少而含蓄于岩土中，冬季细水长流，取之不竭。其基本举措在于山体上部 2/3 以上森林覆盖，其余地带为人居道路沟渠经济防护林、河岸水土保持林覆盖，并且促成农田规模化、人居规模化，利于通过耕作强度和频度提高来增加土壤干扰强度，彻底孽杀钉螺繁生的生境。结构优化已经成为调整小尺度开发格局、体现以科学发展观的主体功能区小流域治理的微观实现的基础途径，是疫区林业血防体系构建的基础。和尚沟小流域抑螺防病林体系构建试验了微观尺度上主体功能区划的构建格局，山体上部水源涵养林为禁止开发地带、水土保持林为限制开发地带，而农业和人居道路沟渠用地为重点和优化开发地带。科学发展观主体功能区划理论也在小流域尺度上得到体现，始终反映了科学发展观自身定位于生态－经济－社会复合体，并成为是建设疫区抑螺防病林体系、统筹协调生态－经济－社会复合体的指导理论。

(2)产业结构优化是抑螺防病林体系建设和综合治理的基本动力。在疫区传统产业结构中，农民停留在单纯的农业种植和耕作，且土地面积过大而劳动力缺乏，土地大面积垦殖发生在低产低质、自然灾害频繁的年代，在定向培育和农业技术发达后，土地显得富余，而长期土地垦殖的生态失衡已经有能力修复。彭镇华先生指出，钉螺种群爆发是开放系统生态失衡、土地利用过度的产物，生态恢复成为抑制钉螺种群爆发的基本途径。山丘地区农业产业发达，而林业产业不足，使得产业结构停留在高碳高熵积累的状态，不符合科学发展观的低碳减量循环模式的要求。钉螺孳生本身也是基于整体环境高熵高碳积累的特征，在系统整体出现逆转或生态平衡恢复时，钉螺孳生生境就会得到长效的抑制和孽杀。

生态建设自身影响了农民的根本利益，占用了农民的土地，并且农民缺乏建设生态的动力，并且也无法提高土地利用效率，无法推动抑螺防病林体系建设和城乡综合治理。只有仿效国家退耕还林工程和天然林资源保护工程的办法、技术、政策提供的产业结构优化契机和氛围，来鼓励不同尺度等级上生态系统结构优化，调整疫区产业结构，促成传统农林牧副渔产业提质增效、培育新兴朝阳产业，满足人民日益增长的多样化农林牧副渔产品需求，同时达到抑螺防病，促进生态建设的目的。无疑，疫区产业结构调整是抑螺防病林建设的动力，也是农林利用现有土地来实现经营目标多样化的基本动力，也是借机开展城乡综合治理，提高环境质量的基本动力。抑螺防病林技术体系结合山丘地区经济社会发展，便赋予了新的内涵，使得生态治理在经济社会发展中获得成效，也是科学发展体系自身生态－经济－社会的全面、协调与持续的基本动力。依照科学发展观做指导，借助低碳减量循环模式，开展主体功能区划、微观模式试验，利用经济社会发展自身规律来带动抑螺防病林体系建设，并且通过产业替代和农林牧副渔结构调整推进，也是科学发展观自身赋予的社会需求决定了经济生产，这是以人为本，人类社会发展服从于人的根本利益。抑螺防病林建设必然需要遵从科学发展观的指导，并逐渐优化生态－经济－社会系统，整体上推进抑螺防病林体系建设，需要借助社会科学发展中的这种推力，顺水行舟，稳步推进。

从人类社会发展动力上考虑，人与人、人与社会、人与自然之间矛盾是推进发展的动力，而在寻找到血吸虫病生态防治的林业血防途径之后，还需要借助社会发展动力来推动林业血防体系建设，顺应科学发展规律，来促进疫区人与自然和谐、抑螺防病体系建设。广大土地经营者丧失了这种动力，完全依靠政策推动，并缺乏成效管理机制，必然是治标不治本。我国林业血防已经经过了前期的重点治标阶段，将向全民动员，合理指导，科学规划，全面推进阶段，而这种产业调整与替代的动力是驱动机制，需要善加引导，积极推进。

(3)极度重视薪炭林、生物柴油原料基地、农林间作系统建设，并运用先进的农林业生产技术，提高林地土壤干扰强度而孽杀钉螺依赖的生境，提高抑螺区域的生态管理和生态系统服务的广度和深度。

我国农村基本生活能源是薪柴，并且使用时间频繁，相对极为稳定，而农村实际上也就是薪材使用在破坏抑螺防病林和生态防护林，并不影响森林面积，但森林质量严重下降，呈现低质低效林分，生态系统功能在逐渐丧失。需要借助农业产业结构调整的契机，来发展农林复合经营间作系统：一则提供蔬菜、药材、饲料生产，二则提供薪材，三则提供木本油料。需要利用好冬季水稻田富余水分和肥力，种植油菜等油料作物，建设好疫区生物柴油原料基地。尽管食用油不足，但长期大量生产就会降低生物柴油基地供应的压力。发展薪炭类抑螺防病林，利用珍贵用材、经济林木、珍稀植物树种自身的萌生能力，来提高抑螺林分的经营水平和薪柴生产能力，进而改善林分向优质高效方向发展。更为主要的是，频繁不间歇的种植和营林活动能提高土壤干扰强度，彻底消灭钉螺孳生的生境，农林交错带需要加大土地干扰强度，提高土地经营水平和林地经营水平。

先进农林业生产技术是确保林业血防生态安全体系全面性与实效性的必要部分。在小流域尺度上需要在示范区中采用这些技术，例如营林中覆草免抚、免耕技术，并在农林交错带进行覆盖，能降低低温、抑制草本生长，能减少营林投入，还能增加抑螺灭螺效果。并且，在眉山市东坡区杂交竹林经营中枝叶还林便有这种免抚技术的效果。冬季在油菜地进行覆盖时，能保蓄水分，还能直接灭杀农林交错带的钉螺孳生的生境的温度，使得第二年不能顺利孵化，还能增加土壤有机质，进行土壤改良。

这些在示范区试验部分也有所体现，如滩地通量观测塔临近地块的试验林。

在广大农业、林业耕作系统中采取利于抑螺防病的技术能促进农林交错带钉螺孳生生境的孽杀，提高林业血防的范围和广度。

(4)重视疫区农林牧副渔循环经济模式培育并加强粪便系统管理，发展生态农业。在自然生态系统中，循环就是生态系统物质循环畅通、完整，而区域发展系统中，循环经济就是就地生产加工再利用，不存在剩余物，系统畅通，具有低碳减量特性。就地加工利于产业链延伸，提高附加值，协调生态－经济－社会复合体，减少发展的环境代价，降低生态赤字和环境负债。协调农林牧副渔结构时，通过渔业、禽蛋产业、畜牧业专业化与规模化来来促成经营的标准化，提高山丘地区抑螺防病林产业替代的规模、质量和效率，辅助完善抑螺防病林经营技术。通过粪便管理来孽杀包括血吸虫在内的寄生虫病，并提供农家肥，利于构建农业产业循环模式。

从现状来看，抑螺防病林体系构建与综合治理示范区及其周围村镇的畜牧业、渔业、禽蛋业都相对较为分散，并且林禽、林鱼抑螺效果明显。还有与林业结合逐渐紧密，例如以前笼养鸡现在为经济林散养，并实行轮牧；并计划建设一个养牛场，对耕牛集中饲养，粪便集中管理。但示范区周围农户利用庭院竹林发展林下养鸡，池塘养鸭，直接满足自身膳食结构优化需要，还能满足市场需求。仁寿县浅丘地带，竹林－鱼塘模式已经成为极具科学性的农林复合模式，是山丘地区必备的产业类型，并具有抑螺防病效果，已经成规模。对于渔业而言，在抑螺防病林体系建设下，水源涵养能力加强，活水养鱼不能亦不再是那遥远的梦，渔业生态经营可能潜力在于疫区抑螺防病林体系的构建和实效发挥。

在循环经济模式驱动下，生态农业变成了必然结果，通过有机肥和速效肥结合的施肥农业与免耕免抚技术支撑的农林业，必然在土壤管理和改良上能大幅度提高农林牧副渔产量和质量。产业完善是产业带动的必备条件。

关键在于秸秆饲料化、有机肥化、土壤生态改良技术需要落实与集成创造，提高科技支撑与政策市场认证标准来督导农户落实。

(二)存在问题

示范区建设中也存在一些问题，这些问题是：

(1)抑螺防病林建设的社会保障机制缺失。抑螺防病林建设按照技术规程标准，则需要必要的耕地退耕，并且占用适当的路边、人居和河岸带用地，直接造成了经济损失。这种经济损失需要通过国家生态补偿机制来推动，在退耕中通过经营权国家购买方式实现抑螺防病林彻底保护，并能促进疫区两大功能保护区建设，还能促进农户区间移动，直接促成大面积抑螺防病林恢复和保护。传统生态补偿门类很多，涉及矿山、环保、煤炭、公路建设、公益林建设等多个行业，并在两会提案中竟有30份之多，全部提议进行生态补偿。在传统生态补偿基本原则下，运用科学发展观基本原理来分析城乡一体化背景下我国生态补偿的原理和机制，提出了城乡一体+1/2补偿模式，并采用国家+省+县市三级补偿形式，城镇居民无业者最低生活保障的一半作为农村居民的生态补偿机制，并通过生态补偿机制来协助社会管理体系、主体功能区划产业开发格局调整和生态系统管理体系。

(2)抑螺防病体系的管理体系亟待完善。传统生态工程都不重视管理，只重视工程建造，而管理中补栽补植与人工促进更新更利于森林的恢复和培育。抑螺防病林体系需要管理，而管理时结合农林牧副渔产业发展需要，来满足农村生活能源、木本油料、蔬菜、经济水果的需要，并且通过管理来逐渐增加抑螺防病林质量，保持强大的功能，并服务于水源涵养和水土保持。现在小流域尺度上，抑螺防病林建设技术试验示范已经表明，构建技术已经成熟，而管理技术则需要加大研发力度，来满足日益需要的森林生态系统管理需要。管理方面主要是薪炭林的树体管理、农林复合的树体管理、竹林管理、经济林高产稳产技术等，是抑螺防病林体系维持和发展的必要技术。

(3)有机生态农林牧副渔生产系统技术认证与规程亟待出台。现代农业的基本特征是生态和有机农业，其本身在环境污染与综合效益追求上得到了科学发展观的长足支持。实践中，农户缺乏实际可行的秸秆综合利用技术支持，本身经验也无法抵挡科技本身导致的负效益的诱惑，放弃了秸秆高效利用，而追求化肥与除草剂的便捷与低成本。在规模化不足而小农经济十足的中国农村，这不是好现象。在油菜、小麦、玉米、水稻收获季节，秸秆焚烧现象十分普遍，从而造成了有机碳大量无效益向大气中释放。而疫区农田本身为黏性土壤，需要有机质来改善结构，提高保水保墒效益。这种国家战略需求上极度重视秸秆有机物利用而实践中缺乏稳定的人力资源与饲料肥料加工技术，这种矛盾需要短期内攻关。从农林牧副渔产品绿色、生态、有机认证上来确保生产环节的生态化与有机化，从而限制不负责任的秸秆焚烧与简单处理生产而忙于商业与外出务工。疫区需要强化认证体系，并督导提高农林牧副渔生产技术及其应用程度，进而确保疫区足够的人力资源和技术市场政策与抑螺防病林生产增益的实现。积极推进农林业免耕免抚技术试验与示范工作，并进尽快结合秸秆粉碎饲料化、有机肥化进程，推进旱地作物免抚技术实践，推进水田农家肥及其综合效益评估研究。

仁寿县和尚沟小流域抑螺防病体系试验示范区建设依照我国“八五”、“九五”期间的防护力构建技术、综合利用技术和农林复合技术，并适应了城乡一体化城市森林建设理论和实践，从道路、河流森林廊道建设到庭院绿化，以及片林建设与完善等。显然，城乡一体化城市森林建设在非疫区成为林业发展的主题，并且中心城区突出了风景美而乡村突出了生产美。但在疫区，抑螺防病林成为林业生态建设的主题，小流域尺度上抑螺防病林体系的综合试验示范直接反映了林业血防建设技术的最近成果，并完全能在小尺度上系统整合、统筹协调，实现生态-经济-社会复合体的稳定持续发展，协调小流域尺度上的林水矛盾、林农矛盾，和谐人与人、人与社会，以及人与自然关系。小流域尺度上的试验示范，系统整合了抑螺防病林技术体系，在仁寿县附近其他村镇，以及四川山丘地区其他一些县市，都存在良好的抑螺防病林建设技术和管理技术，并形成规模化，还有村镇集中试验示范典型产业模式、小流域综合治理模式，都达到了以科学发展观和指导抑螺防病林建设的要求。山丘地区已经形成了抑螺防病为主题的生态产业、生态保护体系，并通过科学研究试验示范基地、城乡生态旅游来构建繁荣的生态文化体系，而抑螺防病成为三生体系的核心，并展示了相关的保护技术、产业模式和文化内涵，彰显了疫区人民在伟大的中国共产党领导下，群策群力，共同谱写疫区人与人、人与社会、人与自然和谐的新篇章。

在生态、经济与社会全面、协调与可持续发展中，以人为本，统筹兼顾，构建安居乐业的社会主义和谐社会，防护林体系、抑螺防病林体系、城乡一体化城市森林体系、农林复合体系都是基础性理论和实践技术(杨玉坡，1993；彭镇华，江泽慧，1995；李荣伟，2004；费世民，2008)，必将在促进人与自然和谐的主体功能开发格局调整和优化中发挥重要作用，必然在疫区抑螺防病林体系建设中起到积极作用，发挥林业科学技术研究在人类发挥发展中的关键作用。

第三节 村级疫区示范区的试验成果

一、提炼了山丘型林业血防治理四种典型模式

山丘型钉螺分布区，在坚持以林为主，配套工程为辅的情况下，选择何处治理？这主要取决于当地交通、土地利用结构，但在疫区，合理改变种植结构是抑螺防病，发展地方经济是需要进行在量试验、研究和调查，从目前仁寿县所实施的林业工程，以下四种治理模式很好地解决了抑螺防病、增效增收、改善环境的建设目标，这四种模式均以流域为单元，对种植结构进行了调整。这些模式具有代表性和推广性。下面作简要说明。山丘区林业血防建设是根据现有的林业血防治理主要有四种典型治理模式：

(1)林－渔－旅游治理械模式：其主要特点：坡地全部造林，下湿区域改造为鱼塘，道路及村庄结合新农村建设，发展乡村旅游业。仁寿县大铧红塔村采用了该治理模式，山上栽植优良笋竹两用林麻竹，下湿田全部改成鱼塘。主要应用于交通方便，离城镇的区域，在有效控制钉螺数量的同时，带动了地方经济的发展，提高了农民经济收入。

(2)林业产业发展模式：在农田较少沟谷区域，将整个流域发展林业，栽植速生丰产林。该模式投入少，灭螺效果较好，并促进了林业产业发展。如龙镇的倒石桥流域，先期营造松林，林业血防工程实施后，部分低效林改造巨桉林，很好地解决了林业血防与林业产业的结合。据调查倒石桥 2009 春季改造后，年终桉树生长高度达 4.5m，以此预测，该林每亩年产值在 1000 元以上，很好地解决了抑螺

(3)农业结构调整模式：在平坝多螺区，土地肥沃，生产力高，多为农耕区，为解决农民经济问题，建立了水改旱模式，将农田变为果园和菜地，使钉螺分布数量大大降低，农田产值从 1500 元提高至 3000 元。如仁寿龙镇的卓家坝。

(4)流域综合治理：该项目实施的中心示范区－仁寿洪峰的新建村属该模式，就目前广大山丘疫区，该模式是主要实施类型是主体，其技术要求比较高，充分体现了生态防控、因害设防，拟通过植物替代解决山区钉螺问题。该模式以流域为单元，以生物措施(营造抑螺植物)为主，配套工程为辅的综合治理。该模式主要实施地点：位于仁寿洪峰乡。治理思路：通过沟渠清理和硬化疫、改造下湿田，改变钉螺适生的水环境；通过新建步道，减少人蓄接触疫水的机会；通过对疫区住宅的整治(沼气池修建和林盘整治)，改变疫区住户居住环境，降低了人蓄粪便传播的机会；对从山顶至河滩的抑螺林的构建，从三个层次到达抑螺和灭螺的效果：其一，改变了钉螺生境，林下草本组成和盖度有显著改变，地表水分状况的改变；其二，他感植物的栽植，不仅改变了钉螺的食物结构，同时因他感物质的灭螺和驱螺作用；其三，是林木的快速生长对人畜的阻挡，减少了人畜接触的机会。该模式适合于山丘区的大部

分区域。该模式针对钉螺分布类型，建立抑螺植物带，对钉螺进行固定，驱赶、灭杀、对人畜进行阻隔，减少接触疫水，并结合沟渠梳理，道路进行加宽、硬化或绿化，使疫区环境得到改善，进而达到抑螺、控螺之目标。

二、总结了山丘型林业血防 7 种抑螺机理

山丘型钉螺分布区，因土地空间异质性差异较大，这决定抑螺植物和林分模式的多样性，同时也决定了抑螺植物功能的多样性，就植物抑螺效果而言，山丘区栽植的每一抑螺林模式因环境类型的不同，而发挥的作用也就呈现较大差异。就分析总结，山丘区植物抑螺的存在 7 种不同的功能：阻螺、隔离、固螺、滤螺、驱螺、杀螺、控螺，这几种抑螺功能是相互联系，一种抑螺模式构建往往是几种功能一起发生作用，但因地形条件、土地利用种类和抑螺植物存在差异，其功能侧重点也随之不同。进行林业血防模式构建时，应尽可能的考虑多种功能组合的最大性，但任何一种模式，发挥的作用是多功能的组合，

林业血防的抑螺机理主要属生态控螺、以上分析的 7 种抑螺功能的大小取决于植物种类和地理类型单元，同时还与环境的其他要素如温度、水分数量有关。任何一种模式，发挥的作用是多功能的组合，因此在进行林业血防模式构建时，应尽可能的考虑多种功能组合的最大化，但。林业血防是通过栽植抑螺植物，改变钉螺适生环境，特别是光照、水分和食物源达到环境抑螺而实现其功能和作用的，每一树种或林分模式均挥发多种功能，杀螺和驱螺，阻螺和隔离均是同时作用，因此抑螺林对钉螺起着多种抑螺作用，是一种较为综合的技术措施，是一种系统控制和生物防治的典范。

三、初步筛选出了四川紫色丘陵区几种典型抑螺树种

长江中上游山丘区气候资源优越，适生物种极为丰富，生物多样性指数很高，为便于林业血防工程的推广和实施，对于树种提出了一些特殊的要求：其一，所选树种最好具有他感作用(即对钉螺具有驱赶或毒杀作用)；其二，耐水湿；其三，有较好的经济价值(果树或速生树种)。相对于酸性土生长迅速的巨桉(叶子水浸物有较强的杀螺作用)而言。钙质紫色土至今还未有较理想的抑螺树种(即满足抑螺防病要求，又能有较高产值)。为此，项目组科研人员经过调查和研究，设计了多种林分模式，经过初步试验，目前表现较好的有：慈竹、杂交竹、枫杨、臭椿(用于河滩、河岸造林)、柑橘(不知火，青剑用于田埂栽植)、巨桉(用于酸性土造林)；红椿、香椿、香樟、苦楝(用于紫色土)、经济林木(核桃、柑橘)。

第十章　山丘地区林业血防效果

山丘地区抑螺防病林发挥阻螺、固螺、隔螺、滤螺、驱螺、杀螺的作用，从效果上看，指示植物变化、环境气象因子改变、景观结构优化等反映了血防林的环境改造效果，是间接指标，而有螺面积、钉螺密度、阳性螺比例体现了多种血防林功能的综合作用效果，是效果评价的直接指标。

山丘地区林业血防效果评价主要从抑螺防病林功能、类型，与血防建设区钉螺密度检测。抑螺防病林本身是通过大量试验证实的抑制钉螺孳生的林种，并且在山丘地区钉螺分布植被关系研究中也都发现森林与钉螺分布存在联系，即森林自身营造了抑螺生境而具有明显的血防效果。

第一节　抑螺林营造后草本群落变化

钉螺生境存在明显的指示植物，并具有湿地植物特性。从生态系统上考虑，这种指示植物都局限于草本植物，即草地生态系统是钉螺孳生的生态系统。山丘区钉螺孳生生境的指示植物很多，如艾蒿群落、水金凤群落、蕨类群落、水芹群落、活血丹群落、空心莲子草群落、水蓼酸膜群落、荩草群落、葎草群落、白茅群落、野菊群落、白花车轴草群落、风轮菜－水芹－扁豆菜群落、接骨草群落、过路黄群落、金发草群落、麦冬草群落、窃衣群落、一年蓬群落、苔草群落、六叶葎群落等。这些指示植物都生长在湿地受到水文干扰的生境中，适应季节性或临时性水淹环境，或者地带性森林群落受到人为砍伐而退化为草丛群落。

(一) 抑螺林营造前后草本群落特征

抑螺林效果直接表现为钉螺孳生生境的群落种类组成与结构变化，即森林本身通过耗水、遮光等直接改变了钉螺孳生的原始生境，这种特征是在适宜水文干扰与热量条件两者综合作用的产物，强光下适宜盖度高度能保持钉螺发育的积温与水分。指示植物的种类、盖度及群落结构的变化间接反映了林分抑螺效果。这种抑螺效果可简单的理解草本稀疏化，湿地植物稀少化等。这种草本群落结构与组成变化直接源自于血防林对湿地生境因子影响，如光照散射吸收、土壤水分消耗、温度降低等。四川仁寿试验示范区抑螺林营造引起的草本群落种类组成与结构变化见表 10-1。

总体上看，钉螺孳生的河滩地与荒草地其草本群落盖度相对较大，盖度在 5% 以上的种类有 26 种，高度在 17 ~ 80cm 之间；河滩湿地盖度 5% 以上的植物种类有 21 种，高度在 2. 5 ~ 120cm 之间，均为河岸、田缘、林缘沟渠的湿地植物或杂草。造林后林地草本群落种类组成发生了明显的变化，一些湿地植物明显减少，如水金凤、莲子草、葎草、鸭儿芹、窃衣、白花车轴草、荩草、活血丹、水蓼、羊蹄、翅果酸膜、野胡萝卜、菖蒲等在林地生境中很少看到，或者盖度在 5% 以下，为不适宜生境；一些中生植物种类增加，如盖度在 5% 以上的。

表 10-1 山丘区抑螺林营造引起的草本群落种类组成与结构变化

林地生境				椰江河滩				屋旁、路旁、渠旁荒草地			
名称	株(丛)数	覆盖度(%)	平均高度(cm)	名称	株(丛)数	覆盖度(%)	平均高度(cm)	名称	株(丛)数	覆盖度(%)	平均高度(cm)
风轮草	19	5	8	菖蒲	3	5	60	齿果酸模	1	5	120
狗儿蕨	1	5	45	野胡萝卜	1	5	40	团叶铁线蕨	1	5	35
金星蕨	57	5	36	芋	5	5	40	黄花酢浆草	2	5	5
山莓	36	6	32. 5	空心莲子草	28	5. 9	17	婆婆纳	7	5. 5	2. 5
薄叶鹩李	8	6	99	六叶葎	14	6. 18	34. 55	地瓜	18	7. 82	17. 55
鸡毛蕨	4	7	18	指风草	2	6. 5	17. 5	棒头草	14	8	14
烟管荚迷	46	7	40. 56	水蓼	13	7. 27	20. 45	苦苦菜	21	8	25
沿街草	13	8	20	疏花婆婆拉	2	8	32. 5	六叶葎	9	8. 2	35
巴茅	12	8	69	野锦葵	5	8. 5	62. 5	荩草	32	11. 11	17. 05
黄荆	27	8	78	水芹	24	10. 47	30	蜈蚣草	12	12. 28	50. 71
金发草	6	8	28	齿果酸模	23	14. 94	50. 31	野燕麦	2	12. 5	55
蜈蚣草	2	8	32. 5	茭笋	4	15	80	鸭儿芹	65	13. 57	22. 5
老冠草	3	9	17. 5	野燕麦	10	21. 11	41. 11	白茅	19	17. 36	41. 36
艾蒿	22	9	26. 36	铁线根草	12	22. 5	13. 75	鹅观草	19	17. 86	19. 28
接骨草	3	10	20	辣子草	2	23	12. 5	空心莲子草	9	18. 5	10
乌毛蕨	1	10	50	苦蒿	7	23. 67	34. 17	艾蒿	57	18. 54	33. 65
鹅观草	23	12	21	野古草	24	25. 5	38. 86	白花碎米荠	5	20	20
野荞麦	5	12	4	活血丹	8	27. 5	7. 5	金星蕨	26	23. 33	31. 25
冷水花	7	13	21	葎草	4	38. 25	62	野菊	24	24	35
丝茅	4	14	47. 5	白茅	1	45	20	苔草	6	25. 67	25
苔草	56	14	23. 21	水金凤	20	61. 68	32. 37	窃衣	4	28. 33	25
白花碎米荠	2	15	10					金发草	6	40	26
单芽狗儿	1	15	30					过路黄	4	42	12. 67
豆木	1	15	85					白花车轴	16	42	25. 91
大叶茜草	2	20	30					苜蓿	1	50	25
鳞毛蕨	2	25	55					臭牡丹	1	80	65
飞龙掌血	17	26	74								
宽叶腹水草	4	36	50								

植物种类有 28 种，高度在 4 ~ 85 之间，如飞龙掌血、宽叶腹水草、豆木、单芽狗儿、鹅观草、老冠草、巴茅、烟管荚迷、黄金、沿街草、山莓、丝茅、野荞麦等。

上述分析可知，血防林使得钉螺指示植物种类减少了，或者频度降低了。血防林对指示植物改造作用间接改造了钉螺的孳生生境。

（二）血防林对指示植物形态的塑造作用

对于一些河漫滩、下湿田而言，抑螺林造林初期对指示植物的影响较小，不能消除钉螺孳生与完成生活史的隐患，主要体现为林分疏透度大、温度高、草本结构变化不明显等。在林木的生长过程中，存在一个随着林分郁闭而逐渐促成指示植物消失的过程，而指示植物的消失意味着钉螺孳生生境的根本变化。

在血防林建设初期，由于一些定居者效应或者林隙作用，使得一些湿地喜光植物能在血防林中持续生存，或者播种后依靠林隙光照迅速发芽建成种群，或者克隆生长或多年生习性等，在血防林中能得到持续位置。但随着林分郁闭度增加与成林时间的延长，一些草本植物形态上逐渐发生变化，并最终通过影响生活史过程而在血防林中消失。血防林对喜旱莲子草形态特性的影响反映了这种塑造作用，见表10-2。

调查表明，仁寿县中坝血防林观测站喜旱莲子草形态在林窗、林缘与林下都发生了显著变化，其克隆构件长度、直径、生根节数、分节数、二级枝数量、基部节长、鲜重、叶长、叶宽，中部节长、鲜重、叶长、叶宽，下部节长、鲜重、叶片长、叶片宽都表现为林窗＞林缘＞林下。生殖活动频率也呈现减少趋势，即林窗生殖构件比例为78.12%，林缘比例为65.60%，林下为12.50%。林窗草地生境表明单纯的河漫滩钉螺孳生生境，喜旱莲子草高度可达到120cm，匍匐生长能力极强，并且短节能生根作为匍匐根茎而产生新构件，并且节长长，而造林后初期类似于林缘，成林后类似于林下，其逐渐从高克隆能力高生殖能力逐渐走向低克隆能力而低生殖能力的，并逐渐在郁闭环境下无法结实与产生克隆构件，而从血防林中消失。

喜旱莲子草代表匍匐茎类克隆型钉螺指示植物，血防林建植至成林形成过程中主要表现为光照因子的递变，并对指示植物地上部分形态的影响也反映了植物对光照的可塑性。并且中坝杂交竹林存在砍伐，春季疏透度很大，2010年遭受罕见冻害，新梢冻死，来年发枝高度较低，郁闭度25%~35%之间，地表光照、积温充足，林下莲子草发育良好。在郁闭度0.8以上长期保持时，可能莲子草发育受到抑制，指示植物消失时间会提前。2011年，中坝杂交竹林郁闭度在7月底可达到0.8。

表10-2　血防林对喜旱莲子草形态特性的塑造作用

构件	形态特征	林窗	林缘	林下
整体特征	长度	122.59	90.41	49.53
	直径	0.61	0.4	0.29
	生根节数	6.34	4.84	1.25
	未生根节数	8.56	9.53	8.78
	分节数	14.91	14.38	10.03
	二数	1.09	0.28	0
基部	节长	7.87	4.44	2.97
	鲜重	0.69	0.28	0.12
	叶长		2.7	2.8
	叶宽		1	0.8
中部	节长	10.77	7.82	6.37
	鲜重	1.05	0.62	0.28
	叶长	7.72	5.87	3.94
	叶宽	2.19	1.53	1.14
上部	节长	4.91	4.97	4.11
	鲜重	0.27	0.2	0.09
	叶片长	6.55	5.72	4.96
	叶片宽	1.94	1.72	1.54
生殖	构件比例	78.12%	65.60%	12.50%

（三）林带特征与草本群落改造

山丘区钉螺孳生生境类型众多，路渠、田渠、人居、河流、湖泊等多为人工或自然水流湿地，其血防林布局上也是基于这些土地利用上进行的森林廊道建设，或者简单概括为水系森林廊道。受到道路、农田、河流布局的影响，山丘区森林廊道或林带往往呈现出窄带状，而在江滩、湖滩等坦型林带宽度要大得多。调查表明，诸多因素影响了林带对林下钉螺孳生指示草本植物的替代与改造作用(表10-3)。如：林带方向，南北或稍微偏离东西向林带下部能投射一定比例的光照，草本植物极其发达，林带方向影响最大的是光照，进而影响植被构成。坡度小时，地下水位高，排水不畅，林下草本发育较为充足，难以彻底消除，而坡度较大时，坡体与林带方向两个方面形成加合作用，疏水排水，使得草本植物盖度减少；林带行数或宽度小时，如1行乔木，其林下树干部分对光照的疏透度明显，草本孳生容易，难以消除；林带层次简单时，基部树干容易透光而造成草本孳生，尤其是在路渠旁边，而乔灌木结合则可能更利于指示植物的生境改造；此外，林带建设时间也影响草本群落孳生，造林初期疏透度较大而林下草本发达。

考虑抑螺防病型森林廊道建设技术要求，钉螺孳生生境改造需要考虑对指示植物的消除问题，可能考虑林带垂直结构、行数更为实际一些；在非东西向林带配置上，可能适当考虑复层林带培育；在阳坡时，林带宽度、垂直结构适当大一些，利于基部改造作用加强；在阴坡宽度可降低要求；坡度小时，平坝型河岸带类型时林带宽度基本保持3行阈值，而沟渠保持单侧两行(渠内与渠外栽植)或一行复层结构即可；坡度大时峡谷型河岸可保持单行平均水位线栽植护坡即可。

表10-3　仁寿县新建村示范区河流林带特点

序号	方向	坡度	高度	宽度	行	草高(cm)	盖度(%)	树种
1	西偏北4°	30	16	15	1	90	45	栾树、慈竹
2	西偏北4°	0	22	9	1	70	90	枫杨
3	西偏北15°	40	2.7	6	2	60	95	花椒
4	西偏北10°	65	17	12	3	40	30	栾树、慈竹
5	西偏北10°	35	18	14	2	70	25	桉树、栾树、慈竹
6	西偏北4°	70	11	7	1	50	95	油桐、构树
7	西偏北12°	65	18	13	2	15	5	栾树、慈竹
8	西偏北4°	20	13	30	2	15	1	慈竹
9	南偏西15°	0	15	6	1	1.2	99	枫杨、构树
10	西偏北5°	5	13	5	1	1.3	100	乌桕、柏木、栾树
11	西偏北20°	5	11	20	3	15	5	慈竹
12	西偏北20°	7	13	30	4	10	2	慈竹
13	西偏南15°	40	12	15	1	10	40	慈竹
14	西偏南13°	7	11	15	2	30	25	慈竹
15	南偏西18°	5	16	22	1	15	5	杨树、慈竹
16	西偏北22°	0	18	13	1	30	10	杨树、慈竹
17	北偏西18°	0	19	10	1	90	100	杨树
18	北偏西22°	40	17	5	1	120	100	桉树
19	北偏西7°	5	16	23	3	80	100	杨树、樟树、栾树
20	西南2°	75	14	11	1	50	50	柏木、慈竹
21	西偏南3°	10	23	24	2	80	30	栾树、慈竹
22	西偏南10°	20	8	12	1	60	70	栾树、慈竹

第二节　景观结构对抑螺效果的影响

在景观上，总体抑螺林比例与布局可能直接影响了区域总体的抑螺防病效果。钉螺孳生总量上是一个水资源量与分布的问题，而钉螺赖以孳生的地表水资源与抑螺林总体比例有关。

可谓之“治水在于治山，治山在于兴林”，山水兼治辨证施治，兴林抑螺、抑螺防病，控制血吸虫病流行。在区域抑螺防病林体系上，需要优化景观结构，蓄水、疏水相结合，林水结合，构建路路畅通的林水森林廊道，优化布局，将水源涵养与水土保持相结合，将山水林田路人居相结合，空间上部署血防林格局，总体上优化水资源配置与安全利用，同时最大限度地确保血防安全。

(一)景观结构优化的原则

山丘疫区景观结构优化需要遵循一定的原则，这种原则是基于对钉螺孳生规律与血吸虫病的掌握。钉螺在区域传播与孳生，主要是借助水流与洪水，其栖息地扩张是生态破坏与水土流失，如水灾、滑坡、泥石流、耕地开垦、河岸森林破坏等。在血防林布局时需要遵循这样几个原则：

(1)小流域上部优先部署的原则：小流域上部血防林建设利于水源涵养，并保持上部地带的血防安全，消除钉螺孳生与传播的危险，并抵御洪涝灾害，确保大尺度上水资源合理配置与供需平衡，有助于农林牧副渔合理用水与泛洪传播钉螺风险的消除。小流域上部耕地、人居、沟渠向山下延伸，直接将钉螺孳生与血吸虫流行微观范围向下压缩，降低了匿藏与扩散的风险，直接保障了大区域血防安全。

(2)河流沟系优先部署的原则：在山丘区较大的河流、支流、沟系优先部署血防林，建设水系森林廊道，林水相依，营造低温水陆交错带，降低了钉螺发育的概率，确保血防安全大骨架。山丘区位于三江流域、大渡河流域、安宁河流域，水系发达，支流众多，结合区域水系特点，建设水系森林廊道，并把河漫滩布设在内，绿脉贯通城乡，直接消除河漫滩湿地孳生、移居与传播风险。在湿性地区构建这种水系森林廊道，就是直接构建了林业血防安全的大骨架。

(3)路渠、沟渠、田渠、人居环保型森林廊道优化部署的原则：山丘区人居农田、路渠、沟渠主要分布在河流沿岸，并与公路、水系相伴随，形成了一个人为活动频繁的复合系统网络。人居、农田等富余的氮磷污染以及季节性湿地生境也是钉螺孳生之地，依靠林带营造低温生境，阻断钉螺孳生，构建过渡带上的血防安全体系。此类生境以氮磷污染为主体，血防林带属于生态环保型。由于山丘区为小山小水小农耕，其生态防护效果受到丘陵山体与残次片林的影响，此类生境为人工水系森林廊道，生态防护功能次之。在路渠、沟渠、田渠、人居部署血防林，需要选择适宜的树种与生活型，将经济生产与抑螺防病结合起来，减少耕地占用的经济损失。同时，依靠补偿制度来获得经济援助，作为公共环境利益维护的价值补偿。

(4)经济生产用地优先保障的原则：血防林建设必然涉及土地利用的问题，在生产发展任务很重的条件下，经济生产用地需要优先保障，首先满足衣食住行的需要。农业经济生产用地规模扩大可造成的水渠或农林交错带界面增加，增加了钉螺孳生的风险，制造了血吸虫病流行的隐患。此时可追求高技术与新品种，规模化，寻求土地高效高产经营来获得血防安全的风险最大限度地降低或清除。

(5)经济生产生态经营技术优先的原则：经济生产中优先采用生态经营技术，能直接清除杂草，加深沉积层，增加土壤下渗与疏水保墒能力，减少地表水充盈量，除草、防涝，减少排水量。并且在农林交错带使用覆盖技术能抑制杂草丛生的现象，并能直接抑制螺卵发育，使得钉螺根本无法孳生。

(二)景观结构优化发挥抑螺效果的技术途径

仁寿县景观斑块特征见表10-4，表明仁寿县血防区景观斑块类型多样，水陆交错带复杂，农林交错带众多，钉螺孳生的生境众多，抑螺防病的任务重。景观斑块前四位的是农村居民点 > 旱地 > 灌溉水田 > 有林地，其斑块数量为 1938 块、1589 块、1245 块、1067 块，5 位以后的景观斑块类型为荒草地(658 块)、果园(625 块)、望天田(277 块)、坑塘水面(234 块)、疏林地(229 块)、水库水面(175 块)、未成林造林地(172 块)、河流水面(139 块)。这些景观斑块需要以林为主，水田林路相结合，构建森林廊道，并寻求斑块规模化或扩大化来减少界面与边缘效应。

(1)斑块扩大，减少界面与边缘效应，减少钉螺孳生交错带数量。

扩大农田斑块规模，减少农田斑块数量，提高农田内部经营系统自身的生产过程灭螺效应，制造无螺斑块；

扩大林地斑块规模，减少林地斑块数量，提高林地内部封育自组织灭螺或经营系统自身的生产过程灭螺效应，制造无螺斑块；

扩大水体斑块规模，减少树体斑块数量，提高水体内部灭螺效应，制造无螺水体斑块；

扩大人居规模，减少人居斑块数量，提高人居内部自组织系统灭螺，制造无螺斑块；

扩大公路规模，减少公路斑块数量，提高交通线部署在人居、农田、林地斑块结构优化中的主干道作用，制造公路系统无螺斑块；

(2)提高林带与斑块的结合度，用血防林带构建各类景观交错带，降低钉螺孳生面积。

建设和完善路渠防护林、环保林，构建道路森林廊道，打造生态隧道，并以一贯之，促使公路斑块向林地斑块转变，提高疫区森林比例；

建设和完善河流、湖泊森林廊道，用森林包围水体，林水相依，改造湿地生境，在水体景观周围提高林地比例；

建设和完善生态美学型中心城区节点斑块与防护林带，构建人居中心生产区交通金融商业中心的无螺节点；

建设沟渠、人居抑螺林带，构建面上抑螺林体系；

在道路水系森林廊道线建设基础上，以中心城市为节点，以疫区为面，构建林业血防生态网络体系，优化景观斑块结合度，制造整体无螺区。

表 10-4 仁寿县各类景观斑块特征

景观类型	N	总面积 (m^2)	L/S	斑块密度 ($\times 10^{-5}$)	面积比 (%)	总周长 (m)	周长比 (%)
畜禽饲养地	1	47236	0.0224	2.12	0.0037	1060	0.0038
特殊用地	6	79232	0.0515	7.57	0.0063	4081	0.0148
菜地	9	158516	0.0443	5.68	0.0126	7026	0.0254
水工建筑用地	12	119599	0.0499	10.03	0.0095	5968	0.0216
茶园	14	236514	0.0461	5.92	0.0187	10905	0.0394
其他园地	18	819509	0.0344	2.20	0.0649	28178	0.1019
滩涂	21	177148	0.0618	11.85	0.0140	10939	0.0396
桑园	27	772094	0.0356	3.50	0.0612	27499	0.0994
建制镇	31	4120546	0.0146	0.75	0.3265	60074	0.2172
独立工矿用地	37	696318	0.0419	5.31	0.0552	29154	0.1054
公路用地	65	986846	0.0782	6.59	0.0782	77193	0.2791

（续）

景观类型	N	总面积 (m^2)	L/S	斑块密度 ($\times 10^{-5}$)	面积比 (%)	总周长 (m)	周长比 (%)
农田水利用地	79	5353496	0.0812	1.48	0.4242	143208	0.5178
灌木林地	79	2148468	0.0268	3.68	0.1703	174537	0.6311
裸岩石砾地	83	5996871	0.0367	1.38	0.4752	220201	0.7962
河流水面	139	5793494	0.0824	2.40	0.4591	477236	1.7255
未成林造林地	172	27100147	0.0187	0.63	2.1476	507809	1.8360
水库水面	175	345047636	0.0116	0.05	27.3440	3996509	14.4497
疏林地	229	11813471	0.0324	1.94	0.9362	382448	1.3828
坑塘水面	234	3805821	0.0486	6.15	0.3016	185076	0.6692
望天田	277	14283277	0.0374	1.94	1.1319	534160	1.9313
果园	625	29194681	0.0286	2.14	2.3136	835702	3.0216
荒草地	658	23796747	0.0376	2.77	1.8858	895539	3.2379
有林地	1067	351478051	0.0201	0.30	27.8536	7051509	25.4954
灌溉水田	1245	335010149	0.0246	0.37	26.5486	8253974	29.8430
旱地	1589	62904150	0.0368	2.53	4.9850	2315968	8.3736
农村居民点	1938	27851607	0.0482	6.96	2.2072	1341571	4.8506
总体		1261875424	1.0525	96.23	100.0000	27658000	100.0000

第三节　山丘区血防林的抑螺效果调查

为了了解钉螺变化情况与仁寿县山丘抑螺防病林试验示范区工作的关系，按照钉螺调查技术方案于2010年春季对仁寿试验示范七个区域进行了调查。

(一)调查方法

(1)用系统抽样法(框线距10m)等距离设框(0.11m^2)，检获框内土表全部钉螺，解剖鉴别死活和感染情况。

(2)在林区或邻近林区，对历史有螺环境，按照环境类型，每类环境抽取一个或多个点进行螺情调查。

(3)收集调查点历史记录进行对照分析。

(二)调查结果

1. 中心示范区调查结果分析

——水井湾、猫儿沟：这两条沟进行了流域综合治理，在抑螺防病林重点打造的同时，对沟渠进行了清理和硬化、对道路进行了加宽整直和部分硬化，两条沟属综合治理区，钉螺分布在三类环境9个点中，本次调查结果与2004年全国第三次血吸虫病流行病学调查结果比较：结果见表10-5。

表 10-5 水井湾、猫儿沟螺情变化统计表

环境类型	调查情况									历史情况								
	调查面积(m^2)	有螺面积(m^2)	占调查面积(%)	调查框数	有螺框数	有螺框出现率(%)	活螺只数(只)	平均密度(只/框)	阳性螺数	调查面积(m^2)	有螺面积(m^2)	占调查面积(%)	调查框数	有螺框数	有螺框出现率(%)	活螺只数(只)	平均密度(只/框)	阳性螺数
沟渠	500	120	24.00	26	2	7.69	3	1.50	0	630	630	100	29	18	62.07	130	7.22	0
田地	680	210	30.88	68	7	10.29	27	3.86	0	90	90	100	10	8	80.00	198	24.75	0
荒坡	11600	150	1.29	149	5	3.36	11	2.20	0	1080	1080	100	50	23	46.00	130	5.65	0
合计	12780	480	3.76	243	14	5.76	41	2.93	0	1800	1800	100	89	49	55.06	458	9.35	0

沟渠有螺面积降低：76%、有螺框出现率降低：54.38%；田地有螺面积降低：69.12%、有螺框出现率降低：69.71%；荒地有螺面积降低：98.71%、有螺框出现率降低42.74%。总的流域有螺面积百分率下降96.24%，平均密度下降68.67%。

——和尚沟与另两条沟相岭、山上坡地进行了造林，其他配套工程较少，历史钉螺分布在沟渠。本次调查结果，沟渠钉螺与2004年全国第三次血吸虫病流行病学调查结果相比较，有螺面积百分率无变化，平均密度下降33.98%，有螺环境类型扩大了田地，见表10-6。

表 10-6 和尚沟螺情变化统计表

环境类型	调查情况									历史情况								
	调查面积(m^2)	有螺面积(m^2)	占调查面积(%)	调查框数	有螺框数	有螺框出现率(%)	活螺只数(只)	平均密度(只/框)	阳性螺数	调查面积(m^2)	有螺面积(m^2)	占调查面积(%)	调查框数	有螺框数	有螺框出现率(%)	活螺只数(只)	平均密度(只/框)	阳性螺数
沟渠	300	300	100	16	4	25.00	28	7.00	0	430	430	100	18	9	50.00	74	8.22	0
田地	3000	90	3.00	43	3	6.98	10	3.33	0									
合计	3300	390	11.82	59	7	11.86	38	5.43	0	430	430	100	18	9	50.00	74	8.22	0

2. 河滩竹林抑螺效果

洪峰乡净土村：河心岛为竹林覆盖区，属试验林区，目前已成林，本次调查100框，未发现钉螺。

3. 河两岸有林环境和非林环境钉螺调查结果比较

椰江河流域含冲天河：本次调查了椰叶江河两岸的森林覆盖区和非覆盖区，与2002年钉螺普查相比较，森林覆盖区有螺面积百分率下降94.19%，平均密度下降95.40%。见表三。

表 10-7 椰江河流域螺情变化统计表

环境类型	调查情况									历史情况								
	调查面积(m^2)	有螺面积(m^2)	占调查面积(%)	调查框数	有螺框数	有螺框出现率(%)	活螺只数(只)	平均密度(只/框)	阳性螺数	调查面积(m^2)	有螺面积(m^2)	占调查面积(%)	调查框数	有螺框数	有螺框出现率(%)	活螺只数(只)	平均密度(只/框)	阳性螺数
覆盖区	11700	680	5.81	207	10	4.83	46	4.60	0	8万	8万	100	300	50	16.67	5000	100.00	0
非覆盖区	5400	180	3.33	86	6	6.98	15	2.50	0									
合计	17100	860	5.03	293	16	5.46	61	3.81	0	0	0	100	300	50	16.67	5000	100.00	0

4. 整体流域抑螺林建设效果分析

正镇石顶村低效林桉树改造区，本次调查了森林覆盖区和田地两类环境(原记录未划分田地，均为荒坡)与1990年钉螺普查相比较有螺面积百分率下降97.80%(表10-8)。

表10-8　龙正镇石顶村低效林改造区螺情变化统计表

调查情况									历史情况								
调查面积(m^2)	有螺面积(m^2)	占调查面积(%)	调查框数	有螺框数	有螺框出现率(%)	活螺只数(只)	平均密度(只/框)	阳性螺数	调查面积(m^2)	有螺面积(m^2)	占调查面积(%)	调查框数	有螺框数	有螺框出现率(%)	活螺只数(只)	平均密度(只/框)	阳性螺数
17700	390	2.20	274	13	4.74	31	2.38	0	238160	238160	100	822	386	46.96	678	1.76	0
17700	390	2.20	274	13	4.74	31	2.38	0	238160	238160	100	822	386	46.96	678	1.76	0

5. 单一林业抑螺效果比较

黑龙滩铁门村6组，该区域由于合村并社，1990年共有钉螺面积36000m^2，无详细记录，本次共调查面积4190m^2，有螺面积1880m^2，占调查面积的44.87%，调查框数248框，有螺框数18框，有螺框出现率7.26%，捕获活螺105只，最高密度150只/框，平均密度5.83只/框。

6. 竹－渔新农村建设模式抑螺效果比对

大化镇红塔村果园，该村1984年有螺面积500m^2，无详细记录。本次调查面积600m^2，调查框数26框，未发现钉螺。

(三)调查结论

(1)在实施林业血防工程后，历史有螺区域内的有螺面积大幅度下降，表明林业工程覆盖改变了钉螺生存的自然条件，在综合防治血吸虫病的措施中对压缩钉螺面积起到了积极的推动作用，但能否彻底消灭钉螺，有待进一步的观察论证。

(2)钉螺面积的大幅度下降不排除长期的药物灭螺因素。

第四节　山丘区植物化感物质对钉螺生存的限制

化感作用即排他性是种群竞争中的一种重要手段。这些植物通过淋溶、挥发、分解和分泌释放到环境中的化学物质能够抑制其他种群的生存和繁殖。研究结果表明，植物化学物质对钉螺有明显的杀灭作用，国外从1933年就提出用橡形木属植物的果子控制血吸虫病以来，国内外研究人员发现了上千种植物灭螺剂。这些结果表明许多植物化学物质能够抑制钉螺生存，利用含有灭螺剂化学物质的树种，在钉螺孳生环境中造林，利用植物本身的淋溶、挥发、分解和分泌物质来控制钉螺生存和繁殖，达到控制钉螺内生环境，这就是兴林抑螺机理之二——植物自身化学物质抑螺。这些抑螺植物不只是树木，还有大量的草本，其中许多都是名贵的药材，这些有良好市场前景的药材也为血吸虫病流行地区改善水系生态环境、发展农林复合经营提供了素材。本文主要通过收集试区栽植的主要抑螺植物的水浸物和酒精提取物的室内试验给与说明。

一、植物灭螺效果概述

传统灭螺方法多以化学灭螺为主，早期以五氯酚钠为主，最近已被高效低毒的氯柳胺所替代，但氯柳胺成本较高，多达100美元/kg，同时该药虽然灭螺效果较好，但仍属人工合成品类药物，对环境和动物均有较大的毒害作用，对生物多样性保护有较大危害。林业血防工程的异军突起，为血吸虫病的防治开辟了另一番新天地，使传统灭螺思维得到了根本性转变，即从单一的有螺灭螺方式、方法到通过改变钉螺适生环境的综合灭螺法。但环境灭螺效果仍需讲高效性、长期性和稳定性。林业血防灭螺效果是多方面综合作用的结果，其灭螺机理较为复杂。在钉螺适生区栽植具化感作用的植物材料被公认为一种有效方法。但在过去30多年长江沿岸的江滩、湖滩栽植的抑螺防病林多以无化感作用的杨树为主，当然在部分模式中仍选择了以枫杨、益母草等他感植物模式，但未能大面积推广，灭螺效果仍虽进一步论证。对山丘区而言，这方面野外试验结果调查尚未有太多报道，加之山丘区所选择的植物种类和模式与水网型和湖沼地区有着根本性的不同，就目前来看，植物灭螺效果多以室内试验为主，野外的他感灭螺效果还需几年后方可进行，主要是山丘区林业血防起步时间较晚，构建抑螺防病林需成林后、森林生态系统功能健全后方可评估。

植物抑螺的作用和效果最直接的体现是灭螺和驱螺，植物性药物应用在自然界中较为普遍，作药物治理的如中药、植物农药。在农村早期，多直接用植物的水浸物，由于工业产品使用的方便性和有效性，目前这些水浸物农药难见其使用了。

以往的在动物急性毒性试验中，使受试动物半数死亡的毒物浓度，用LC50表示。使受试动物半数死亡的毒物剂量，则称为半数致死量，用LD50表示。

半数致死浓度是衡量存在于水中的毒物对水生动物和存在于空气中的毒物对哺乳动物乃至人类的毒性大小的重要参数。毒物的致死效应与受试动物暴露时间有密切关系。如果用LC50表示水中毒物对水生生物的急性毒性，必须在LC50前标明暴露时间，如24小时LC50、48小时LC50和96小时LC50等。概念的形成和发展 于1945年美国学者提出工业废水或化学物质对淡水鱼的急性毒性试验方法，后来发展成为测定工业废水和其他化学物质对鱼类等水生生物的急性毒性试验方法。

计算时必须有使受试动物存活半数以上和半数以下的各种试验浓度。根据毒物或废水试验浓度和受试动物的死亡率用半对数纸作图，在死亡率50%处划一垂线至浓度坐标，即可求出不同暴露时间内的LC50。增加试验次数和适当缩小试验浓度间距，可提高LC50值的精确度。运用图解法（Litchfield and Wilcoxon 法）（柯文山，2007），可计算出LC50值的可信限，从而估算出与受试动物同类的动物死亡50%的毒物浓度范围。

计算毒物对哺乳动物的LD50（薛茜，2003）和LC50，较为简便、精确的方法是图解法。由于染毒方式不同，动物的中毒反应往往有很大差异。为便于对吸入染毒和其他方式染毒引起的动物急性中毒进行比较，可按一定的换算公式将染毒浓度换算成吸入的毒物剂量。

植物灭螺剂（plant molluscicide）是具有杀螺作用的植物的根、茎、叶等提取物或水浸液。灭螺剂可用来杀灭血吸虫的中间宿主螺类，从而控制血吸虫病的传播。目前所使用的几种化学灭螺剂都不同程度地具有高毒性、高使用费用和对环境的高危害性等缺点，人们一直在寻找安全、高效、稳定、价廉、原料广泛并且对其他生物无毒的植物灭螺剂，以用于血吸虫病的防治工作。

二、植物灭螺试验

（一）植物材料抑螺效果评价指标

在药理学、微生物、毒理学等领域，半数致死浓度（LC_{50}）和90%致死浓度（LC_{90}）是评价药物毒性通用指标，不论是化学药品还是植物提取物对钉螺的药性试验及结果评估仍需采用这两个指标，LC_{50}值越大，其药性效果越差。其常用的测试和计算主要有（黎七雄，1985；董玉恒，2003；周海军，1988）：①目测概率单位法。其基本原理是将药物剂量改变成对数剂量，将死亡率（%）转换成概率单位，则剂量反应曲线呈直线，根据目测法画出直线，在图上找出LC50，此法虽简单，但不够精确；②累积法主要是微生物学采用，也不够精确，目前也很少使用；③寇氏法：此法要求反应率最低剂量为0%，最高剂量100%，这限制了其使用范围；④bliss法是我国卫生部规定计算标准，但计算方法较复杂，其精确度通过方差进行反复调整获得。但随着统计软件和计算机的普遍使用，这些统计计算可通过统计软件进行直接计算，并以药物剂量作自变量，死忘率作因变量，采用种回归模型进行统计。本文采用SPSS17软件中probit计算LC50（黎七雄，1985），并对模型参数进行比较分析，最终评价各主要抑螺植物灭螺效果，并与直接回归法进行比较分析。本项试验共涉及13个植物材料及组织（根、茎、叶和、果实）等。包括水浸物和酒精提取物试验，现分别论述。

（二）水浸物试验

林业血防的主题是通过培植钉螺非适生的植物群落（乔、灌、草）替代钉螺所栖息的适生群落。特别是具化感作用的植物种类是林业血防工程优先考虑的对象，这些植物的凋落物、枯死物富于地表，被雨水淋溶、浸泡，最终腐烂、分解。这些凋落物及分解物对钉螺的生存必然产生影响，最希望的是这些物质具有较强的杀螺功效。其室内最直接的检验即是水浸物的灭螺试验。前面分析知道，国际上主要24h和48h半致死浓度（24-LC50，48-LC50）为主要评价标准，其次LC90。本试验以清水和50%氯柳胺作对比，连结测试5天，按不同浓度梯度试验。

1. 一天试验结果与分析

其中X为浓度，本试验浓度梯度为：0.1%、0.5%、1%、2%、5%五个浓度梯度，每个梯度2次重复，统计时将各浓度梯度两次死亡数之合纳入spss统计。

图10-1结果显示：和清水试验结果(5天40只活螺中仅死亡1只)，以上13种植物材料均有一定灭螺效果，从统计24h LC50看，以巨桉叶、臭椿叶、花椒叶、核桃叶效果较好，而调料植物生姜枝效果最差，为1.35%。从值的大小看：桉树叶和臭叶水浸物效果最为理想，LC50浓度低于1/1000。13种植物材料24h LC50均值为：0.694。夹竹桃和枫杨是较以往抑螺防病林建设中公认的抑螺植物，但从该试验结果显示，其效果较桉树叶、臭椿叶和核桃叶差距较大，这说明山丘区抑螺植物的多样性，发展潜力巨大。但统计24h卡方值（Chi-Square）偏大，这影响了计算精度，因此今后试验，可以此为基础，增加试验组数和单组试验钉螺数，并针对性设置试验浓度，以精确计算这些植物半致死浓度。以上计算结果是以浓度对数作自变量，以死亡率作纵坐标的统计结果。模型：PROBIT model：PROBIT(p) = Bo + B1 * LgX.

2. 二天植物水浸物抑螺结果分析

13个样品48小时LC50均值为0.317，是24h－LC50的45.7%（图10-2），说明钉螺随着淹水时间的增加，其死亡率也增加，各植物材料48h和24h递减速度并不致，集中桉树叶反而增加，这反映了钉螺个体抗药能力有所差异。

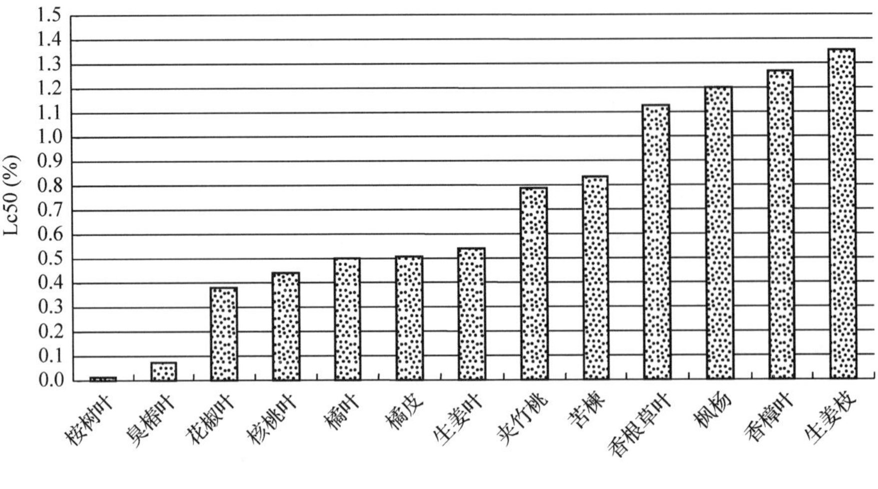

图 10-1 植物水浸物 24h 抑螺效果排序

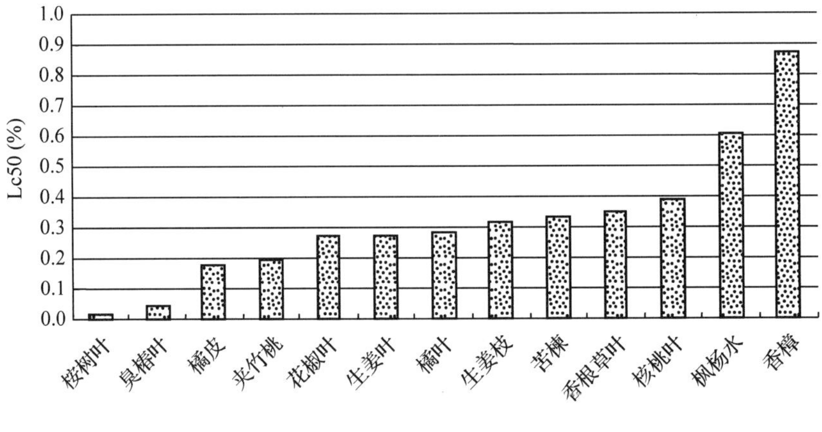

图 10-2 植物水浸物 48h 抑螺效果排序

总体排序差异大体不变，仍以桉树液浓度最低，其次为臭椿，但其他的顺序若有变化，香樟、枫叶异味较香根草浓度，但杀螺效果反较后者差，传统抑螺植物枫香叶位置较靠后了，说明钉螺对不同植物水浸物在时间上存在差异。以 LC50 大小看灭螺效果的话，各植物材料和器官间差异较大，最大值香樟(0.87)是最小值桉树(0.019)的几百倍。

3. 五天植物水浸物抑螺结果

分析：对于动物药性试验而言，半致死浓度 LC50 用 24h 和 48h 指标的较为普遍，也有用 96h LC50 进行评价的，它们是各药性定量比较标准。本试验连续进行了 5 天，为便于更准确比较这 13 种植物材料对钉螺毒杀效果，采用 120h 死螺用 spss 软件统计，计算 LC50，这结果可更能反映植物药效，这主要是增加了统计数量。

5 天均值 LC50 值(0.248)明显低于 24h 和 48h，桉树叶和臭椿叶两者药效最好，排序位置没变，其他植物次序在三个时间梯度上均不一致。从 120h LC50 大小分组的话，可分为四组：以桉树和臭椿为第一组，其值小于 0.1%，灭螺效果最好；其次训：香根草叶、橘皮、花椒叶、苦楝叶、枫杨叶、核桃叶为一组，其值介于 0.1% ~0.3% 之间；橘叶和香樟效果更次，值介于 0.3% ~0.5% 之间，生姜叶和生姜枝最差，其值大于 0.5%(表 10-9)。

表 10-9 植物水浸物 5 天的 LC50 值(%)

浸螺时间	24h		48h		120h	
名称	LC50	sig	LC50	sig	LC50	sig
桉树叶	0.011	0.281b	0.019	0.297b	0.013	0.029b
臭椿叶	0.072	0.846b	0.044	0.507b	0.020	0.328b
枫杨	1.202	0.407b	0.605	0.406b	0.247	0.002b
核桃叶	0.440	0.049b	0.390	0.008b	0.250	0.000b
花椒叶	0.380	0.005b	0.270	0.003b	0.220	0.000b
夹竹桃	0.786	0.240b	0.193	0.632b	0.140	0.001b
橘皮	0.510	0.052b	0.180	0.019b	0.170	0.000b
橘叶	0.500	0.000b	0.280	0.003b	0.360	0.000b
苦楝	0.832	0.000b	0.330	0.003b	0.230	0.000b
生姜叶	0.540	0.787b	0.270	0.503b	0.500	0.034b
生姜枝	1.356	0.985b	0.314	0.628b	0.590	0.388b
香根草叶	1.126	0.019b	0.351	0.167b	0.120	0.000b
香樟叶	1.270	0.616b	0.870	0.245b	0.370	0.005b
均值	0.694	5	0.317	5	0.248	11

注：在均值中 sig 值是指小于 0.15 数量，即表示通过显著性检验的个数。

4. 钉螺对植物水浸物抗性分析

将钉螺置于药物溶液中，随着淹水时间的延长，钉螺会因缺氧和药物的双重作用下而一一死亡，与时间有一定相关关系。根据文献(实用钉螺学)资料，钉螺在水中存活时间与水温、水深度、水质等有关，在冬季钉螺可在水中存活 3 个多月，这说明钉螺有较强的抗淹性，本试验在以清水作对照时，5 天时间仅 1 个钉螺死亡，这也证明了这一点。为便于反映钉螺与时间关系，本书将各浓度死亡钉螺数以天进行统计，并以死亡率作纵坐标，将时间作横坐标，用 excel 进行线性和非线性拟合，从多个模型拟合结果看，以线性拟合具普遍性，二次方程部分可提高拟合精度，为便于分析说明，以线性方程进行比较，统计结果见表 10-10。

表 10-10 钉螺对植物水浸物抗性分析

参数	b0(%)	b1	R^2	sig
香根草叶	37.85	0.45	0.97	0.002
生姜枝	41.6	0.13	0.94	0.006
香樟叶	42	0.23	0.84	0.028
枫杨叶	44.4	0.2	0.92	0.009
夹竹桃	46.3	0.33	0.97	0.002
苦楝	48.4	0.29	0.88	0.019
橘叶	49.95	0.19	0.86	0.024

（续）

参数	b0	b1	R^2	sig
桔皮	57.6	0.22	0.81	0.036
生姜叶	57.65	-0.03	0.06	0.693
核桃叶	57.8	0.12	0.92	0.015
花椒叶	57.95	0.14	0.89	0.017
均值	49.23			

从相关系数及 F 值，统计除生姜叶外，其它植物水浸物与时间均呈正线性关系，*F* 值大多小于 0.05，说明统计是有意义，即随钉螺淹药水时间的增加，钉螺死亡数量也随之增加。模型中 b_0的大小反映了钉螺药性的强弱，根据模型关系，即 $t=0$ 时，可理解为初期钉螺死亡数量，这与 24 LC50 有相同作用，通过该值大小比较其灭螺能力的强弱。在表中，没有桉树呈和臭椿，主要是这两种植物灭螺效果特别好，在第 3 天，已全部死亡，要分析它俩与时间关系，必须降低浓度和缩短时间间隔。根据图 8-3 排序，以花椒叶为强，其次为核桃叶，其排序与 24h 大体一致，说明该指标可用于评价灭螺效果。但香根草在排序位置变动较大，说明统计的时间间距太宽；根据线性方程，b1 是直线斜率，反映了钉螺对药物的抗性大小，B_1越大，钉螺对该药物耐性越弱，从表 8-2 和图 8-3 可看出，该值大小与 b_0大小有关。因此可据线性方程计算死亡率 50%、90%、100% 所需时间。

根据线性模型，死亡率不同，计算结果也不同，排序也会受影响 50%。但因 b_0值一些超过 50%，如橘皮、生姜叶，计算为负值，死亡率 70% 以后，排序基本稳定，依次：香根草时间最短，其次是夹竹桃，最差为生姜枝。该评价结果与 120 小时 LC50 评价排序基本一致，这说明 70% 上死亡历时作为药性评价指标的可行性和合理性。当然，一些植物因死亡历时时间较短，没能纳入统计，因此，可调整时间间隔，建立模型，能全部计算，死亡历时指标将直观和全面，可作进一步完善。

（三）酒精提取物灭螺效果

由于植物材料体积较大，运输不便，加之多数植物原料药用有效成份含量较低，因此，需要经过药用成份的提炼、提纯，就灭螺剂而言，这一步骤是必须的，是植物药物走向市场、生产上广泛利用的前期基础工作。植物提取溶剂种类较多，最常用的是酒精和乙醚。本次试验是以酒精作溶剂，试验结果将逐一论述。

1. 一天毒性分析

从表 10-11 可以看出，各植物材料酒精提出出差异较大，24h LC50 最小值为 0.004ppm，最大值为 38.90ppm，13 个植物材料均值为 9.973ppm，且浓度全部小于 50ppm，这说明所试验植物酒精提取物对钉螺均较强毒性。根据 13 组试验结果可分为四组，24LC50 小于 0.1 为剧毒组，包括臭椿、香根草叶、巨桉；第二组介于 0.1～5ppm 之间，依次为：香樟叶、核桃叶、柑橘叶、夹竹桃叶；第三组介于 10～20 之间，包括：花椒叶、柑橘皮、香根草根；第五组为：苦楝叶、枫杨叶、生姜枝。

对于公认的两种植物苦楝叶和枫杨排名靠后的结果较意外，但仍令人鼓舞，这说明植物性灭螺剂在山丘区发展前景较好。试验结果 x^2 值偏大，有统计意义仅 2 个，这说明还需进一步试验，并扩大试验组数，降低观测时间间隔，以提高测试精度。

2. 二天 48 小时毒性分析

从表 10-11 的均值看，48h LC50 明显低于 24h LC50，前者是后者的 71%，这个差异较水浸物两者小。和 24h LC50 相比，其排序略有差异，这说明 24h 和 48h 评价结果的不一致性，其中以香根草叶排序和数值波动较大，桉树叶和臭椿叶 48 值反而大于 24 值属不正常现象，可原因来至：统计数量不足，误差所致，另一个原因是钉螺假死现象的存在，这要求今后更细致试验。显著性检验值(sig)仅 3 个小于 0.15，其他均大于 0.15，这说明该排序有待细化，24h 和 48h LC50 反映了了一个变化趋势即发展潜力和研究方向。

3. 五天毒性分析

120h 统计结果优点在于加大了钉螺数量，在统计上更有意义。13 个样品均值为 3.19ppm，明显低于 24h 和 48h。显著性检验值(sig)显著降低，低于 0.15 的有 11 个材料，也就是说仅两个(核桃叶和苦楝)统计意义不够，需进一步试验，从统计意义上讲，120h 的结果更有意义。但总体排序与前两者基本一致。以桉树叶、臭椿叶、香樟叶为剧毒组，LC50 小于 0.1，这三个树种是仁寿试验示范区栽植的主要树种，这说明该试验示区在树种选择上富具科学性；核桃叶、香根草根、橘叶为强毒组，LC50 值介于 0.2 ~ 1 之间；香根草叶、苦楝、花椒叶、夹竹桃叶、橘皮为毒性组，值介于 1 ~ 5 之间，枫杨和生姜枝有毒组，值介于 10 ~ 20 之间。该排序可靠性较好，排序值得信赖，但具体值有待细化。

表 10-11　酒精提取物 LC50 分析表(ppm)

Time	24h		48h		120h	
名称	LC50	Sig	LC50	Sig	LC50	Sig
香樟叶	0.42	0.791b	0.33	0.666b	0.07	0.025b
香根草叶	0.01	0.687b	12.82	0.180b	1.05	0.001b
香根草根	14.34	0.423b	2.23	0.296b	0.73	0.009b
生姜枝	38.09	0.867[b]	21.48	0.800[b]	17.95	0.061[b]
苦楝	23.84	0.572b	15.16	0.939b	1.26	0.338b
橘叶	2.05	0.365b	1.39	0.696b	0.76	0.001b
橘皮	12.64	0.004b	4.26	0.011b	4.68	0.000b
夹竹桃	3.85	0.158[b]	2.14	0.137[b]	2.16	0.000[b]
花椒叶	11.90	0.331b	7.12	0.201b	2.04	0.030b
核桃叶	0.65	0.883b	0.72	0.928b	0.23	0.260b
枫杨	23.95	0.017[b]	24.22	0.008[b]	9.95	0.000[b]
臭椿叶	0.00	0.568[b]	0.07	0.254[b]	0.05	0.001[b]
桉树叶	0.02	0.437[b]	0.03	0.845[b]	0.01	0.059[b]
均值	10.14	2	7.07	3	3.15	11

4. 钉螺对植物酒精提取物抗性历时分析

和 120h 统计原因相似，为准确评价植物的抑螺能力，增加该统计指标，用 Excel 进行模型选择，普遍以线性结果较好，二次方程可提高拟合精度，个别以 Pow 模型较好，如表

10-12，为便于计算和比较分析，本文一元方程进行计算，结果如下表：

从显著性检验结果看，有 8 个达到显著水平，其中 4 个达到极显著水平，与 120h 相近，这说明用该方法进行植物抑螺效果评价是有意义、合理的。从 b0 的大小可作为评价指标之一，其作用与 LC50 相似，线性的直观反映在浓度为零时，钉螺死亡率，据此排序苦楝位置上升较大，排位第一，这说明不同指标显示了不同评价结果。和 LC50 一样，该指标评价有一定局限，不能反映出钉螺死亡与时间的关系。

表 10-12 钉螺对酒精提取物的抗性历时的相关分析

参数	b0(%)	b1	R^2	sig
苦楝	37.1	0.39	0.96	0.03
香根草叶	42.9	0.3	0.99	0.001
生姜叶	44.1	0.11	0.84	0.029
香根草根	45	0.41	0.99	0.001
花椒叶	47.5	0.27	0.95	0.005
橘皮	60.4	0.13	0.66	0.096
橘叶	65.1	0.17	0.75	0.059
核桃叶	66.5	0.17	0.91	0.012
香樟叶	66.8	0.17	0.94	0.007
夹竹桃	71.4	0.03	0.5	0.182
均值	54.68			

从模型看，钉螺死亡与 b1 直接相关，因此综合反映植物灭螺效果，有该以模型计算 100% 需要时间长短即死亡历时。结果如图 10-3。

表 10-13 钉螺不同死亡率历时(天)

死亡率(%)	50	60	70	80	85	90	100
枫杨叶	8	8	9	8	8	8	8
核桃叶	1	3	6	9	9	9	9
花椒叶	2	2	5	5	5	5	5
夹竹桃	6	5	3	3	3	3	3
橘皮	3	1	1	1	1	1	1
橘叶	4	7	7	6	6	6	6
苦楝	5	4	4	4	4	4	4
生姜叶	11	10	11	11	11	11	11
生姜枝	10	11	10	10	10	10	10
香根草叶	7	6	2	2	2	2	2
香樟叶	9	9	8	7	7	7	7

注：表中 120h 是指用 120 小时 LC50 进行的排序。

表中 B0 最大值为 71%，因此选用 75%、80%、85%、90%、100% 代入模型计算死亡历时，并进行排序。结果显示：死亡率不同，排序结果明显不同，75% 和 80% 排序一致、90% 和 100% 排序一致，85% 独立排序。与 120h 进行对比，85% 较一致，但不尽相同。死亡历时作为评价指标虽有一定合理性，但结果会因死亡率不同而有所波动，由于本试验时最小间隔是 24h，一些树种因抑螺效果较好，在不足 5 天时，已全部死亡，没能纳入统计，同时也是因为该原因，表中 b_0最大值为 71%，不能统计 50% 死亡率死亡历时，因此缩短观测间隔，预测更小的区间。

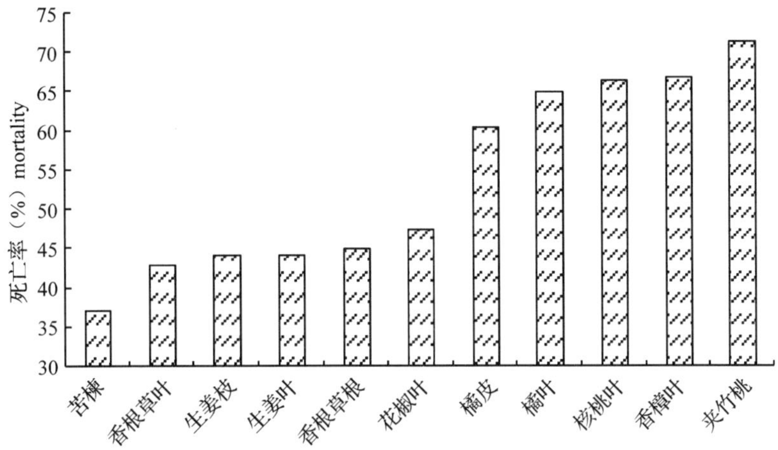

图 10-3　钉螺对植物酒精提取物的抗性比较

因此对植物抑螺效果评估，要经过初步试验，进行第二次分类试验，抑螺效果分组、分级设置试验浓度、观测时间间隔。

三、植物对钉螺的化感作用的综合评价与结论

化感作用（Allelopathy，也称他感作用）是指植物通过向环境释放特定的次生物质从而对邻近其他植物（含微生物及其自身）生长发育产生的有益和有害的影响。现在，已扩展到以植物为中心的一切有机体及环境间通过化学物质为媒介的化学相互作用。化感物质都是植物的次生代谢物质，包括酚类、萜类、生物碱等次生代谢物质。植物化感作用是生物种群的一种重要手段，车内外相关研究甚多，与本文有直接关系是对桉树的研究。由于桉树具生长快，生态幅宽，较强的耐酸和耐贫瘠能力（赵一鹤，2007），特别适合热带和亚热带地区，其适生范围与钉螺分布基本一致。我国速生林发展有“南方桉树北方杨家将（杨树）”之说，但因种种原因，桉树的发展备受争议，主要集中于：桉树高耗水、生物多样减少、地力衰退三个方面，即生长习性和有用性上讲，桉树是一种优良树种，所出现的一些问题终归于经营的不合理。就抑螺防病而言，在钉螺适生区栽植桉树，其缺点成为抑螺重要因素。关于桉树化感成分和对环境影响，内外作了大量研究（刘小香，余雪标，2001，白嘉雪）。陈秋波（2001）桉树林导致生物多样性的原因主要为：①桉树林大量栽植替代原有生态系统后，使生态系统变得单一；②竞争效益，桉树空间生态位和营养生态位大，生态幅宽，对水、肥、光照等资源的高效利用导致在竞争中占优势，使其它物种因得不到资源而消失；③化感效应：指其分泌物和枯落物的分解产物对植物、动物、也包括土壤微生物具有强烈抑制作用。因此桉树这种排他性能力成了系统中的霸王树。因此本文通过桉树叶水浸物和酒精提取物对钉螺杀螺试验效果也证实了桉树具极强的化感作用，在 14 种材料占前两位。

(1)与过往资料比较分析：国内外研究已证实已1000多种植物有效果，但相关植物杀螺试验测试多集中于国内。根据溶剂类型和提纯精度及试验进程，可分为：预备试验，即水浸物试验，即将植物材料在水中浸泡，并按植物干粉计算浓度，主要检测植物是否有灭螺功效，为植物药性定量分析积累资料，可以说是基础性试验，但该测试结果与林业血防关系最直接，因为自然条件下，植物材料的分解和淋溶，均发生在水相中；有机溶剂试验，由于植物药效成份多为有机物，大多溶于广谱性有机溶剂(如酒精、正丁醇、石油醚)中，这些提取物集中了植物中大多数有机组分，毒性是多种有机物综合作用结果，可用相关仪器设备如液相和气相色谱仪测试具体成分；第三部分针对性试验，在已知植物中哪种成分具有毒性后，对这种成分进行精提，为灭螺剂的制备提供原料。本试验仍处于预备性试验阶段，但试验结果仍令人兴奋，根据对药物毒性划分标准，试验的13种植物材料药性均处于中毒以上，为便于比较，下将与国内已有部分植物材料的灭螺效果进行比对，为进一步的植物筛选提供参考。主要试验植物LC50见表10-14。

表10-14 过往植物材料灭螺试验结果

名称	水提物(%)		乙醇或其他(ppm)		精提物	
血水草根	24h	48h	24h	48h	24h	48h
羊蹄甲	0.009			7.5ppm		
银杏外种皮			0.65	0.072		
槟榔碱			9.12	1.9148		
麻风树籽		0.0046	53.7	25.3	3.4	
喜树碱					189.6	96h
商陆			75.3			
富贵草	0.0042					
赤桉叶		0.72		16.9		
桉油						46.5
博洛回茎		0.11				
一把伞南星块茎		0.107				

本组试验中的酒精提取物：臭椿叶、香樟叶、核桃叶、香根草叶和桉树叶等5种材料LC50值均小于或等于表10-14中最小值(银杏外种皮提取物)，这说明本试验极大的丰富植物抑螺材料选择内涵。

以酒精提取结果与已研究结果相比，本试验结果相对较小，说明这些植物对钉螺的毒杀效果较好，这些植被均是山丘区最为常见植物，当然大多也是仁寿试验示范区选用主要植物，如巨桉、香樟、花椒、核桃、香根草、柑橘、夹竹桃、臭椿。其实山丘的药用植物资源极为丰富，如打破碗花花、苦蒿等均是传统农药植物，本试验中尚未涉及及示范没有作为植物示范因此未能进行毒性试验，因此山丘区抑螺植物研究具广泛前景，另一方面，这些试验植物本身具较高的经济价值，在生产易被疫区群众接受，虽然山丘区植物带构建不足，但可选用具较强毒性作用植物弥补其不足。

(2)关于灭螺效果模型与指标探讨：对于药物毒性，国际较为指标为半致浓度LC50或半死亡量Ld50两个指标，后者主要与试验对象的体重有关，根据间隔时间长短，对试验多采用24h、48h、96h指标计算LC值，一般而言，时间越长，LC50越小，以上试验也基本上反映了这点，但对于毒性较强，LC50较小的巨桉和臭椿在试验呈相反态势，原因可在于钉螺假死现象的存在，也可因毒性较强，试验的浓度梯度跨度过大，或观测间隔时间过长，或者试验重复不足等诸多原因相关，需进一步试验，LC 指标作为通用指标，可进行药物之间的相互比较。从模型构建和计算方法看，均假定死亡率与存在对数关系，即在计算时先将浓度转化为对数值进行计算，但作者最先试图将浓度直接作为自变量，死亡率作因变量用 spss 进行统计分析时，发现多数试验结果以线性方程拟合较好，或用二元一次方程可适当提高其精度，少部分以 POW 模型拟合更好一些，因此 LC 计算方法仍待进一步选择和评估。试验动物对时间均有一定抵抗能力，即耐药性，其死亡率与时间必然存在相关关系，这种关系取决于药物本身的毒性能力，同时也与试验浓度、试验水质和温度有关。本书引提出了耐药历时指标作物评价指标是一种尝试，从比较结果看，其评价结果与 120h 较一致，说明有一定科学性，其优点较直接预测了试验动物死亡时间。本试验结果看，对 LC50 值显著性表明，24h 和 48h 在本文测试结果可靠性较差，而 120h 统计大多达到极显著水平，用该指标可结比试验植物毒性大小比较。

(3)植物钉螺效果分析：本项研究是一个前期试验，即水浸物和酒精试验。结果显示：不同植物杀螺效果差异较大，同一植物不同组织也存在显著差异，如本试验的香根草根、香根草叶、生姜枝和叶，再者水浸物和酒精提取物试验效果也不尽相同，这影响植物毒性强弱排序，但总体上还是一致。水浸物结果反映了田间植物的抑螺效果，是林业血防工程植物选择的首选指标，而酒精提取物试验结果更多的是为植物抑螺剂的研发提供了参考。现以 120h LC50 的水浸物和酒精提取物进行排充进行综合评价(表 10-15)。

表 10-15　灭螺效果的综合排序

项目	桉树叶	臭椿叶	香根草叶	核桃叶	夹竹桃	香樟叶	花椒叶	苦楝	橘皮	橘叶	生姜枝	枫杨	生姜叶
水浸物	1	2	3	9	4	11	6	7	5	10	13	8	12
酒精提取物	1	2	7	4	10	3	9	8	11	6	5	12	13
综合排序	1	2	5	6.5	7	7	7.5	7.5	8	8	9	10	12.5
差异	0	0	-4	5	-6	8	-3	-1	-6	4	8	-4	-1

注：综合排序 =0.5 *(水浸物排序 + 酒精排序)

13 种植物材料的综合排序结果看，试验区所栽植的主要植物：巨桉、臭椿、香根草、核桃、香樟等均位居前列。栽植较多的益母草因过往研究较多本试验未设计，据吴俊对益母草碱研究结果表明：120h LC50 分别为 58.7535mg/L(ppm)，远高于本文所涉及的 13 种植物，说明益母草毒性较弱。从综合排序看：香樟叶和夹竹桃叶、花椒和苦楝叶、柑橘皮和柑橘叶效果相似。本试验以清水和 50% 氯柳胺 1ppm 作对比，清水中，5 天中仅 1 只死亡，而氯柳胺第 1 天就全部死亡。还有两种植物也是在 1 ~2 天最低浓度时也全部死亡，因统计浓度和时间不足没进行计算，其毒性效果高于 13 种植物，但需进一步证实。

水浸物和酒精提取物效果并非所有植物一致。巨桉叶和臭椿叶差值为零，表明两种植物中灭螺成分是共溶性物质，这为抑螺剂的制备指明了方向；负值绝对值越大，说明酒精提取物效果更好，相反，正值越大，说明水浸物效果最好，这点值得注意。该分析是以定性排序来说，两者使用浓度单位有极大差异，水浸物是百分率，而酒精提取物是以百万分之一为单位计算的。

第十一章　林木对抑螺生境的塑造过程

森林生态系统是地球化学循环的重要环节，系统结构与功能一直是全球生态环境问题研究的核心。抑螺防病林作为森林生态系统内一个类型，除具常见的功能和作用外，钉螺孳杀和血吸虫病的防护是其独有的。由于山丘区抑螺防病林处于水陆和农林交错带，并与水系布局相伴随，具边缘性、交错性特征。与钉螺孳生草本群落相比较，抑螺防病林的生态环境改造作用营造了抑螺生境，并通过森林林冠降水截留、光能滤过与林木耗水等降低土壤湿度与松软性、改变地表草本种群、积累枯枝落叶等多重环节阻断钉螺生活史，进而实现对钉螺孳杀和生境片断化。在这一过程中，什么因子具促进作用，哪些具孳杀作用，还需深入研究。显然，以草本群落为参照，研究抑螺防病林生态系统过程利于充分认识森林营造抑螺生境的机理，对于阐明林业血防理论与技术指标具有极其重要的意义。

第一节　抑螺林对气候的调节

(一) 竹林对极温的调节

钉螺分布受温度所控制，我国钉螺分布范围介于年均温大于14℃，1月均温在0℃以上区域，最北界为江苏宝应县(N33°15′)。钉螺适宜温度：20～25℃，开始运动2～4℃，最快28～30℃，随着温度增高，爬行加速，会因运动量易疲竭死亡；钉螺小于5℃不进食，大于30℃时，进食量较少；钉螺具休眠现象：分为冬眠和夏蛰(夏眠)。当温度降至11℃时开始出现休眠，小于6℃时，休眠率达56.7%，1℃时休眠率达100%；休眠期间多在表土和草丛中；夏眠不及冬眠明显，温度至39℃，夏眠率仅14.91%，40℃时为27.78%；在29～30℃水中水中钉螺48小时全部死亡，低温和高温条件下均不能久居；钉螺卵发育阀值低温11.79℃，成螺发育阀值低温5.87℃。可见，温度对钉螺生长、繁育及运动有着紧密联系，研究抑螺防病林成林后对温度的影响，是揭示抑螺防病机制的重要环节。

测试时间于2010年3～12月，统计以各测试点月均值进行分析。流动测试包括三个层次：气温，即地面1m处空气温度，并于草层上部，土壤5cm地温，是钉螺主要活动范围，10cm主要指钉螺在极温下休眠层次，环境空间梯度变化规律主要引用竹林涡相关系统数据加以说明。

1. 竹林生态系统对高温的影响

通常全年以8～9月温度最高，本次比较选用2011年9月6日全天温度监测数据为例，分析在高温季节，竹林空间温度的梯度变化特征。图11-1表明：在高温季节，日最低温出现于早上7：30，其中以地面1.5m温度(19.86℃)最低，较20cm土温低1.66℃，随后逐渐增加，至下午4:30分温度达最高，其中以地面4.5m温度最高，达32.22℃，高10.11℃，其次为地面1.5m的温度；总体而言，地面R4.5m处温度位于所有曲线外侧，显示其波动性较大，其次为地面1.5m温度；而土壤50cm处温度曲线较为平缓，波动性最小，越上层温度波动越大；最高和最低温度气温与土温均在同一时间点，而无滞后现象，这说明土壤导热性能较好；土壤温度和地面气温最大差异发生在 14:00 ~ 16:00 之间，以日最高温度出现时的差异最大，曲线还显示，土壤温度和气温有一交点，发生在 8:30 ~ 9:00 之间，此时各层温度差异最小，即在 21.5℃左右，第二个交点不十分明显，发生在晚上 8:30 ~ 10:00，交点温度略高于第一交点温度。当地面汽温达 33℃时，土壤 5cm 温度仅 24.9℃，仍属钉螺适宜活动，可以看出竹林对高温有阻挡作用，从温度看，竹林可防止高温对钉螺的危害。

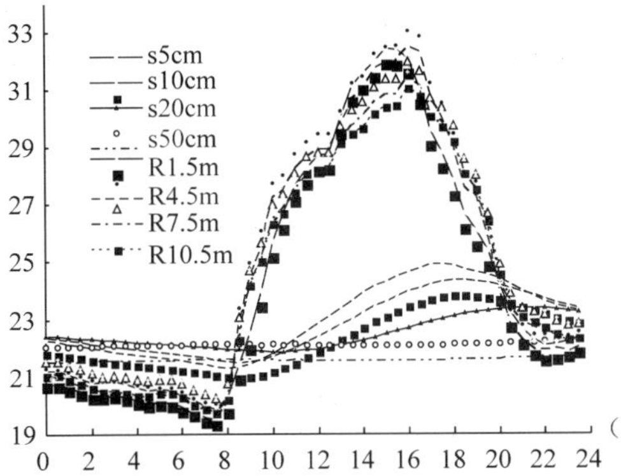

图 11-1　夏季竹林生态系统日温梯度变化曲线

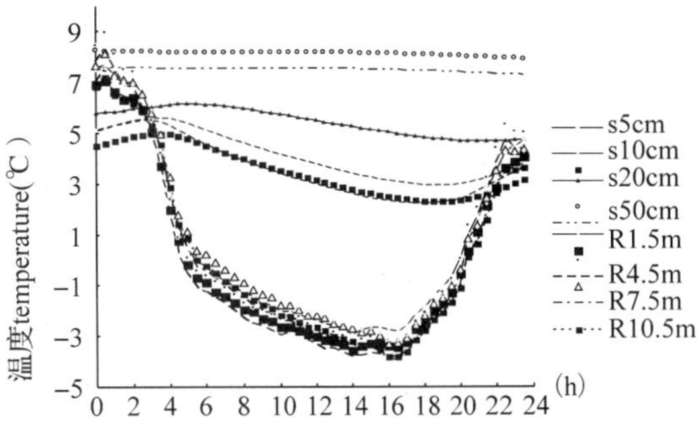

图 11-2　冬季竹林生态系统日温梯度变化

2. 竹林对低温防护作用

通常全年以 1 月温度最低，本次比较选用 2011 年 1 月 11 日全天温度监测数据为例，分析在低温季节，竹林空间温度的梯度变化特征。图 11-2 显示，8 条曲线明显分为 3 组，即地面温度为一组，土壤 5、10、20cm 一组、土壤 50cm 温度为一组。地面温度曲线变化趋势完全一致，日最低温度出现于早上 7:00 ~ 7:30 之间，与 9 月最高温出现时间接近；白天随后逐渐增高，8 点后气温回升很快，到 13:00 ~ 13:30 时温度达到最高，较 9 月气温提前近 3 个小时，13:30 ~ 17:30 时温度缓慢降低，之后的 2 个小时温度又急剧下降，之后的温度较为平衡，日均气温极差仍大 11 度，与 9 月 6 日的极差基本一致，从 4 组气温曲线可以看出，地面 4.5m 处温度波动最大，最高和最低均发生于此层，该层位于竹枝最为密集的中间位置，说明该处热量交换较为活跃，这与 9 月 6 日分析较为一致，波动较大的是地面 7.5m 处，而非 9 月的近地面 1.5m 汽温，相反在冬季，1.5m 相对波动最小，说明竹林冠层对林下具有保温功能；土壤 50cm 温度曲线平缓，受当日地面温度的影响较小，维持在 8℃左右，说明冬季土壤 50cm 层土壤的热扩散能力较弱；土壤 20cm、10cm、5cm 三层温度明显高于气温，在气温低至零下 3℃时，土壤温度还维持在 3℃左右，以此看出，冬季钉螺越冬，隐藏于土壤是防止低温冻害的最好选择，土壤层温度变化幅度与大小与土壤层厚度直接相关，土层越深，温度越稳定，并维持较高温度。

3. 竹林林冠对温度的影响分析

很明显，气温在高温时较地温高，而寒冷时日，又比地温低，近地面 1.5m 处的林内温度略低于大气温度，这主要因白天回温时，林内受冠层阻挡，使林内尚未接受太阳直接幅射热量；5cm 地温变化较大，但在高温期日均温度也没超过 23℃，而在最冷时日日均温出超过 3.3℃，说明抑螺防病林营造后温度变化对钉螺不能产生抑制作用。

标准差的大小反映了温度在一天内温度变化的大小，越大，说明日间温度变化最大，图显示：地面气温变化明显大于地温变化，而在高温时段的日变化要大于低温变化，但在土层

50cm 和 20cm 在冬季日变化略小于 9 月份，地面 4.5m 的气温在高温和低温时日均表现最大的变化，其次是地面 1.5m 在高温时日变化较剧烈，在最冷时日地面三层(1.5m、7.5m、10.5m)标准差基本一致。

表 11-1 仁寿河滩杂交竹林高温和低温度梯度变异比较

空间梯度		S5cm	S10cm	S20cm	S50cm	R1.5m	R4.5m	R7.5m	R10.5m
日高温(℃) T_{max}	均值	22.96	22.82	22.51	22.13	24.64	25.25	25.16	25.13
	标准差	1.25	1.02	0.54	0.05	4.22	4.49	4.05	3.94
日低温(℃) T_{minx}	均值	3.58	4.11	5.44	8.14	0.55	0.51	0.59	0.67
	标准差	1.15	0.96	0.56	0.09	3.45	3.82	3.51	3.42

注：表 S 中代表地温；R 代表地面气温，R1.5m 指距地面高度 1.5m 温度。

(二)林内与林外温度比较分析

上一节比较了竹林温度梯度变化，本节主要引进草滩、荒草地作为对照、并对竹林和桉树林进行横向对比分析两草地变为林地后，地面温度和钉螺常活动表层土壤温度进行对比，试图解析抑螺防病林对环境温度的塑造。

1. 对地面温度的影响

从 8:00 的 3～12 月气温曲线看，四线曲线趋势较为一致，3 月、4 月以竹林对照最高，其他三组基本一致，这说明在气温比较低的季节，山上(桉树及其对照)早上 8:00 气温低于山谷河滩对照温度，而 5 月以后的几个月又竹林对照温度最低，5 月以后，以山顶桉树及其对照气温曲线居于外层，又以桉树对照最高，位于曲线下面，竹林及其对照两者相比，6、7、8 月两者均温基本一致、8 月以竹林对照气温较高，9 月后，随着温度变冷，竹林林内温度又高于对照。以上分析表明：两种抑螺

防病林对气温在早上 8:00 有一定调控作用，即对高温进行降温，对低温进行升温功能，减缓温差幅；图显示，这作用在早上 8:00 表现不十分明显。表 11-3 显示，3～12 月月均温以桉树对照最高，为 18.3℃、其次是桉树对照：18℃、竹林对照次之，为 17.8℃、

竹林林内月均温仅低于对照 0.1℃；标准差变异桉树对照略大于桉树林内，差值为 0.3℃、位于河滩的竹林气温变异明显高于位于山上的桉树组。中午 14:00 林内差异较早 8:00 大，5 月均温四个样地曲线有一共同交汇点，即 5 月均温无明显分异，其他几个月，月均温基本表现为林内温度低于林外温度、山上的桉树组又高于位于河滩的竹林及其对照，其中以 8 月差异最显著，表明在热天，山顶气温高于河滩、林内温度又低于林外荒草地对照。从表 11-3 可以看出，2010 年 3～12 月份气温统计结果显示：在中午 2:00，月均温和标准差以桉树对照最高，24.1℃，6.8℃较位于同一地点荒草地对照分别高 0.8℃、0.3℃；竹林气温和标准较河滩草滩对照高 0.4℃和 0.3℃。

在 3、4 月，晚上 7:00 点变化规律与其它测试时间变化规律基本一致，以河滩草地气温最高、5 月均温无明显差异，以后几月，以桉树对照最高、河滩对照次，而竹林林内均温还高于位于山顶的桉树林，这与早上 9:00 和中午 14:00 点结论相反，

这说明山顶林内的桉树林气温降幅高于位于河滩的竹林。从表 11-3 看，桉树对照气温最高，为 21.8℃，较其对照高 1.2℃。变异最大，校准差为 7℃ ，竹林对照气温其次，为 21.3℃ ，较竹林高 0.5℃但标准差较竹林小，桉树林内变异最小。总体而言，晚上 7:00 林内

外气温差异在三个测试点最大，但温度远高于早上 8:00。

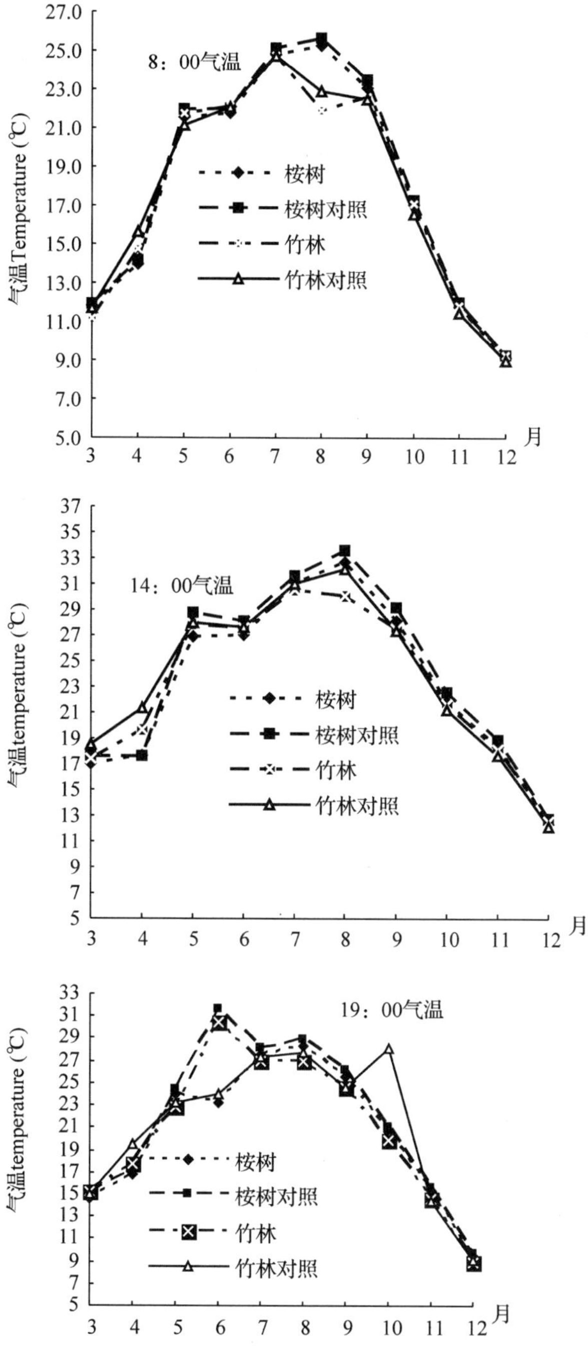

图 11-3　两种抑螺防病林内外气温比较

2. 林内外 5cm 地温比较分析

钉螺主要活动于地表 0 ~ 10cm 土层内，因此地表 0 ~ 10cm 土壤状况对钉螺的生长、繁育有着重要影响。钉螺多生长于潮湿的多草环境，在完全裸露的地表很难适合于钉螺生长。当然在钉螺分布的南方地区，由于热量丰富，加之水湿条件好，这些地方多为植被所覆盖，或者草本、或是灌木，或是乔木。国内外的研究表明，草本生长区域更适合钉螺繁演生息。林业血防工程实质就是生物间的一种人为替代，从适生草本群落替换为森林群落。这种替代最为直接的反映就是对地温的影响，其影响评价即可通过气候监测数据进行反映。本节主要回答成林后地温是否适合钉螺生长，影响程度。

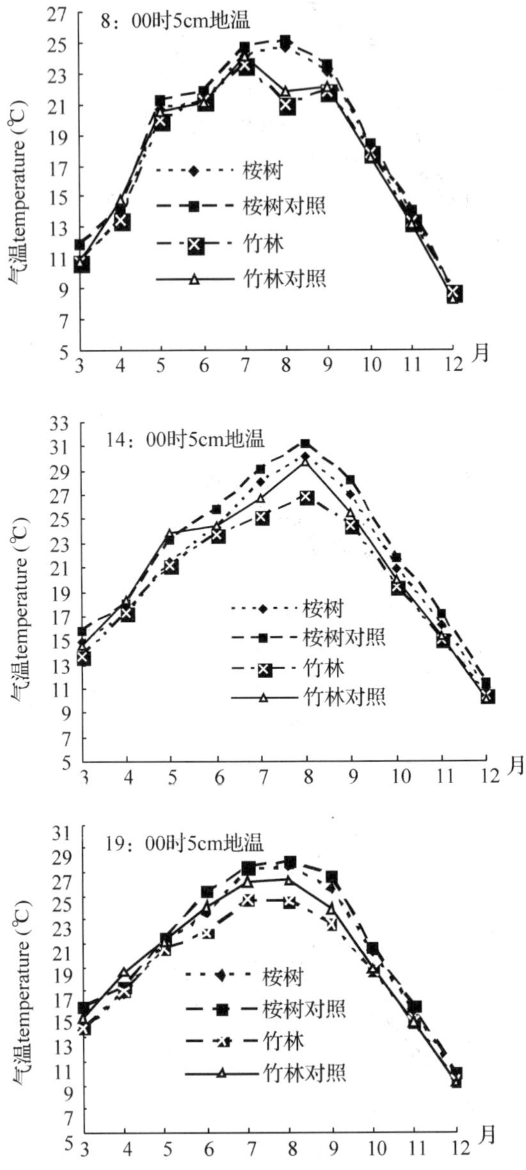

图 11-4 两种抑螺防病林内外 5cm 地温比较

早上 8:00 地温(5cm)曲线图 11-4。总体而言，四种类型变化趋势基本一致，8:00 以后位于山上的桉树林组位于外层，又以两个对照(荒草地温度)高于桉树和竹林，8 月表现更为明显，两组对照差异分别为：0.9℃和 0.8℃，相对于这地形对 5cm 地温影响要小得多，8 月山上桉树林和河滩竹林温度差达 4.7℃，这即与地形有关，同时也与土壤水分含量有关，河滩土壤水分含量在雨季维持在田间持水量，高含水量土壤减弱了高温的影响。

中午 14:00 四个测试点 5cm 地温曲线分异更为明显，桉对对照居于外层，即温度最高，竹林居于内层，地温最低，在 8 月，竹林林内温度最低，与较其草滩相比，月均温低 2.9℃，对钉螺可启得消暑降温作用，大大多月份林内 5cm 地温要高于相应对照，而温度较低的 12 月和3月份，这中差异较小。全年5cm14:00地温林外荒草地(草滩)月均温较林内分别高1.1℃和1.2℃。

晚上19:00时5cm地温变化趋势与其它两个测试点基本一致，以桉树对照最高，竹林内最低，最热月竹林较其对照低1.4℃，桉树较其对照低0.5℃，3～10月月均温桉树较对照低0.7℃，竹林较对照低1℃。上图表明，5cm地温月变化以桉树对照最大，其次是桉树林，竹林林内变化最小，也反映了山坡上5cm地温变化大于河滩。

表11-2　两种抑螺防病林内外5cm地温对比分析

测点	8:00			14:00			19:00			均值	Sdv均值	比值均值
类型	均值	std	比值	均值	std	比值	均值	std	比值			
桉树	17.9	5.8	0.32	21.1	6.3	0.30	20.1	6.0	0.30	19.7	6.0	0.31
桉树ck	18.4	5.8	0.32	22.2	6.5	0.29	20.8	6.1	0.29	20.5	6.1	0.30
竹林	17.2	5.2	0.30	19.7	5.5	0.28	18.8	5.1	0.27	18.5	5.3	0.29
竹林ck	17.4	5.4	0.31	20.9	6.2	0.30	19.8	5.7	0.29	19.3	5.8	0.30
桉树占%	97.3			95.2			96.4			96.3		
竹林占%	98.7			94.4			95.0			96.0		

3. 对10cm地温影响

从上节引用梯度数据知道，地层厚深，温度越稳定，但地表10cm仍受地面气温强烈影响，这种影响相对于5cm地温要弱一些，但10cm土层极极端气温和干旱条件仍是钉螺避害地点，分析林内外10cm温变化对评价抑螺防病林效果及揭示其机制仍有积极意义。

如图11-4可见，早，中、晚三次结果均表现为相同变化趋势，其层次分化较地面温度和5cm土温均要明显，即以竹林均温最低(没包括最冷的1～2月资料)，其次是竹林对照，月均温最高的是桉树林对照，山上桉树林与竹林林内地温差异极反映地形对地温的影响，同时也反映了土壤水分状况的不致，河滩竹林全年水分条件好于坡面土壤。

表11-3　两种抑螺防病林内外10cm地温对比分析

时间 Time	8:00		14:00		19:00		年均	年均STDEV mean
类型	Mean	STDEV	Mean	STDEV	Mean	STDEV		
桉树	18.2	5.69	20.9	6.45	20.1	6	19.7	6.04
桉树ck	18.6	5.78	21.9	6.81	20.8	6.1	20.4	6.23
竹林	17.4	5.14	19.3	5.61	18.8	5.1	18.5	5.28
竹林ck	17.8	5.34	20.3	6.28	19.8	5.7	19.3	5.77

显示全年桉树林较对照低0.7℃，竹林较对照低0.8℃，标准差大小排序为：桉树对照>桉树>竹林对照>大于竹林。与5cm地温相比，月均温度差异不太明显。

4. 小　结

通过对气温和地温的对比，森林生态系统形成后，林分内部的气温和地温均对高温和低温均有调缓存作用，即使林下生物减弱了极端温度的伤害度，钉螺作为生活地表层动物，森

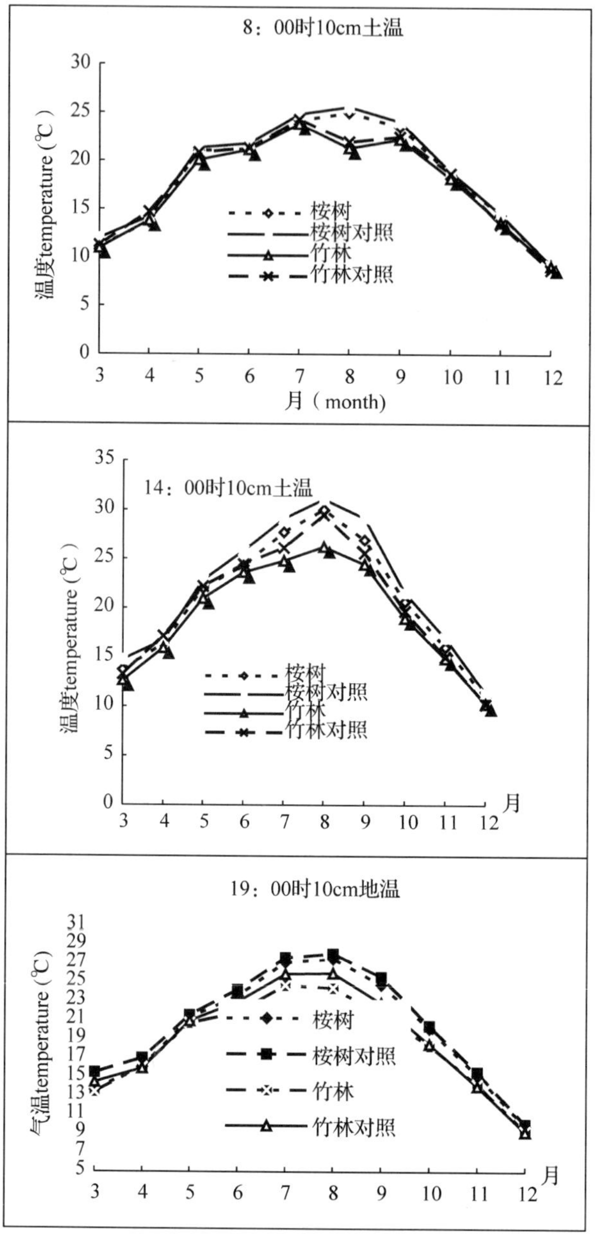

图 11-5　两种抑螺防病林内外 10cm 地温比较

林建成后，对温度的调节对钉螺有利。

（三）桉树与竹林对近地表光照的调节

因为太阳辐射是植物所有代谢活动的唯一能源并影响生态系统内一系列生物、化学和物理过程，因此可以说在森林生态系统中辐射能的合理分配和储存是其功能维持和发展的基础。研究森林生态系统的能量传输和分配过程，是森林生态系统研究的首要环节。与荒草坡与草丛相比，桉树林、慈竹林由高大乔木孢子体支撑，垂直空间上高度显著，其上层林冠发挥了光能调节作用（表 11-7）。全年桉树、慈竹林明显降低地表光能接收量的 52.9%、44.7%，草坡与草地地表能接收光照为 640Lux 与 2552Lux，桉树林、慈竹林地表接收光照强度为 2986Lux、1908Lux。到达林冠层上面的太阳辐射能首先被林冠层反射，剩余的全部进入林冠层和林地，这些能量除部分以长波辐射的形式离开群落外，其余为群落的净辐射吸收。抑螺防病林优化了光能配置，直接降低了地表草丛接收光照强度，弱化了原有荒坡、草地草本可利用光能总量与可利用光照比例。

1. 林内地面外光照变化

光照进入地表时，实际上草丛与荒草坡光照强度也具有明显的季节动态，例如春季较强，而夏秋季节明显较弱。草丛与草坡光照强度明显较大，桉树林、竹林光照明显较低，表明除了林冠滤过作用外，季节性成云量也是影响林内外光照差异的原因。在所测定的参数中，只有光照在林内外呈现明显的季节性差异，与植被类型差异。

桉树、竹林与荒草坡、草丛光照强度均值见表 11-4。计算光照强度均值，则桉树林、竹林降低了光照强度，8:00 分别降低了光照强度的 52.3% 与 54.7%，14:00 则降低了 46.3% 与 57.5%，而 19:00 降低了 42.6% 与 53.6%。总体看，桉树林与竹林分别降低了光照滤过量的 47.1% 与 55.3%。相反，对照荒草坡与草丛分别多接收了光能 52.9% 与 44.7%，在近地表拥有明显较高的光照强度(表 11-4)。

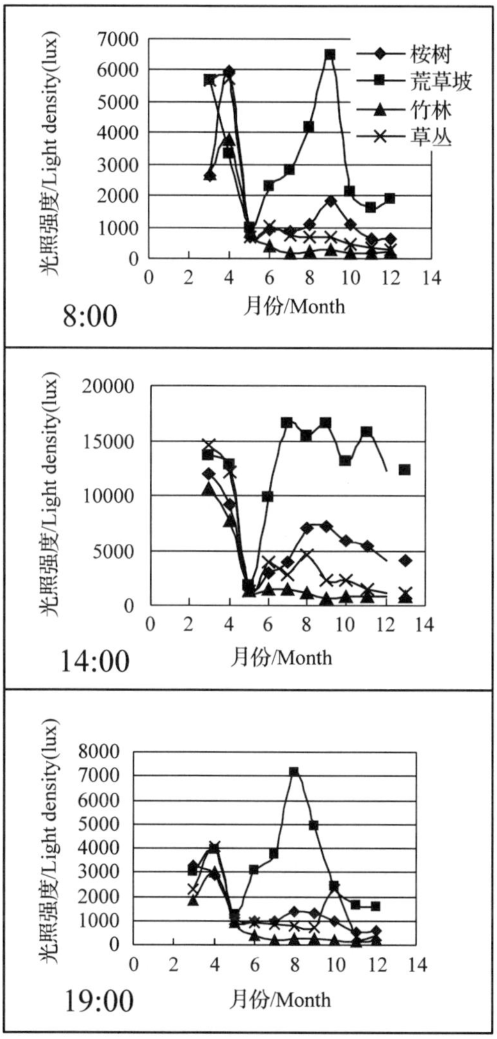

图 11-6 两种抑螺防病林内外光照强度比较

表 11-4 两种抑螺防病林内外光照强度对比分析(Lux)

类型	8：00			14：00			19：00			Mean	Sdvev Mean	Eatio Mean
	Mean	Stdev	Ratio	Mean	Stdev	Ratio	Mean	Stdev	Ratio			
桉树	1646	1650	1.00	5912	3082	0.52	1400	923	0.66	2986	1885	0.73
荒草坡	3144	1796	0.57	12774	4402	0.34	3286	1795	0.55	6401	2664	0.49
竹林	897	1268	1.41	2671	3496	1.31	736	962	1.31	1435	1908	1.34
草丛	1639	2151	1.31	4643	4745	1.02	1374	1179	0.86	2552	2691	1.06
桉树占%	52.3			46.3			42.6			47.1		
竹林占%	54.7			57.5			53.6			55.3		

2. 林内外地表光照变化

钉螺主要活动于地表，因此了解地表层气候条件更能反映钉螺适生环境。桉树和竹林是四川省内目前产业发展的两个当家树种，竹林内因竹叶覆盖草本基本没有，而桉树林内草本盖度和种类的多少取决于桉树密度和林龄。在幼林期草本层还较好，随着桉树郁闭度的增加，林内草本也随之减少；密度越大，草本越少，但总体而言，桉树林内透光度略好于竹林，本次测试选的竹林为本地多年老慈竹林，郁闭度在 0.95 以上，3 年的桉树径级均值 11.2cm。树高均值为 15.1m，郁闭度为 0.8。钉螺适生光照强度在 2000～3000Lux，因此无论是山上，还是河滩，5 月的直射光远超过 3000Lux，因此在无植被覆盖时，其照度远超过钉螺适生范围，加之地面高温，钉螺成活困难。但有植被覆盖时，林内和草内光照大多在 3500Lux 以下，较适合钉螺生长，本次测试没有测林内透过光，透过光直射度仍超过钉螺适生光照，但林内多有枯落物覆盖，加之多数区域属林下阴影，钉螺易逃避，对钉螺不会产生太大影响；钉螺生活于表土，草本冠层以上很强，但光照经过草本层的直射光极小，加之草根部易于钉螺隐藏，不会对钉螺产生危害。因此，无论造林产生的遮光效果与草本相似，对钉螺影响较小。当然草本层内湿度明显高于林内和草本冠层，即使在强光下，均大于 60%，较适合钉螺生长，而林内湿度较小，在连续晴天时，表土干燥，会因表土缺水和空气湿度过小，会使钉螺不适生。草本层的高湿度一方面是土壤水分蒸发于地表富集中，因草本低矮不易蒸发于空中；另一外原因可能是因草本细小，植物组织表面积大，夜间实捉空间水蒸汽，形成露水，维持其草丛内湿度是另一个重要原因。土内和草丛内的高温对钉螺的危害较小，主要因土温较空气温度要低好几天。因此，草本层内高湿度和低光照适宜钉螺，林内光照适合，但近地表的空气干燥或为成为钉螺生活的限制因子之一。

表 11-5 林内外光照和湿度对比分析

类型		竹林内	草滩冠层	草滩地表	桉树林内	荒草冠层	荒草地表
时间	项目						
8:00	湿度(%)	67.3	71.1	75.2	63.6	70.1	74
	光照(Lux)	507	1800	150.1	869	2595	756
10:00	湿度(%)	55	54.3	67	51.4	53	63.2
	光照(Lux)	1962	20000	1138	2568	20000	2067

（续）

时间	项目	竹林内	草滩冠层	草滩地表	桉树林内	荒草冠层	荒草地表
12:00	湿度(%)	55	43.6	71	51.9	50.6	72.5
	光照(Lux)	932	20000	1244	2732	20000	2204
14:00	湿度(%)	43.3	42	60.3	48.9	41.2	59
	光照(Lux)	518	20000	980	3324.1	20000	2300
16:00	湿度(%)	41.3	43.2	62.7	46.5	40	61.2
	光照(Lux)	1550	20000	863	2057	20000	2862
18:00	湿度(%)	42.5	46	61	41.9	43.5	57.4
	光照(Lux)	896	3983	596	1143	4752	1198
均值	湿度(%)	50.7	50.0	66.2	50.7	49.7	64.6
	光照(Lux)	1060.8	14297.2	828.5	2115.5	14557.8	1897.8

注：采用LM—8000四合一气象仪测试，照度超过20000Lux，不显示，在直射时，均超过量程，记为20000Lux。

3. 小　结

林内外光照对比表明：森林生态系统形成后，使林内光照明显降低，降低程度不仅取决于郁闭度，同时也与树种有关，桉树林透光度高于丛生竹林，林木对光照的调节影响最大的是林下灌草层发育，而钉螺适生光照需求较低，即3000Lux左右，林分郁闭后，林下光照均低于该值，即使在强光下也维持在1000～2000Lux之间，这与草滩草丛内光照相似，林内光照过高，会促进林下草本层发层，进而减弱了光强对钉螺伤害，因此研究结论，森林对光的调节就钉螺生对光需求而言影响不明显，但对草丛内湿度测试表明，森林建成后，地表空气湿度明显降低，减少值可达20%以上，这对无皮肤保护层钉螺的伤害，或者对其活动有着重要影响，使钉螺不适生于干燥环境。

（三）抑螺防病林对钉螺生境微生境综合分析

从光能利用效果上看，净辐射中的大部分能量用于林地和林冠层蒸腾和蒸发（潜热），部分用于其增温（感热），极少部分用于植物的光合作用（净固定）。能量净固定中一部分将通过其它耗能过程（凋落物损耗、枯倒木、虫食等）而失去。最终余下的净固定能分别存于枝、干、叶和根等器官中。光能进入近地表系统后，受到地表系统耗散而建立响应的热量平衡系统，表现为地表空气温度。与荒草坡、草丛近地表温度相比，桉树林、慈竹林明显降低了0.8℃与0.3℃，分别调节温度至96.6%与98.6%，显然这种调节功能显得较为微弱。在测点之间，早晨8：00降低作用相对较弱，中午次之，而晚上相对较强。无论是草地还是林地生态系统，白天吸收热量都会在晚上逐渐耗散，至凌晨降至最低点，并随着太阳辐射加强而进入增温状态。近地表气温表明草丛或荒草坡晚上热量蓄积要好于桉树林与慈竹林，可地表气温更容易受到地表草本群落盖度、盖度的调节，或者地表状况（凸凹）。和草丛内相比，桉树、竹林调节地表气温功能并不明显，且在土壤内部温度调节上依然如此。桉树林、竹林总体上分别降低5cm、10cm土层温度至96.3%与96.0%、96.4%与96.3%，早晨调节土壤温度能力相对较弱，中午较强而晚上较弱。显然，地表光能进入后地表加热，热传导向土壤内部，荒草坡5cm、10cm温度（℃）在早上8:00达到18.4、18.6，中午14:00为22.2、21.9，晚上19:00达到20.8、20.8；桉树林则在三个测点分别达到17.9、18.2，21.1、20.9，20.1、20.1，表明早晨浅层温度低，深层温度高，而中午浅层温度高，深层温度低，晚上则基本相当。竹林生态系统与草丛土壤温度与桉树林系统相当，呈现相对较低的土壤温度与近地表气温，不同测点之间波动基本类似，反映了光能调节过程中地表辐射加热驱动近地表热量活动的现象。抑螺防病林郁闭度可是调节进入地表光能比例的关键因子，在较高郁闭度抑螺防病林中，林下光照辐射强度明显较低，其地表热量来源减弱，可与荒草坡、草丛相比，这种近地表热量调节作用更为强烈。

第二节　抑螺防病林对水分的调节

(一)桉树林慈竹抑螺防病林生物量与生物固水

钉螺适生的草本群落被速生的乔木树种所替代，其地上生物固持的生物量(或是碳汇值)明显增加，相应的地上活体植物的水分贮存量也明显增加。从水分平衡角度看，地上生物对水的固持量的增加，必然或降低地表及土壤水分蓄水量，进而一定程度降低土层水分含量，减少了钉螺分布面积，在滩地可降低地下水位量，这现象较为直观。

表11-6　桉树和慈竹生物量

树种	密度(株/丛)	地上干重(kg)	蓄水量(kg)	胸径(cm)	株高(m)	枝下高(m)	冠幅(m)
慈竹	23	88.37	58.67	5.83	12.53	–	–
	43	167.96	111.51	–	–	–	–
	27	81.97	54.42	5.47	13.2	–	–
	66	121.21	80.47	–	–	–	–
桉树	第一株	206.56	158.94	19	19.4	12	3*4
	第二株	54.25	42.33	13	13.4	10	2.8*3.1

1. 桉树和慈竹林生物量分析

与草丛、荒草坡相比，抑螺防病林生态系统中，除了少许草本群落外，乔木构成了生物群落的主体部分。慈竹每丛地上部分生物量浮动在81.97~167.96kg/丛，地上部分储水量为54.42~111.51kg/丛，每公顷按600丛计算，储水量为：32.65~66.90t/hm^2；桉树地上部分生物量浮动在54.25~206.56kg/株，储水量为42.33、158.94kg/株，每公顷按1125株计，储水量47.62~178.51t/hm^2(表11-6)。竹子每年有砍伐，其蓄水量少于桉树，经营较好的竹林如杂交竹，每年砍伐量可达37.5t/hm^2；从竹林生态系统带走的水分达24.9t/hm^2；若年降雨量为1000mm，通过采伐带出系统的水分占年降雨量的0.25%。

2. 山丘区柏木及其混交林的生物量

山丘区农林复合系统发达，并以丘顶或丘面片林来构建农林复合系统，柏木及其混交林是湿性山丘区植被的主要类型，也是土地利用残存的森林残块。在森林缺失时，很快发生水土流失，岩石裸露，或者很快发生草丛覆盖，巴茅侵入、蕨类繁生，低洼蓄水时会孽生钉螺；河滩地杂草丛生，受到洪水和地下水文干扰的影响，乔木发育不容易，只能发育到湿地灌木与草丛状态，适宜钉螺孳生。其根源都是森林缺失而降水直接输入地表，蓄积，水文干扰频繁，地下水位高而形成钉螺适生的湿地状态。

表 11-7　山丘区柏木及其混交林的生物量(T/hm²)

植被类型	乔木层			灌木层			草本层			合计
	生物量	分配(%)	郁闭度	生物量	分配(%)	盖度(%)	生物量	分配(%)	盖度(%)	
墨柏幼林	11.6	59.6	0.6	0.6	3.0	10.0	7.3	37.4	80.0	19.5
柏木林	34.7	96.3	0.7				1.3	3.7	80.0	36.0
荒草坡							4.0	100.0	90.0	4.0
墨西哥柏林	14.9	70.8	0.6	3.7	17.4	40.0	2.5	11.8	80.0	21.1
草类-灌木林					83.4	40.0	2.0	16.6	60.0	12.0
桤柏混交林	61.4	89.7	0.7	4.5	6.5	40.0	2.0	3.0	50~60	68.5
栎柏混交林	75.9	96.6	0.8	1.7	2.2	30.0	0.9	1.2	30.0	78.6

注：数据源于费世民，刘兴良，鄢武先，张念林，蒋俊明．四川盆地浅丘区农林复合系统模式区主要植被类型及生物量研究[J]．四川林业科技，1993.14(2)。

柏木林栽植能直接消耗土壤水分，发挥林木耗水功能而营造抑螺生境。抑螺防病林耗水作用体现在生物量固水上面，即与草地相比固定了多少水分，而不考虑地表径流量。若把林冠蒸发与地表径流合计算作水分散失的话，可能纯林分状态水分调节仅仅表现在固水上面。

山丘区柏木及其混交林的生物量见表 11-7。林木水分含量一般在 60% 左右，存在器官与树种差异；草本水分含量偏高，能达到 80% 左右。这样就可估算出山丘区最为普遍的柏木及其混交林的固水量，二者与草丛固水量相减就可得到林分“净”耗水量(类似于碳汇计量方法)。柏木及其混交林，生物量为 11.969 ~ 78.554t/hm²，固水量在 7.1814 ~ 47.1324t/hm²，草丛固水量在 2.4054t/hm²，与钉螺孳生的巴茅－蕨类草丛相比，其耗水量达到 4.776 ~ 44.727t/hm²(其中，木本水分含量 60% 计算，草本含水量在 80%)。

(二)树冠截留对地表水分的调节

林冠截留，就是在降水(包括降雨、降雪、霜、雾等各种降水过程)过程中，部分水分被地表植被(包括森林、灌木、野草等各种地表覆盖物)接收并直接蒸发，水分没有进入土壤的整个过程。与林冠截留相关的概念还有截留量、截留率等。截留量是指由于林冠截留作用而未进入土壤的那部分降水量。截留率则指截留量占同期降水量的百分比值。年林冠截留量多少取决于年降雨量、降雨强度、降雨次数，即同样降雨量、降雨次数越多，其截留量越大，截留量的大小与地上部分生物量、叶形和叶质有关。和草灌相比，森林有更高生物现存量，截留的立体层次越多，其截留量也越多，这意味着，降雨进入地面的水分也越少，进而降低土壤水分量，也就减少了钉螺适生的水湿环境面积，这是林木抑螺的重要原因之一。国内外相关研究较多，中国主要林种截留率见表 11-8，可见树冠截留率差异较大，均值为 25.4%。作者(蒋俊明，2007)在四川长宁 5 种林分截留量和截留率研究结果：斑苦竹林分别为 384.3mm 和 31.9%，白栎林 355.5mm 和 29.51%，硬头黄竹林 280.7mm 和 23.3%，楠竹林 274.1mm 和 22.75%，杉木林 254.8mm 和 21.15%。

桉树与竹类林冠截留率现有资料表明：桉树林林冠截留率在12% ~22.7%之间，竹类林冠截留率在11.1% ~32.60%；从澳大利亚、印度、以色列等国已有研究来看，桉树林的年降水截留率多介于10% ~34%，且随降雨量的增大而减少(Feller，1981)。与荒草坡、草地对比，抑螺防病林桉树、慈竹林林冠截留也在上述两个范围内，表明抑螺防病林建立后，地表降水输入减少10% ~30%左右，这一降水输入减少对于地表水分系统的调节极为显著。

草本对降水仍有一定截留，但因其低矮，其现在生物量较小，对降雨的截留也必然小很多，因不易测试，相关的研究不多，若以成林和草滩现在生物量比值进行计算，森林截留量至少应为草滩的10倍以上。由于森林在一年中截留占降雨总量的20% ~30%，这极大减少了进入地表和土壤水分数量，进而减少钉螺适生的湿地生境面积，压缩了钉螺孳生空间。国内外对不同种源和地点桉截留率作了大量研究，在降雨量在810 ~1670mm时，各地桉树截留率范围在11% ~22.7%。

表11-8 中国各地林冠降雨的再分配状况(马雪华，1993)

地点	林种	截留率(%)	时段	文献
西双版纳	热带季雨林	41.43	全年	[110]
海南尖峰岭	山地雨林	36.5	全年	[114]
甘肃靖远	油松林	34.37	全年	[116]
海南尖峰岭	半落叶季雨林	29	全年	[111]
湖南会同	杉木林	25.8	全年	[113]
西双版纳	橡胶林	24.68	全年	[110]
甘肃靖远	灌木林	23.77	全年	[110]
云南会泽	华山松	20.9	全年	[116]
四川理县	冷杉林	20 ~70	全年	[116]
湖北宜昌	柏木林	19.1	7月	[115]
秦岭	油松林	17.1 ~22.85	全年	[118]
宝鸡	锐齿栎林	11.9 ~15.5	5 ~10月	[118]
江西分宜	毛竹	11.1	全年	[119]
广西里骆	常绿阔叶林	10	全年	[120]

第三节 抑螺防病林对土壤水分运动调节

土壤水分是植物生长发育中最为关键的环境因子，钉螺是两栖类动物，其生长和繁殖均需要较高的水湿条件，幼螺必须生活在水中，离水后很快死亡。北方钉螺不适生的两个条件：降水少，温度低。在温度适宜区，钉螺均沿水系分布，山涧流水，泉眼处钉螺可常年存在，钉螺具有一定的抗旱能力。其抗旱能力与温度呈反比，在寒冷的冬季，钉螺在干燥环境中可生存5个月，仍有18.5%的在存活率。不利干旱条件下，钉螺往往以软体入壳内闭厣不动，以减少水分蒸发。

在江滩及水网地区多年的实践证明：营造以杨树为主的抑螺防病林后，由于杨树过高的蒸腾能力可降低地下水位，地下水位的降低可有效减少积水滩地面积及地表水分含量，进而达到压缩钉螺滋生面积的目的；我国三北防护林在营造杨树林后，导致了区域性的地下水位降低，进而导致更大干旱区域，加速了干旱危害。

抑螺防病林营造是针对我国南方湿润多雨区，杨树对水分消耗和降低地下水位不仅对控制钉螺滋生、降低血吸虫感染率有利，同时也可生加农林业生物产量和产值，不会导致干旱危害。抑螺防病林替代原有草本群落后，可增加植被层蒸騰量、降低地下位也是公认的事实，但这是相对整个林地生态系统而言。我门知道，植物吸水主要集中根系密集层，因此根系密集层的土壤含水量显然优先减少，由于乔木和草本根系分布区的分异，加之受植被层截留等诸多因素影响，使钉螺主要生活土层水分状况变得更为复杂。通过定期监测地表土层 0 ~ 20cm 土壤水分含量进行分析评估，探讨抑螺防病林营造后对浅层土壤水分的影响，进而揭示林木抑螺防病机制。

在抑螺防病林生态系统中的水循环过程仍包括蒸发、蒸腾以及对植物水吸收和传输过程。蒸发过程中指从植物、土壤和积雪表面的水失去；而蒸腾主要指植物和内部和土壤层的失去过程。植物的蒸腾过程是一个受植物、土壤和它周围环境调控的动态复合过程。对森林生态系统的来说，蒸发和蒸腾的两个过程通过对环境蒸汽压差的影响而相互作用，不容易区分，故应用“蒸发散”替代。

对水分调节，需要明确这样几个定性的概念。林冠截留量比灌木和草本截留量大的原因有两个：①林冠具有较大的截留容量；②林冠具有较大的空气动力学阻力进而增加截留雨量的蒸发。林地蒸发散大于草地，原因也有两个：①林地垂直空间利用充足，叶面积大，生产力高，截留、蒸腾耗水明显较大；②林木孢子体大，持水量大，物理蒸发明显大于草本群落。立地相似时，草地地表径流明显大于林地，原因有三个：①林地截留、持水量大，地表实际输入水量少，地表径流小；②林地下层群落与枯落物发达，具有明显的持水作用；③林木根系深，壤内流与下渗直通土壤深层，土壤储水与下渗明显大于草本群落，地表径流小。

这是抑螺防病林的机理之一——通过营建人工乔木林，通过不同空间尺度林木耗水降低水分，破坏钉螺孳生环境，消除或抑制钉螺的生存。

(一)几种桉树的蒸腾耗水量

地表土壤水分平衡是基于群落耗水、地表降水输入、壤内流、地表径流、地表蒸发，这五者之间的量的改变，并依赖于生态系统结构状况与立地条件。其水分平衡公式为：

浅层土壤水分储量 = 降水输入量 - 壤内流量 - 地表径流量 - 地表蒸发量 - 群落耗水量。

草本群落截留量较小，地表降水输入量较大，且地表光能水平较高，蒸发量较大。雷州桉树林蒸发散在 969 ~ 1150mm 之间，土壤蒸发占到降水量的 11% ~ 19%，径流量与下渗量分别占到 26% ~ 52%、35% ~ 49%。总体上，桉树人工林蒸腾耗水量为 0.5 ~ 6.0mm/d，集中于 2 ~ 4mm/d。

研究表明，桉树林地比草地有更多的蒸发散，草地集水区比桉树集水区蒸散量要少 40 ~ 250mm(降水量分别为 600, 800, 1300, 1500 和 1800mm)(Homeless et al., 1986)；森林比草地蒸散量多 345mm，灌丛介于二者之间。草地或灌丛被桉树林替代时，植被总耗水量增加(Dye 等，1995)，都表明桉树林比草坡蒸散量大。

表 11-9　几种桉树的蒸腾耗水量

树　种	蒸腾量
大桉、亮果桉	5～6mm/d
巨桉	1.1～6.5mm/d
蓝桉	0.5～3.6mm/d
尾叶按	1.53 和 1.49 mm/d
巨桉(灌溉)	8.0(3a 林分)、4.3(5a 林分)mm/d
巨桉	灌溉和不灌溉分别为：950；400～600mm/a
巴基斯坦桉树	1100 mm/a
巴基斯坦 Tando Jam 桉树	1700 mm/a
泰国北部 Dong Bung 桉树	1200 mm/a
雷州尾叶按	542～559 mm/a
细叶桉	1563mm/a(1800 株/hm^2)；853mm/a(1090 株/hm^2)

(二)集水区尺度上桉树林的水源涵养效果

桉树人工林与草地在集水区尺度上的水文效应见表 11-10。林分年龄对径流产生也有重要影响，一般趋势表现为造林初期产水量降低，达到一定的林分年龄后，林分生长逐渐缓慢，甚至停止生长，结构快速变化，其蒸腾耗水量和冠层截留量开始减少，径流量开始持续恢复并逐渐恢复至造林前水平(Kuczera，1987)。林分年龄与流域年均径流量显著相关，但在年径流量差异中，75%的差异是由于树木蒸腾引起的，25%是由于冠层截留变化引起的(Haydon et a1.，1997)。

表 11-10　不同经营措施桉树人工林对产水量的影响

树种	经营措施	水文状况	文献
桉树	皆伐	径流量显著增加	David et al.，1994
桉树	皆伐	消失的径流重新出现	Vital et al.，1999
桉树	皆伐	产水量显著增加	Bren et al.，2004；Cornsih，1993
桉树	皆伐低于 20%	径流无显著增加	Cornsih，1993
桉树	砍伐	土厚地带基流量和径流增加	Cornsih et al.，2001
桉树	间伐	产水量增加，基流增加	Jayasuriya etl.，1993；
柳叶按	巴西草地造林	7 年径流完全消失	Vital et al.，1999
巨桉、展叶按	南非草地造林	3 年径流显著减少，9 年河干枯	Scott 等，1997
桉树、松树	南非省造林	6～12a，溪流干枯	Van Lill et al.，1980
桉树	印度南部	林地比草地产流量减少 16%，旱季基流量减少 23%	Samraj et al.，1988
桉树	草地造林	低流量与高峰流量减少，第 3 轮伐期减少更加明显	

(三)桉树与荒草坡土壤水分状况

桉树林地和荒草地均为老冲积黄壤，原为农田，于2006年退田还林后栽植巨桉，监测样地选择该林下及林缘荒草地，土壤水分每月10天取样测试，表11-11为各月均值。桉树林0～10cm土层全年平均水分含量为22.66%，荒草坡为23.03%，10～20cm土层水分含量为19.01%，荒草坡为19.52%。荒草坡土壤水分稍大于桉树林地，增幅分别为0.37%与0.41%。

表11-11　造林前后桉树林土壤水分变化(%)

类型	层次(cm)	月								均值	标准差
		3	5	6	7	8	9	10	11		
桉树	0～10	22.48	16.58	22.74	24.55	24.88	25.39	23.01	21.67	22.66	2.98
	10～20	21.20	13.01	19.03	20.32	20.28	17.93	22.36	17.97	19.01	3.39
荒草地	0～10	21.72	21.16	24.41	23.99	24.51	25.50	21.02	21.91	23.03	2.26
	10～20	16.01	20.57	21.61	19.57	19.41	20.48	19.29	19.26	19.52	2.46

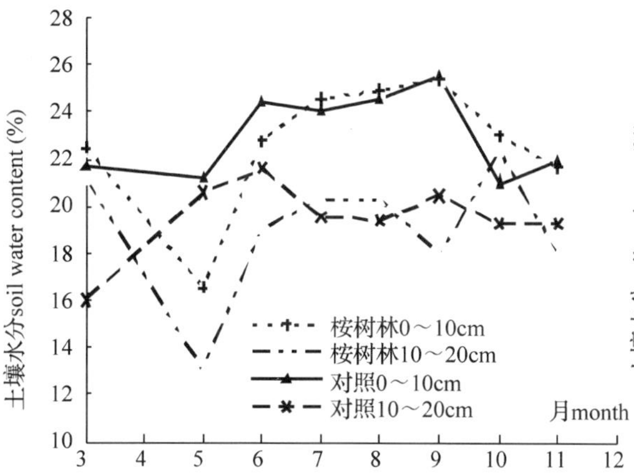

图11-7　桉树林和草地土壤水分季节动态

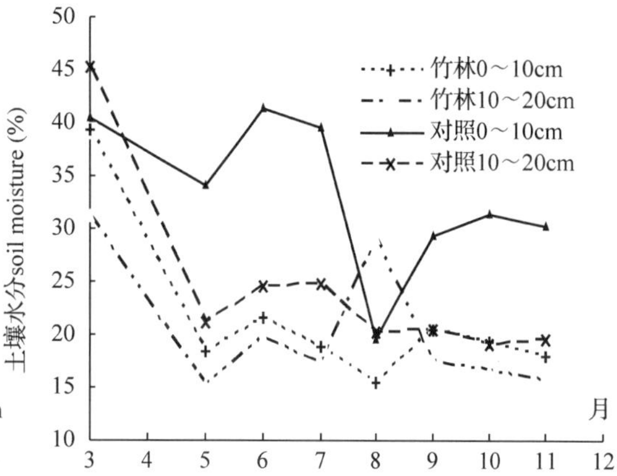

图11-8　竹林和草滩土壤水分的季节动态

桉树林与荒草坡土壤水分的季节动态如图11-7。0～20cm土层水分变动较为零乱，这一方面反映表层水受降雨量、植物冠层截留影响，同时受土壤蒸发和蒸藤的影响。四条曲线总体以桉树对照0～10cm水分含量较高，桉树林地10～20cm水分最低，桉树林地0～10cm曲线高于对照10～20cm土壤水。从全年均值看：林地0～20cm土层土壤水分低于对照1%，这说明成林可降低表层水分，使钉螺更易受干旱伤害，这水分的减少，有3方面原因所致：其一，林木耗水量大于草本；其次是林木载留量也相应高于草本，使进入土壤中降雨量减少；其三，森林建成后，改善了土壤入渗状况，使表层积水较小。标准差看，10～20cm水分动态变化要大于0～10cm土层，而桉树林土壤水分变化大于对照。

(四)竹林与草滩土壤水分状况

该样地为慈竹林，位于河滩，因雨季淹水，部分测试时间点不能监测。取样仍以钉螺活动层为主。竹林和草滩对照土壤水分状况见表11-12、如图11-8。竹林和草滩0～20cm土壤水分差异较明显。8月前的几个月土壤水分含量基本以草滩地0～10cm最高，其次是10～20cm；竹林0～10cm，竹林10～20cm最小，8、9、10、11四个月土壤水分波动较乱，但竹林对照 0 ~ 10cm 明显要高于其他三个测试点。全年均值：草滩 0 ~ 10cm(33. 22%) > 草滩 10 ~ 20cm(24. 39%) > 竹林 0 ~ 10cm(21. 45%) > 竹林 10 ~ 20cm(20. 31%)，该排序结果反映了两点：草滩 0 ~ 20cm 土壤水分高于竹林同层土壤，另外 0 ~ 10cm 土壤水分高于 10 ~ 20cm；从标准差看，处于河滩的竹林、草滩间土壤水分波动明显高于位于坡面的桉树林地和荒草；竹林 0 ~ 10cm 高于其下层 10 ~ 20cm，草滩结果相反。

表 11-12 竹林与草滩土壤水分季节动态(%)

类型	层次(cm)	月								均值	标准差
		3	5	6	7	8	9	10	11		
桉树	0 ~ 10	39. 37	18. 45	21. 55	18. 94	15. 50	20. 51	19. 23	18. 06	21. 45	7. 18
	10 ~ 20	31. 23	15. 26	19. 69	17. 29	29. 11	17. 55	16. 54	15. 79	20. 31	5. 71
草滩	0 ~ 10	40. 49	34. 12	41. 26	39. 51	19. 46	29. 39	31. 27	30. 24	33. 22	6. 53
	10 ~ 20	45. 22	21. 13	24. 59	24. 75	20. 17	20. 40	19. 19	19. 65	24. 39	8. 33

(四)抑螺防病林对水分的综合调节

依照地下水、壤内流、地表径流与地表土壤水分存留、蒸发散、降水输入之间的平衡关系，草地向林地转化时，产流量减少，蒸发散增加，壤内流减少，地表径流减少，降水输入减少，其土壤水分存留明显因为耗水与林冠截留而降低。桉树、慈竹抑螺防病林与两对照相比，林地土壤水分相对较低，桉树林低于荒草坡 0. 37% 与 0. 41%；慈竹林土壤水分明显低于坝地草地 4. 08% (10 ~ 20cm) 和 11. 77% (0 ~ 10cm)。这暗示，土壤水分受到立地条件制约，坝地平坦，土壤水分含量较高，坡地石骨子土，土壤水分含量较低；但桉树林、慈竹林土壤水分含量与相应的草地对照相比，前者略微偏低，后者明显偏低。

测定结果表明，山丘区立地水分缺乏的坡地，桉树抑螺防病林改造土壤水分为次要功能，改变强度不大，但水土保持作用明显，尤其是耗水、截留改造小流域集水区径流量与地下水(表 11-12)；山丘区立地水分充足的坝地，慈竹抑螺防病林立地土壤水分改造作用明显，林地土壤表层水分下降，低于钉螺完成生活史的阈值(一般为 28% ~ 38%、25% ~ 40% 之间，前者为长江下游滩地，后者为长江上游山丘)。坡面荒草坡与坝地草地土壤水分含量为 19. 52% ~ 23. 03%、24. 39% ~ 33. 32%，改造后桉树林土壤水分为 19. 01% ~ 22. 66%，慈竹林为 20. 31% ~ 21. 45%，表明草地均在钉螺孳生的土壤水分范围内(荒草坡扣除春季水分，能达到 25% 这一底线)，林地都低于了这一适宜范围，即都小于 25%。

假定植被为一均质体，则地表下土壤水量实际上为降水量与蒸发散之差值，这样就将土壤水分问题简单化了，降水量代表系统输入，蒸发散代表系统输出。扣除地表径流、壤内流，则土壤水分含量或水储量则很容易获得准确数值。往往蒸发散通过降水量、地表径流、壤内流测定可间接获得；在土壤处于饱和状态时，缺乏下渗，则地表径流成为主要因素。

钉螺喜湿生境，在水分少、干旱的土壤中钉螺难以生存，土壤水分含量是影响钉螺生存和数量的关键因素。抑螺防病林发挥了乔木林对土壤水分的消耗作用，降低地下水位和土壤水分含量，消除了钉螺孳生环境。植被对水分的消耗主要表现为植物本身生长发育对水分的消耗。根据研究尺度的不同，林木耗水性分为树木个体和林分群体两部分。广义地说，树木个体耗水性指的是树木根系吸收土壤中的水分并通过叶片蒸腾量；林分群体耗水性指的是单位时间、单位面积林地的蒸散(包括植物蒸腾和林地蒸发)，受林分结构、组成和立地条件的影响，蒸腾和蒸发所占比例取决林分郁闭度，造林初期，林分郁闭度较低，此时蒸发所占比例较大，随着林木个体生长，郁闭度增加，蒸腾所占比例增加，并成为主体，后者可占80%以上。其中林木蒸腾耗水通常占林地蒸散耗水的绝大部分。

第四节　树木对土壤环境的塑造

土地利用类型的改变，必然会改变土壤理化性质。河滩冲积土和第四纪老冲积黄壤是钉螺适生的两种土壤类型，前者因地处河滩，地下水位浅而滋生钉螺，而后者因土壤紧实，排水不畅，土壤表层积水而形成的局部多湿的水环境，为钉螺提供了适生的条件。前面的分析知道，影响钉螺密度的环境因子众多。将钉螺适生的草滩环境或农田环境改变为林地后，其微生境如温度、光照、湿度、草本层盖度等因子随林分郁闭度的增加而变化，在短短几年会生较为明显的改变，相对而言，林木对土壤的改变要缓慢得多。以下以四川仁寿螺区河滩部积土和老冲积黄壤土地利用类型变化对理化性质影响进行分析，解析林木对土壤的塑造。

(一)土壤剖面特征比较

由于林木作用时间不长，林木对土壤的改变还不明显，除慈竹林土壤层次略有分化外，其它三个剖面土壤层次尚无分化，竹林与相应对照相比，土壤淋溶状况略有改善，主要反映在土壤紧实度、土壤结构的变化，而桉树林和两季田的对比看，除后者水分湿度存在干化外，其它尚无变化，质地还存在粘化加重趋势。但剖面形态特征仅是一个定性指标，不能准确反映出更细微变化。

表 11-13　四种土地利用类型土壤剖面形态特征

利用类型	草滩	慈竹林	荒地	桉树林
林龄 Plantation age	无	30年		7年
郁闭度 Crown density	无	0.9		0.7
层次分化 Layer olarizatio	无	较弱		无
母质 matrix	冲积土	冲积土	老冲积黄壤	老冲积黄壤
颜色 clour	紫黄	棕紫	黄紫	黄壤
质地 texture	重壤	轻壤	重壤	轻粘
结构 structure	块状	碎块	块状	块状
湿度 moisture	较湿	湿润	较湿	干
紧实度 compactness	紧实	稍紧	极紧	极紧
排水状况 Drainage condition	不良	良	不良	不良

(二)土壤水分物理性质比较

土壤水分物理性质主要反映了土壤蓄水和保水能力，对钉螺滋生环境而言，是钉螺适生环境的关键评价指标，蓄水能力强，排水不畅均易形成钉螺适生的多湿微生境。

表 11-14 四种土地利用类型的土壤孔隙分布

利用类型	土壤水分(%)	容重(g/cm^3)	总孔隙(%y)	毛管孔隙(%)	非毛管孔隙(%)
草滩	29.3	1.400	47.2	42.8	4.4
慈竹林	28.6	1.278	51.8	40.1	11.7
荒地	14.9	1.583	40.3	29.6	10.6
桉树林	11.4	1.396	47.3	39.2	8.1

从表 11-14 可以看出，林木营造，土壤水分含量有所降低，即表明林木加速土壤中水分的消退，即向不利于钉螺适生的环境改变；土壤容重与土壤总孔隙和土壤结构有关，就植物生长而言，土壤容重以 1.0g/cm^3左右为最佳，从表 11-14 可以看出，四种土壤容重均偏大，河滩地和慈竹林地作为新生土，土壤中以粉沙为主，土壤团粒结构尚未形成，而以第四纪老冲积土发育的黄壤为老成(或龄)土，因土壤酸化、粘化演变的退化土壤，使土壤结构被破坏，使土壤紧实化，最终导致土壤排水不良。无论是桉树和慈竹营造后，土壤容重均有所降低，说明林木对这种排水不良的土壤结构均有所改善，总孔隙和毛管孔隙均和容重反映了同一趋势，即林木所形成的森林生态系统使土壤结构向良性发展，使土壤中重力水更易渗出。而非毛管孔隙的大小是反映土壤入渗能力较直接指标，从表 11-13 可以看出，慈竹林土壤的非毛管孔隙改变最大，而桉树林土壤的非毛管孔隙反而的有所降低，而毛管孔隙和总孔隙均增加较为明显，这结果映了老龄土和新成土两种改善方式。因为河滩冲积土壤非毛孔隙以中大孔隙为主，林木营建后，土壤团粒开始形成，增加了中粗孔隙的形成；而老冲积黄壤中的非毛管孔隙是以粗孔隙为主，即由土壤结块较大，失水后，土壤收缩，形成结块的裂缝形成的极大孔隙，这种孔隙在粘土中占的比例较大，林木形成后，改善了土壤结构，中粗孔隙增加后，减少了土壤块状裂缝的形成，因此桉树林地非毛管孔隙数量的减少也反映了土壤结构的改善。从土壤水分常数的分析表明：抑螺防病林郁闭后，从土壤水分常数角度看，不利于钉螺生存。

土壤的质地、结构决定了土壤水分供给的有效性，使之成为林木生长和发育的主导因子。黄承标等认为尾叶桉人工林取代灌草植被后，对土壤的结构，提高土壤蓄水保水能力都具有良好的水文生态效应。胡慧蓉等认为种植桉树、黑荆树及其混交林均可加快土壤发育，减缓淋溶，改善土壤容重、孔隙度，增加土壤贮水量，且以桉树作用最明显。桉树降低了土壤水分含量，加速了林下草本群落的衰退，形成了无草林地。测定表明(李东海，2006)有林下植被的桉树人工林地的土壤含水量比无林下植被的桉树人工林地的高出 11.2～62.9g/kg；在桉树林建立土壤水分含量相对较高时，草本群落在弱光条件下受到高水分补偿而能得到良好发育。从抑螺防病林角度来看，这种林分状态也存在钉螺孳生的隐患，水分条件能支持钉螺孳生，且发育草本群落，提供了食物。在下湿田、地下水出露或洼地营造桉树林时，需要加大栽植密度，提高林木耗水，来降低草本群落发育赖以实现的光照与水分，低温低湿营造了抑螺生境，精细化培育与隔级间伐，与木材、能源林产业紧密结合。

同一样地内，有枯枝落叶覆盖物的土壤含水量平均比没有枯枝落叶覆盖物的土壤含水量高 27.6～38.2g/kg；枯落物能阻止蒸发，保蓄林地水分，而有林下植被的桉树人工林地土壤温度比无林下植被的桉树人工林地和空旷弃荒地低，富集水分权衡了温度的上升。有林下植被的桉树人工林地的土壤硬度要比无林下植被的桉树人工林地、马占相思林地和荒地的小

5.49～18.76kg/cm，容重小0.33～0.48g/cm。这说明桉树人工林下植被和枯枝落叶是影响土壤含水量、土壤硬度、土壤温度、土壤容重等土壤物理性质的重要因子。

(三)土壤机械组成分析

土壤机械组成主要反映土壤质地，是质地分类的定量依据，其分类标准有：国际分类、美国分类和卡庆斯基制三个。科研上以美国分类较多，中国农业生产中卡庆斯基制用得较多。土壤颗粒大小不同，其化学组成和物理化学性质不同。粒径大，抗风化，养分释放慢，比表面积小，无可塑性、黏结性、黏着性和吸附性，无收缩性和膨胀性；氧化硅含量在80%以上，有效养分贫乏。粉粒颗粒较小，容易进一步风化，绝大多数也是由抗风化能力较强的石英组成，其矿物成分中有原生的也有次生的，有微弱的可塑性、膨胀性和收缩性；湿时有明显的黏结性，干时减弱。粒间孔隙毛管作用强，毛管水上升速度快；氧化硅含量在60%～80%之间，营养元素含量比砂粒丰富。粘粒颗粒极细小，主要由次生矿物组成，比表面积大，粒间孔隙小，吸水易膨胀，使孔隙堵塞，毛管水上升极慢；可塑性、黏着性、黏结性极强，干时收缩坚硬，湿时膨胀，保水保肥性强。氧化硅含量在40%～60%之间，营养元素丰富。

慈竹林和河滩荒草地土壤相比，土壤物理性沙粒比例较大，而粘粒较少，这说明竹林建设后，土壤表层入渗能力，导致表层粘粒下移。桉树林也有相同变化规律，这说明森林生态系统建立，可能因表层土壤有机质的积累和根系共同作用下，改善了表层土壤结构，使表层土壤入渗，使水分不在表层滞留，降低了钉螺滋生的表层土壤水分含量，进而降低钉螺密度。

表11-15　林分生长对土壤质地影响(%)

粒径(mm)		草滩	慈竹林	荒地	桉树林
含量	2.0～1	0.03	0.5	0.13	0.16
	1.0～0.5	0.04	0.92	0.52	0.46
	0.5～0.25	0.29	1.98	0.81	0.6
	0.25～0.05	2.64	32.02	15.96	17.07
	0.05～0.02	12.51	18.58	17.29	23.43
	0.02～0.002	56.69	24.48	41.09	31.99
	<0.002	27.8	21.52	24.2	26.29
	质地分类	粉质黏壤土	壤土	粉(砂)壤土	粉(砂)壤土

(四)土壤PH及N、P、K含量变化

表层是水、汽、热最活跃的层次，在荒草地栽植林木，必然或对养分产生影响，但土壤养分及pH值对钉螺密度的直接影响的研究相对较小，养分的高低对钉螺密度的正负效应目前很难确定，张旭东等研究认为土壤有机质和K对钉螺有一定正相关，但尚未见其它相关报道。

表11-16　四种林地土壤中肥力比较(g/kg)

利用类型	pH值	有机质	全P	全K	全Ca
草滩	8.07	16.96	0.51	20.65	31.31
慈竹林	8.41	19.71	0.52	15.09	24.50
荒地	5.76	22.56	0.42	9.77	1.32
桉树林	4.86	16.61	0.33	9.82	0.57

从四川仁寿钉螺分布区土壤类型，钉螺对 pH 适生范围仍较宽，即存在于酸性黄壤区，同时也在钙质紫色土区。从上表看，桉树林地营建后，pH 值向酸性方向发展，而慈竹林位于滩于河滩的石灰性土(弱碱性)，慈竹林表层土壤 pH 值的提高仅为个别现象，或许是表层土壤因竹叶硅质集的一种特例。竹林土壤表层有机质和全 P 略有提高，而全 K 降低幅度较大，桉树林出现相反结果，这与造林时间和树种有关，这种养分的变化对钉螺的影响还很难评价，但对 pH 值而言，本文分析的两种土壤类型、两种林分类型向不利于钉螺适生的方向发展，但该结论还需进一步认证。

第十二章　林地枯落物对钉螺的影响

森林系统形成后，每年均会产生大量枯落物汇集于地表，形成较厚的枯落物，这些枯落物不仅对地表草本层有重大影响，进而影响以草本植物群落为栖息地钉螺等生物，同时也对土壤，特别是土壤层的理化性质有着重大作用，是土壤形成过程的重要生物因子。这些枯落物在表层的覆盖厚度取决于其分解速度，而分解速度与其组成、结构、环境温湿度等多种因素有关。对钉螺的影响主要体现应该是几个方面，具体包括：灭螺，即这些枯落物含有对钉螺有灭杀作用的药物；食物源亏缺：枯落物覆盖抑制了钉螺喜食的藓类及草本植物不能生长，钉螺失去食物源；对钉螺生存空间因子及其运行的影响，这些影响最终体现对钉螺种种群数量、形态及生理特性变化。

第一节　森林对近地表草本群落与枯落物结构的改变

钉螺孳生与坡面沟渠、坝地水岸与沟渠，抑螺防病林在光能、碳固定与水分调节基础上，对地表草本层形成了选择压力，用森林地表生境来构建新物种生态位，或者对适生性老物种形态塑造，构建了地表草本层与枯落物层交错平衡界面，并逐渐过渡为枯落物主导的地表，草本群落消退。熊晓娇等对滩地林分郁闭度与钉螺密度关系进行行研究，生境变化对动物的影响是抑制钉螺孳生的一个重要领域。草本群落不仅为钉螺提供了食物，如藻类、蕨类，同时也会钉螺提供适宜庇生境，因此植被有无、多少、种类是决定钉螺分布不均匀性的重要因素之一。

森林枯枝落叶层对水分和能量传输有重要影响；森林枯枝落叶层具有较大的水分截持能力，进而影响到穿透雨对土壤水分的补充和植物的水分供应。普遍认为大面积连片栽培的人工林对生物多样性存在负面影响，即增加木纤维产量，降低生物多样性。6a 的监测表明，无论是群落内或是群落间，群落的物种多样性是波动的，物种丰富度呈先增加后稍减少，再增加的“S 型”变化。大面积连栽的桉树人工林，首先是引起乔木层多样性的丧失，然后是灌木层物种多样性退化，最后才是草本层的消亡，这是不同生活型的物种对立地条件和人为干扰的生态对策不同所致，加之桉树的化感作用，它的枝叶含挥发性物质如萜烯，根系能排出有毒的分泌物，抑制地被物的生长，减少了林下植被。湖北与云南抑螺防病林幼林调查结果都表明，早期在郁闭度未达到 1 时，钉螺都有分布，这表明在抑螺防病林发育构成中，草本群落能持续提供钉螺孳生的食物，使其在森林建立后能够持续生存，但在森林郁闭度达到全郁闭时，温度进一步降低，钉螺自身无法维持而丧失了栖息地特性。

枯枝落叶是生态系统中的重要组成部分，并直接参与系统的养分循环，同时是土壤动物、微生物主要食物源。地表枯落数量累积的多少与其材质有关，枯落物现存量越多，对草本层和动物的影响最直接，因此林下草本层的消失不仅与林下透光量，同时也与地表枯落物的覆盖有关，过厚的枯落物将影响种子更新和灌草萌发。因此国内外对不同森林生态系统枯落物研究很多，但对草地、草滩的研究很少，高原湿地，草本枯落物是泥碳层的主要来源。

第二节 两种主要抑螺防病林枯落物的现存量分析

针对试验区两种主要林分类型的枯落物现存量进行了多个样方测试，结果见表12-1。

表12-1 不同土地利用类型地表枯落组成及现在量特征

竹林			桉树林			草滩	
组成	现存量(t/hm²)	比例(%)	组成	现存量(t/hm²)	比例(%)	群落	现存量(t/hm²)
枝	0.94	21.30	枝	1.48	26.58	接骨草	1.06
半分解层	1.11	25.14	叶	4.09	73.42	水　芹	0.70
未分解层	1.95	43.98				链子草	0.93
笋　壳	0.42	9.57				冷水花	0.92
						苔草样地	1.65
小　计	4.43	100.0		5.57	100.00	均　值	1.05

表12-1可知桉树林现存量最大，均值为5.57t/hm^2；竹林为4.43t/hm^2，而草滩枯落物较小，仅为1.05t/hm^2，值得注意的是桉树林和竹林林下枯落物人为干扰较严重，因林下枯落物过多，怕森林火灾，在堆积一定程度后，人为清除量较多，特别是竹林。表12-1结果表明钉螺适生草本群落变为森林群落后，地面枯落物将大大增加，并随森林生长时间的增加而增厚，这种增加或许对钉螺是致命。作者对长宁5种典型林分枯落物长期监测结果见表12-2。

表12-2 五种林分凋落物的生产量、现存量与周转率(2005~2007均值)

林分类型	现存量(t/hm²)	年产量(t/hm²)	周转率(a)
杉木林	5.35	1.920	2.786
楠竹林	7.84	4.080	1.922
黄竹林	12.24	5.890	2.078
麻栎林	1.92	4.460	0.430
苦竹林	11.97	5.470	2.188

注：资料源于四川长宁2005~2007年连续监测资料。

枯落物现存量的多少与其年生长量和林龄相关，如桉树林地枯枝落叶层贮量与林龄回归模型为$Y=-0.1404X^2+3.0856X-2.426(R^2=0.9815)$，枯落物与生长年限(黄承标；杨钙仁，2003)，同时也与枯落物种类有关，就常规而言，阔叶林如栎林枯落物适宜小型动物和微生物取食，分解较快，相反如针叶树种因木质素较多分解较慢。本书引用的桉树，因叶中含有樟油(他感物质)，竹叶中因硅质较多，小型动物取食较难，所以其分解速度也较慢。从抑螺的角度讲，桉树和竹林均有利于枯落物积累，有很好的孳杀效果。

第三节 枯落物层对钉螺数量影响

为了解枯落物对螺密度影响，在试验区内选择钉螺易生长的沟渠及边坡进行针对性对比调查，样方面积为调查钉螺面积为 $0.11m^2$，结果见表 12-3。

桉树林在主要钉螺分布类型区(如水沟)没有成片分布，没有调查。但在造林时间较长(3年)内退田还林区内，没有发现钉螺。调查结果表明，无论是竹叶还是香樟叶覆盖，对钉螺的影响较大，反映在密度、生命力特征及色泽上，特别是竹叶内覆盖内白色死螺证明林木枯落物对钉螺作用较大，或因食物亏损死亡，或因枯落阻挡光线使钉螺因缺光成白色。大面积枯落物覆盖使分布或运动至枯落物内钉螺无法运动到适生区，因光照等原因被囚禁于枯落物内，最终死亡，这或许是森林抑螺的主导因子。对钉螺大小的测试结果表明：竹林内钉螺个体重(均值)为：0.019g/只，香樟叶内为：0.0173 g/只，相应对照(草内)0.02g/只，这说明：枯落物覆盖不仅影响其密度，同时也影响个体大小和重量；竹叶覆盖下的钉螺死亡率(浮螺率)23.8%(样本总数 320 只)；香樟叶为：13.6%(样本数 352 只)，草本内 0.5%(样本数)。

表 12-3 枯落物覆盖对钉螺密度的影响

材料	环境类型	覆盖状况 S		框数	密度(只/$0.11m^2$)
		%	厚度(cm)		
竹叶	林缘坡面	100	3	3	4
	林缘坡面	50	1	2	42
	冲积扇	30	2	5	234
	沟内	100	10	4	10
	林内	85	2	5	3
	房后排洪沟	100	12	3	0
香樟叶	干渠内	50	1	3	5
	干渠内	80	1	4	2
	渠内对照	0	0	5	12

第四节 小 结

山丘区因没季节性水淹的不利条件，这决定了适应的树种多，加之没在长江干流，对行洪没作具体要求。因此，山丘区抑螺防病林植物材料较多，在实际构建多选用速生树种，其生长量快，枯落物产量高，在林地较易积累，另外抑螺植物首选具有化感的植物材料，这些材料因含药物成份，这极大限制了动物及微生物种类，使分解较一般常绿阔叶树种枯落物困难如桉树；竹类属禾本科植物，叶内含硅质较高(蒋俊明，2010)，这使枯落物分解困难，表现为林地枯落物的积累更快。因此抑螺防病林的这些特征，使地表枯落物更易替代原有林下草本层林下草本层的消失和枯落物的富集，使钉螺的食物源、潮湿环境、光照、运动均被严重影响，进而达到杀灭钉螺之功效，枯落物积累是山丘区林木抑螺最重要、最直接的原因之一。

第十三章　山丘疫区复合生态系统管理

疫区生态系统管理遵从了区域生态系统管理的原则，同时需要还需满足抑螺防病、生态良好、生产发展和生活富裕的和谐发展的要求，为此，需要通过生态系统建设、管理来构建体系，充分结合生产与生活方式。

第一节　疫区生态系统管理原则与框架

我国血吸虫流行区主要分布于长江流域，分布区生态系统类型为亚热带常绿阔叶林。长期以来，巨大的人口压力造成了土地垦殖强度大、农林矛盾突出、林水矛盾突出。不间断的水患与血吸虫病流行给该区域人民造成了巨大的生命财产安全威胁和损失。因此对疫区发展战略、主体功能区划与生态系统管理显得极为重要。在系统分析后发现，钉螺种群爆发和血吸虫病流行与自然生态系统损毁过度，林、水矛盾突出有关，陆地地表水发达，落后的生产方式、灌溉方式使得分布于水陆交错带局部的钉螺和血吸虫病向陆地蔓延，并逐渐拓展到陆地人口集中的中心城区。彭镇华先生在 1998 年洪水后提出“治水在于治山，治山在于兴林”这个兴林抑螺的理念，并在 1995 年就著述了世界第一部森林抑螺防病的专著《中国新林种——抑螺防病林》，紧接着又出版专著《长江下游滩地综合治理》。我国林业血防生态安全体系构建本身就是基于疫区的自然灾害、生态环境建设的严峻形势，并结合生产与生活方式优化而提出的防控体系，符合科学发展观的区域发展战略与主体功能分区布局，也是我国生态安全体系构建在疫区的独特表现，是复合系统生态、经济与社会耦合运转，人与自然和谐的过程。

从宏观来看，疫区林水矛盾突出，林业血防体系本质上就是通过特定尺度上的系统自组织调控，进而促成系统水分平衡控制进而实现钉螺孳生生境与血吸虫病流行控制。山丘地处于钉螺迁移的源头或上游地带，本身血吸虫和钉螺二者的防控任务更重，一则阻断迁移传播，二则灾害控制，需要在灾害控制中实现阻断传播。疫区本身就是开放系统，一个地点血吸虫病流行不仅仅是本地人民生命财产的安全问题，也是相邻下游地区人民生命财产的安全问题，抑螺防病包括孳杀与传播阻断两个方面。山丘地区生态系统管理本身也是在结合林水矛盾处理上突出了理水，即通过构建发达的抑螺防病林体系来实现水分平衡调控，确保钉螺孳生环境的改造与血吸虫病流行的控制。疫区生态系统需考虑主体功能区划与生态经济社会复合体的协调优化，确保最优的抑螺防病效果，其目的不但要控制血吸虫病流行，还要减缓水涝灾害，其建设内容涉及疫区生态屏障建设与产业建设，基本途径是生产方式优化。

对于钉螺、血吸虫等水陆交错带水陆两栖与水生生物而言，对地表水具有依赖性，而地表水是疫区人民饮用、生产的基础资源。这样就直接加剧了血吸虫病流行与疫区人民之间的矛盾，增加了解决问题的难度。

一、疫区生态系统管理原则

Pavikak(2000)等人认为生态系统管理的主要原则包括4个方面；Sibsorp研讨会提出生态系统管理的5项指导性与5项实践性原则；沃科特(Vogt，2002)阐述了几乎在所有讨论生态系统管理的文献中都存在的与生态系统管理相关的原则和概念。疫区生态系统管理除具备一般区域生态系统特点外，还在对钉螺分布、血吸虫流行等生态安全建设方面还具特殊性。问题相似性也促成了解决问题的方法原则的一致性，而问题的异质性也促成了生态系统管理的特殊性。

(一)管理目标是社会的抉择

由于自然过程和来自人类的压力，生态系统随时间而变化，其退化与恢复度取决于人为因素。世界上没有确定一个理想参照点来作为生态系统管理的理想模型与管理目标，但作为人类社会科学发展的基本要求与生态系统管理的人本性要求，能够选择一个结合长远利益与短期利益的权衡点与折中点，并依照这个目标作为管理者努力的方向。社会的选择将决定哪些生态系统要保护，它们该如何管理和怎样利用它们。选择的基础是由需求、价值和利益来判定的。此外，保护的目的和方法也因特定社区的特殊需要而异，在血吸虫疫区需要考虑钉螺孳生生境的清除，或者抑螺生境营造。选择受到社会条件的极大影响，所以对疫区而言，构建抑螺生态环境既是一个发展问题，也是一个民生问题。生态的可持续性是以社会的可持续性为前提的，生态系统管理只有在人类的福利得到保证的情况下才是有效的。

社会抉择是生态管理的主要原则，科学发展战略主体功能区划中，疫区的生态治理和构建林业血防体系与时空尺度密切相关。国家整体利益的空间统筹要求区域存在自身优势突出的生产方式，并服从于整体的生态经济社会发展需求。疫区在国家区域尺度上的主体功能定位是重点与优化开发区，其被高原山地环抱，是粮食油料蔬菜生产的基地，也是劳动力密集地带，生态脆弱，血吸虫病历史悠久而现实危害隐患明显。基于对人民最基本生命财产安全的保障而寻求生态系统整体上的管理要求，本身是国家社会发展战略的直接体现。在区域上，独特的低山丘陵区域，蕴藏着大量的乡土植物与动物，以及生态系统类型，人力资源潜力强大，文化地理源远流长。血吸虫疫区的中上游地区，是下游地区钉螺与血吸虫流行的源地。

(二)生态系统的管理必须考虑人的因素

生态系统管理要以人为本，服从于人类的根本利益。人类自从使用火，特别从农耕文化以来，人类对环境的影响和改造作用附着科学的进步而加大。人为因素，使得疫区生态经济社会发展系统处于过度无序状态，系统熵值明显偏高，系统温度升高；土地利用过度而碳排放大幅度增加；系统仅存在大量的农林牧副渔生产物品输出，而输入是肥料，环境剩余物影响了生态环境安全，系统处于积累状态。疫区需要重视人的因素，提高生产率而降低土地利用面积，并调整产业结构，用高附加值途径的工农业生产方式来替代部分粗放的生产方式，促进土地利用格局调整而满足生态系统管理系统整合的要求。

目前人类面临环境问题也越来越多，特别是在与人类生存息息相关的生态安全或生物安全(如血吸虫病流行)受到威胁时，管理中人的因素显得更为重要。这是因为生命财产是人根本利益。即使在保护区中，管理也必须考虑人文因素，需要协调人文因素与生态系统管理目标的关系，并把人文因素副作用转变为促成生态系统管理的因素。社会负担和需求决定为什么管理生态系统，疫区血防需求是该区域社会负担与需求决定。

(三)生态系统必须在自然的分界内管理

对于生态系统的保护存在事实上的限制。理论上讲，通过操纵某些关键因素可使生态系统能够得以保护。生态系统管理是在特定的时间和空间尺度下进行的，时空尺度的变化会使管理措施以及人力和经费资源投入发生变化。生态系统管理的目标是选取适宜的时空尺度的重要依据。山丘疫区在一个较小的小流域或者流域尺度上找寻钉螺绝迹而血吸虫灭绝的治理或管理，很容易做到。实际上，大尺度上生态系统管理中开放系统容易受到外界输入的影响，如引水、病原输入等。因为系统开放性，生态系统管理需要在较大尺度上评价，需从区域尺度多处下手。管理必须在自然分解内管理，而不是人工控制几个局部范围就认为管理成功，更需要在更为广袤的疫区普遍进行管理并评估效果。每一个系统需要在更大的范围内给以评价，山丘疫区钉螺种群控制为中心的生态系统管理也需要在分布区进行管理，也许可拓展到外围少许地区，但需要确定在一个大致的范围内，否则很难得到低成本高效率的管理，这个自然分界也需要适度。

(四)管理必须认识到变化是必然的

管理者试图找到稳定的“原始状态”，借此恢复某些特定的系统或一个顶极，但这种状态是不存在的。所有的生态系统都处于经常的变化状态，这些变化主要是由种群的内部动态、进化和扩散的自然过程、不断变化的外部输入(如气候波动)和因为自然散布与人类行为引起的物种的自然分布所导致的。因为不同的物种对环境变化响应的方式不同，这就发展成新的物种组合新的生态系统。山丘疫区是一个开放系统，并与长江下游疫区存在必然的联系，例如1998年曾一度绝迹的血吸虫病又重新开始流行，就表明这种开放系统变化的必然性，而且来自于空间开放性。

(五)生态系统管理必须在适当的尺度内进行，保护利用各级保护区

生态复合体的范围大小从几个平方米的沙漠绿洲到如亚马逊地区大的陆地森林。生态系统管理必须在适当的尺度范围内进行才能成功。生态系统管理必须仔细考虑一个部分(例如河流流域的上游)的过程和管理活动影响一个地区的其他部分和该地区的管理又是怎样进一步影响周边地区的。山丘疫区生态系统管理需要以流域为单位进行管理，而小流域则是基本单位；如果忽视了流域这个水生生物迁移的源汇关系，其管理很难全面、稳定与可持续性。

恰当的管理范围取决于系统的结构，综合土地利用方式。自然干扰(如火、滑坡和洪水)的范围、相关的生物学过程(例如病害、放牧和繁殖)以及构成种群的扩散特征和能力。传统的观点认为，这些保护区只是被人为改造的世界中的自然或半自然环境的岛屿。在疫区，保护区完整植被一旦被破坏，河流水系上沿，必然造成钉螺适宜生境的扩张，水陆交错带与农林交错带扩张，钉螺孳生范围大幅增加。疫区生态系统管理中，抑螺防病目标实现必然需要善加利用自然保护区，并用其构建基本的血防安全屏障，并能保证生态系统和其内的生物多样性存活与抑制的必不可少的方法，但是需要把其规划和管理纳入到更广大的生态区域中。

(六)生态系统管理需要从全球考虑，从局部着手

地球系统的所有组分间都存在着相互联系，因此，生态系统管理的最终尺度是全球，依托全球问题作为生态系统管理的出发点。疫区生态系统管理也需要政府间的渠道来制定全球尺度的生态系统管理政策，如减少CO_2排放的国际公约；也可以通过国家级的组织，来制定景观、大丘陵区尺度上的生态系统管理政策。例如钉螺孳生区生态系统管理需要在整个血吸虫病流行区背景下进行管理，并依照迁移空间范围而确定一个管理基本单位，进而划分更小的管理单位。

生态系统也必须在局地尺度上，并通常由生活在那里的人们进行管理。因此，其成功与否取决于当地的社会条件，包括土地使用安全和社会需求的本质，如贫穷。生态可持续性以社会的可持续性为先决条件。应首先致力于解决当地由于人类压力引起的问题，然后到区域，最后到全球。血吸虫病流行问题根源在于土地利用过度而森林比例不够合理，其问题类似于一般的生态环境问题，需要适宜调控，而本身也是当地人的生态经济社会活动问题。

(七)生态系统管理必须寻求在适当层次上维持或加强生态系统特性和功能

无论是评价管理实践的需求，还是度量管理实践的成功与否，均需有生态系统状况或健康指示。一些人认为，食物链顶端的大型物种可以作为生态系统健康的指示物。而另一些人考虑到各种生态系统功能均在不同尺度上作用，从功能分析的观点出发，认为生态系统管理应当从包括生物和非生物要素的整个景观尺度来考虑。钉螺天敌也因为生态系统退化而减少，促成了钉螺爆发的无序与失控状态。

生物多样性与生态系统功能之间的关系是复杂的。生态系统健康与生态系统整合性不是同义词，生态系统健康不仅指功能上的健康，还包括应付变化的能力。疫区生态系统结构恢复与功能恢复的标准不但在于现实钉螺种群的低数量、血吸虫种群绝迹，还应包括抑螺防病的高效性、稳定性与可持续性问题。

(八)决策者应当以源于科学的适当工具为指导

生境片段的最佳形状与大小，甚至它们的长期生存力的不确定性，都阻碍了对破碎化生境的管理。许多情况下，这些生境片段是过去土地利用实践的产物，其格局是当今的生态系统管理者所不能控制的。

到目前为止，疫区最适宜的抑螺防病林体系规模与质量问题还未得到试验与示范的测试，即使在一般地区，人类也不清楚确保生态安全需要多大的生态结构度。这一问题是一个学界难题，需要在更大范围内进行试验示范，并通过科学测试才能获得。而在不清楚的条件下，一个疫区保持60%的自然森林生态系统，并在剩余40%的农林复合区域中保证20%的人工林系统，则区域80%森林覆盖则可能能制造一个利于人民免于血吸虫病危害的安全屏障。

(九)生态系统管理者必须谨慎行事

自然界是高度复杂的，而人类的认识是有限的，根源在于时间与空间极其耦合的复杂性，加之极端风险事件的不可预见性。

资源保护的“最低安全标准(safe minimum standard)”，是一种与预防原则相一致的特殊途径，这个安全是生态安全。该术语最初是指应用于野生物种的保护策略，即种群大小具有一个临界值(最小存活种群)，低于该值时，种群就不能恢复。制订最低安全标准的目的是，只要某种行动所付出的代价没有达到无法接受的地步，至少可以确保维持该最小存活种群。

疫区血吸虫病生态控制时，需要用最高安全标准来要求，即用最大的、最能满足生态安全标准的要求来要求血防，并且强调屏障，在局部重点治理的基础上强调宏观血防屏障的长效维护机制。

(十)多学科交叉的途径是必要的

生态系统有多种物理的、化学的、生物的和人类的组分。疫区本身的血吸虫病流行是一个复杂的问题，这就需要建立包括流行病学家、水文学家、水利工程师、生物学家、农学家、林学家、物理学家、土壤学家、规划人员、人类和动物健康专家、生态学家、社会学家、统计学家和法律专家在内的跨学科队伍。这些队伍需要针对一个广泛的部门目标开展工作，主要包括种群动态、水质模拟、灌溉、健康问题、水生植物、鱼类、放牧、立法、培训和可参与的农村评估等。此外，还有许多跨部门的问题，如通过开发地理信息系统来叠加各种空间数据集，公平的资源分配，社会参与资源管理的发展，协调规划与管理的权力机构的建立和运行等(用于抑螺防病上很是合适)。

二、山丘疫区生态系统管理的问题

疫区生态系统管理需要明确这样几个问题：

第一，什么决定了疫区的产业结构与农林牧副渔产值？首要是区域气候、水文、生物资源、土壤类型，即适宜生产什么就生产什么。山丘区降水量较大，光照受到云雾影响而相对较弱，是国家第四类光照资源地区，空气积温相对较高(年平均17～18℃)，相对湿度较大(年平均70%～80%)，土壤多为山地黄壤、紫色土，水分蓄积能力强，地表水相对发达。区域农业适宜作物为水稻，玉米、油菜、番薯等适宜在旱地种植，且油菜在冬季种植较好。发达地表水适宜饲养鱼类，渔业产值相对较高。沿河冲积平地水分饱和，适宜培育森林，而低山丘陵本身土层浅薄，蓄水能力弱，适宜柏木林生产。竹类资源零星分布于庭院周围，为人为栽植而成，次生林中也存在少量伴生竹类，如慈竹。适宜的农林树种与作物品种，能充分发挥遗传潜能，使得定向培育的效果最佳。而疫区自身的自然地理决定的生态承载力则决定了疫区单产。

第二，什么决定了疫区生产的规模？首先是区域社会需求度，满足社会需求的强度，如本地需求、外地需求共同决定了生产强度。其次，科学技术保障本身也影响了区域生产模式，科学技术普及程度、对区域矛盾认识程度、对生产规律把握程度等都会影响生产模式的优化。还有，专业化程度也会影响生产模式与产值，目前疫区农业人力资源局限于妇孺老者，这部分劳动者生产力低下，技术生产不足，缺乏追求先进生产力的人力资源，其产量的维持多归于现代的良种、化肥、农药，精耕细作目前在疫区已少见；市场保障与产业链延伸问题可能也会影响疫区生产模式与规模，农户会因为销售不畅或者难以销售而放弃精心探索生产方式改良、管理精细程度与增加投入。社会需求与人力科技市场保障对生产规模与产量影响也极为明显。

第三，主体功能区划或国家战略需求对生产模式的影响程度分析。国家对农林牧副渔生产多放归市场，国家投资多限于的基础设施建设，如道路、水利、政策、市场服务等，而对生产什么、如何生产很少直接参与，仅仅是间接引导。国家主体功能区划与区域发展战略本身只影响产业结构，而对基本的生产模式影响慢，如改变农林比重、改变土地利用格局等，并鼓励提高土地利用效率、提高复种指数等。从宏观上考虑，区域土地利用与社会经济发展都与国家大尺度上主体功能定位有关，并直接塑造了区域土地总生产量，例如在主体功能区划受到重视，退耕还林工程、天然林资源保护工程实施后，区域土地利用与生态保护的意识增强了，直接影响生产模式，使得生产规模逐渐集中、生产效率逐渐提高、集约化程度越来越强，并且疫区土地资源优化开发程度越来越强，都表明国家科学发展战略对大尺度生产模式与生产率影响明显。

第四，虽然生产模式受到诸多因素的影响，而实际上疫区生产历史对现状优化的制约作用更为明显。土地利用的传统影响现有土地利用格局的调整，制约了生产模式的改进与生产方式的发展。疫区人口众多，人民本身淳朴、勤劳，土地种植积极性高，土地种植面积较大，森林覆盖率在20%左右，土地垦殖强度大，沟渠纵横，坡坎累累，都直接制约了林业血防事业的发展。在林业血防能很好地促成大格局抑螺防病体系功能发挥时，对田间坡坎与渠埂的农业系统内部钉螺孳生隐患在现有的社会经济形势下很难改变，例如人均1亩地，构建发达的坡坎沟渠林带，造成大量的光胁地产生，直接降低了作物生产品质和产量。农户因营造抑螺林，使农业损失得不到生态补偿。实际上，需要权衡防护效益、生物防控、血防屏障与粮食产量、品质问题及生态补偿等问题，并在林业血防体系的生态效益与农业生态安全、保水保墒上寻求利益结合点。寻求产业替代往往成为疫区抑螺防病的主要出路，农户自身生活方式与传统习惯也制约了饮食结构与社会需求结构的改变，也制约了产业替代的发展。传统的生产模式与生活模式都影响了生产模式的改善和提高，也会直接影响抑螺防病林体系功能的发挥。

第五，生态格局受到何种因素的决定？生态问题是生态系统管理的直接目的，而在生态问题解决时往往需要考虑社会经济需求状况，或者不同尺度条件下生态－经济－社会复合系统的优化与区域优势突出是目的。抑螺防病林从本质上是生态防护林的一个林种，即生物防治林，或本身属于生态防控林，区域森林生态系统格局总体上都属于抑螺防病林体系。生态格局本身受制于区域劳动生产率的提高，即生产效率高了同等需求时需要的土地更少，集约化程度提高、规模化专业化程度提高时生态格局能自觉优化，如高产稳产田本身位于平坦地而不是影响生态格局的山顶或中部。受制于区域生态补偿政策，存在补偿时(如退耕还林政策)森林恢复得到提高；移民政策，很多地方用鼓励高山向低山河道移民的政策鼓励土地利用格局优化，而本质上移民是主体功能区之间的移民，这种移民是有效的。疫区缺乏移民政策，目前更为普遍劳动力缺乏存在几种途径，一种是学生上学；另一种是出门务工，而农业劳动力缺乏造成了基本生产优化和改良能力不足，还使得土地利用优化难以为继。

第六，山丘疫区生态功能哪些部分需要特殊强调？山丘疫区生态系统总体上呈现较为破碎的局面，区域乡土生态系统已经碎裂为斑块，并且破碎程度极为强烈。在这种情况下，亟待修复乡土生态系统，并直接保护该生态系统下的生物多样性与关键地带的生态功能。从区域发展战略上考虑，自然生物多样性演化系统需要首先保护，并且生物多样性保护区也是抑螺防病林体系，其次是生态功能保护区，如低山深丘区，海拔相对较高，是水源涵养地，也是山丘疫区森林发挥河川径流调节功能的主要区域；再次就是城乡一体化城市森林或大尺度上农林复合区域，主要包括中心城区森林系统、河流道路森林廊道系统、片林与天然生态防护系统、庭院林业与人工农田防护林网，并且这部分在主体功能区划中属于重点与优化开发区，集中开发而并在开发中带动保护，开发中时刻重视钉螺种群控制与血防问题，并重视水源涵养与水土保持。即使是农林复合系统中人工森林表现为经济效益，而实际上经济效益表现的同时，也会表现为生态效益，严格意义上生态效益、经济效益与社会效益的分离是很少发生的，只是比例与侧重的问题，传统经济学忽略这一点。

三、疫区生态系统管理的目标

疫区生态系统管理必然存在一个基本的决定因素，例如对疫区生态系统自身特性的认识，其适宜性生产品种是什么？潜在的物候、积温、水分供应、光照供应等，生产特征等，这些都是与疫区自然生态承载力相关的特征，并且是生产供应能力的单产极限。并需要依据现有的生态环境问题来确定基本的管理框架，并与科学发展观低碳减量循环模式相一致。

疫区生态系统管理需要以生态系统健康，人民安居乐业，血吸虫病流行受到绝对控制为基本目标，以人为本，统筹兼顾，促进疫区生态、经济、社会系统全面、协调与可持续发展。疫区生态系统管理需要实现以下目标：

(1)生态良好：疫区生态良好表现在生态系统健康上，如生态系统活力、持续性与平衡性等。疫区生态系统服务的安全提供，要求生态系统维持必需的最低的结构水平、活力水平和弹性水平，即一定的生态系统健康水平。如果一个生态系统的健康水平受到损害，生态系统的服务也将减弱甚至消失。在生态系统物质循环、能量流动、系统发育，以及生物与非生物环境平衡、营养级之间平衡等，这些特征表现在水系、陆地生态系统结构与功能特征上，并在自然灾害防控、人为生产与生活环境改善上具有明显的作用。其本身不但表现在规模的大小、结构的完整性，还表现在布局的合理性上，在人为社会经济活动中确保生态良好，逐步促进人与自然和谐，通过生态发展来构建林业血防生态安全体系，并彻底遏制钉螺种群爆发与血吸虫病流行。

(2)生产发展：疫区农林牧副渔生产都是与生态资源开发与土地资源利用有关，生态系统管理以人为本，满足人民需求为首要管理目标，并能合理布局农林牧副渔生产的土地，并与生态发展相协调。在一定的区域和时间里，疫区生态系统服务的量是有限的。对生态系统服务的可持续利用，需要考虑不同利益相关者群体对生态系统服务的需求，在维持生态系统健康的基础上，促进疫区生态系统服务对人类福利的最大化，在生产发展中兼顾生态发展。逐渐调整生产模式，并用先进的生产力来武装农林牧副渔生产，提高劳动生产率，促进生产中的愉悦感与舒适感。逐步实现人与社会和谐，逐渐形成抑螺生境营造的农林牧副渔生产模式与技术体系。

(3)生活富裕：疫区人民在生产发展、生态良好时，还需要逐渐提高生活质量，改进生活方式，提高人身心健康与愉快水准，并逐渐形成科学合理并独有地理人文特色的生活习惯与观念，并一代一代传承。由于疫区生态系统服务的外部经济效应、公共品效应和空间转移特性，导致人们对维护和提高生态系统提供产品和服务的能力而付出的成本和从生态系统服务利用中获得收益的不对称，是削弱人们维护生态系统健康积极性的重要原因。因此，在对生态系统服务的整体利用中，利益分配的平衡就显得非常重要。合理理财，勤恳生产，积极保护生态环境，通过生产发展，适度积累，鼓励消费，以及良好的人居生产生活环境来满足生活富裕与身心健康充实的社会发展需求，并形成热爱真善美、憎恶假丑恶的良好道德操守。逐渐实现人与人和谐，逐渐形成抑螺生境营造的生活方式与观念。

四、疫区生态系统管理的框架

疫区生态系统管理是在充分理解生态系统功能、结构、过程的基础上，制定和执行一系列的政策、规划目标，并且根据实践经验、理论研究和实际情况作调整，以维持和增强生态系统健康、可持续性的过程。对生态系统的保护、恢复与重建，促进生态系统与社会经济系统之间的协调发展是生态系统管理的核心。确保生态系统和社会经济系统协调优化发展是生态系统管理的根本目标。而在疫区，人类福利需要最大化，其中重要一项就是血防安全，而生态系统健康本身与之紧密相连。利益分配平衡与协调也与生产模式、生产效率、生态发展紧密相关，直接涉及疫区生态系统管理目标的实现。

(一)生态－经济－社会复合生态系统生态、高效、稳定与可持续性

基于科学发展观，疫区生态经济社会复合生态系统生态、高效、稳定与可持续才是人类福祉最大化，而生态道德与理论最优的基本原则性要求，这种状态的实现依赖于科学的生态系统管理框架与方案。生态系统管理反馈系统还涉及实现程度或管理效果的评价，并作为修改管理计划的基本依据与根本动因。而最为直观的标准就是抑螺防病效果，并作为生态系统

健康（系统协调全面可持续性的基本度量指标）评价的辅助指标或参考指标。

（二）生态系统管理的基本要求

生态良好、生产发展、生活富裕是社会主义和谐社会建设的基本要求，也是疫区生态系统管理的最终目标。抑螺防病直接促成了生命财产安全的彻底保障，利于生态良好、生产发展与生活富裕的社会发展状态形成：

（1）生产发展受到生态承载力、自然地理、市场需求与社会需求的影响，这些因素直接推动了生产的发展；

（2）生态良好受到生态保护区建设、自然灾害应对、生态健康维持与生态产业发展的影响，并直接促进了生态良好建设；

（3）生活富裕受到抑螺防病、经济供应、人居改善与社会人文的影响，并决定了疫区人民生活富裕的程度。

（三）制定疫区生态系统管理的目标与目标体系

（1）疫区生态－经济－社会复合生态系统的生态、高效、稳定与可持续性；

（2）疫区生态系统健康状态与保持；

（3）疫区林业血防标准落实与抑螺防病效果的实现——钉螺孳生得到控制而血吸虫病流行受到控制；

（4）疫区生态系统服务的全面、协调持续保护与利用，如高效稳定产出、人类福利最大化、部门间协调统一、不同尺度系统整合等。

（四）生态系统综合服务监测

生态系统管理落实后，对原有生态－经济－社会复合生态系统产生影响，这种影响通过生态系统综合服务功能监测系统得到检测，对管理效果进行评估，尤其是抑螺防病效果的监测，如钉螺密度、阳性螺率等，直接反映了生态系统管理后抑螺防病的效果。

生态系统综合服务功能监测的主要指标是生态系统各项指标，如生产发展、生态健康与人类福利等，本身的与科学发展观要求的差距或者响应行为与要求行为的差距。疫区人民的血吸虫感染率、急性病人发病率、晚期病人发病率、血吸虫病死亡率等都可以作为基本的评价指标。

（五）疫区生态系统的适应性管理

适应性管理是指在生态系统功能和社会需要两方面建立可测定的目标，通过控制性的科学管理、监测和调控管理活动来提高当前数据收集水平，以满足生态系统容量和社会需求方面的变化。通过适应性管理，可以适应于生态系统的复杂性人类对于生态系统认知的不完整性以及生态系统管理中普遍存在的不确定性，达成生态系统管理的总体目标：生态系统的高效性、可持续性、协调性和稳定性。

生态系统管理是一个及时评估与反馈系统，其管理效果直接作用于管理目标，并通过对疫区生态系统管理目标的两大评价内容，生态系统健康与林业血防安全评价来实现对管理方案的调整，并直接通过社会管理支持系统来带动管理方案的落实。通过多次反复实现对生态系统管理目标与要求的实现，最终实现人与自然和谐、人与人和谐、人与社会和谐，都包含有血吸虫病流行的绝对控制与钉螺孳生密度的显著降低或灭绝。

生态系统管理的多次反馈并修订生态系统管理计划，如何促成对反复次数减少而管理效果见效快的目的？这需要对不同尺度生态系统行为规律进行科学的把握、对人工调控系统的特性进行必要的认识、对自然与人工生态系统的特性具备基础的认识、对科学发展观具有绝

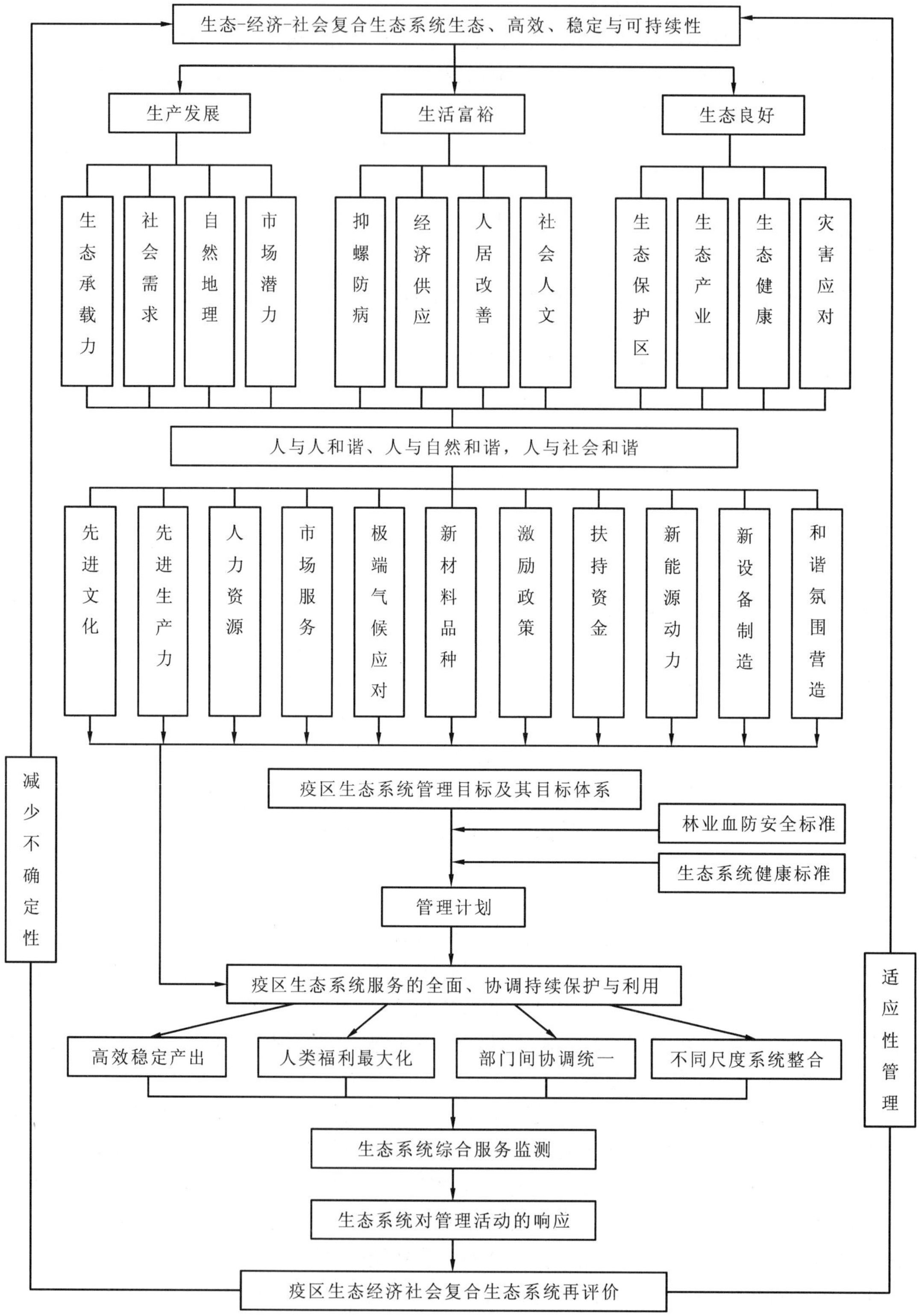

图 13-1　疫区生态系统管理流程

对的认识和掌握、对低碳减量循环模式有一个刻骨铭心的认识，这样在生态系统管理中反复次数减少意义明显，直接提高生态系统管理的效率。

（六）疫区生态系统管理调整关键技术

疫区生态系统管理必然借助于一定的技术来实现或促成管理目标的快速实现，实现生态系统管理的跨越式发展，并用三生态体系来指导生态系统管理，使得生态经济社会系统实现生态保护、生态产业与生态文化的基本要求，并促成生态安全体系与生态文明的实现。疫区生态系统管理关键技术包括诸多领域的生态化，现代化只有实现生态化才能促成疫区生态系统管理与生态文明的实现，而本身涉及文化、产业与保护等方面：

（1）先进文化：是对人与人、人与自然、人与社会矛盾的最基础、最前沿动态的认识，为统筹兼顾提供最基础的知识背景，这种知识背景基本上是针对一个时代；从社会管理而言，这是国家核心组织的基础性追求，也是保持组织自身先进性的基础性任务；这种先进文化的认识也是组织保持先进生产力的基础条件。疫区先进文化基本建立在中国科学院、高等教育对疫区基础科学现象的研究与探索，如中国科学院上海生理研究所对钉螺生理学的研究，对抑螺防病林对钉螺生理生化影响的研究，对抑螺植物对钉螺化感影响的现象进行了试验研究。

（2）先进生产力：先进文化本身对疫区生产问题的加深认识提供基础保证，直接推动了疫区基本生态生物学问题的深化与发展。在先进文化指引下，中国林业科学研究院、四川省林科院、湖北省林科院、湖南省林科院等多家地方事业单位对钉螺系统、抑螺防病林效果以及钉螺孳生生境特性进行了系统认识，并建立了钉螺与血吸虫病流行的有效防控体系与林业血防生态安全体系。客观认识到，钉螺繁生与血吸虫病流行是生态失衡的必然结果，从而使得水陆两栖动物钉螺跨越了栖息地界限，向陆地生态系统——农林交错带季节性发达地表水地带扩散，使得血吸虫病流行生态防控难度加大。这与山丘区疫区产业结构调整、林业生态安全体系建设都是如出一辙，表明钉螺孳生与血吸虫病流行也需要生态控制，需要构建生态防护体系。

（3）人力资源：生产发展、生态良好与生活富裕都离不开人力资源，只有发达的人力资源才能促进先进文化、先进生产力的发展，并直接影响生产力的巨大进步，对生态良好、生产发展与生活富裕贡献明显，也是直接决定者。人是生产力进步的决定因素，并且和谐社会建设也是实现人的全面发展的过程。人力资源对疫区人民生产力的促进作用直接表现在生产发展、生态良好与生活富裕。

（4）市场服务：经济供应在良好的市场服务推动下，能直接满足人民安居乐业的社会需求，从而提高生存与生活质量，为人民完美与愉悦舒适提供基础条件。相反，一般性市场服务或蔽塞封闭的市场体系直接促成了人民生活的守旧与墨守成规，无法享受先进生产力带来的社会需求服务职能，同时也难以保证疫区规划建设实施。

（5）极端气候应对：生态经济社会复合生态系统面临着气候因素时间波动性的影响，有时甚至极为严重，尤其是农林牧副渔生产，这种应对一般是水利设施完善与抗旱救灾活动，并最终导致水利设施完善与农林牧副渔规模化、专业化与集约化，包括应对气候极端时间的水利条件。

（6）新材料品种：新材料如肥料、农林牧副渔基础设施创造；新品种，如农作物品种，林木新品种，尤其在抗逆性、高产性状品种等，都促成了生态系统管理目标的实现。

（7）激励政策：生态系统管理计划实施与目标实现，都离不开激励政策，符合科学发展观要求的生产模式、生活方式，符合抑螺防病的生产模式、生活方式受到鼓励，而背弃抑螺防病与科学发展观的生产模式、生活方式应被扬弃。疫区需要通过生态补偿来在林水矛盾形势下促成生态大发展，疫区生态系统结构优化与抑螺防病林体系建设，建设林业血防生态屏障。需要土地经营权搞活与管死，加强流转与集中，形成功能协调、突出优势的生态产业与生态保护模式。

(8)扶持资金：疫区需要在人居庭院林业建设、房屋排水设施、饮用水井、水窖、生态厕所建设上获得新农村建设资金的扶持；需要在水渠建设、舍舍通道路建设上获得资金扶持。

(9)新能源动力：疫区人民在可再生能源动力建设上作出贡献，如生物质能、燃气、生物柴油原料供应、生物酒精原料供应等，利用田地过度干扰来加强对钉螺孳生的防控，提高复种指数来增加新能源动力原料的生产，并建设绿色能源原料供应基地。同时，新能源动力，如电动车等在疫区新农村道路上方便快捷，节能减排。

(10)新设备制造：便捷生活能源设备制造与研发，如生物燃气炉，利用抑螺防病林管理、农业剩余物、薪炭林产物来作为薪材，直接使用产生燃气，用于生活能源；这种途径的新碳材利用直接促成了复杂传统生活能源利用的简便化，做饭烧水、方便快捷。

(11)和谐氛围营造：和谐安定的疫区社会环境，和平稳定的世界大环境都利于疫区生态系统管理，这种和谐安定的疫区发展环境离不开和平自主外交政策落实与和谐世界建设的稳步推进。

上述关键技术都促成了对疫区生态系统管理与科学包容性增长模式的落实，并且也构成了生态系统管理的支撑技术体系。表明现代生态系统管理不仅仅是生态发展，更重要的是经济发展与社会发展，并且是一个融合经济社会发展并以此为先的管理系统，并通过反馈与适应性调整管理来逐渐更加合理的促进疫区生态系统管理目标的实现。

第二节　山丘疫区抑螺防病林分类经营管理模式

山丘型疫区抑螺防病林类型及其经营管理模式是生态系统管理的基础。长江中下游滩地兴林抑螺各项技术与综合治理模式，如下湿田改造、抑螺防病林营建、农林复合等技术在四川山丘地区疫区实施造林工程得到了广泛的运用，并迎合农村生产与生活方式改善的需求，直接带动了山丘区产业结构调整与人民生活的改善，确保了林业血防技术的推广、普及与血防屏障的建设，并结合天保工程和退耕还林工程，促成了林业发展合力，有力地推动了疫区的林业生态建设、生态安全与生态文明，繁荣了抑螺防病林为主题的生态产业、推进了以血防屏障为核心的生态保护、普及了以生物防治为概念的兴林抑螺文化。林业血防工程实施以来，通过系统整合、提质增效与重点螺源造林，构建了完备的抑螺防病林体系，形成了满足多样化生态建设、产业发展与科研示范效果的建设模式；还因时因地制宜，结合四川疫区自然地理环境与生产生活方式，形成了小山小水小农耕背景下特有的抑螺防病林类型。这些类型与模式符合未来新兴产业发展方向，技术模式总结利于四川疫区林业血防事业的长足发展，利于提炼人民血防斗争中应用成功与具有可推广性的技术成果。

一、山丘区域抑螺林类型

长江中上游地区山丘型疫区为小水、小农耕自然环境与生产状况，即农业规模小、碎块多，江河小，数量大，生产与生活伴水而行。钉螺主要孳生在江边、河边、湖边、海边，渠边、沟边、塘边，还有坡坎浸水处，田边林缘洼地积水处(黄玲玲，2006；蒋俊明等，

2009)，可依照土地利用类型、钉螺孳生地类型与抑螺防病林功能来划分抑螺防病林类型(表13-1)。山丘地区缺乏长期水淹的大江大河的洪水流量，河漫滩面积小，其孳生地主要是季节性水淹的洼地、沟渠、河岸、沟系草丛等地，并且生境水分富集极为明显，山丘地区的抑螺防病林就形成了以生境水分改造为目标，形成替代群落。从调查可知，山丘地区抑螺防病林可划分为以下类型：

(一)沟边护坡固水林

沟溪边或凹坡裸地容易发育为草地，并在夏季降水作用下，能形成钉螺孳生地草丛。沟边栽植桉树、马尾松、枫杨、构树、花椒、杂交竹、梨树、枇杷、油橄榄等，控制水土流失，防止造成缓滩增加而造成孳生地增加，并沟边遮阴郁闭，直接减少热量，不利于钉螺发育从而阻断钉螺生活史。

(二)河岸护坡固水林

河岸存在季节性水淹，能保持较为稳定的水湿环境，但河岸带类型不同，水湿环境范围各异，一般而言，平坝河岸带较宽，河水影响范围较宽，而峡谷型则影响范围相对较小。河岸带缓冲坡水土流失能加剧河岸滩地形成，制造钉螺孳生地。在最大洪水位之上的缓冲带栽植抑螺防病林，如慈竹、花椒、枫杨、桤木、中华红叶杨、黄葛树、杨树等，防治水土流失，并发挥降水截留与耗水固水功能，直接改造钉螺孳生生境。在湿性地区，峡谷型陡岸上部也适宜栽植桉树、枫杨、桤木、杨树等树种，调节河岸带上缘缓冲区的水文状况，发挥护坡固水、抑螺防病功能。

(三)河滩固碳持水林

河滩长期处于最大洪水位以下，在旱季或雨季洪水未发生季节能形成杂草生长的环境。山丘地区河漫滩在海江、濛水河等河流极为发达，平坝地带河岸坡度平缓，水淹宽度较大。河漫滩受到季节性洪水频繁干扰，乔木不能发育，草地生物量明显低于乔木林(张旭东，2004)。河漫滩栽植杂交竹(仁寿椰江河)、枫杨(濛水河及其支流)、杨树(海江、濛水河)、桑树(安宁河)、石榴(安宁河)等经济林与用材林，直接提高了滩地固碳能力，并持水固水，降低地下水位，直接改造了钉螺孳生生境，降低了林下温度、光照，减少了草本，水淹存在钉螺输入，但无法独立完成生活史。

(四)田间护埂林

田间渠埂纵横，生境湿润，利于钉螺孳生。渠埂栽植杨树(青白江)、银桦(德昌)、慈竹(德昌)、柑橘(仁寿)、柚子(仁寿)等直接硬化渠埂，并且耗水遮阴形成局部干燥的环境，不利于钉螺孳生，结合抚育管理，可能破坏土表草本，干扰钉螺发育生活史，抑螺效果更好。

(五)路渠防护林

山丘型疫区道路总是与水渠伴随，伴随有道路水渠的抑螺林就构成路渠防护林，发挥道路防护、护渠固埂作用，其抑螺效果如护埂林相似。桉树、杨树、黄葛树、夹竹桃等该在路旁渠边钉螺孳生生境，替代钉螺孳生生境的植物，而形成替代性乔木群落。

(六)渠上护坡林

水渠上部坡地水土流失一则淹没水渠，二则形成浅滩，类似于河漫滩。水渠上方缓冲区构建德昌杉木、花椒、枫杨、桤木、柏木、柑橘、油桃等经济林、用材林，直接发挥水土保持功能，并护渠固坡，持水固碳，代替原有的坡地草丛群落(钉螺孳生生境或潜在生境)。

(七)塘上护坡林

鱼塘也容易受到上方缓冲区水土流失影响而造成明显的鱼塘淤积与钉螺孳生的浅滩形成。

鱼塘上部缓冲区配置麻竹、花椒经济林，直接发挥水土保持作用，提到耕地草本群落，固碳持水，抑螺防病。

（八）田埂护坡林

平坝或台地水稻田积水期较长，上缘耕地容易产生水土流失，汇集到田中形成积水浅滩，孳生钉螺。在该位置营建桉树林、柑橘－茶园、雷竹林，改造草地，发挥水土保持功能，抑螺防病。

（九）下湿田改造林

在一些河岸水田，除了受到河流地下水为影响外，还受到峡谷中地下泉眼的影响，直接向外冒水，但不在最大洪水位之下，谓之“烂包田”，即使频繁干扰下耕种，也是钉螺孳生的生境。进行下湿田改造，挖疏水沟，栽植猕猴桃、香椿、桑树、石榴、葡萄等，不但在生态位上替代原有钉螺孳生群落，还在经济上替代传统的经济产业，形成高效益抑螺防病的产业模式。

（十）庭院经济林

人居环境存在排水沟，并且屋旁缓冲坡开垦造成的降水截留功能减弱，从而汇集泥土如排水沟，形成浅滩，利于钉螺孳生，并且荒草坡也是钉螺孳生生境。在屋旁栽植经济林木，如核桃、梨树、枇杷、桃树、柑橘、柚子、石榴、慈竹等经济树种，除了改善径流外，还形成遮阴环境利于人居与抑螺防病，并具有经济效益，繁荣庭院经济。

长江中下游地区，包括湖北、湖南、江西、安徽和江苏5省，由于不合理的开发利用，造成大量的水土流失，形成了大面积的滩地（项艳等，1998；张旭东等，1995），都构成了钉螺孳生的生境。在长江中上游的四川山丘地区，小河流、小农耕自然地理与生产方式，钉螺的生态防控和抑螺防病林建设与下游滩地相比，存在明显的不同：一则山丘区洪水季节水淹的河漫滩较少，范围不宽，面积很小，洪水流量小；二则峡谷型河岸带较多，而钉螺孳生往往都是水土流失造成的水田、河岸、沟渠淤积滩地，可能水土流失防控与局部水文控制可能成为山丘型地区钉螺防控的主旨。

关于山丘地区抑螺防病林类型的划分，蒋俊明等（2009）提出了山丘地区7种抑螺防病林类型，即河渠抑螺林、坡地抑螺林、农田抑螺林和多功能抑螺林等。本文结合布局，提出了9种类型，即沟边护坡固水林、河岸护坡固水林、河滩固碳持水林、田间护埂林、路渠防护林、渠上护坡林、塘上护坡林、田埂护坡林、下湿田改造、庭院经济林等。蒋俊明等（2010）总结性提出了阻螺林、固螺林、滤螺林、驱螺林、杀螺林、控螺林等抑螺防病林的功能类型。基于局部地表水文调控，从不同布局入手，提出抑螺防病林类型是有科学依据的，并符合生产实际，也是与钉螺科学防治的基本要求相一致。依照防护林布局与结构配置，进行长江上游地区抑螺防病林类型划分，利于因地制宜建设血防林，并符合林业工作者的习惯，也在生态位替代、水分调控、水土流失控制上也有科学性，也与四川山丘地区独特的自然地理与生产方式相适应。

二、抑螺防病林减量特性

山丘区抑螺防病林生态位替代，发挥抑螺防病功能，主要通过改造钉螺生境，如实抑螺防病林对小气候影响，即林下气候不利于钉螺完成生活史，进而达到阻螺、固螺、滤螺、驱螺、杀螺、控螺的控制血吸虫病流行目的。

(一)减量特性测定

据测定，山丘区抑螺防病林林内气温为31.1567±1.9109℃，林外地表气温为32.5356±1.9348℃，相差1.38℃，浮动在0.2~3.1℃，成对样本分析表明二者差异极其显著(如表13-1所示)。林内光照为796.72±642.6667×10Lux，林外光照为1846.6111±395.5521×10Lux，二者差值为1049.89×10Lux(31-1847×10Lux)，统计检验表明差异达到极其显著水平(如表3所示)。林内湿度为49.5367±5.9427%，林外湿度为47.0178±6.1559%，二者差值为-2.52%(-12.2-3.54%)，差异不显著。林内土壤0-5cm温度为22.9978±3.1392℃，5~10cm温度为22.3656±2.3299℃；林外土壤0~5cm温度为30.4233±4.1498℃，5~10cm温度为27.6422±3.1552℃；0~5cm土壤温度差值为7.43(3~10.09℃)、5~10cm土壤温度差值为5.28(2.75~8.9)℃。分析表明，林内外气温、光照、土壤温度(0~5cm、5~10cm)都存在极显著差异，表明抑螺防病林具有减量效应，具有显著的降温功能。

林内光照要比林外低1049.89×10Lux，其本身热量差异、对水分蒸发的影响是极为显著的，林外温度高，湿度小是可以推算的。理性分析，林内蒸发少，水分通过蒸腾作用散失、树体内部持水，土壤现存水分含量应该低于林外草丛或耕地，地表呈现相对干燥的状态，其湿度应该小于林外。并且，光照强烈蒸发明显，空气湿度明显偏高，也可能受到气流或风力影响而湿度迅速降低，并不能保持高湿度。抑螺防病林可能有干燥功能，也可能有增湿功能，那种功能可能受到天气影响，例如阴天可能有干燥功能，而晴天可能有增湿功能。

抑螺防病林通过环境改造、生物间相克关系、天敌控制、生活方式改善等实现抑螺防病(彭镇华，2006)。环境改造明显基于森林对孳生生境的耗水能力、降水截留与光照截留能力，进而影响了地表积温、草本食物与干燥度，阻断了钉螺的生活史。通过瞬时测定山丘地区很多类型抑螺防病林的林内外光照温度湿度与土壤温度表明：林内外温度、光照、土壤温度差异极为明显，表明通过遮阴而降低林内热量，进而构建一个减量的地表环境。抑螺防病林的这个减量特性可能对于抑螺生境营造具有重要意义。长期以来，对抑螺防病林抑螺机理认识停留在食物、地表状况、水分等方面，对林分功能也从生物量上加以界定，对降温减量功能认识少。尽管测定出的减量降温功能仅有1.38℃的差异，但0~5cm土壤温度相差7.43(3~10.09)℃、5~10cm土壤温度差值为5.28(2.75~8.9)℃，表明林外地表的接触温度很高，而大气温度(1~3cm处，部分为胸高)骤然降低，地下温度相差达到5~7℃，抑螺防病林这种减量特性可见一斑。在河岸、沟系、渠埂、塘边、湖岸等建设郁闭林带，即使存在频繁的水文干扰，但出于郁闭或近似郁闭森林廊道的环保中，沟渠与沟系中积温不利于钉螺完成生活史，具有直接孽杀作用。需要重视这种抑螺防病林减量特性在解释河漫滩或河岸带缓冲区抑螺防病林抑螺防病的机理，即钉螺发育需要足够的积温，而抑螺防病林减量特性降低了生境的积温，钉螺因为积温限制而无法发育。

(二)减量特性的实践意义

从山丘区抑螺防病林类型、模式与减量特性来看，山丘地区抑螺防病林体系构建可能需要从小流域与区域出发，系统整合、合理布局、全面规划、提质增效，并始终依托山丘地区生产与生活方式优化，来迎合林业发展的战略步骤与宏观规划，把林业血防体系建设作为疫区林业发展的重头戏。山丘区林业血防体系构建需要坚持生态学与生态经济学原理，以防病灭螺为中心，以植树造林改善环境为手段，把灭螺防病为民除害放在首要位置，兼顾林业生产的经济效益，建立抑螺防病林防治体系、检测体系、研究体系、保障体系建设。针对钉螺孳生与生态过度破坏的根源性联系，从整体系统熵值调控入手，构建钉螺孳生生境的低温减量环境，引入替代钉螺生态位的乔木负熵体，注入高熵的高强度土地利用的山丘疫区，通过经济产业发展与生态保护来全面推进抑螺防病林体系建设，在疫区构建一个绿色高效的林业血防屏障，造福疫区人民。

三、山丘疫区农林复合经营模式

农牧的有机结合使动物将人类不能直接利用的农副产品转化为各种畜产品、生产肥料，产生比较复杂的能量流和物质流，这是农林结合所不能做到的。在山丘疫区，血吸虫病流行、钉螺种群爆发是跟生产与生活方式落后有关，是区域发展滞后的表现；大面积广种薄收，大面积水土流失地弃而不管，土地开发过度，生态安全失调、失序的恶果。在这种人口密度大的严峻形势下追求生态安全阈值度的满足与生态结构度的优化，必然在疫区社会经济与生态发展中造成混乱，甚至是得不偿失。只有结合经济社会发展实际的农林牧副渔复合系统生产方式优化可能才是疫区短期内发挥林业血防优势，以林为主，农林复合控制血吸虫病流行的科学途径与可行途径。不仅需追求生态结构度优化，来调控疫区的血防屏障，且需要把这一目标作为疫区长治久安的长远目标来追求，将生产方式优化作为短期目标来追求，是符合我国疫区阶段性发展实际的。

（一）适度优化生产方式的系统思维

优化疫区生产方式，其出发点是提高土地精耕细作程度，提高土地利用效率，用最少的土地生产最多的产品，对耕地相关水系及其附近钉螺孳生生境形成一定的干扰度，阻断钉螺的生活史。同时，调节用地类型，把适宜钉螺孳生的土地利用方式向林地、鱼塘、城镇用地转化，就能降低钉螺孳生的风险。坚持这种适度的生产方式优化策略利于协调疫区生态经济与社会发展，利于以人为本，利于妥善处理当前疫区发展中的经济社会与生态防治之间的矛盾。

长期林业血防实践依据钉螺是血吸虫的唯一中间寄主，把钉螺控制作为血防的科学途径与评价指标。山丘区需要把钉螺孳生的生态位替代为水文干扰一般的森林生态系统或者过度干扰的水生生态系统即可。在疫区，需要保持的生态系统只有这两种，前者是各种类型的抑螺防病林、各种功能的抑螺防病林，后者是水田、鱼塘、河流、水库、海、湖泊等。在这些生态系统边界，即水陆交错带、农林交互带，需要用抑螺防病林来发挥其阻螺、固螺、滤螺、驱螺、杀螺、控螺(蒋俊明等，2009)作用，禁止钉螺种群的扩散与传播。森林生态系统与水生生态系统直接限制了钉螺的就地繁殖与生活史完成，这样钉螺只能孳生在旱地生态系统水分充足的边缘地带，即农林间隙或交互带。山丘区旱地利用一般有两季或多季，频繁种植与除草、施肥等生产活动直接导致了钉螺生活史关键时期，如交配、产卵、卵发育、休眠等生活史活动受到干扰而阻断发育。这里提到的适度干扰、抑螺防病与钉螺孳生的适度干扰理论不同，前者是钉螺孳生的自然规律，适度干扰是依照钉螺孳生的度或规律，来适宜改造生境，进行生态位替代，促成钉螺生态位向森林或水体生态为转变。在农林间隙或交互带上，依照钉螺生活史环节，进行适度阻断，人为除草、松土、翻耕、播种等生产活动能直接促成钉螺消失。在区域尺度上，适度干扰生产方式优化思想是从生态经济社会复合生态系统及其维持系统优化上调整生态位，使其保持在钉螺不能孳生的森林、水体或复种指数提高(提高旱地间隙干扰强度而灭螺)。旱地生境在正常降水条件下，其水分条件和土壤特质决定了能够发育钉螺，但出于社会需求和经济生产的满足，需要从事旱地耕作，只能优化生产技术，提高干扰强度来灭螺。

适度的生产方式优化的核心是土地高效利用，基本途径是复合生态系统管理，无论是水生生态系统、旱地、水田，还是森林生态系统，都需要依照生态学规律、林业血防规律、科学发展观要求的进行生态、经济、社会间的协调与优化，都需要按照利于生态、利于经济、利于社会系统发展的方式进行管理。理论和实践现已证明：生态发展、经济发展与社会发展系统全面协调有序中突出问题都是一致的，包括林业血防事业，其解决的途径也是相似的。这是科学发展观自身理论性、集成性、普世性、概括性的使然，是人类社会系统运行规律的高度概括，是基于自然规律（世界观）基础上的生产方式优化的总准则。1950 年 Smith 著的《树木作物：永久的农业》一书被认为是第一部关于农林复合经营系统的专著。农林牧复合生态系统是一种传统而新兴的土地利用和经营方式，在解决农林用地矛盾、改善生态环境、提高自然资源利用效率等方面意义明显（顾凤岐，袁洪亮，2010）。滩地林业血防长期实践证明，农林复合系统是一种有效的土地利用模式，也是科学的综合治理模式，还是符合生态经济社会效益的综合统一的模式。

掌握了疫区复合生态系统适度优化的抑螺防病思想后，着力对生产或生活方式进行符合血吸虫病生态防治的设计，其中必然含有生产条件优化技术与生活方式优化技术，核心还是以林为主，农林复合经营，构建疫区人民风调雨顺的生态屏障、高效生产的经济屏障、愉悦生活的社会屏障，都是基于水系统（江、河、湖、海、渠、溪）抑螺防病林的森林廊道建设。在山丘区小山、小水、小农耕自然环境与生产模式背景下，构建的林业血防屏障将是林带、片林、规模化现代林业基地、林网、保护网络，在这样的前景下，农业、林业、牧业、副业与渔业都已经脱离了单纯行业的界限，逐渐构筑了以片林、林带为基础的农林复合模式。对农林复合解析贡献最大的一个概念是片林，片林诠释了庭院林业、残次林盘背景下的农林牧副渔生产区的复合特征，不局限于行间套种。山丘区在片林主导下的林粮间作、林油间作、林蔬间作发达，高复种指数提高旱地土壤干扰强度，消灭钉螺；林禽、林牧、林渔模式一则提高了林地利用效率，二则完善了交互带或交错带的营养系统，增加了钉螺的天敌或干扰地表，抑螺防病。据调研，山丘疫区最为普遍的是林禽模式，规模化设计良好的也是林禽模式，养鸡养鸭具有广泛的群众基础与历史经验。渔业在山丘疫区发展迅猛，从 1980 ~ 2008 年，总产值呈现上升趋势，渔业发展是山丘型疫封闭水系统高效利用的典范及发展方向；在区域尺度上，种植业、养殖业与加工业连为一体，实现了生产、加工与销售的连接，并通过加工销售拉动生产，社会需求满足成为抑螺防病生产方式优化和复合高效生产模式推行的驱动力。

（二）长江下游农林复合经营模式研究概况

对于农林复合经营模式的抑螺防病机理试验研究在长江下游滩地进行了多项研究。在疫区江苏，1992 年兴化县滩地进行不同农林复合经济模式及其效益分析（如林粮间作与林渔模式）。滩地农林复合系统被认为是幼林期血防林抑制钉螺的关键，并分析了农林复合系统抑螺效果的潜在因素（刘晓洪，2006）。研究也表明，滩地抑螺防病林在农林间作和土壤整理时抑螺效果及其明显（刘国华等，2008）。升金湖地区抑螺防病林经营的 20 个模式中“林 – 渔 – 禽”、“林 – 禽”两个复合经营模式，投资少，见效快，易推广，是比较成功的模式（安徽省林科院血防林课题组，2009）。彭镇华等（1994）研究了滩地农林复合生态系统建立及其效果，测试了复合系统与芦苇丛中的小气候特征，分析农林复合系统抑螺机理。

长江下游滩地也提出了多种抑螺防病的农林复合经营模式。如滩地治理中的林农模式、林农渔模式、林 – 农 – 牧 – 渔模式、林 – 农 – 加工模式、林 – 农 – 牧 – 渔 – 副模式（张旭东等，1995；项艳等，1998）；滩涂低湿地类型（湖沼型）：林 – 渔（ + 禽）模式；水（水稻田）改旱类型(血防部分称水网型)：高杆女贞、桂花－银杏、观赏白玉兰、广玉兰、桂花、杜英、杨树－小麦－玉米、杨树－油菜－棉花；低丘岗地类型(血防部门分类称山丘型)：用材林经营模式(泡桐、毛竹、湿地松、马尾松)、经济林复合经营模式(桂花－柑橘－茶叶、杨梅－柑橘－茶叶、梨－桂花－茶、银杏－梨－桂花－茶、银杏－桂花－油菜(萝卜)、板栗－茶)(安徽省林业科学研究院血防林课题组，2009)。

四、山丘疫区抑螺防病林管理模式

(一)经济林管理

疫区经济林建设在单一农业产业结构调整、林地利用与保护，以及水土流失控制上发挥了巨大的作用，并对血吸虫病流行控制与钉螺孳生生境改造发挥了积极作用，是林业血防体系建设产业替代的方式。站在产业立场上，探讨抑螺防病林建设与维持管理问题是科学的；并用高效的生态产业来节约土地，用生态产业的观点看待抑螺防病体系建设，符合“生态建设产业化”的思路；在区域科学发展战略优化开发格局基础上，通过社会统筹来反哺生态保护，也是符合“生态建设、保护社会化”的科学发展观理论，疫区抑螺防病系统维持与管理离不开经济林建设与产业化模式，以包容性增长本身赋予的生态补偿机制。

(1)浦江县林茶种植模式及其产业化效益：蒲江县各乡镇共种茶叶10万亩，从2006年开始推广林茶种植模式，经调研全县林茶种植模式有5000亩左右，主要有茶－柑橘、茶－巨桉、茶－桂花、茶－银杏、茶－马尾松、茶－山茶花－桂花、茶－梨、茶－樱桃、茶－海棠、茶－红千层－桂花、茶－农作物等(表13-1)。

(2)经果林产业：枇杷、柑橘、梨树、桑树、桃、李子、葡萄、猕猴桃、杏、西瓜、板栗、樱桃等经济水果，通过林间管理、林农间作与经济优势来达到抑螺防病目的(表13-1)。

(3)森林蔬菜：森林蔬菜，就是能食用的野生植物，如香椿、竹笋、黑木耳等，是洁净无公害的天然产物，而且营养丰富，具有较高的医疗保健作用。山珍历来被奉为高级宴席的佳肴。竹产业相当发达，有麻竹产业、雷竹产业、慈竹产业等，香椿也有零星栽培。还有一些蕨类植物幼芽可以食用。这些在疫区相当普遍，都是抑螺防病林自身经营活动的产物，或者生态系统管理的必要成分(表13-1)。

(4)桉树能源林与用材林模式：桉树具有速生丰产，并具有很强烈的化感作用，能直接促成钉螺的孽杀。桉树能源林可用作生活能源、生物制碳、生物制气、桉叶油提取等，还能用作木材生产纸浆与木材。桉树在蒲江、中江、罗江、德阳、仁寿、芦山等县市均有较大规模。在凉山彝族自治州桉树产业极为发达，规模相当大，并在安宁河谷低山丘陵坡面广泛分布。此外，桉树还在河岸林、护渠林、护路林、庭院林业中广泛分布，不但发挥了抑螺防病功能，还培育了生物能源产业与用材林模式(表13-1)。

(二)防护型森林管理

针对钉螺孳生特性，在一些非重点孳生地带也容易因为毁林水土流失而造成钉螺孳生生境的形成，这种间接促成的钉螺孳生生境形成因子也需要在抑螺防病林体系中考虑。从一个小流域而言，抑螺防病林实际上是水资源的高效利用与抑螺防病林的空间配置问题；是一个水土流失控制与立体灭螺的问题，或长期生态防控，抑制钉螺孳生的问题。在疫区典型防护型抑螺防病林构建模式较为统一，即山顶或丘顶水源涵养林、山腰经果林水土保持、山脚人居庭院林业、坝地水田或耕地；在河流沟渠存在时还有固岸护埂林，中心城市还存在景观美学模式。这种典型模式反映水文学规律，是小流域尺度上综合高效复合生态系统优化的基本模式。

在四川川中山地丘陵区，柏木林分布在上部，夹杂有少量的桤木林、马尾松林，而中部为花椒、麻竹、人居、下部为水稻田、或玉米地，形成了天然群落固持水土，经济林经营管理营造抑制钉螺孳生条件，在慈竹河岸和沟渠，有杨树护埂护岸林。在凉山彝族自治州，有云南松分布在山体上部，而中部为桉树林、枇杷林、油橄榄、核桃林、桑树林、桃树、李子等，下部为水稻田、农耕地，水边、渠边有桉树林、慈竹、银桦、夹竹桃、杨树林等，构建了立体的抑螺防病体系(表 13-1)。

(三)疫区两大功能保护区完善与管理

长江上游疫区主要集中在邛崃、大邑县、浦江县、沙湾区、夹江县、东坡区、仁寿县、彭山县、洪雅县、丹棱县、芦山县、西昌市、德昌县、普格县、昭觉县、涪城、旌阳区、安县、广汉市、罗江县、中江县、天全县、绵阳高新开发区等 23 个县市。据国家环保部公布的四川省自然保护区名录，疫区自然保护区数量为 15 个，平均面积为 23195. 87hm^2，平均每个县 1 ~2 个，总体 1. 5 个/县。非疫区自然保护区数量 151 个，平均面积 56814. 36hm^2，共分布于 85 个县市，平均每个县 1 ~4 个，总体 1. 776 个/县(表 13-1)。显然，疫区自然保护数量相差不大，但单个自然保护区面积小得多，表明疫区生态环境破坏较为明显，规模化森林面积不大，且很少。疫区仅有自然保护区，生态功能保护区，实际上疫区生态功能很脆弱，缺乏强大的生态防护系统。

表 13-1　四川省疫区自然保护区名录及其基本概况

序号	保护区名称	行政区域	面积(hm^2)	主要保护对象	类型	级别	始建时间	主管部门
川 02	黑水河	大邑县	31790	大熊猫及森林生态系统	野生动物	省级	19930601	林业
川 03	蒲江白鹭	蒲江县	500	白鹭及其栖息地环境	野生动物	县级	20020128	林业
川 20	九顶山	绵竹市	63700	大熊猫等珍稀动物	野生动物	省级	19990101	林业
川 23	片口	北川羌族自治县	82930	大熊猫、金丝猴、森林生态系统	野生动物	省级	19940501	林业
川 24	小寨子沟	北川羌族自治县	44391	大熊猫、扭角羚及森林生态系统	野生动物	省级	19940501	林业
川 57	羊子岭	雅安市雨城区	6336	珙桐、红豆杉等野生植物	野生植物	市级	20030101	林业
川 58	周公河	雅安市雨城区	419	水生野生动物	野生动物	省级	19990501	农业
川 61	喇叭河	天全县	23437	大熊猫、扭角羚等珍稀动物	野生动物	省级	19630101	林业
川 62	天全河珍稀鱼类	天全县	13241	水生野生动物	野生动物	省级	20000101	水利
川 73	黑水寺	简阳市	300	水域生态系统	内陆湿地	县级	20031001	环保
川 74	龙泉湖	简阳市	552	水域生态系统	内陆湿地	省级	19980901	环保
川 151	螺髻山	西昌市	20912	白唇鹿、高山草原及其生态系统	野生动物	省级	19860101	农业
川 21	千佛山	安县	17710	大熊猫、川金丝猴、扭角羚及其生境	野生动物	省级	19930401	林业
川 22	天台山	安县	5230	海绵生物礁遗迹	古生物遗迹	省级	19990701	环保
川 48	瓦屋山	洪雅县	36490	大熊猫、川金丝猴、扭角羚等珍稀动物	野生动物	省级	19931201	林业

两大功能保护区需要加强管理，禁止人为采集、人为砍伐、人为耕种、人为种养、人为放火、人为放牧等，直接保持保护区自然状态，促进河岸、沟系生态系统恢复，并保持自然顶级群落状态。据分析，在自然恢复状态下，河岸与沟系两侧植被郁闭，河岸保持低温，并且草本群落很难发育，不利于钉螺孳生。在自然干扰下，能产生破坏生境，打破原有顶级群落的水热格局而适宜钉螺孳生，但钉螺缺乏传播而丧失孳生可能。在严格保护状态下，血吸虫缺乏足够大规模数量的钉螺完成生活史而逐渐绝灭。自然保护区保护利于培养野生水生动物，如水禽，能觅食钉螺，并导致血吸虫传播失序而控制疫病传播。彭先生和本材料都详细认定血吸虫传播都与生态破坏与失衡有关，而保护保育与封禁利于生态平衡的恢复，利于抑螺防病。

五、疫区特殊的生态系统管理措施

(一)传染源控制

血吸虫病是一种寄生性病，它的生长和繁殖过程必须在钉螺和哺乳动物体内完成，其传染途径包括水源、哺乳的粪便传播和扩散。因此切断或阻断这些带病动物进入或减少接疫水的几率是近年控制血吸虫病流行的一条重要措施，重点是对耕牛的管理。据国务院办公厅关于进一步做好血吸虫病传染源控制工作的通知(国办发明电〔2007〕44 号)对传染源控制提出了四点要求：

1. 全面实施有螺地带禁牧措施

地方各级人民政府和有关部门要明确责任，安排必要经费认真抓好有螺地带禁牧工作，加强禁牧监督。县、乡两级人民政府要制定实施禁牧的管理办法和具体方案，抓紧组织实施。县级卫生主管部门要会同有关部门划定有螺地带，并由县级人民政府批准、公布，乡级人民政府负责有螺地带警示标志的设立和维护。要对靠近村庄和人畜活动频繁的有螺洲滩设立禁牧铁丝网等必要的隔离设施，或安排专人看管。对在有螺地带放牧的家畜，禁牧监管人员可予暂扣，并由动物防疫监督机构进行强制检疫。今年秋季有螺洲滩退水以后，血吸虫病一、二类流行村应率先实行有螺洲滩禁牧，2008 年全面推开。

2. 进一步落实人畜粪便管理措施

要大力推进建沼气池、改厕、改厨、改圈(以下简称一建三改)和建无害化卫生厕所等项目的实施，切实改善农村卫生环境，有效控制血吸虫病和其他肠道传染病的传播。按照农村改厕和沼气池建设项目相结合安排的原则，确保改厕、沼气池建设项目优先、集中落实到血吸虫病一、二类流行村。要在沿江沿湖船舶停靠地修建无害化卫生厕所，加快推行在渔船和水上运输工具上安装使用粪便收集容器并集中进行无害化处理，切实加强水上流动人群的粪便管理。到今年底争取完成中央已经下达的 100 万户无害化卫生厕所建设任务，2008 年完成 78 万户一建三改建设任务。农业部门要加大对以耕牛为主的家畜查治病力度，最大限度减少病畜粪便对环境的污染。

3. 倡导“以机代牛”

要加大“以机代牛”工程实施力度，加快推进疫区农业机械化，切断血吸虫病传播途径。传染源控制在我国的广大疫区这两种办法取得了很好的效果。湖南洞庭湖区防止牛的感染和传播，主要有：一是围栏封洲，重点对对洲滩易感地带实行围栏隔离，采取植树、植芦、垦复种植、湿地保护等措施，既开发了湖洲，发展了农村经济，保护了环境，又有效地阻止了牛羊进入垸外洲滩，消除了家畜粪便对洲滩的污染，为湖区有效控制血吸虫病传染源找到了一条新途径；二是牛羊养殖由湖洲敞放向建安全牧场定点圈养转变。由于洞庭湖区垸外牧草丰茂，沿湖居民形成了在垸外洲滩放养牛羊的习惯，牛羊粪便成为洞庭湖区血吸虫病的主要传染源之一。为此，有的地方政府采取建安全牧场、实行定点圈养等办法，加强对湖洲敞放牛羊的规范化管理，严格控制传染源，有效解决了垸外洲滩牛羊的养殖与血防工作的矛盾。君山区于2006年在长江村堤外长江洲滩开展建立安全牧场试点。牧场面积2179亩，放牧牛约400余头。安全牧场建设采取灭螺、滩地平整、围栏、建立家畜进入通道，钉螺密度显著下降，近年已查不到感染性钉螺。牛血吸虫病感染率下降29.21%。2005年，安乡县黄家台等44个村在卫生部的支持下，实行封洲禁牧，禁止牛羊养殖，控制传染源试点。3年共宰杀牛羊5345头，每宰杀1头牛，国家补偿800元。试点3年居民血吸虫感染率下降87.32%。洲滩感染性钉螺密度明显下降；江西进贤县通过实施以机代牛、封洲禁牧、改水改厕、建沼气池等控制人畜传染源的措施，加强了人畜粪便的管理，仅仅一年的时间，试点区草洲感染性钉螺密度呈明显的下降趋势。2006年3月，草洲感染性钉螺密度从0.04只/0.1下降到0.01只/0.1，下降幅度达75.84%；2007年4月查螺结果，实施封洲禁牧的2块草洲只查到1只阳性钉螺，感染性钉螺密度下降到0.0011只/0.1，水体感染性监测结果显示，哨鼠感染率由79.31%下降至2.22%，下降幅度达97.2%，水体危险性显著降低；哨鼠感染血吸虫数量由15.38只/鼠下降到0.24只/鼠，下降了98.4%。四川省彭山县2006年彭山县政府提出了创建“无耕牛县”的口号，制定并下发了《彭山县创建“无耕牛县”工作方案》，2006年全县13个乡镇淘汰3694头耕牛，购置耕整机571台套，根据2006年年底县级考核验收结果，全县耕牛处置工作完成率达到97.6%。

（二）环境卫生控制

根据调查结果显示：农村住宅环境地块、沟边钉螺分布数量较多，这与其生活习性有关，在我国疫区的农村住宅环境状况普遍较差，因农村的家畜（猫、狗），家禽（鸡、鸭）放养，其粪便集中于屋前屋后，人畜粪便乱流，生活垃圾乱扔，排水沟、排洪沟淤泥堵堵塞，多有积水，这为钉螺孳生提供了适生条件，因其是人畜活动最频繁的地区，使感染血吸虫病的几率最大，生活习惯的改变和卫生清理对控制该传染病有着重要的作用。如四川省普格县特兹乡是典型的高山峡谷型血吸虫病流行区，海拔在1800～2500m，2005年人群感染率为14%，耕牛感染率为8.78%，钉螺面积35.2万m^2，钉螺感染率很高。全乡牲畜存栏数8121头（只），均以散养为主。由于特兹乡是一个以彝族群众为主的民族自治乡，地处偏远，经济落后，许多农户甚至仍处在人畜混居的状况。自2005年开始，国务院血防办在特兹乡开展了以传染源控制为主的综合防治试点，重点扶持彝族群众改建畜圈和厕所，划出安全牧场实行定点放牧，修建储粪池收集处理家畜粪便。为了改变群众不愿意上厕所的陋习，县、乡干部和血防人员带头组织人使用厕所。到2006年年底，示范村已经修建了128个畜圈和厕所，建储粪池15个，对村民进行走访调查的结果显示，村民对厕所的接受程度显著提高，人畜混居的状况得到明显改善，千年陋习得到了彻底改变。

（三）天敌控制

生物控制措施在生态控制中是最重要的措施之一。森林植物—有害生物—天敌的互作机制是生物控制措施的依据。生物控制措施包括利用生物（源）农药、生物肥料、天敌昆虫和有害生物病原微生物等。1990年发现钉螺的天敌——相貌平平的灰斑鸻。它属于鸟纲鸻形目，是一种小型涉禽，和其他鸻形目鸟类，具有长足、短尾、尖翼的特点。经解剖表明灰斑鸻胃中钉螺数量最多可达90余只，平均也有50只。以鄱阳湖区3月份的密度推算，五六万只灰斑鸻至少能吞食二三百万只钉螺。这个庞大的数字，对于血吸虫病的防治，无疑具有重大的科学意义。灰斑鸻会不会也患血吸虫病呢？这是个有趣的问题。研究表明，灰斑鸻鸻及所有鸟类都不会感染血吸虫病。吞食的钉螺在鸟胃内很快被磨碎螺壳，螺体也被消化，而且排出的粪便绝不会有活的血吸虫，因而灰斑鸻真可谓是"瘟神的克星"。灰斑鸻不仅是消灭血吸虫的功臣，还是消灭农田害虫，促进农业生产的益鸟。因此，应切实保护鸟类及其栖息地，让更多的灰斑鸻驻足疫区，以鸟治虫，达到长期有效控制血吸虫病的目的。值得注意的是土壤生物区系是森林抵御病虫灾害的有效保障，植物根系有益微生物生态环境优化和组合正在被阐明。以菌根为主体的森林植物土壤微生态研究表明，菌根和林木根际微生态环境的优化在森林健康和生态系统稳定中发挥着不可忽视的作用。尽管森林生态系统中导入控制生物后可能会有宿存时间和流行动态及其稳定性和持续性，对当地种群的替代、遗传重组及基因交流，对立地因子的影响等问题存在，但仍比化学控制具有更多的优点。

（四）水源传播控制

包括河道，灌溉渠、排水沟等，河道、灌溉渠区域钉螺区域扩散的主要途径，也是影响流域治理成果稳定性的重要因素。

水源传播控制主要表现在有条件时水渠结构设计，如中层取水与沉螺池抑制运输；水泥硬化抑制孳生；还有生物措施，如湿地植物栽植滤螺、天敌养殖灭螺、生物措施护埂护岸抑螺、生产除草抑螺等。这些模式在山丘区与凉山彝族自治区都广泛存在。

（五）应急调控措施

在森林经营的一个时代中，理论上来讲对森林生态系统的发展演替等过程是可以预测和调控的，但是由于人们对生态系统认识的不完备性以及生态系统环境因子、生物因子的复杂性，往往产生一些不可预见的有害生物灾害，在这种情况下有必要建立一种快速的应急反应机制，组装相应的应急调控措施，这是森林有害生物灾害预防的重要组成部分。应急的调控措施应该在预警、预报、监测等基础上，以检疫、环境协调性农药控制为主的同时兼用低毒高效化学农药。这些措施既快速又高效，但在使用前必须有试验性或可行性的分析，以确保措施的安全与可靠。

（六）物理控制

主要指机械灭螺，论述在消灭钉镙过程中的重要性，即在过程中那一阶段发挥的作用。

（七）药物灭螺

药剂灭螺，论述在消灭钉镙过程中的重要性，即在过程中那一阶段发挥的作用。森林有害生物生态控制的内涵是，从森林生态系统整体功能出发，在充分了解森林生态系统结构、功能和演替规律及森林生态系统与周围环境、周围生物和非生物因素的关系前提下，充分掌握各种益、害生物种群的发生消长规律，全面考虑各项措施的控制效果、相互关系、连锁反应及对林木生长发育的影响。通过调控森林生态系统组成、结构并辅以生理生化过程的调控包括物流、能流、信息流等，有利于有益生物的生长发育并控制有害生物的生长发育，以实现森林生态系统高生产力、高生态效益及持续控制有害生物和保持生态系统平衡的目标。总的要求是安全、有利、可持续。采用的具体措施主要是生物防治（施用生物有机体及其产品），抗性品种栽培，有害生物动态监测，防治措施与营林措施的协调一致；综合使用包括有害生物防治措施在内的各种生态调控手段，尽可能地减少化肥、农药等的使用。实施过程包括系统分析（包括风险分析）、综合、优化、设计和实施等几个阶段。在实施过程中重要的是将有害生物防治与其他森林培育措施融为一体，将有害生物防治贯穿于森林培育的各个环节，组装成切实可行的生态工程技术体系，对森林生态系统及其寄主—有害生物—天敌关系进行合理的调节和控制，变对抗为利用，变控制为调节，化害为利，以充分发挥系统内各种生物资源的有益功能。森林有害生物生态控制是利用寄主与有害生物、寄主与天敌、寄主与生态环境、有害生物与天敌、有害生物与环境间复杂的网络关系，来实现对有害生物的控制与管理，而不是直接采用广谱性化学物杀灭有害生物。生态控制实践的核心问题是实现对森林生物灾害发生的生态环境及其相关生物的合理或最优利用和最适调控，以实现生态系统高生产力和生态化的目标。在理论上是自然控制论的具体工程技术问题。

六、山丘疫区生态系统管理的社会机制

山丘疫区生态系统管理需要组织机构，结合政府部门决策、行政与科技支撑，以及土地经营者生产方式优化及其实践落实，需要社会调控机制。并且疫区生态系统管理都基于血吸虫病流行控制、生态发展推进与复合生态系统协调优化运转，以生态屏障与血防屏障为核心，需要考虑生态补偿推进生态建设与社会组织协调来推进血防建设。第一是生态补偿措施；第二是社会组织协调机构，这两个问题是驱动疫区生态经济社会复合系统运行的基本机制。单纯依靠行政命令而不结合社会运行规律与发展规律来制定生态系统管理体制是不长久的。

(一)林业血防的地位

现代林业血防是以科学发展观为指导，坚持林业以人为本，全面、协调与可持续发展的基本要求，并以现代化防治技术为依托的林业有害生物防治(宋玉双，2010)。血吸虫病就属于一类人畜共患病，能感染人类和多种哺乳动物，也是危害人类的寄生虫病之一。据世界卫生组织统计，全球受血吸虫病威胁的人口高达 5.6×10^8，而在我国就有近 2×10^8 人受到威胁，造成了巨大的生命财产安全损失(彭镇华，2001)。钉螺是对人类身心健康有害的生物，林业血防具有生物与生态防治双重内涵。植物害虫生物防治是植物保护学的重要分支学科，是指利用生物或生物代谢产物来控制农业害虫的理论与技术体系(叶恭银，2010)。林业有害生物的可持续治理是从森林生态系统的整体功能出发，在充分了解森林生态系统结构与功能的基础上，综合使用各种生态调控手段，通过综合、优化，将多种防治措施融为一体，对森林生态系统及其森林植物－有害生物－天敌关系进行合理调节，变对抗为利用，变控制为调节，充分调动系统内各种生物因子的作用(宋玉双，2010)。掌握害虫孳生规律，掌握生存适应度，并适度调控，紧密结合经济社会效益，紧密结合生产与生活方式，就能在疫区人民生产与生活方式优化的科学发展进程中逐渐消灭害虫，确保人畜粮油安全。抑螺防病已经成为疫区生态防护林解决的主要矛盾，是疫区血吸虫病流行控制的长效措施，抑螺防病林也成为防护林的一个新林种，并且是富有实效的生物防治手段(彭镇华，江泽慧，1995)。运用适度思想提炼的血吸虫疫区生产技术模式与生活方式优化策略是人类社会发展长期经验的积累和总结，也是人类终将战胜自然灾害，构建山丘区林业血防屏障，并获得人与自然和谐的可行途径。

(二)抑螺防病林建设的生态补偿措施

疫区林业血防体系建设已经完成了重点钉螺繁生区改造工程，已经兴建了大面积的抑螺防病林，并且由国家全面出资。林业血防安全体系一经铺开，需要动员各类土地经营者，进行群防群治，对经营性经济利益损失者需要用生态补偿制度来推进。对国家所有土地全部进行封山育林，禁止任何形式的人为活动干扰，并与就近的自然保护区连接，纳入自然保护区，进行统一管理。对农户和其他形式经营的土地，愿意放弃土地，享受城市居民最低生活保障

的人群，国家发放生态补贴或补偿金，购买土地经营权，直接纳入自然保护区，集中管理。对于一些没有放弃土地经营权的农户，需要依照国家水土保持法、森林法、林业血防规划、血吸虫防治规划、林地保护和利用条例等来从事相关的生产与生活活动，并享受补偿金，一则分享全民共建成果；二则补偿生态建设造成的用地损失。主要完成以下基本的林业、农业、牧业和渔业生产活动，以及生活方式改良：

(1)坡度大于25℃时，全部退耕，栽植水源涵养林、水土保持林，或者改为台地，平地经营，栽植经济树种，如水果、木本油料、森林蔬菜等。小流域尺度上降低地表水总量，确保冬夏水分均衡。

(2)土壤厚度低于30cm土地，无论坡度大小都需要退耕，栽植水源涵养林、水土保持林，或者栽植经济树种；也可以进行土壤加厚和土地整理，再进行农业种植。确保农业高产稳产，而避免水土流失造成的河流淤积孳生钉螺。

(3)庭院林业规模扩大，从单纯院落拓展到与村道、乡道或舍道相连接，并对路旁、田旁、物旁、水旁等进行经济树种为主体的绿化，主要栽植竹类、珍贵用材、珍稀濒危植物、果树、花卉等，并且可林下种植蔬菜。改造庭院洼地，抑制钉螺孳生。

(4)采光狭小、积水蓄水旺盛的深裂峡谷，放弃农业耕种，栽植大乔木，可进行林下间作，或者饲养禽类，作为替代产业；或系统兴建水源涵养林和水土保持林，峡谷下部修建鱼塘，发展活水养鱼业。鱼塘长期水淹，能抑制钉螺孳生。

(5)对采光良好的缓平坡，可考虑开展土地整理，扩大现有农业规模，兴建适宜宽度的道路并与水渠相连接，并东西向沿水渠栽植防护林，以经济树种优先，高位栽植灌木，低位栽植乔木。砖石可用空心砖、水泥板等铺设田间道路、舍间道路，不主张用水泥硬化。规模化农业减少沟渠数量，克服传统农业用地规模小、沟渠多、钉螺难治的弊端。

(6)庭院内部排水沟都搞成暗沟，用水泥板铺设，保持地面平整，并兴建与生态厕所相连接的集水塘，把庭院所有水流全部集中在池塘中，形成三格式厕所的第四格；积水池塘留出口，并上部封闭，种植经济林、蔬菜等，可保证冬季用水。消除房前屋后钉螺孳生生境。

(7)农业耕作保证冬夏季连作，提高复种指数，不能耕作冬季闲置，水田夏季种植水稻，冬季种植油菜；旱地夏季种植番薯、花生，冬季种植油菜、蔬菜。提高复种指数，能提高田地和田埂、渠埂干扰指数，干扰钉螺生活史，消灭钉螺。

(8)农户自行养殖生猪、鸡鸭等满足自身需求，并可进行销售，且生猪需要粪便回归生态厕所，而养鸡需要圈地林下养殖，并保持水土，适当养竹，并获得较高效益；养殖鸭子需要在雨季进行，河流、大型水渠、积水池塘、水稻田都可以，确保关键地带钉螺种群灭绝，起到过滤、阻断作用。补充钉螺天敌，消灭钉螺，加强开放系统的阻隔环节。

(9)河岸带尽可能避免人为活动，不能在河岸垦殖土地，即使垦殖了也需要留1~2排林木宽度的隔离带，并确保河岸带保持自然形态，这一点至关重要。自然河岸带钉螺孳生机会小而人为干扰河岸带则孳生生境多。

(10)疫区鼓励使用生物质能和清洁能源，多使用电力，少使用煤炭，用薪材做饭或者生物燃气炉，并以此带动对抑螺防病林的管理，利用森林管理剩余物作为生活能源。适当发展农林复合，提高林地利用效率。

以上活动需要借助生态补偿制度来推进，结合新农村建设来带动建设，并遵循循序渐进的原则，在计划日程内逐渐完成，按照预定计划完成我国疫区林业血防生态安全体系建设。只有全民动手、系统规划、分类布置，才能获得林业血防生态安全建设的最终成效，本着对疫区人民高度负责的精神，互帮互助，自己家园自己建，通过疫区人民的艰苦努力来达到血吸虫病禁止流行的目的，并为疫区的山清水秀、安居乐业奠定坚实的基础。

（三）山丘区林业血防的组织群体

血防区生态系统管理需要实现生态保护、生态产业和生态文化的发展目标需要众多群体的参与，完成经营者在实践过程中享受到完备的政策服务、科技服务和市场服务。

在血防区，生态系统管理活动需要血防医学群体参与，需要农林水利卫生部门的综合协调、分工协作（表 13-2）。

表 13-2　血防区生态系统管理活动参与者群体

名称	一般性地区	血防区
中介机构	林副产品公司和协会	林副产品公司或协会或合作经济组织或合作社
经营者	农民、林场与保护区	农民、林场与保护区
保护人员	自然保护区和保护处	自然保护区和保护处
科学家	科研院所的教授、院士	血防、医学部门、水利部门、农业部门科研院所的教授和院士
科技人员	省级、县级和乡镇林业科技人员	林业、卫生、农业、水利等部门的科技人员
政府	省级、县级和乡镇林业部门	省级、县级和乡镇部门林业、卫生、水利、卫生部门和农业部门

在实践中，往往是科学家运用科学研究成果来解决生产实践问题，对血吸虫病生态防治的来龙去脉有权威性认识，对政府提出的要求在理论和技术方面的论证，并依据实践需要开展试验示范活动，并依据实践效果开展推广、总结和再提高工作。在此过程中，科学家依照政府要求进行科技知识普及，主要对象是省级和国家级教授为县市与乡镇林业、农业、卫生、水利部门政府和科技人员讲授普及，而各行业科技人员通过下乡调研与指导时认真传播有关血吸虫病生态防治的有关理论、实践思路，来提高农民的认识，增加生态文明意识。在具体措施推广时，依照经营权来确定参与建设的群体，国家拥有经营权时，责任归保护区；而私人拥有经营权时，建设责任归林场和家庭。在没有利益驱动时，需要国家出资，或者具有短期经营利益时，利益归土地经营者本人。血防区，土地经营者必须要遵循血防技术标准，其次遵循政府部门关于土地经营的相关法律法规。依托抑螺防病林经营培育的生态产业建设中，需要土地经营者与林副产品公司或协会沟通，发挥其市场服务职能，推动抑螺防病林林地资产向资本转化，发挥其满足市场需求和自身持续健康发展的需要。充分依托多行业参与的优势，来提高山丘区土地经营者实施生态系统管理活动的水平，并提高生态文明素养，为区域性灭螺提供一切可能的服务。

血防是一个多学科交叉的研究领域，涉及生态学、生物学、社会学、经济学、管理学等，在血防实践中也是一个农、林、水、卫等行业同心协力的综合工程。而从参与者群体而言，山丘区血防区生态系统管理活动明显不同，比较复杂，其管理活动难度较大。但从治本的角度来讲，建设生态环境、维护生态平衡是根本之策，而山丘区为农林牧副渔业生产区，在生态系统完整性构建上难度很大，但必须满足生态系统的健康和可持续性发展的要求，而不能与山区高原自然保护区完备的种群分布格局和生态系统营养结构相比。尤其在山丘区血防区，抑螺防病林的技术要求较高，管护活动频繁（栽植和砍伐），基本上成为人与自然和谐相处的以生态产业为主体的地区，生态保护集中在抑螺防病林体系上。但从文化素养上说，生态文化的重任极为艰巨也极为明显，抑螺防病自身就是生态文化的典型例子。在人类改造客观世界的同时，人类自身利用自然生态系统蕴含的精髓作为安居乐业的思想武器，这也是人类文明发展的一个基本特点——师法自然。生态文化自身对人类生产与生活方式的影响是极为深远的，从自然科学、社会科学，乃至到哲学，而科学发展观自身则是在哲学层次上指导生态保护、生态产业与生态文化为核心的生态系统管理实践应用与措施的方法论。山丘区兴林抑螺自身是人民对抗自然环境疾病的一种技术措施，也是生态恢复而补偿或缓解人类活动干扰负效应、而恢复生态平衡的一种思维。抑螺防病林自身就是生态环境建设与保护的问题，在山丘区抑螺防病林管理也是生态系统管理的核心内容，自身承载了生态保护、生态产业与生态文化的功能，也是林业持续健康发展的推进剂，而实质上对传统生态系统管理提出了更高的技术要求，对生态系统管理存在显著的影响。

(四)山丘疫区血防的组织协调问题

现代林业防护体系本身也赋予疫区血防在生态防护中的突出地位，林业在血防中地位日益突出，这使得林业血防必然在生态系统管理中唱主角而不是配角。但基于血防问题是一个卫生部门的问题，基本疫情只有卫生部门才有专业技术，领导带动与组织协调需要以卫生部门为主导。基于山丘疫区综合治理与生态经济复合生态系统运营时需要一个科学的单位与组织协调，一定意义上说，林业技术或林业方面的职能部门充当了主角并发挥主导作用。这一复合系统运行时涉及行业众多，必然牵涉政府主管部门，甚至是党委。在疫区血防屏障建设起来以来，血吸虫病流行问题只是一个局部问题，而不是全局问题，加之有效可靠的检测体系，卫生部门经常汇报，政府主管部门动员，其他各部门参与分工协作，共同应对疫区血防突发问题，保障生态系统管理的高效有序进行。山丘疫区以血防为核心的生态系统管理的组织协调如下图所示。新时期，疫区生态系统需要依照科学的土地利用与调控模式来推进，并始终坚持生态优先、血防优先的原则，始终坚持生态、血防屏障建设与经济社会发展相协调的原则，始终坚持把小流域作为综合治理基本单位的原则，始终坚持社会需求拉动与约束的原则，努力把党委、政府主管、主抓与卫生部门协管、其余各部门分工协作的格局搞起来，依托乡镇村及合作社的社会需求与经济生产组织协调，与县级以及上合作社社会需求、供应组织协调，确保疫区土地经营者根本利益确保的同时，运用血防技术，保障血防规划的落实。在山丘型疫区，生态经济社会复合生态系统管理运行与驱动本身反映了科学发展观的基本原理与低碳减量循环的基本模式。

第三节 参与式林业与血防林管理

一、参与式林业

以森林生态系统为主体对象的林业不仅是一门自然科学，还是一门社会科学。除了一些自然科学知识的创新以外，林业的发展还需要对人文社会因素作细致的规划和考虑，并作深入研究。正如关敏秀教授所指出的那样：对森林生态系统的自然功能和反映的理解，不足以从理论上支持森林的生态系统经营；即使具备了足够的生态系统知识，还是不能解决问题，因为社会、政治、经济和法律的因素对实施森林生态系统经营有足够的影响。面对问题和现实，科学家意识到了传统的林学要与社会科学相结合，把考虑社区居民的生产和生活需要作为林业发展战略的出发点。

印度曾经是世界上森林资源比较丰富的国家之一。但由于森林资源减少的迫切形势使得印度探索新的林业发展方式。1968 年，印度林学家威士托比首次提出了社会林业的概念，并从 1978 年的第 8 届世界林业大会上得到了确认。所谓的社会林业就是当地人组织起来，直接

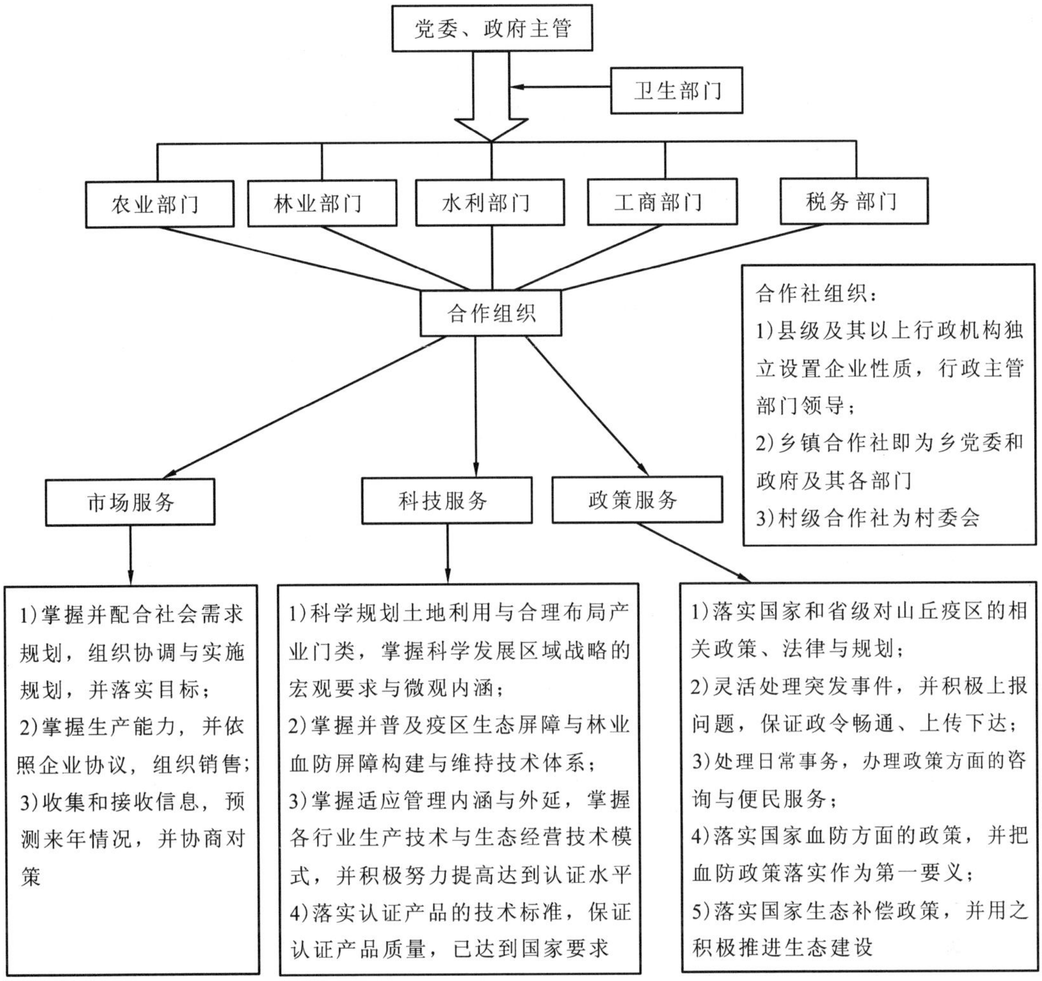

图 13-2 山丘型疫区林业血防组织管理系统

参与林业活动的规划、执行和管理过程，并从中获得利益。社会林业突出了当地群众的主体性与广泛参与性，林业活动要满足乡村发展和群众生产生活需求，要紧密结合群众的切身利益。到目前为止，印度的社会林业发展非常迅速，成为国家林业发展战略的重要组成部分和实现林业可持续发展、实施森林生态系统管理的重要途径。

社会林业就是参与式林业，目前相关内容的提法还有多种，如社区林业、农业林业、森林合作管理、参与式森林管理等，就是把参与式理论用到森林资源管理中的林业发展体系。“参与式”是由国家发展组织发展出的一种研究技术，其先进性在于引进人类学和人种学，注重了人的因素。参与式林业的内容包括：①森林管理的主体是乡村群众，将森林的管理看做是农村社区发展的一个组成部分，社区群众必须积极参与森林经营活动并从中受益；②充分发挥社区群众所具有的知识潜力，增强在森林经营和管理中的主人翁精神；③明确权属利益分配，使社区群众感到林业即是他们的工作，又是本身的利益所在。应该说参与式林业不是一门技术，只是一个思想。在参与式林业中，社区群众是主体，政府和科技工作者的责任则是鼓励社区群众参与决策、实施和检测的全过程，帮助、启发、引导社区群众寻求社区发展中存在的问题和分析解决问题的办法，并在满足当地社区群众的需求基础上，帮助社区群众完成用以解决存在问题的各项林业活动。

国内外的经验表明，许多林业政策和与林业有关的自然资源管理项目之所以没有取得预期的效果，一个很重要的原因是没有真正与以森林为生社区群众的交流和对话，没有把考虑社区居民生产和生活需求和森林的保护和管理结合起来，也可以说缺少这种利益驱动机制。实践充分证明，参与式林业能够将公众利益和社区利益有机结合起来，当然这就需要改变政府部门和科技工作者更新观念是十分重要的，需要考虑政策是否科学、片面，社区群众的决策是否有长远的眼光。只有把解决社区居民与林业有关的切身利益作为政府决策的出发点，只有不断地满足社区群众的需求，才能使社区不断发展，林业不断发展，二者相互促进。

二、参与式血防林培育

山丘疫区是森林资源最为丰富的地区，水热条件良好，也是资源开发的重点地区，山丘区居民生产生活利益和林业联系比较紧密。但由于过去资源开发过度、培育不足，使得森林资源量在下降，也造成了钉螺孳生与血吸虫流行，已经影响到山丘区的生态、经济和社会发展。同时，山丘区本身的自然洪涝灾害频繁，江河纵横，水土流失明显，面上污染严重，土地退化加剧，都直接影响了生态环境与血吸虫病流行的长效控制。这些生态环境问题都和森林的功能有关，也是血防林的布局、结构和功能问题，其解决也得益于退化森林和土地的恢复和重建，通过减少水土流失来控制库塘河岸沟系田渠路渠人居地带的积水滩地的形成。基于山丘地区社区居民利益和血防林价值之间利益联系的紧密性，参与式社区林业在血防林培育和经营管理中的作用愈显突出。参与式林业在山丘疫区的试验和示范可谓进行可贵的探索，要调动居民的积极性，在林业生产实践中需要考虑和改变社区居民对林业活动的看法、态度和认识。同时，还要结合林业活动引导、培养和开发居民对血防林的认识和感受，以便于促进山丘区血防林体系的培育和建设。

对于血防林管理来说，造林是森林管理前的投资阶段，也是一个投入的阶段。这一过程是必不可少的，是森林从无到有的过程。社区居民对这一过程重要性和长远利益的认识，关系到参与式大面积造林能否具有可行性的问题。在造林过程引入参与式林业，在此过程中向社区居民试验和示范造林技术，传授科普知识，对于提高社区居民对林业的认识具有重要意义。我们面临的现状是疫区血防林建设缺乏自觉主动的意识，一方面是基于血防林建设自身的利益的外部性问题，土地经营者缺乏主动培育的意识；另一方面，血防林公益性价值未引起经营者的重视，生态文明与社会经济政策还未发展到这一步；再次，血防林与土地经营效益存在冲突，血防林培育直接降低了农作物的产量且血防林低产低效，不划算。这种形势下，缺乏社区居民主动建设血防林的机制，传统血防林建设机制都是工程驱动，即国家投资主动建设，并结合国家退耕还林政策来积极推进。

血防林培育需要引进参与式策略，引导居民树立血防林公益性价值与利益优化的意识，认识到血防林具有造福子孙的公益性价值，同时因地制宜发展还具有明显的经济效益，也是为社区为国家公共环境利益做贡献。追求科学技术进步，通过社会需求导向来提高社会对血防林经济生产的拉动，形成血防林建设的外部经济社会拉力，并培育多样化的血防林建设模式、树种选择技术与综合开发的产业模式。在血防林科普传播与技术试验示范推广，与科学人员下乡与居民长期互动过程中，逐渐提高血防林培育模式的生态经济社会复合性，使得社区居民走上综合开发和生态经济社会效益综合统一的多种综合治理之道。充分尊重人民群众的生产生活在血防林先进培育模式创造中的作用，尊重土地经营者自身对血防林的认识水准与生产方式，寻求合理优化的途径与办法，并以血防林培育技术完善与进步追求，及其生产推广为依托，构建党和政府与山丘区血防林培育逐渐循环推进发展的鱼水关系与群众路线。

三、参与式林业与血防林管理

社区林业自身在疫区能够带动血防林的管理，其理由是疫区群众对血防林生态保护、生态产业、生态环保、生态防护与生态美学功能存在需求，其经济社会性成为血防林持续管理的拉力。

山丘疫区血防林发挥生态防护作用，具有降水截留、释氧固碳、防风固沙、降温增湿功能，是山丘区生态安全维护的重要屏障。生态防护型血防林保护是一个社区粮油安全生产的长效生态屏障维持的基础。

山丘疫区血防林发挥生态环保作用，具有污染物吸纳、挂於消浪、水土保持功能，是山丘疫区环境保护的重要林种类型。生态环保型血防林大尺度上保护了社区环境安全，山水秀丽，水体健康，是生态新村建设的基础保证。

山丘疫区血防林发挥生态产业功能，具有香辛类、水果类、饲料类、蔬菜类、用材类等，是山丘疫区重要的特色资源开发土地利用类型。生态产业型血防林是疫区生态产业生产的重要门类，也是满足社区居民经济生产与社会需求的重要途径。

山丘疫区血防林发挥生态保护功能，具有生态多样性保护、生态功能保护功能，是山丘区大规模生态屏障建设的重要林种类型，是远程生态安全屏障的重要地带。生态保护型血防林是山丘疫区自然生态系统基因库的基础，也是山丘疫区实现发展全面性、协调性与可持续性的根基。

山丘疫区的血防林发挥生态风景功能，具有美化人居、绿化村落、建设城乡一体化城市森林的功能，在中心城市增强风景美，在乡村突出生产美。生态风景型血防林是构建生态宜居区的基础材料，并且无可替代，是人与环境和谐的基本方式，也是人居区生态发展与经济发展相结合的模式。

上述不同模式血防林管理方式不同，基于公益性的生态环保林型、生态风景型、生态防护型、生态保护型血防林管理都以保护和适度经营为主旨，按照钉螺孳生的规律来进行血防林管理，除了生态保护区外，都可进行适度的管护，以保护为主体，辅之以经营措施，促进此类血防林的更新与长期维持。生态产业型血防林本身是经营生产性质的林分，其经营措施，如树体管理、中耕除草施肥、病虫害防治等。同样土地利用类型，而基于土地经营者自身的意识选择与认识，确定了自身血防林管理的模式，并与培育设计、管理权属、功能紧密相关。

附 录

抑螺防病指标调查方法

1. 钉螺调查方法

系统抽样调查法：每隔一定距离设框(点)查螺，框(点)为0.1m^2，框(点)距根据地块面积大小和类型决定，一般为10～20m。

环境抽样调查法：根据滩地植被、高程等环境特点，以及钉螺栖息习性，寻找可疑环境设框调查。

系统抽样结合环境抽样调查法：将查螺地划分为若干块，每块内进行棋盘式设框查螺；若相邻两框未发现钉螺，则在两框之间选择钉螺孳生的可疑环境1～2点设框查螺。

钉螺解剖：捕获钉螺均以压片法镜检，检查有无血吸虫感染，记录感染性钉螺数量。

2. 血防指标计算方法

$$活螺密度(只/0.1m^2)=\frac{捕获活螺数}{调查总框数}$$

$$感染性钉螺密度=\frac{系统抽样捕获的感染螺总数}{系统抽样总框数}$$

$$钉螺感染率(\%)=\frac{感染螺数}{解剖螺数}\times 100$$

$$活螺框出现率(\%)=\frac{活螺框数}{调查框数}\times 100$$

$$活螺密度下降百分比=\frac{项目前活螺密度-本次调查活螺密度}{项目前活螺密度}\times 100$$

$$钉螺面积下降百分比=\frac{项目前钉螺面积-本次调查钉螺面积}{项目前钉螺面积}\times 100$$

非成片造林面积=(乔木层长度×单向冠幅高度+灌木层长度×灌木单向长度+草本层长度×草本层宽度)

3. 钉螺面积的计算

3.1　发现有螺总面积不超过200亩的地块全部计算为有螺面积。

3.2　总面积大于200亩的地块，先确定有螺片。有螺框之间的距离在300m以内时，融为一个有螺片，有螺框之间的距离大于300m时，分为两个有螺片单独计算。

3.3　有螺面积：有螺片确定后，先计算出有螺片的长度和宽度，再将长宽各向两端延伸50m计算有螺面积。

3.4　感染性钉螺面积：发现1个孤立感染性螺点，向四周各扩散50m，即计1万m^2；若2个感染螺点相邻在50m内，以两螺点距离相加，再向四周各扩散50m，计算感染性钉螺分布面积；若各感染螺点相邻超过50m，以孤立螺点计算感染螺面积。

参考文献

1. Archibald R. G. The use of fruit of the tree Balanites aegyptica in the control of schistosomiasis in theSudan. Teans R Soc Med Hyg. 1933, 27: 207 ~211.
2. Brian CIouston. 风景林植物配置．陈自新译，北京：中国建筑工业出版社，1992.
3. Dunin et al. . 1986. Evaluation of the ventilated chamber technique for measuring evaporation from a forest. Hydro. Proc. 1: 47 ~62.
4. Dye et al. 1992, A comparison of heat pulse method and deuterium tracing method for measuring transpiration from Eucalyptus grandis trees. J. Exp. Bot. 43: 337 ~343.
5. E-Sawy, M. F. , Bassouny, K. and Magdoub, A. I. 1981. Biological combat of Schistosomiasia: Ambrosia martima (damisissa) for snail control. J. Egypt. Soc. Parasitol. , 11: 99 ~117.
6. Edwards W. R. N. 1986, Precision weighing lysimeter for trees, using a simplified tared-balance design. Tree physiol. 1: 127 ~141.
7. Farquhar, G. D. 1978. Feedforward responses of stomata to humidity. Aust. J. Plant. Physiol. 5: 787 ~800.
8. Fritschen et al. A 28 – meters Douglas-fir in a weighing lysimeter. For. Sci. , 1973, 19: 256 ~261.
9. Gash J H C, Wight IR and Lloyd C R. Comparative estimates of interception loss from three Coniferous forests in-Great Britain. J. Hydrol, 1980, 48: 89 ~105.
10. Goll PH, Lemma A, Duncan J, et al. Control of schistosomiasis inAdwa, Ethiopia, using the plant molluscicide endod (Phytolacca dodecandra). Tropenmed Parasitol. 1983 Sep, 34(3): 177 ~183.
11. Greenwood et al. 1979, Evaporation from vegetation in landscape developing secondnary salinity using the ventilated-chamber techniqueI comparative transpiration from juvenile Eucalyptus above saline ground-water seeps. J. Hydrol. 42: 369 ~382.
12. Guo Y. H. Plant molluscicide studies in the People's Republic ofChina. In plant molluscicides[M]// K. E. Mott (ed). Plant molluscicide, A Willy Medical Publication, 1987, 289 ~298.
13. Hatton. T. J. , S. J. Moore and P. H. Reece. 1995. Estimating stand transpiration in a Eucalyptus populnea woos land with the heat pulse method: Measurement errors and sampling strategies. Tree Physiol. 15: 219 ~227.
14. Hurlbert S H . The measurement of niche overlap and some relatives [J] . Ecology , 1978, 59(1), 67 ~77.
15. Irvine, J. , Perks, M. P. , et al. , 1998, the response of *pinus sylverstris* to drought: stomatal control of transpiration and hydraulic conductance. Tree Physiol. , 18: 393 ~402.
16. Knight et al. 1981, Transpiration from 100-year-old lodgepole pine forests estimated with whole-tree potometers. Ecology 62: 717 ~726.
17. K. Hostellmann et. Alplanta Medica, 1982, 44 (1): 34.
18. Lagergren F. , Lindroth A. , 2002, Transpiration response to soil moisture in pine and spruce trees inSweden. Agriculture and For. Meteor. 112: 67 ~85.
19. LevinsR . Evolution in Changing Environments : Some Theoretical Explorations [M] . Princeton : Princeton University Press , 1968.
20. Leyton I et al. Rainfall interception in forest and moorland. In: Int. Symp. Forest Hydrology. Pergamon Press. Oxford, 1965, 163 ~178.

21. Li Damei, Wang Xiaogsan. ONCOMELANIA'S HYDRAULIC TRANSPORT [J]. Resources and Environment in the Yangtze Basin 1999, 8(1)100 ~ 107.

22. Liu, S. Y. , Sporer, F. , Wink, M. , Jourdane , J. et. al. 1997. Anthraquinones in Rheum palmatum and Rumex dentatus (Polygonaceae), and phorbol esters in Jatropha curcas (Euphorbiaceae) with molluscicidal activity against the schistosome vector snails Oncomelania, Biomphalaria and Bulinus. Tropical Medicine and International Health, 2(2): 179 ~ 188.

23. Malek EA, Cheng TC, ed. Medical and Economic Malacology. Academic Press. 1974, 398.

24. Margaret Livingston, 2003.

25. Powell D B B. Thorpe M R, 1977, Dynamic aspects of plant-water relations in environmental effects on crop physiology, London, Academic Press, 1977: 259 ~ 279.

26. Robert J. , 1983. Forest transpiration: A convservative hydrological process? Joun. of Hydrol. 66: 133 ~ 141.

27. Roberts, J. 1977, The use of tree-cutting techniques in the study of the water relations of *pinus* sylvestris. L. J. Exp. Bot. 28: 751 ~ 767.

28. Ruffer, M. A. . Not on the presence of Bilharzia in Egyptian mammies of the twentieth dynasty (1250 – 1000, B. C.). Br Med J, 1910, 1 ~ 16.

29. Rug M, Sporer F, Wink M, Liu SY, Henning R & Ruppel. A (1997) Molluscicidal properties of Jatropha curcas against vector snails of the human parasites Schistosoma mansoni and S. japonicum: in Biofuels and Industrial Products from Jatropha curcas (eds GM Gübitz, M Trabi & M Mittelbach). Dbv ~ Verlag der Technischen Universität Graz, Austria, pp. 227 ~ 232.

30. Rug M. , Ruppel A. 2000. Toxic activities of the plant Jatropha curcas against intermediate snail hosts and larvae of schistosomes. Tropical Medicine and International Health. 5(6): 423 ~ 430.

31. Rutter, A. J. , 1967, studies on the water relations of*pinus sylverstris* in plantation conditions. Part V. Responses to variation in soil water conditions. J. Appl. Ecol. , 4: 73 ~ 81.

32. Sasa M. A historical review of the early Japanese contributions to the knowledge of schistosomiasis japonica. In: Yokogawa M(editor). Research in filiiasis and schistosomiasis. US-Japan Cooperative Medical Science Program, Tokyo. 1972, 2: 235 ~ 261.

33. Schulze, E. D. 1986. Carbon dioxide and water vapor exchange in response to drought in the atmosphere and in the soil. Annu. Rev. Plant Physiol. 37: 247 ~ 274.

34. Smith et al. , Measurement of sap flow in stems. J. Exp. Bot. 1996, 47: 1833 ~ 1844.

35. Southgate VR. Schistosomiasis in the Senegal River Basin: before and after the construction of the dams at diama, Senegal and Manantali, Mall and future prospects. [J]. Helminthol, 1997, 71 (2): 125 ~ 132.

36. Swanson, R. H 1994. transpired by trees is indicated by heat pulse velocity. Agri. Meteorol. 72. 113 ~ 132.

37. Whittaker R H. Communities and Ecosystems [M] . 2thed . New York : MacMillan , 1975.

38. WHO. Report of the WHO informal consultation on schistosomiasis control. Geneva 2 ~ 4 December. WHO/CDS/CPC/SIP/99. 2. 1998.

39. Yasuraoka, K. , Hashiguchi, J. and Blas, B. L. 1980. Laboratory assessment of the molluscicidal activity of the plant Jatropha curcas against Oncomelania snail. Proceedings of the Philippine-Japan joint conference on schistosomiasis research and control, Manila, 110 ~ 112.

40. 白嘉雨. 桉树人工林的社会、经济和生态问题[J]. 世界林业研究, 1996, (2) : 63 ~ 68.

41. 毕志明, 王峥涛, 张勉等. 流苏石斛化学成分的研究(Ⅱ)[J]. 中国药科大学学报, 2001, 32(6): 421.

42. 蔡庆华, 吴刚, 刘建康. 1997. 流域生态学: 水生态系统多样性研究和保护的一个新途径. 科技导报, (5) : 24 ~ 26.

43. 蔡锡安, 任海, 彭少麟, 余作岳. 1996. 鹤山南亚热带草坡生态系统的生物量和生产力研究. 生态科学, (1): 9 ~ 14.

44. 陈才水，高荫榆，熊华，等. 开发乌桕脂利用的新途径[J]. 食品科学，1985，72：33.
45. 陈利军，尹健，熊建伟，等.7 种药用植物提取物抑菌活性测定[J]. 安徽农业科学，2006，34(21)：55~62.
46. 陈名刚. 世界血吸虫病流行情况及防治进展[J]. 中国血吸虫病防治杂志，2002，14(2)：81~83.
47. 陈秋波. 桉树人工林生物多研究进展[J]. 热带作物学报，2001，VOl. 22(4)：82~90.
48. 陈嵘. 1952，造林学特论.
49. 陈嵘. 1954 年长江流域洪水后树木耐水力强弱的调查报告.
50. 陈盛霞等. 银杏外种皮提取物杀灭钉螺效果的研究[J]. 中国寄生虫学与寄生虫病杂志，2007.
51. 陈贤义，姜庆五. 2000 年全国血吸虫病疫情通报[J]. 中国血吸虫病防治杂志，2001，13(3)129~131.
52. 陈贤义，姜庆五等. 2001 年全国血吸虫病疫情通报[J]. 中国血吸虫病防治杂志，2002，14(4)241~243.
53. 陈贤义，吴晓华，王立英等. 2002 年全国血吸虫病疫情通报[J]. 中国血吸虫病防治杂志，2003，15(4)241~244.
54. 陈祥麟. 凸形假单胞菌对钉螺的杀灭作用[J]. 微生物学通报，1983，10(5)：215.
55. 陈心陶，余炳桢，刘启文. 钉螺在不同季节气候条件下对缺氧的耐受力观察[J]. 血吸虫病研究资料汇编(1961~1979). 南京：南京大学出版社. 1985，225~226.
56. 陈义群，唐万鹏，许业洲等. 长江滩地造林对湖北草本植物群落物种多样性的影响[J]. 南京林业大学学报(自然科学版)，2004，28(3)：89~92.
57. 陈玉，杨光忠，张世琏等. 乌桕化学成分研究进展[J]. 天然产物研究与开发，1999，11(5)：114.
58. 崔天义等. 盾叶薯蓣灭钉螺活性充分的研究，，武汉植物学研究，1998.
59. 戴尚金. 陈村灌区水利工程引起钉螺扩散和疫情变化的调查分析[J]. 中国血吸虫病防治杂志，1995，7(6)：355~357.
60. 丁岩钦. 论害虫种群的生态控制[J]. 生态学报，1993 ，13 (2) ：99~105.
61. 丁一汇，任国玉，石广玉等. 气候变化国家评估报告(I)：中国气候变化的历史和未来趋势[J]. 气候变化研究进展，2006，2(1)：3~8.
62. 董玉恒 LD50 的加权概率单位法的改进和程序化[J]. 新疆医科大学学报，2003 26(5). 436~437.
63. 都市绿化技术开发机构. 地面绿化手册，2003.
64. 范志平，余新晓. 2000. 中国水源保护林生态系统功能评价与营建技术体系. 世界林业研究，13 (1)：50~58.
65. 方泽红，黄玲玲，张旭东，孙启祥，蒋俊明. 四川紫色浅丘区钉螺分布空间分布格局与抑螺林布局的关系[J]四川林业科技，2009，(06).
66. 房立翠，汤锋，2010. 化感物质释放机制研究进展. 安徽农业科学，8(31)：17380~17381.
67. 费世民，蒋俊明. 刘国华等. 山丘区流域治理与兴林抑螺[J]. 湿地管理与科学，2008，4(1)：12~15.
68. 费世民，周金星，张旭东等. 血吸虫病的生态防治与抑螺防病林消除钉螺孳生环境机制. 湿地科学管理，2006，2(4)：28~32.
69. 枫杨，夹竹桃. 土大黄及其组合灭螺效果研究[J]. 湖北大学学报，2000.
70. 冯建成. 喜旱莲子草对钉螺酯酶同工酶影响的初步研究，环境科学与技术，2008.
71. 冯帅，李贤伟，黄从德，赖元长，张辟芳，曹银，2010. 四川洪雅退耕还林地麻竹生物量和碳储量. 四川农业大学学报，28(3)：296~301.
72. 冯新港，谈佩萍，易健民等. 92 种野生或栽植或中草药的提取物杀灭钉螺筛选试验[J]. 中国血吸虫病防治杂志[J]. 2002，14(6)：412~417.
73. 冯延寿，余淼生，张家来等. 江滩“兴林灭螺”营林技术措施的研究[J]. 湖北林业科技，1994，(90)：16~19.
74. 高洪文. 生态交错带(Ecotone)理论研究进展. 生态学杂志，1994，13(1)：32~38.
75. 戈峰. 害虫生态调控的原理与方法[J]. 生态学杂志，1998 ，17.

76. 龚固堂，陈俊华，黎燕琼，张健，朱志芳，郑绍伟，吴雪仙.2011. 四川盆地四种柏木林分类型的水文效应. 生态学报，31(10)：2716～2726.

77. 龚固堂，陈俊华，黎燕琼，张健，朱志芳，郑绍伟，吴雪仙.2011. 四川盆地四种柏木林分类型的水文效应. 生态学报，31(10)：2716～2726.

78. 龚辉文.1992. 封山育林是培育森林的一种好形式. 中南林业调查规划，(1)(总第39期)：9～13.

79. 郭亨孝. 四川林业血防工程建设经验湿地科学与管理.2007，3(03).

80. 郝阳，吴晓华，夏刚等.2005年全国血吸虫病疫情通报[J]. 中国血吸虫病防治杂志，2006，18(5)321～324.

81. 何亚平，费世民，蒋俊明，周金星，陈秀明，张旭东，黄玲玲，徐嘉，何飞，2006. 仁寿县钉螺数量和空间分布特点. 湿地科学与管理，2006，2(4)：40～43.

82. 洪青标，周晓龙，韩英. 桉树植物灭螺剂的初步研究[J]. 桉树科技，2002，6(1)：37～40.

83. 洪青标，周晓农，孙乐平等. 赤桉提取物与氯柳胺联合杀螺作用的研究[J]. 中国血吸虫病防治杂志，2001，14(1)：41～43.

84. 侯金华. 葫芦科植物绞股蓝灭螺初步研究. 湖北大学学报，2006.

85. 黄承标；杨钙仁；魏国余，等；桉树林地枯枝落叶层的水文特性及养分贮量[J] 福建林学院学报 2011，31(4)：289～2942

86. 黄丽铭，薛立，王相娥，谢腾芳，任向荣，曹鹤.2008. 不同密度下大叶相思幼林的生长和生物量分配格局. 华南农业大学学报，29(3)：52～55.

87. 黄玲玲. 仁寿钉螺数量分布及其与环境因素的关系. 北京：中国林业科学研究院硕士学位论文，2006.

88. 黄敏. 几种植物提取液灭螺效果的比较，湖北省畜牧兽医，2009.

89. 黄明忠，任国太，蒋俊明等. 仁寿县血吸虫病现状和生态治理技术[J]. 四川林业科技.2008，(03).

90. 黄琼瑶，彭飞，刘年猛等. 血水草生物碱杀灭钉螺的研究[J]. 中国血吸虫病防治杂志，2002，14(6)：20.

91. 黄水生，扬先祥，吕柱阳. 江河滩地营林垦种对钉螺和人群血吸虫感染研究[J]. 湖北预防医学，1997，8(3)：30～32.

92. 黄文通，杨罗静，谈佩萍等. 中草药皂碱对钉螺、血吸虫毛勘和尾勘杀灭作用初步观察[J]. 中国寄生虫学与寄生虫病杂志，1995，13(3)：236～237.

93. 霍光华，高荫榆，李红. 乌桕叶营养成分的研究[J]. 食品科学，2005，26(4)：239～243.

94. 江苏新医学院. 中药大辞典[M]. 上海：上海科学技术出版社，1979.

95. 江泽慧. 兴林灭螺论文选集. 北京：中国林业出版社，1995.

96. 江泽慧主编. 兴林灭螺论文选集[M]. 北京：中国林业出版社，1995.

97. 蒋俊明，费世民等. 长宁竹海几种主要林分类型降雨分配格局分析，四川林业科技，Vo1. 28 No (1) Jan. 2007，28～34.

98. 蒋俊明，辜建军，高贵东等. 山丘型抑螺防病林的功能分析. 湿地科学与管理.2010，6(04).

99. 蒋俊明，何亚平，费世民，黄玲玲，陈秀明，张旭东，徐嘉，何飞.2006. 山丘型地区钉螺孳生数量与植被和土壤环境因子的关系. 湿地科学与管理，2(4)：33～39.

100. 蒋俊明，黄玲玲，张旭东等. 四川紫色浅丘区钉螺分布特征与抑螺防病林布局，湿地科学与管理. 2009，5(04).

101. 蒋俊明，杨志刚，肖芳等. 实施山丘型林业血防工程建设疫区社会主义新农村湿地科学与管理.2008，4(04).

102. 蒋俊明，朱维双，唐森强，等. 川南毛竹林生态系统养分动态分析. 南京林业大学学报[J].（自然科学版）2010 Vo. l 34(2)：31～36.

103. 蒋俊明.1993. 土壤水分动态与植被状况关系探讨. 四川林业科技，14(1)：47～52.

104. 焦育新.2010. 生态环境的“脆弱”地带——交错带. 百科知识，(7)：27～29.

105. 柯文山，陈世俭，杨金莲. 5 种药用植物水浸液的杀螺效果[J]. 现代预防医学. 2007Vol. 34(1)：5～8.
106. 柯文山，王万贤，杨毅. 夹竹桃对钉螺肝损伤的超微结构观观察[J]. 电子显微学报，2002，21(1)：5～9.
107. 柯文山，杨毅，陈全胜等. 枫杨、羊蹄水浸液对钉螺肝功能的影响[J]. 湖北大学学报(自然科学版)，2000，22(1)：77～79.
108. 柯文山等. 5 种药用植物水浸液的杀螺效果. 现代预防医学，2007.
109. 黎七雄，汪辉，肖清波，等. 半数致死量(LD50)Bliss 法的评价与计算[J].. 病理医药学杂志，1985，8(7)：318～320.
110. 李东海，杨小波，邓运武，等. 桉树人工林林下植被、地面覆盖物与土壤物理性质的关系[J]. 生态学杂志，2006. 25(6)：607～611.
111. 李桂玲. 商陆总皂甙杀灭钉螺的实验研究. 中药材，1998.
112. 李菁，陈功锡，朱杰英，李鹄鸣. 湘西北腊梅群落主要种群生态位的初步研究[J]. 武汉植物学研究，2000，18(2)：109～114.
113. 李秀芬，候立群，张建锋，孔宪芳，王小芳，马玲，王露琴，王玉荣. 2003. 山东省的主要水文特征与森林资源培育区域的划分. 山东林业科技，(5)：47～48.
114. 李彦鹏，郭红霞，代丹丹，郝西，杨铁钢. 2009. 根系分泌物中的化感物质研究概述. 94～98.
115. 李友松. 血吸虫病若干史料与考证. 纪念血吸虫病在中国发现 100 周年学术会议[M]. 2005：6～11.
116. 李玉山，刘国彬，刘保元. 1993. 中美小流域治理和农业的对比研究. 水土保持通报，13 (1)：11～15.
117. 李志辉，陈少雄，谢耀坚，张斌，朱宾良. 2008. 林分密度对尾巨桉生物量及生产力的影响. 中南林业科技大学学报，28(4)：49～54.
118. 李中魁. 小流域综合治理监测与评估. 西安：西安地图出版社，1996.
119. 梁军，张星耀. 森林有害生物的生态控制技术与措施[J]. 中国森林病虫，2004，23(6)，1～7.
120. 梁军. 人工林有害生物生态控制[M]. 北京：中国林业出版社，2003. 34～35.
121. 廖薇，张健，杨婉身，邹平，王晗光. 2006. 青花椒根际土壤化感物质成分分析. 四川农业大学学报，24(1)：47～50.
122. 刘小香，谢龙莲，陈秋波，王真辉. 2004. 按树化感作用研究进展. 热带农业科学，24(2)：51～61.
123. 刘小香，谢龙莲. 桉树化感作研究进展[J]. 热带农业科学，Vol，24(2)：55～59；
124. 刘晓洪，洪石，宋从文. 湖北兴林抑螺研究. 北京：科学出版社，2006.
125. 刘应芳，何蕾，黄从德，陈其兵. 2010. 华西雨屏区退耕还林地杂交竹生物量空间分配格局. 福建林学院学报，37(3)：4～8.
126. 刘勇，宋廷茂，翟明普，李国雷. 2008. 用系统科学指导和丰富森林培育学. 林业科学，44(7)：1～5.
127. 刘玉萃，蒋有绪，王正用，吴明作，刘世荣，刘保东，郭宗民，朱学凌. 1998. 宝天曼自然保护区栓皮栎林生物量和净生产力研究. 应用生态学报，9(6)：569～574.
128. 刘志德. 鄱阳湖区自然环境与钉螺分布关系[J]. 中国血吸虫病防治杂志. 1993，5(5)：287～288.
129. 柳润辉，孔令义. 乌桕叶酚性成分研究[J]. 中国中药杂志，2005，30(15)：1213.
130. 罗坤水. 不同品种(类型)的乌桕叶乙醇提取物灭螺活性研究，江西农业大学学报，2009.
131. 马安宁，王万贤，杨毅等. 灭螺植物资源的开发利用研究[J]. 自然资源学报. 2000，15(1)：40～45.
132. 马拆修，何昌浩，常汉斌. 钉螺爬行速度及影响因素的实验研究[J]. 中国血吸虫病防治杂志，2000，12.
133. 马世骏. 现代生态学透视. 北京：科学出版社，1990，244.
134. 马雪华主编. 森林水文学[M]. 北京：中国林业出版社，1993，118～132.
135. 毛守白主编. 血吸虫生物学与血吸虫病的防治[M]. 北京：人民卫生出版社，1990.
136. 糜留西，张丽红，崔天义等. 灭钉螺植物的筛选[J]. 武汉植物学研究，1997，5(4)：378～380 .
137. 莫丽芬，唐建维，刀祥生，唐寿贤，王涛. 2010. 林分密度对小桐子生物量及其产量的影响. 中南林业科技大学学报，30(4)：61~68.
138. 潘昭汉，叶廉，陈春和等．钉螺静水和动水沉降实验研究[J]．武汉水利水电大学学报，1998，20(1).
139. 彭旦明．枫杨、乌桕灭螺研究[J]．安徽农业大学学报，1992，(2)：56~60.
140. 彭飞等．血水草生物碱实验室和现场杀灭钉螺的效果观察．中国热带医学，2003.
141. 彭立斌，吴宏春，汪彤等．铜陵县老洲乡家畜血吸虫病重复感染及影响因素的调查[J]．中国兽医寄生虫病，2001，9(2)：37~38.
142. 彭龙福．2008. 不同林分密度楠木人工林生物量初步研究．福建林业科技，35(4)：15~23.
143. 彭文祥，张志杰，庄建林等．气候变化对血吸虫病空间分布的潜在影响[J]．科技导报，2006. 24(7) 58~60.
144. 彭镇华，江泽慧．长江中下游低丘滩地综合治理开发研究[M]．北京：中国林业出版社，1996.
145. 彭镇华，江泽慧．中国新林种——抑螺防病林研究[M]．北京：中国林业出版社，1995.
146. 彭镇华，孙启祥，康忠铭等．有螺滩地林农复合生态系统的建立及其效果分析[J]．安徽农业大学学报，1994，增刊，1~7.
147. 彭镇华．林业生态工程与血吸虫病防治[M]．北京：科学出版社，2005.
148. 彭镇华．滩地抑螺防病林的营造技术[J]．湿地科学与管理．2006，2(1)：20~23.
149. 秦建新，谭子芳，张春．洞庭湖区江滩钉螺分布的环境因子及空间特征．自然灾害学报，2008，17(4)：19~28.
150. 仁寿县土壤普查，农业局，1983. 仁寿县土壤．内部资料．
151. 尚玉昌．现代生态学中的生态位理论[J]．生态学进展，1988，5(2)：77~84.
152. 石孟芝，姚超素．灭螺抗生素230产生菌选育的研究[J]．实用预防医学，2000，7(5)：390~391.
153. 史旭民，王强，韩蕊，何瑛超，刘炳友．2011. 农防林复合林带的类型划分及其效益浅析．中国西部科技，10(12)(总第245期)：48~49.
154. 孙启祥，张建峰，吴立勋．滩地杨树人工林抑螺效果与碳汇效应．中国生态农业学报，2008，16(3)：701~706.
155. 孙启祥，彭镇华，康忠铭等．滩地立地条件造林树种选择研究[J]．安徽农业大学学报，1998，25(1)：18~22.
156. 孙启祥，彭镇华，周金星．抑螺防病林生态控制血吸虫病的策略与机理分析[J]．安徽农业大学学报，2007，34(3)：338~341.
157. 唐万鹏，张旭东，胡兴宜，等．益母草水苏碱对钉螺生理生化的影响[J]．湿地科学与管理．2006，2(4)：44~46.
158. 万开元，陈防，余常兵，钟志祥．2005. 杨树——农作物复合系统中的化感作用．生态科学，24(1)：57~60.
159. 王根法，宋庚明．钉螺转氨酶的初步研究[J]．中国寄生虫学与寄生虫病杂志，1990. 8(2)：110~111.
160. 王晗光，张健，杨婉身，黄乾明，邹平．2006. 巨桉根系和根系土壤化感物质的研究．四川帅范大学学报(自然科学版)，29(3).
161. 王晗光，张健，杨婉身，王显祥，程琍．2009. 不同林地巨按的化感物质比较研究．河北范大学学报(自然科学版)，33(1)：94~99.
162. 王礼先，Brooks K N. 中上游水土保持及环境保护．北京：中国林业出版社，1995.
163. 王林，张金屯．濒危植物矮牡丹的生态位研究[J]．生态学杂志，2001，2o(4)：65~69.
164. 王汝波，汪天平，王立英等．中国血吸虫病传播控制和传播阻断地区疫情回升情况分析[J]．中华流行病学杂志，2004，25(7)：564~567.
165. 王淑元，林升寿．中国森林生态系统定位研究进展．见周晓峰主编：中国森林生态系统定位研究．哈尔滨：东北林业大学出版社，1994：1~30.
166. 王行可等．野生植物大黄杀灭钉螺的研究．中国血吸虫病防治杂志，1998.

167. 王彦丽 . 2002. 浅谈生态平衡的破坏和重建 . 内蒙古环境保护，14(3)：25 ~ 26.
168. 王莹莹等 . 鱼富贵草杀灭钉螺效应研究，武汉植物学研究，2007.
169. 王勇军，黄从德，王先帅等 . 2009. 慈竹林生态系统碳储量及其空间分配特征 . 福建林业科技，36(2)：6 ~ 9.
170. 王云才等 . 上海市城市景观生态网络连接度评价地理研究[J]. 2009，28(2)：284 ~ 292.
171. 魏德祥，杨文远，马家骅等 . 江陵凤凰山 168 号墓西汉古尸的寄生虫研究[J]. 武汉医学院学报，1980，(3)：1 ~ 6.
172. 魏风华等 . 黄果茄植物提取物的灭螺效果及对鱼类和大鼠急性毒性试验研究，中国地方病学杂志，2001.
173. 魏海春等 . 中国血吸虫病流行地区农村家庭卫生厕所建造资金状况分析 . 环境卫生工程，18(5)：33 ~ 35，2010.
174. 魏京广，霍光华，代建国，等 . 反相液相色谱法测定乌桕叶中氨基酸含量[J]. 江西农业学报，2007，19(3)：99 ~ 101.
175. 魏志琴，李旭光，郝云庆 . 珍稀濒危植物群落主要种群生态位特征研究[J]. 西南农业大学学报(自然科学版)，2004，26(1)：1 ~ 4.
176. 魏志群等 . 1989. 长江防护林体系营建技术 . 林业科技通讯，(12)：7 ~ 101.
177. 吴宝林，崔永鹏 . 2010. 培育间伐——森林经营的新理念 . 林业勘察设计，2(总 154 期)：13 ~ 14.
178. 吴刚，蔡庆华 . 1998. 流域生态学研究内容的整体表述 . 生态学报，8 (6)：575 ~ 581.
179. 吴刚，苏瑞平，张旭东等 . 长江中下游滩地植被与钉螺孳生关系的研究[J]. 生态学报，1999，19(1)：118 ~ 121.
180. 吴立勋，程政红，徐世凤等 . 滩地造林与灭螺防病关系的研究[J]. 湖南林业科技，1996，23(1)：10 ~ 18.
181. 吴泽民，何云核，孙启祥等 . 安徽长江滩地农林复合系统草本植物群落特征研究[J]. 安徽农业大学学报，2001，28(1)：27 ~ 31.
182. 吴昭武，刘新胜，彭先平等 . 黄石水库灌溉系统血吸虫病新流行区形成及防制研究[J]. 中国血吸虫病防治杂志，2001，13(3)：137 ~ 140.
183. 吴征镒 . 中国自然地理 . 植物地理(上册)[M]. 科学出版社，1983.
184. 吴忠道，吕志跃，张双民等 . 解放前中国血吸虫病研究概况[J]. 纪念血吸虫病在中国发现 100 周年学术会议 . 2005：12 ~ 18.
185. 项艳，彭镇华，张旭东 . 滩地地下水位对钉螺分布密度和Ⅰ-72 杨生长量的影响[J]；安徽农业大学学报(自然科学版)，1999 年 02 期.
186. 肖东楼，余晴，党辉等 . 2003 年全国血吸虫病疫情通报[J]. 中国血吸虫病防治杂志，2004，16(6) 401 ~ 404.
187. 肖荣炜，叶嘉馥，陶亮风 . 长江三峡建坝库区钉螺孳生及坝下游钉螺向库区扩散问题的研究[A]. 长江三峡工程生态与环境影响文集[C]. 北京：水利水电出版社，1988. 57 ~ 175.
188. 肖兴翠，李志辉，唐作钧，盛金明，龚细娟，朱宁 . 2011. 林分密度对湿地松生物量及生产力的影响 . 中南林业科技大学学报，31(3)：123 ~ 129.
189. 熊晓姣，刘立德，宋亚莉，郑兰英 . 滩地林分郁闭度与钉螺密度关系的研究[J]. 湖北林业科技，2006 (2). 14 ~ 16.
190. 徐明星 . 麻风树素对钉螺及淡水鱼的生物毒性研究. 中国病原生物学杂志，2008.
191. 徐有明，邹明宏，史玉虎等 . 枫杨的生物学特性及其资源利用的研究进展[J]. 东北林业大学学报，2002，30(3)；42 ~ 47.
192. 徐运忠 . 2004. 生态系统的生态平衡 . 黔东南民族师范高等专科学校学报，22(3)：111 ~ 112.
193. 许发森，钱晓红，文松等 . 安宁河流域植物、土壤特征与钉螺分布的关系[J]. 四川动物，1999，(2)：

62 ~ 63.

194. 许发森，文松，钱晓洪等．三峡库区社会因素对血吸虫病流行的影响[J]．实用寄生虫病杂志，1999，7(2)：74 ~ 75.

195. 薛茜，董玉恒．LD50 的加权概率单位法的改进和程序化[J]．新疆医科大学学报．2003 ，26(5)：436 ~ 437

196. 严志春等．大蒜籽液浸杀灭螺实验．中国血吸虫病防治杂志，2004.

197. 杨淳朴，吴国梓．世纪工程——山江湖开发治理．南昌：江西科学技术出版社，1996.

198. 杨光忠，王松平，张世琏等．从植物中寻找农药活性物质——枫杨化学成分的研究．湖北化工，1996，增刊：41 ~ 42.

199. 杨建明，李亚东．长江防浪林中草丛和藻类与钉螺分布密度的调查[J]．湖北大学学报(自然科学版)，2003，25(2)：152 ~ 156.

200. 杨建明，汪平尧，肖瑞芬等．喜旱莲子草灭钉螺实验研究[J]．湖北大学学报：自然科学版，2005，27(1)：71 ~ 73.

201. 杨维西．试论我国北方地区人工植被的土壤干化问题[J]．林业科学，1996，32(1)：78 ~ 85.

202. 杨喜，黄四喜，曾海．麻风树素浸杀钉螺上爬的实验研究．实用寄生病杂志，2002，10(1)：20.

203. 杨艳燕．药用植物羊蹄的灭螺作用及对钉螺酯酶同工酶影响初探，湖北大学学报，2002.

204. 杨忠，殷关麟，范崇正等．麻风树籽提取物杀灭钉螺的实验研究[J]．中国血吸虫病防治杂志，2003，15(5)：364.

205. 姚超素，石盂芝，胡钢等．紫外线及亚硝基胍诱变浅灰链霉菌 230 的试验[J]．微生物学通讯，190，1 ~ 30.

206. 姚永康，张旭东，彭镇华等．林农复合系统灭螺机制及其持续灭螺[J]．生物数学学报，1995，10(2)：26 ~ 33.

207. 叶绍明，覃连欢，龙滔，蓝金宣．2011. 尾叶按人工林生物量密度效应研究．安徽农业科学，38(21)：11594 ~ 11596，11607.

208. 衣英华，樊大勇，谢宗强等．模拟淹水对枫杨和栓皮栎气体交换、叶绿素荧光和水势的影响[J]．植物生态学报，2006，30(6)：960 ~ 968.

209. 尹澄清．1995. 水——陆交错带的生态功能及其保护与开发前景．生态学报，15 (3)：331 ~ 334.

210. 尹蔚琳．珙桐科植物喜树灭螺机理研究．湖北大学学报，2009.

211. 于德泉，杨峻山．分析化学手册[M]. 2 版．第 7 分册．北京：化学工业出版社，1999：837.

212. 余雪标，钟罗生，杨为东，等．桉树人工林林下植被结构构的研究[J]．热带作物学报，1999，20 (1) ：62 ~ 67.

213. 於凤安，彭卫平，彭镇华等．利用植物他感作用灭螺效果的研究[J]．应用生态学报，1996，7(4)：407 ~ 410.

214. 曾小军，吴福东，张绍基等．洲岛型重疫区居民选择性化疗后血吸虫再感染观察[J]．中国血吸虫病防治杂志，1996，8(2)：83 ~ 85.

215. 翟学昌，彭丽，方升佐，万劲．2009. 杨树能源林新无性系苗期生物量及热值研究．南京林业大学学报(自然科学版)，33(6)：91 ~ 94.

216. 张楚霜等．中国动物学会、中国海洋湖沼学会贝类学分会第五次代表大会暨第七次学术讨论会论文集，1995.

217. 张连第译．1968. 种植园培育森林．ЛесноехозаисмВо，27 ~ 28.

218. 张鹏，杨玲，丛健，沈海龙．2008. 论森林培育技术的精准化．世界林业研究，21(1)：34 ~ 39.

219. 张琼，洪伟，吴承祯，吴继林．2006. 不同按树人工林生物量与生产力的比较分析．福建林学院学报，26(3)：218 ~ 223.

220. 张旭东，杨晓春，彭镇华．钉螺分布与滩地环境因子的关系．生态学报，1999，23(2)：265 ~ 269.

221. 张旭东，彭镇华，周金星．抑螺防病林生态系统抑螺机理的研究进展[J]．世界林业研究，2006，19(3)：38～43.
222. 张旭东，漆良华，黄玲玲等．山丘区土壤环境因子对钉螺(Oncomelania Snail)分布的影响(生态学报2007第6期).
223. 张旭东，姚永康，彭镇华等．长江中下游有螺滩地综合治理模式[J]．安徽农业大学学报，1995，22(2)：141～144.
224. 张旭东．1997. 长江中下游滩地抑螺林业生态工程研究．北京：中国林业科学研究院博士学位论文.
225. 张隐农．论四川盆地林牧副渔战略的气候适应性．中国农业气象，1983年04期.
226. 赵联远，徐志平，户南平等．滩地开发不同林农复合经营模式的效益分析[J]．江苏林业科技，1992年04期.
227. 赵荣慧．农田防护林带的三种更新方法．新农业同，1983年04期．
228. 赵一鹤，杨宇明，杨时宇，等，2007. 桉树人工林生物多样性研究进展[J]．云南农业大学学报，22(5)：741～746.
229. 郑江．关于我国血吸虫病防治策略发展方向的探讨[M]．纪念血吸虫病在中国发现100周年学术会议，2005：19～23.
230. 郑万均．中国主要树种造林技术．北京：中国林业出版社，1978，709～718.
231. 中共仁寿县位血防领导小组办公室．1985. 四川省仁寿县血防志(1956～1984)(内部资料).
232. 钟久河，张绍基，刘志德．鄱阳湖钉螺分布与植被土壤关系的研究[J]．中国血吸虫病防治杂志，1995，7(4)：204～209.
233. 周海军主编. 生物统计检定测试方法[M]. 北京. 人民卫生出版社，1988：214.
234. 周金星，彭镇华．森林生态工程的建设对水资源的影响．世界林业研究，2002，15 (2)，54～60.
235. 周松涛．发展庭院林业有前途[J]．新疆林业，1987年01期.
236. 周晓农，汪天平，王立英等．中国血吸虫病流行现状分析[J]．中华流行病学杂志，2004，25：555～558.
237. 周晓农．钉螺的生物学研究进展[J]．中国血吸虫病防治杂志．1994，6：25～31.
238. 周晓农主编．实用钉螺学[M]．北京：科学出版社，2005.
239. 朱达培，竺云珍，倪传华．微生物杀螺的研究[J]．上海寄生虫病研究所资料汇编，1972，21～25.
240. 朱芬萌，安树青，关保华，刘玉虹，周长芳，王中生．2007. 生态交错带及其研究进展．生态学报，27(7)：3032～3042.